Heidelberger Taschenbücher Band 197
Basistext Pharmazie

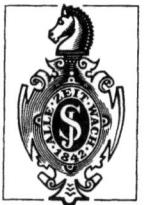

Liselotte Langhammer

Grundlagen der Pharmazeutischen Biologie

Begleittext
zum Gegenstandskatalog GKP 1

Mit 64 farbigen und 222 schwarzweißen Abbildungen

Springer-Verlag
Berlin · Heidelberg · New York 1980

Professor Dr. Liselotte Langhammer
Institut für Pharmakognosie und Phytochemie
Königin-Luise-Straße 2–4
D–1000 Berlin 33

CIP-Kurztitelaufnahme der Deutschen Bibliothek:

Langhammer, Liselotte:
Grundlagen der Pharmazeutischen Biologie: Begleittext zum Gegenstandskatalog GKP 1
Liselotte Langhammer, 1980. – Berlin, Heidelberg, New York: Springer 1980.
(Heidelberger Taschenbücher, Bd. 197: Basistext Pharmazie)

ISBN-13: 978-3-540-09600-9   e-ISBN-13: 978-3-642-67404-4
DOI: 10.1007/978-3-642-67404-4

Das Werk ist urheberrechtlich geschützt. Die dadurch begründeten Rechte, insbesondere die der Übersetzung, des Nachdruckes, der Entnahme von Abbildungen, der Funksendung, der Wiedergabe auf photomechanischem oder ähnlichem Wege und der Speicherung in Datenverarbeitungsanlagen bleiben, auch bei nur auszugsweiser Verwertung, vorbehalten.
Bei Vervielfältigungen für gewerbliche Zwecke ist gemäß § 54 UrhG eine Vergütung an den Verlag zu zahlen, deren Höhe mit dem Verlag zu vereinbaren ist.
© Springer-Verlag Berlin, Heidelberg 1980

Die Wiedergabe von Gebrauchsnamen, Handelsnamen, Warenbezeichnungen usw. in diesem Werk berechtigt auch ohne besondere Kennzeichnung nicht zu der Annahme, daß solche Namen im Sinne der Warenzeichen- und Markenschutz-Gesetzgebung als frei zu betrachten wären und daher von jedermann benutzt werden dürften.
Gesamtherstellung: Druckerei G. Appl, Wemding

Vorwort

Das Wissen auf dem Gebiete der Biologie hat sich innerhalb weniger Jahre explosionsartig vermehrt. Ziel des vorliegenden Buches ist es, dem Anfänger trotzdem ein möglichst einprägsames Bild vorzustellen. In ihm soll mit wenigen Strichen in bewußt vereinfachender Darstellung jeweils Wesentliches, Typisches gezeichnet werden. Sonst geschieht es nur zu oft, daß die Stoff-Fülle dem Studierenden den Blick für Zusammenhänge verstellt. Das Taschenbuch orientiert sich an dem Gegenstandskatalog 1 und ist für den Studierenden der Pharmazie eine Hilfe bei der Vorbereitung auf den ersten Abschnitt des Staatsexamens im Fach „Pharmazeutische Biologie". Der Betrachtung der Zelle *(Cytologie)* folgt ein gestraffter Überblick über Prototypen sekundärer Pflanzenstoffe, aus deren Reihen sich die wichtigsten Arzneistoffe rekrutieren. Auch im Kapitel *Genetik* sind pharmazeutische Aspekte betont, so z. B. die Bedeutung parameiotischer Vorgänge für die Resistenzentwicklung bei Bakterien. In der *Physiologie* werden Grundprinzipien des Lebensgeschehens dargelegt und so die Basis geschaffen für das Verständnis allgemein gültiger biologischer Reaktionen und Zusammenhänge. Das ist nötig zur Bewältigung der Studieninhalte des 2. Ausbildungsabschnittes, nicht nur im Fach Pharmazeutische Biologie sondern gleichermaßen im Rahmen der Pharmakologie und Biochemie. Die *Morphologie* gibt Aufschluß über Bau und Gestalt der Pflanze, ihre Gewebe-Typen *(Histologie)* und über die *Anatomie* des Cormus und seiner Drogen. Diese Grundlagen sind Voraussetzung für mikroskopische Identitäts- und Reinheitsprüfungen, wie sie die Arzneibücher fordern. Die *Gliederung des Pflanzenreiches unter Berücksichtigung pharmazeutisch wichtiger Pflanzenfamilien* schließlich zeigt, wo und in welcher Weise die Stammpflanzen von Drogen und Arzneistoffen einzuordnen sind und welche Beziehungen sie zu anderen Pflanzen haben.

Damit der Studierende nicht den unzutreffenden Eindruck gewinnt, alle in einem Examen abfragbaren Fakten seien einfach fertig vorgegeben, wird an ausgewählten Beispielen gezeigt, auf welchen Wegen Wissenschaft „Wissen schafft", d. h. welche Fragestellungen, welche Experimente, welche Beobachtungen zur Erkenntnis der dargelegten Fakten führten. Nur so wird Verständnis möglich, wobei sich das gedächtnismäßige Behalten dann oft wie von selbst ergibt. Und da das Verstehen der Natur am ehesten gelingt nach persönlicher Beobachtung (die natürlich nie in voller Breite realisierbar ist), sind in einem Anhang einige praktische Übungsaufgaben angeboten. So auch das Hämolyseverfahren als Exempel für eine biologische Prüfmethode, die der Apotheker selbst durchführen kann.

Die zahlreichen international üblichen Fachausdrücke bereiten dem Studierenden anfangs besonders große Schwierigkeiten; das um so mehr, wenn ihm die alten Sprachen wenig vertraut sind, aus denen sich die *botanische Terminologie* ethymologisch herleiten läßt. Aus diesem Grunde wurde ein möglichst ausführliches Glossar erstellt, das eine vergleichende Orientierung auch über ähnlich klingende Termini erlaubt.

Die erstaunlichen Forschungsergebnisse der letzten Jahre sind so faszinierend, daß sie mit Recht alle Aufmerksamkeit auf sich lenken. Das ist aber kein Alibi für Ignoranz gegenüber ebenfalls wertvollem Wissensgut, das dem Menschen schon länger bekannt ist. So ist es nach wie vor notwendig, daß der Apotheker einen Überblick erhält über den Arzneipflanzenschatz der Menschheit. Da erfahrungsgemäß dem jungen Studierenden die Systematische Botanik am schwersten zugänglich ist, zumal er heute kaum noch Beziehung zur lebenden Pflanze hat – früher legte jeder Apothekerpraktikant sein eigenes Herbar an –, wurde auf eine durch Farbtafeln bereicherte Illustration des Taschenbuches besonderer Wert gelegt. Dankenswerterweise hatte der Verlag für diesen Wunsch Verständnis. Die wiedergegebenen Aquarelle, die sowohl Arzneipflanzen als deren Drogen darstellen, halfen schon den Studierenden der Nachkriegsjahre bei dem damaligen Berliner Pharmakognosten WERDERMANN. Er hatte sie von Heinz WOERN für seine Vorlesung zeichnen lassen (sie sind heute im Besitz des Botanischen Museums Berlin-Dahlem, dessen Leitung freundlicherweise die Reproduktion gestattete). So hofft der Autor, daß auch der Leser dieses Buches auf angenehme Weise eine Vorstellung erhält, wie z. B. *die* Pflanze aussieht, die das Morphin synthetisiert, oder das Strophanthin oder ein anderes Arzneimittel, das die Apotheke für den Kranken bereithält.

Ein Literaturverzeichnis erleichtert den Zugang zu weiterführender Literatur.

Hinweise im Text beziehen sich auf Nummern des Gegenstandskatalogs, die im vorliegenden Buch jeweils als Orientierungshilfe am linken Textrand vermerkt sind.

Ich danke allen Kolleginnen und Kollegen, die Teile des Manuskriptes kritisch gelesen haben. Für Hilfe beim Lesen von Korrekturen gilt mein besonderer Dank Frau Dr. I. Christiansen, Frau M. Ensemeyer, Frau G. Schulze und Frau H. Thober. Den Damen und Herren des Verlags danke ich für ihr Verständnis und die gute Zusammenarbeit. Last not least danke ich Herrn Professor Hänsel (Berlin) für die Anregung, ein Lehrbuch in der Reihe der Heidelberger Taschenbücher zu schreiben. Für konstruktive Kritik an dieser Erstauflage ist der Autor jederzeit dankbar.

Berlin, Februar 1980　　　　　　　　　　　　　　　　　Liselotte Langhammer

Inhaltsverzeichnis

Cytologie 1
  Die Zelle als Elementareinheit des Lebens 1
    Definition und Funktion der Zelle 1
    Zellgrößen 1

  Zelltypen 2
    Typische Merkmale der Zelle der Eukaryonten 2
    Die Zelle der Prokaryonten, insbesondere die Bakterienzelle ... 3

  Das Protoplasma 4
    Stoffliche Zusammensetzung des Protoplasmas 5
      Nucleinsäuren 5
      Proteine 8
      Proteide 9
      Lipide 9
    Bedeutung der Makromoleküle, der Ionen und des Wassers für die Zellfunktionen 11

  Biomembranen 11
    Bau der Biomembranen 11
    Plasmagrenzschichten, Cytoplasmamembran, Plasmalemma, Tonoplast 12
    Biomembranen innerhalb der Zelle, Prinzip der Kompartimentierung 13
    Funktionen von Biomembranen 14
      Grundbegriffe von aktivem und passivem Transport ... 16
      Grundbegriffe von Erregung und Erregungsleitung ... 17

  Zellorganellen 18
    Zellkern = Nucleus 18
    Plastiden 20
    Mitochondrien 21
    Endoplasmatisches Reticulum = E. R. 22
    Dictyosomen 22

Ribosomen 24
Vacuolen 25

Prototypen sekundärer Pflanzenstoffe 26
  Glykoside 26
    Herzwirksame Glykoside, Cardenolide 27
    Anthraglykoside 28
    Saponine 28
    Bitterstoffglykoside 29
    Cumarin-Vorstufen 29
    Senfölglykoside 30
    Blausäureglykoside 30
    Vacuolenfarbstoffe (Chymochrome) = Zellsaftpigmente . . . 31
  Gerbstoffe 32
  Schleime, Gummen 32
  Alkaloide 33
  Ätherische Öle, Harze, Balsame 34

Kristalle 35
Stärke 36
  Inulin 40

Histochemische Reaktionen 40

Zellwand 43
  Zellwand der Höheren Pflanzen 43
  Zellwand der Pilze 52
  Zellwand der Bakterien 52

Genetik 57

Allgemeine Grundlagen 57
  Verteilung der Erbanlagen bei Kreuzungen, Mendelsche
  Regeln 57
  Begriffsdefinitionen 61
  Chromosomentheorie der Vererbung 62
  Extrachromosomale (extrakaryontische) Vererbung 64

Cytologische Grundlagen 65
  Teilung einer Zelle in zwei erbgleiche Zellen = Mitose 65
  Phasen der Zellteilung 66
  Bildung der neuen Zellwand 68
  Meiose = Reduktionsteilung 68
  Stadien der Meiose 70

Koppelungsgruppen, Koppelungsbruch, Faktorenaustausch
(crossing over) 72
Lineare Anordnung der Gene, Genlokalisation 72
Ableitung der Vererbungsregeln aus den Vorgängen der
Meiose 72
Meiotische Systeme 74
Parameiotische Systeme 76
Bedeutung parameiotischer Vorgänge für die Resistenz-
entwicklung bei Bakterien 78

Molekulare Grundlagen 78
Struktur der Desoxyribonucleinsäuren 78
Struktur der Ribonucleinsäuren 82
Beweise für die Rolle der Nucleinsäuren als Träger genetischer
Information 83
Ein Gen – Ein Polypeptid – Hypothese 83
Der genetische Code 83
Proteinbiosynthese 84

Veränderungen des Erbgutes = Mutationen 86
Mutation, Selektion, Evolution 86
Spontane und induzierte Mutation; Mutagene 86
Generative und somatische Mutation 86
Mutationsraten 86
Genommutationen 86
Chromosomenmutationen 88
Genmutationen 88

Physiologie 89

Wachstums- und Entwicklungsphysiologie 89
Wachstumsphasen 89
Endogene Wachstumsfaktoren 90
Exogene Wachstumsfaktoren 93
Ökologische Faktoren der Entwicklung 93
Wachstumsfaktoren von Mikroorganismen 95
Entwicklung und Differenzierung 96
   Regulation der Gen-Aktivität 97
   Hormone und Gen-Aktivität 100

Grundzüge der Stoffwechselphysiologie 101
Die stoffliche Zusammensetzung des Pflanzenkörpers .. 101
Grundprinzipien biochemischer Reaktionen 101
Enzyme 103

Energieübertragung und -speicherung mittels energiereicher
Verbindungen 110
Photosynthese und Kohlendioxid-Assimilation 112
Chemosynthese 120
Atmung (Dissimilation) 121
Glykolyse, alkoholische Gärung 121
Citronensäurecyclus = Tricarbonsäurecyclus 125
Atmungskette, Elektronentransport, oxidative
Phosphorylierung 127
   Phosphogluconatweg (= „Gluconat-Shunt" = oxidativer
   Pentosephosphatcyclus) 130
Abbau von Kohlenhydraten 132
Aufbau von Kohlenhydraten 132
Gluconeogenese 133
   Glyoxylsäurecyclus 134
   C_4-Carbonsäureweg 136
Aufbau von Fetten 138
Abbau der Fette 139
Assimilation des Stickstoffs 141
N_2-Bindung 143
Nitratatmung 143
Stickstoff – Stoffwechsel 144
Heterotrophie 145
Saprophytismus, Parasitismus, Symbiose 145
   Knöllchenbakterien der Leguminosen 146
Wasserhaushalt, Mineralstoffwechsel und Stoffleitung 148

Morphologie – die Lehre von der Gestalt 152

Morphologische Organisationsstufen 152
Protophyta 152
Thallophyta 153
Cormophyta = Cormobionta 155

Histologie – Gewebelehre 156

Meristeme oder Bildungsgewebe 156

Dauergewebe 156
   Form- und Struktureigentümlichkeiten einzelner Zellen 157

Haut- oder Abschlußgewebe der Pflanze 159
Grundgewebe 165
   Das Grundgewebe im engeren Sinne 165
   Der Exkretion dienende Gewebe 165
   Festigungsgewebe 170

Leitgewebe = Stranggewebe 174
Bau der Leitbündel 182

Anatomie (Morphologie und Histologie) des Cormus 185

Die Sproßachse 186
   Anordnung der Leitbündel 188

Ligna-Drogen 191
Cortex-Drogen 193
Die Wurzel — Radix-Drogen 194
   Der morphologisch-anatomische Bau der echten Wurzel 194

Das Blatt — Folia-Drogen 198
Die Blüte — Flores-Drogen — Blütenstände 207
Die Frucht — Fructus-Drogen 229
Der Samen – Semina-Drogen 233

Gliederung des Pflanzenreiches unter Berücksichtigung pharmazeutisch wichtiger Pflanzenfamilien 240

Systematik 240
   Das Ziel: Die Aufklärung der Stammesgeschichte des Pflanzenreiches 241
   Der Weg: Versuch einer Rekonstruktion stammesgeschichtlicher Entwicklungsreihen (Progressionen) 241
   Abstammungslehre 242
   Evolutionsforschung 244
   Phylogenetik 246
   Taxonomie 246
   Terminologie 246
   Nomenklatur 247
   Grundzüge der vermutlichen stammesgeschichtlichen Zusammenhänge zwischen großen Verwandtschaftsgruppen (Abteilungen) 248

Prokaryonta 250

   Allgemeine Charakterisierung 250

   Bacteriophyta = Bakterien 253
      Eubacteriales 253
      Actinomycetales = Strahlen„pilze" 254

Eukaryonta 258

   Algen 258
      Allgemeine Charakterisierung 258
      Auswahl einiger Taxa von praktischer Bedeutung .. 259

   Rhodophyta = Rotalgen 259

   Chrysophyta 260
      Bacillariophyceae = Kieselalgen 260

   Phaeophyta = Braunalgen 260
      Laminariales 261
      Fucales 261

   Mycota = Fungi = Pilze 264
      Allgemeine Charakterisierung 264
      Auswahl einiger Taxa von praktischer Bedeutung .. 268
      Zygomycetes = Jochpilze 268
      Ascomycetes = Schlauchpilze 268
      Basidiomycetes = Ständerpilze 273
      Lichenes = Flechten 275

   Pteridophyta = Farnpflanzen 277
      Allgemeine Charakterisierung 277
      Auswahl einiger Taxa von praktischer Bedeutung .. 277
      Bärlappgewächse 277
      Lycopodiaceae 277
      Schachtelhalmgewächse 278
      Equisetaceae 278
      Farngewächse 279
      Polypodiaceae 279

Spermatophyta = Samenpflanzen 280

   Coniferophytina = Gymnospermae p. p. = Nacktsamer p. p. ... 281
      Pinaceae = Nadelhölzer p. p. 281
      Cupressaceae = Zypressengewächse 283

Cycadophytina = Gymnospermae p. p. = Nacktsamer p. p. .. 284
Ephedraceae = Meerträubelgewächse 284

Magnoliophytina = Angiospermae = Bedecktsamer 285

Magnoliatae = Dicotyledoneae = Zweikeimblättrige
Bedecktsamer 285

Lauraceae = Lorbeergewächse 288
Piperaceae = Pfeffergewächse 291
Ranunculaceae = Hahnenfußgewächse 292
Papaveraceae = Mohngewächse 296
Caryophyllaceae = Nelkengewächse 298
Polygonaceae = Knöterichgewächse 299
Fagaceae = Buchengewächse 300
Cannabaceae = Hanfgewächse 302
Brassicaceae = Cruciferae = Kreuzblütler 305
Tiliaceae = Lindengewächse 307
Malvaceae = Malvengewächse 308
Rosaceae = Rosengewächse 311
Fabales = Leguminosae = Hülsenfrüchtler 317
Mimosaceae = Mimosengewächse 317
Caesalpiniaceae = Sennesgewächse 318
Fabaceae = Papilionaceae = Schmetterlingsblütler 320
Myrtaceae = Myrtengewächse 326
Rutaceae = Rautengewächse 327
Linaceae = Leingewächse 330
Apiaceae = Umbelliferae = Doldenblütler 330
Rhamnaceae = Kreuzdorngewächse 333
Euphorbiaceae = Wolfsmilchgewächse 334
Primulaceae = Primelgewächse 336
Ericaceae = Heidekrautgewächse 336
Loganiaceae = Strychnosgewächse 340
Rubiaceae = Rötegewächse 341
Apocynaceae = Hundsgiftgewächse 344
Gentianaceae = Enziangewächse 346
Caprifoliaceae = Geißblattgewächse 348
Valerianaceae = Baldriangewächse 348
Oleaceae = Ölbaumgewächse 349
Solanaceae = Nachtschattengewächse 350
Scrophulariaceae = Rachenblütler 353
Lamiaceae = Labiatae = Lippenblütler 355

XIII

Cichoriaceae = Compositae p. p. (Liguliflorae)
= Korbblütler p. p. 360
Asteraceae = Compositae p. p. (Tubuliflorae)
= Korbblütler p. p. 361

Liliatae = Monocotyledoneae = Einkeimblättrige Bedecktsamer 368

Liliaceae = Liliengewächse 371
Zingiberaceae = Ingwergewächse 375
Poaceae = Gramineae = Süßgräser 377

Anhang 382

Das Hämolyseverfahren als biologische Prüfmethode 382
   Literatur 389
Mikroskopische Übungen zum Thema: 390
   Die Zelle – Form- und Struktureigentümlichkeiten 390
   Haut- und Abschlußgewebe, physiologische Scheiden 392
   Grundgewebe 393
   Stranggewebe 395
   Leitbündelbau und -anordnung in der Sproßachse 396
   Cortex 397
   Wurzel, jung (im Primärzustand) 398
   Wurzel, alt (mit sekundärem Dickenwachstum) 399
   Folia 402
   Flores 404
   Fructus 406
   Semina 407
Thermomikromethoden 410
   Arbeitstechnik 411
     Literatur 415

Farbtafeln 416

Glossar 433

Botanische Terminologie 433
   Erläuterung biologischer Fachausdrücke 433

Literaturverzeichnis 445

Sachverzeichnis 449

Zuordnungstabelle: Lernziel — Seitenzahl 484

1 Cytologie

1.1 Die Zelle als Elementareinheit des Lebens

1.1.1 Definition und Funktion der Zelle

Der Name „Zelle" wurde erst 1665 von dem englischen Naturforscher Robert HOOKE geprägt. Er betrachtete Flaschenkork (den man damals noch für eine einheitliche Substanz hielt) unter dem Mikroskop und sah dabei als Erster, daß dieser Kork aus lauter kleinen Kammern besteht, eben aus „cellulae".
Kork besteht aus toten Zellen, wir sehen im Mikroskop nur noch die **Zellwände**, die diese kleinen, innen leeren Kammern bilden.
Solange eine Zelle lebt, umschließt die Zellwand aber den darin lebenden **Zell-Leib.** Dieses Gebilde weist eine in höchstem Maße wunderbare Feinstruktur auf. In ihm spielen sich alle Lebensvorgänge ab: Stoffwechsel, Wachstum, Vermehrung. *Jedes* Leben ist an die *Zelle* gebunden. Nähere Einblicke in den Feinbau des Zell-Leibes ermöglichte erst das Elektronenmikroskop, bei dem die Grenze des Auflösungsvermögens bei 0,8 nm liegt. Beim Lichtmikroskop hingegen liegt die Grenze des Auflösungsvermögens bei 0,4 µm = 400 nm. Das bedeutet: Das Auflösungsvermögen des Lichtmikroskops ist 500 mal geringer. Daher sind im Lichtmikroskop außer dem Zellkern nur noch Chlorophyllkörner und (gerade noch) Mitochondrien (vgl. 1.6.5) sichtbar.
Die Zelle ist die kleinste noch selbständig lebensfähige Einheit. Das gilt nicht nur für einzellige Lebewesen, auch die einzelne Zelle eines differenzierten Vielzellers ist im Normalfall totipotent.

1.1.2 Zellgrößen

Die Größe der Zelle kann sehr unterschiedlich sein; ebenso breit gefächert ist ihre morphologische und physiologische Variationsfähigkeit.
Die Extremwerte der Zellgröße liegen bei 0,2 µm und $^1/_2$ m, die Durchschnittswerte allerdings zwischen 10 und 200 µm.

1.2 Zelltypen

1.2.2 Typische Merkmale der Zelle der Eukaryonten

Der Zell-Leib, der Protoplast, ist keine homogene Masse, sondern er ist durch ein Membransystem in eine Vielzahl von Reaktionsräumen (= Kompartimente) unterteilt. Durch die Ausstattung dieser Reaktionsräume mit ganz bestimmten Enzymen ist es möglich, daß in einem Protoplasten gleichzeitig in den verschiedenen Reaktionsräumen unterschiedliche ganz bestimmte Reaktionen ablaufen.

Zellorganellen sind bestimmte Kompartimente des Protoplasten. Einige, die aufgrund ihrer Größe bereits im Lichtmikroskop sichtbar sind, wurden schon relativ frühzeitig entdeckt. Hierzu zählt der **Zellkern,** durch den jede Eukaryontenzelle (worauf schon der Name hinweist: eu = gut, káryon = Kern) ausgezeichnet ist. Im Gegensatz dazu haben Prokaryonten keinen echten Zellkern. Ein weiteres Zellorganell ist das **Mitochondrium.** Mitochondrien sowohl als Zellkerne sind in eukaryontischen pflanzlichen und tierischen Zellen vorhanden. **Plastiden** hingegen – wichtigste Vertreter sind die Chlorophyllkörner –, finden sich nur in eukaryontischen Pflanzenzellen. Die drei großen Zellorganellen: Zellkern, Mitochondrien und Plastiden nehmen unter den Kompartimenten insofern eine Sonderstellung ein, als sie „Selbstteilungskörper" sind, also nur durch Teilung aus ihresgleichen entstehen. Stichwortartig lassen sie sich folgendermaßen charakterisieren: Der Zellkern ist der primäre Sitz der genetischen Information, die Mitochondrien sind Zentren des Energiestoffwechsels (Atmungsfermente), die Chloroplasten Zentren des Baustoffwechsels.

Weitere Kompartimente sind die **Dictyosomen,** Stapel von flachen, am Rand blasig erweiterten Zisternen, deren Gesamtheit in einer eukaryontischen Pflanzenzelle als **Golgi-Apparat** bezeichnet wird.

Ein anderes Membransystem, das röhren- und zisternenförmig den gesamten Protoplasten durchzieht, und darüberhinaus ihn nach außen hin abgrenzt sowie den Zellkern umhüllt, ist das **Endoplasmatische Reticulum,** in abgekürzter Schreibweise als ER bezeichnet. Der Teil, der den Zellkern umschließt, wird als *Kernmembran* bezeichnet. Es handelt sich um eine Doppelmembran, die von Poren durchsetzt ist.

Die Abgrenzung des Protoplasten nach außen, die im Elektronenmikroskop als Doppellinie sichtbar ist, heißt **(Cyto)plasmamembran.** Bei der eukaryontischen pflanzlichen Zelle wird die Cytoplasmamembran **Plasmalemma** genannt.

Ribosomen sind kleine kugelförmige Partikel, die entweder frei im Cytoplasma vorkommen oder aber an der Außenseite des endoplasmatischen Reticulums aufsitzen: dann heißt es *„rauhes* ER" im Gegensatz zum *„glatten* ER", das frei von Ribosomen ist.

Hyalin (= durchscheinend, glasig) ist nur die Grundsubstanz des Protoplasten, die den Namen **Cytoplasma** trägt. In ihr finden sich die Ribosomen, die diversen Zellorganellen sowie auch tote Zelleinschlüsse wie Stärkekörner, Eiweißeinschlüsse = Aleuron, Oxalatkristalle.

Unterschiede zwischen meristematischen und differenzierten Zellen:
Embryonale und meristematische Zellen sind teilungsfähig. Sie sind mit Plasma erfüllt und zeichnen sich durch einen großen Zellkern aus. Die differenzierte Zelle hingegen hat ihre Teilungsfähigkeit verloren, und ihr Protoplast weist Vacuolen auf, die durch eine Biomembran vom Plasma abgegrenzt sind. Differenzierte Pflanzenzellen haben meist eine so große Zellsaftvacuole, daß das Protoplasma mengenmäßig zurücktritt; die abgrenzende Biomembran heißt dann **Tonoplast**.

Unterschiede zwischen pflanzlicher und tierischer Zelle:
Der wohl augenfälligste Unterschied ist folgender: Die Pflanzenzelle ist von einer **Zellwand** umgeben, die Zelle des Tieres nicht.
(Die Zellwand der Höheren Pflanzen besteht zum überwiegenden Teil aus Cellulose, die der Pilze hingegen oft aus Chitin. Die Zellwand der Bakterien ist völlig anders und sehr komplex gebaut.)
Plastiden hat nur die eukaryontische Pflanzenzelle. Alle anderen Zellorganellen (Zellkern, Mitochondrien, Dictyosomen, ER) finden sich bei Tier und eukaryontischer Pflanze.
Der Grundstoffwechsel ist bei Tier und Pflanze ähnlich, nur ist das Tier immer heterotroph (d. h. auf organische Nahrung angewiesen), autotroph (d. h. fähig, aus anorganischen Stoffen organische aufzubauen) können nur Pflanzen sein. Die Pflanze ist zu weitaus spezialisierteren Syntheseleistungen fähig. Unterschiede bestehen auch in der Reservestoff-Speicherung: Während die Pflanze an Kohlenhydraten bevorzugt Stärke speichert, ist das Reservekohlenhydrat der tierischen Zelle Glykogen.
So groß die Unterschiede zwischen verschiedenen Lebewesen auch sein mögen, ihre Zellen stimmen in typischen Merkmalen verblüffend weitgehend überein. Das gilt sogar für die eukaryontische pflanzliche und die tierische Zelle. Da beide eukaryontische Zellen sind, ist bei ihnen die Übereinstimmung noch größer als sie zwischen eukaryontischen Pflanzenzellen und prokaryontischen Pflanzenzellen, z. B. Bakterien, ist. Betrachten wir den gesamten Bereich des Lebendigen, Tier- und Pflanzenwelt, so finden wir die Zäsur nicht zwischen Tier und Pflanze, sondern zwischen Eukaryonten (Lebewesen mit echtem Zellkern) und Prokaryonten (Lebewesen ohne echten Zellkern).

1.2.1 Die Zelle der Prokaryonten, insbesondere die Bakterienzelle

Prokaryonten sind Einzeller, die (noch) keinen Zellkern besitzen. Auch andere Zellorganellen fehlen. Es handelt sich um Lebensformen, die sehr

„ursprünglich" sind, ganz am Anfang des Evolutionsprozesses stehen. Zu ihnen zählen die Bakterien und die „Blaualgen". Der Name „Schizophyta" weist bereits darauf hin, daß sie sich durch einfache Spaltung teilen, d. h. vermehren.

Auch im **Bau ihrer Zellwand** unterscheidet sich diese Pflanzengruppe wesentlich von den Eukaryonten, den Pflanzen mit Zellkern. Ebenso bestehen Unterschiede hinsichtlich der **Ribosomen**.

Statt eines Kernes besitzt die Bakterienzelle einen ringförmigen DNA-Strang = Kernäquivalent. Daneben können kleinere DNA-Ringe auftreten: **Plasmide-Episomen**.

An Biomembranen ist die Cytoplasmamembran vorhanden, die infolge ihrer Enzymausstattung befähigt ist, bestimmte physiologische Funktionen zu übernehmen. Bei manchen Bakterien übernehmen bestimmte Bereiche, Mesosomen genannt, die Funktion der Mitochondrien. Bei anderen Bakterien, die zur Photosynthese befähigt sind, werden die fehlenden Plastiden funktionell durch sogenannte Thylakoide ersetzt, das sind lamellenähnliche Ausstülpungen der Cytoplasmamembran. Siehe Abb. 1.

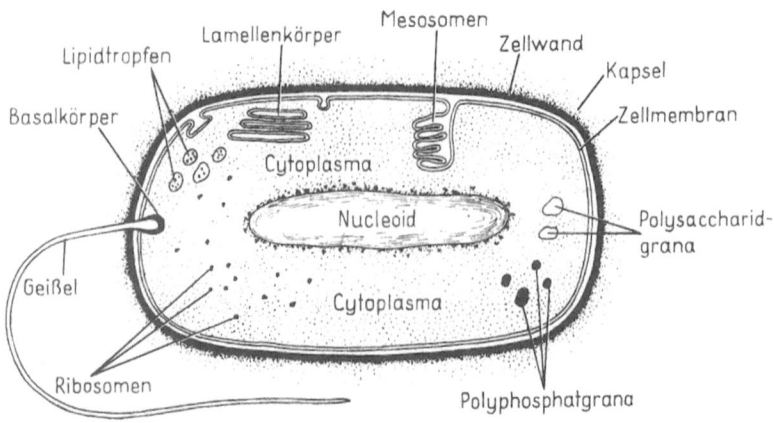

Abb. 1. Schematischer Querschnitt durch eine Bakterienzelle. (Aus Rehm)

1.5 Das Protoplasma

1.5.1 Das Protoplasma ist das Substrat für die Lebensfunktionen der Zelle. Der Begriff **Protoplasma** wurde 1839 von dem Physiologen Purkinje geprägt und wenig später von Hugo von Mohl in die Botanik eingeführt. Der lebende Zell-Leib = **Protoplast** besteht aus Protoplasma. Im Lichtmikroskop wirkt es ziemlich homogen. Erst die technische Weiterentwicklung der Mikroskope ermöglichte Einblicke in seinen Feinbau. Es konnte sich die **protoplasmatische Anatomie** entwickeln. Von hier aus führte der nächste Schritt zur molekularbiologischen Betrachtungsweise. Um diese Betrachtungsweise auf der Ebene der Moleküle nachvollziehen zu können, muß die Frage nach der stofflichen Zusammensetzung des Protoplasmas beantwortet werden.

1.5.2 Stoffliche Zusammensetzung des Protoplasmas

Die hyaline Grundsubstanz des Protoplasmas = **Cytoplasma** ist eine kolloide Lösung. Das Plasma-Sol („Endoplasma") ist in den Gelzustand („Ektoplasma") überführbar und umgekehrt. Die Hydratation des Cytoplasmas, d. h. sein Quellungszustand ist für die ablaufenden Lebensvorgänge von Bedeutung. Das stoffliche Ordnungsgefüge des Cytoplasmas ist nicht statisch, sondern dynamisch. Mengenmäßig herrschen neben Wasser Proteine, Proteide, Lipide und Nucleinsäuren als chemische Bestandteile vor. Außerdem enthält es Aminosäuren, Kohlenhydrate, anorganische Ionen und diverse Stoffwechselprodukte.

Nucleinsäuren

Nucleinsäuren sind Poly-nucleotide. Das sind aus vielen, bis zu einigen Tausend Nucleotiden aufgebaute Makro-Moleküle, die im Elektronenmikroskop bereits sichtbar sind.

Ein Nucleo_t_id besteht aus drei Bausteinen (_tri_), ein Nucleo_s_id hingegen aus zwei Bausteinen:

Nucleo_t_id $\begin{cases} \text{Base (Purine oder Pyrimidine)} \\ \text{Zucker (Pentose)} \\ \text{Phosphorsäure} \end{cases}$ Nucleo_s_id

Ein Nucleosid ist z. B. das Adenosin (Adenin + Ribose), Nucleotide sind Adenosin-monophosphat, Adenosin-diphosphat (ADP), Adenosin-triphosphat (ATP). Die Verknüpfungsweise der Nucleotide zu Nucleinsäuren zeigt das folgende Schema (1).

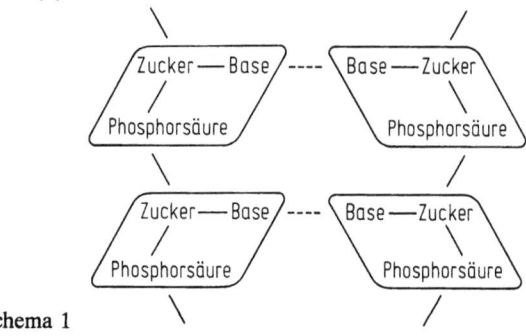

Schema 1

Als Basen kommen Pyrimidin- und Purinbasen vor (s. Schema 2).
Die Zucker der Nucleinsäuren sind:
D-Ribose und 2-Desoxy-D-ribose (s. Schema 3).

Die Unterschiede in der Zusammensetzung von RNA und DNA werden in der nachfolgenden Tabelle gegenübergestellt.

	RNA	DNA
Purinbasen		
Adenin (A)	+	+
Guanin (G)	+	+
Pyrimidinbasen		
Cytosin (C)	+	+
Uracil (U)	+	−
Thymin (T)	−	+
Zucker		
D-Ribose	+	−
2-Desoxy-D-ribose	−	+
Phosphorsäure	+	+

RNA = Ribonucleinsäure [RNA = *ribo*nucleic *a*cid]
DNA = Desoxyribonucleinsäure

Die Reihe der Basen, die sogenannte „Basensequenz" bestimmt die Primärstruktur der Nucleinsäuren. Die Sekundärstruktur ist in Kapitel 2.3.1 beschrieben (Struktur der DNA und RNA).

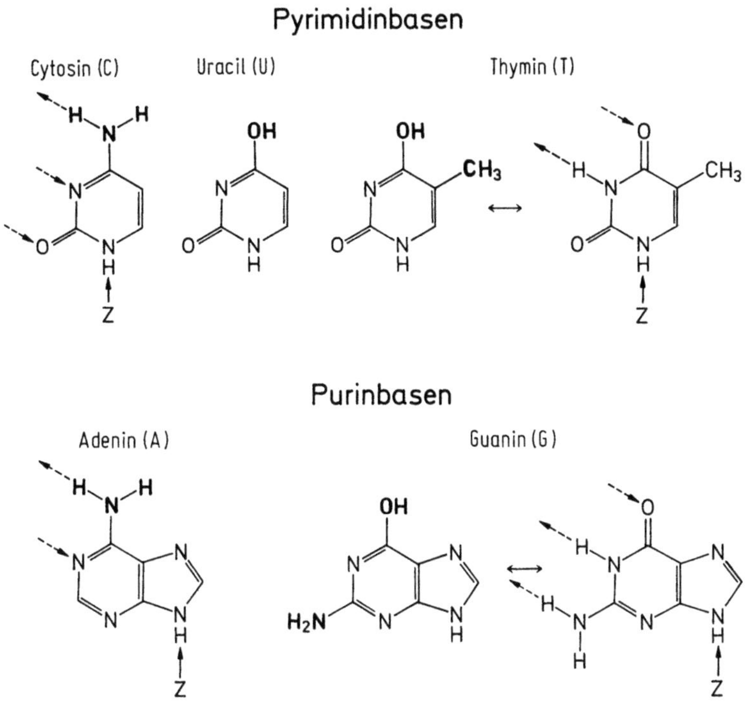

Pyrimidinbasen

Cytosin (C) Uracil (U) Thymin (T)

Purinbasen

Adenin (A) Guanin (G)

Schema 2

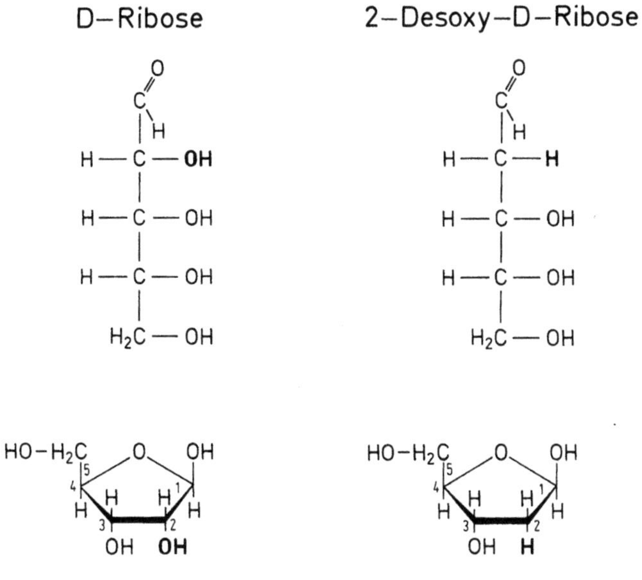

D–Ribose 2–Desoxy–D–Ribose

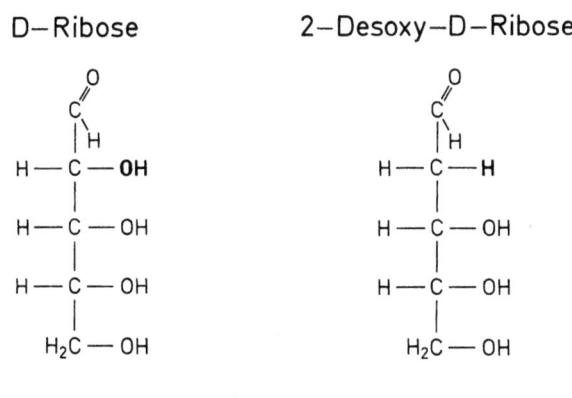

Schema 3

Proteine
Proteine oder Eiweiße sind Makromoleküle, die sich aus Aminosäuren aufbauen, die durch sogenannte Peptid-Bindungen miteinander verknüpft sind.

$$R-\underset{\underset{O}{\|}}{C}-NH-R_1$$

Die „proteinogenen" Aminosäuren liegen in der L-Konfiguration vor. Die „Aminosäuresequenz" = die Aufeinanderfolge der diversen Aminosäuren in einem Protein ist nicht willkürlich, sondern für jedes Protein spezifisch und genetisch determiniert.

Die *Primärstruktur* der Proteine ist durch die Aminosäuresequenz bestimmt. Die Ketten rollen sich infolge Wasserstoffbrückenbildung zu einer spiralfederartigen Helix auf oder nehmen die Form eines Faltblattes an: *Sekundärstruktur*. Durch die Bildung von Disulfidbrücken wird die Helix zur *Tertiärstruktur* gebogen und gefaltet (s. Abb. 2). Bei Proteinen, die sich aus verschiedenen Polypeptidketten aufbauen (Hämoglobin z. B. aus vier), bestimmt deren räumliche Zuordnung die sog. *Quartärstruktur*.

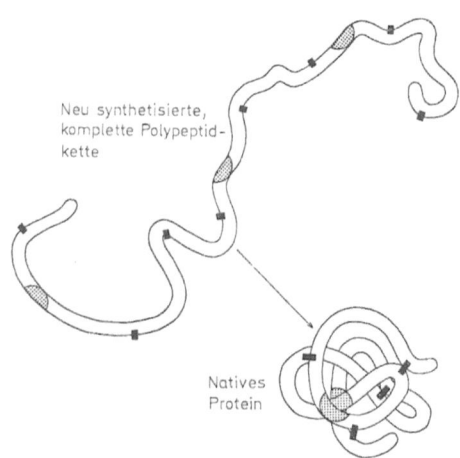

Abb. 2. Das aktive Zentrum eines Proteins (z. B. eines Enzyms) wird dadurch gebildet, daß sich die Polypeptidkette in einer Weise faltet, die gewisse Aminosäuren zusammenbringt (gepunktete Areale). In diesem Modell ist angenommen, daß die Faltung auf der Knüpfung von Disulfidbrücken beruht. (In Anlehnung an GREEN und GOLDBERGER, 1967; aus MOHR)

Die biologische Funktion eines Proteins ist vom räumlichen Bau abhängig. Er ist durch die Aminosäuresequenz, ergo genetisch, determiniert, denn bei der Proteinsynthese (vgl. 2.3.6) wird eine bestimmte Basensequenz der DNA in eine bestimmte Aminosäuresequenz übertragen. Diese Gen-Wirk-Kette ist das zentrale Dogma der Molekularbiologie.

Proteide
Proteide sind dagegen komplexer zusammengesetzt; sie enthalten neben Aminosäuren noch andere, chemisch ganz verschiedene Molekülgruppen. Handelt es sich hierbei um fettähnliche Substanzen, so liegen *Lipoproteide* vor. *Nucleoproteide* hingegen enthalten neben Eiweißen Nucleinsäuren.

Lipide
Bei echten **Fetten** ist der Alkohol *Glycerin* mit Fettsäuren verestert.
Bei fettähnlichen Substanzen findet sich außer einer Alkoholkomponente und einer Fettsäurekomponente noch ein weiterer Baustein. Ist dieser Phosphorsäure mit einer basischen Komponente, z. B. Cholin, so heißen diese Substanzen **Phospho-Lipide** oder **Phosphatide**. *Glycerophosphatide* bestehen aus Glycerin, Fettsäuren, Phosphorsäure und einer basischen Komponente; sie ist häufig Cholin. Im Cholin sind die H-Atome in der Aminogruppe des Aminoalkohols Colamin substituiert:

$$H_2N-CH_2-CH_2-OH \qquad \text{Colamin}$$

$$\left[(CH_3)_3\overset{(+)}{N}-CH_2-CH_2-OH\right]^+ OH' \qquad \text{Cholin}$$

Ein typisches Glycerophosphatid ist das Lecithin (s. Schema 4); es ist ein

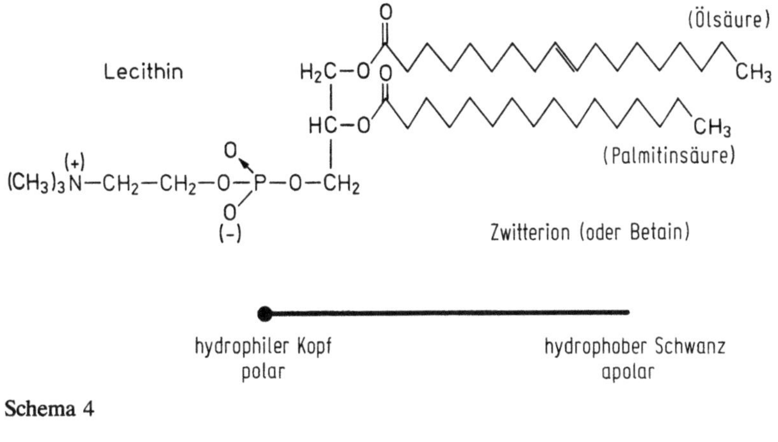

Lecithin (Ölsäure) (Palmitinsäure)

Zwitterion (oder Betain)

hydrophiler Kopf polar hydrophober Schwanz apolar

Schema 4

Zwitterion (oder Betain) und besitzt einen hydrophilen (polaren) „Kopf" und einen hydrophoben „Schwanz", das apolare Ende des Moleküls (s. auch Bau der Biomembran 1.4.1).
Ist die dritte Komponente ein Zuckerrest, so spricht man von **Glyko-Lipiden.**
Bei fettähnlichen Substanzen muß die Alkoholkomponente nicht immer Glycerin sein. Ist Glycerin durch den Aminoalkohol *Sphingosin* (s. Schema 5) ersetzt, so werden die Verbindungen „Sphingo-Lipide" genannt, unabhängig davon, ob es sich hierbei um Phospho- oder Glyko-Lipide handelt.

$$
\begin{array}{c}
\text{R}_1 \quad \text{R}_2 \\
| \quad | \\
\text{O} \quad \text{NH} \quad \text{OH} \quad \text{H} \\
| \quad | \quad | \quad | \\
\text{H}-\overset{1}{\text{C}}-\overset{2}{\text{C}}-\overset{3}{\text{C}}-\overset{4}{\text{C}}=\overset{5}{\text{C}}-\text{C}_{13}\text{H}_{27} \\
| \quad | \quad | \quad | \\
\text{H} \quad \text{H} \quad \text{H} \quad \text{H}
\end{array}
$$

Sphingosin: $R_1 = H$ $R_2 = H$

Sphingomyeline: R_1 = Phosphorylcholin R_2 = Fettsäuren
$PO(O^-) — O — C_2H_4 — N^+(CH_3)_3$

Cerebroside: R_1 = Monosaccharid R_2 = Fettsäuren
(meist Galaktose)

Schema 5

Entsprechend könnten fettähnliche Substanzen mit Glycerin als alkoholischer Komponente als „Glycero-Lipide" bezeichnet werden, unabhängig davon, ob es sich um Phospho- oder Glyko-Lipide handelt.

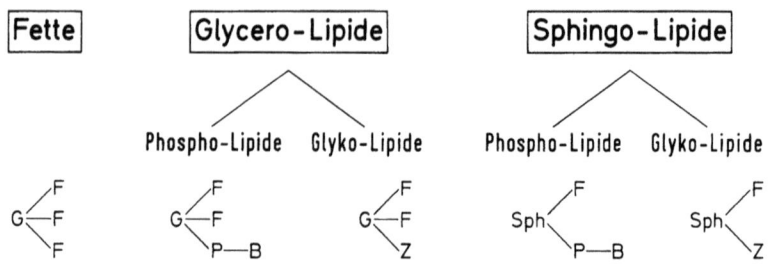

G=Glycerin, F=Fettsäure, P=Phosphorsäure, B=Base, Z=Zucker, Sph=Sphingosin

So sind z. B. *Sphingomyeline* aus je einem Molekül Sphingosin, Phosphorylcholin und Fettsäure aufgebaut, zählen also zu den Phospholipiden (wie das Lecithin auch, das Glycerin als Alkoholkomponente enthält). *Cerebroside* hingegen enthalten neben Sphingosin und Fettsäure Galaktose, zählen also zu den Glykolipiden (diese Stoffgruppe trägt auch den Namen Glykosphingoside). Sphingolipide kommen besonders reichlich im Gehirn und im Nervengewebe vor, wo sie — wie auch in anderen Körperzellen — wichtige Funktionen innerhalb der Membranen erfüllen. In Pflanzen findet sich Phytosphingosin (4-Hydroxydihydro-sphingosin). Auch Steroide und Carotinoide werden wegen ihrer lipophilen Eigenschaften zu den Lipiden gezählt.

1.5.3 Bedeutung der Makromoleküle, der Ionen und des Wassers für die Zellfunktionen

Die **Nucleinsäuren** sind Träger der genetischen Information. In den **Proteinen** ist diese Information „ausgedruckt". Es gibt Strukturproteine, Eiweiß als Reservestoff und als Biokatalysator. Manche Enzyme sind nur in Bindung an Biomembranen (s. u.) aktiv. **Lipide** sind nicht nur Reservestoffe sondern neben Proteinen Bauelement der Biomembranen (s. 1.4.1). **Kohlenhydrate** haben ebenfalls Bedeutung als Reservestoffe aber auch als Bausteine der Zellwände. Das Cytoplasma verdankt seine kolloiden Eigenschaften gelösten Makromolekülen. **Elektrolyte** sind für die Regulierung des Wasserhaushalts bedeutsam (Osmose, Turgor; s. 3.2.4). Das Mengenverhältnis von Ca^{++} und K^+ reguliert den Quellungszustand des Protoplasmas: K^+ wirkt quellend, Ca^{++} entquellend (Ionenantagonismus). Verschiedene Ionen beeinflussen die Durchlässigkeit von Grenzschichten sowie deren elektrische Ladung (s. 1.4.4, Reizphysiologie). **Wasser** liegt in der Zelle z. T. gebunden vor in Form von Hydrathüllen (Hydratisierung von Ionen, von Eiweiß). Es dient ferner als Lösungs- und Transportmittel („Ultrafiltration" u. a.). Seine Bedeutung bei der Assimilation siehe unter 3.2.3 (Photosynthese, Chemosynthese).

1.4 Biomembranen

1.4.1 Bau der Biomembranen

Biomembranen sind Lipoproteidmembranen (vgl. 1.5.2). Ihr Grundgerüst besteht aus bimolekularen Lipidmembranen. Lipide besitzen ein polares und ein apolares Molekülende. Aufgrund dieses Molekülbaus sind sie in der Lage, zwischen hydrophilen und hydrophoben Stoffen zu vermitteln: jedes Lipidmolekül taucht mit seinem polaren, hydrophilen Kopf in die wäßrige Phase ein, mit seinem apolaren, hydrophoben Schwanz entweder in Luft oder in eine andere hydrophobe Lipidphase, bzw. berührt es ein anderes hydrophobes Molekül. In wäßriger Lösung entstehen so bimolekulare Membranen, in denen die apolaren Gruppen der Moleküle einander zugewandt sind. In Biomembranen ist die bimolekulare Lipidmembran von Proteinen nicht nur begrenzt, sondern auch von Proteinkomplexen durchsetzt (s. Abb. 3). Und das nicht etwa in völlig starr-statischer Anordnung, sondern die Proteinkomplexe sind in der halbflüssigen Grundmasse (von Lipidstruktur) frei beweglich. Das ist von Bedeutung für die Funktion der Biomembranen. Für die Stabilität von Biomembranen sind Bestandteile wie Ca^{++} und Mg^{++}, aber auch Cholesterin wesentlich.

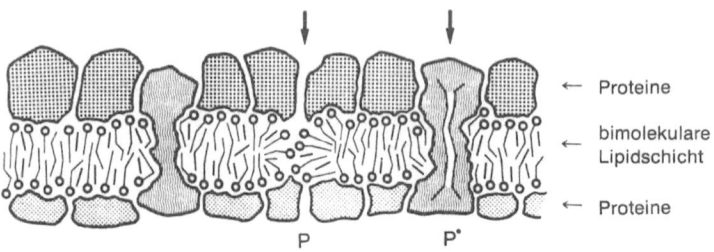

Abb. 3. Querschnitt durch eine typische Biomembran, idealisiert und grobschematisch. P = hydrophile Pore, P^* = Tunnelproteine (Nach SITTE)

1.4.2 Plasmagrenzschichten, Cytoplasmamembran, Plasmalemma, Tonoplast

Wenn auch Biomembranen einen im Prinzipiellen gleichen Grundbauplan aufweisen, auch im Elektronenmikroskop einander so ähneln, daß man für sie den Namen „Elementarmembran" prägte, so weisen sie doch Unterschiede auf. Diese Unterschiede betreffen nicht nur ihre Funktion oder ihren Bau, sondern auch ihre jeweilige „Lebensdauer". So kann man einem mehr oder weniger *stabilen* Membransystem ein *labiles* Endomembransystem gegenüberstellen. Zu dem Zuerstgenannten zählen neben den großen Zellorganellen die Plasmagrenzschichten, die den Protoplasten nach außen abgrenzen. Sie werden allgemein als „Plasmamembran" bezeichnet oder als Cytoplasmamembran bei den Bakterien oder der tierischen Zelle. Bei der Zelle der eukaryontischen Pflanze heißt diese Plasmagrenzschicht Plasmalemma. Sie stellt die physiologische Barriere der Zelle nach außen dar.
Der Tonoplast hingegen grenzt das Protoplasma gegen die Vacuole ab [das ist der zentrale Saftraum ausdifferenzierter eukaryontischer Pflanzenzellen. (Die spätere Volumenzunahme pflanzlicher Zellen beruht im wesentlichen auf starker Vacuolisierung der einzelnen Zellen)].

1.4.3 Biomembranen innerhalb der Zelle, Prinzip der Kompartimentierung

Wie schon bei der Charakterisierung der Eukaryontenzelle erwähnt, stellt der Protoplast keine homogene Masse dar, sondern ist durch Biomembranen in diverse Reaktionsräume unterteilt. So kommt es einmal zur Abgrenzung der großen Zellorganellen wie **Zellkern, Plastiden, Mitochondrien,** aber auch zur Ausbildung des sogenannten labilen Endomembransystems. Hierzu zählen das Endoplasmatische Reticulum = ER, ein kommunizierendes System von Kanälen, das den gesamten Protoplasten durchzieht. Zum anderen zählen zum labilen Endomembransystem die Dictyosomen, die in ihrer Gesamtheit (pro Zelle) als Golgi-Apparat bezeichnet werden (vgl. 1.6.3).

Der Ausdruck „labiles Endomembransystem" weist darauf hin, daß es sich hier nicht um stabile Strukturen handelt, sondern eher (bildlich gesprochen) um verschiedene „Fließbandsysteme" der Zelle, auf denen einzelne Kompartimente bewegt und dabei verändert werden. Dadurch können Reaktionen, die nacheinander verlaufen, nebeneinander in separaten Reaktionsräumen stattfinden.

Es treten in der Zelle also auch Membranveränderungen auf, und zwar in zweierlei Hinsicht:

1. Orts- oder Größenveränderungen = **Membranfluß**
2. qualitative Umwandlungen der Membran = **Membrantransformation**

(Abb. 4)

An dieser Stelle sei der berühmte Pflanzenphysiologe PAECH zitiert: „Die Membranen der verschiedenen Zellstrukturen sind grundsätzlich voneinander verschieden, sie haben ja alle besondere Aufgaben; aber sie stehen in genetischem Zusammenhang miteinander und sind durch Übergänge verbunden, sind ineinander transformierbar. Sie sind also nicht nur verschieden, sondern auch ähnlich, homolog.

Einheitlichkeit im Grundsätzlichen und Mannigfaltigkeit im Detail schließen sich nicht aus, sondern sind geradezu Kennzeichen des Lebens."

Es ist sehr wahrscheinlich, daß die Membranen aller „einfachen" Organellen (ER, Golgi-Apparat etc.) ineinander überführbar sind (s. Abb. 4). Ausgenommen sind davon Plastiden und Mitochondrien. Der Prozeß ist aber kein kontinuierlicher, sondern ein diskontinuierlicher Vorgang. Es findet keine ununterbrochene Umwandlung statt, sondern eine „schubweise". Verbindungen werden durch Vesikel („Blasen") vermittelt, die von einem Kompartiment abgeschnitten werden und mit einem anderen fusionieren (s. Abb. 4). So existiert beispielsweise ein Membranflußsystem vom ER zum Golgi-Apparat in vielen tierischen Zellen (besonders solchen, die Protein sezernieren, z. B. im Pankreas) und bei vielen sog. „niederen" Pflanzen.

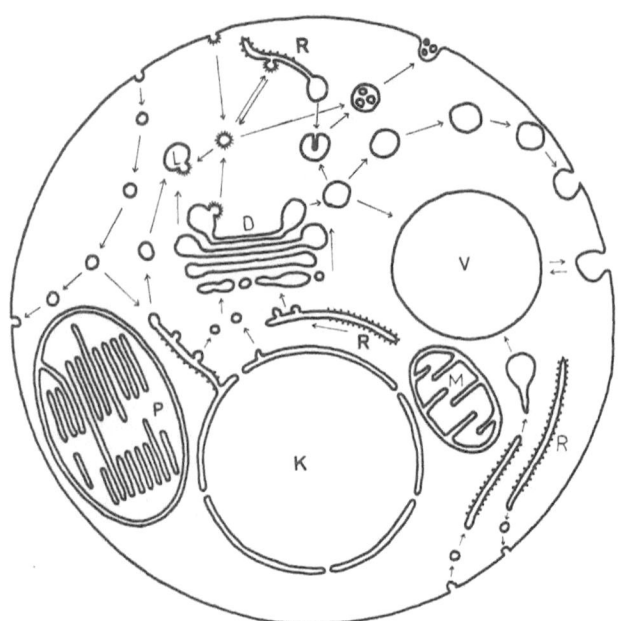

Abb. 4. Möglichkeiten von Membrantransformationen, schematisch. D = Dictyosom, K = Zellkern, L = Cytosom-Lyosom, M = Mitochondrium, P = Plastide, R = endoplasmatisches Reticulum, V = Vacuole. (Nach SCHNEPF)

1.4.4 Funktionen von Biomembranen

Schon bei der Charakterisierung der Eukaryonten-Zelle wurde herausgestellt, wie wichtig für das gesamte physiologische Geschehen die Unterteilung des Zell-Leibes in separate (von einander getrennte) Reaktionsräume ist, seine sogenannte **Kompartimentierung**. Sie ermöglicht, daß gleichzeitig und nebeneinander verschiedenartige Reaktionen ablaufen können, ohne daß gegenseitige Interaktionen (Beeinflussung) zu unerwünschten Störeffekten führen. Die Biomembranen haben also einmal die Aufgabe der Abgrenzung, gleichzeitig darf diese Abgrenzung aber nicht einem hermetischen (= „wasserdicht") Abschluß gleichkommen, sonst wäre ja jegliche, – also auch jede erwünschte und notwendige – Interaktion (Wechselwirkung) unterbunden. Das heißt mit anderen Worten: die Biomembranen garantieren einen *selektiven* Stoffdurchtritt, der den jeweiligen Notwendigkeiten der betreffenden Zelle, ja des betreffenden Kompartimentes angemessen ist. Naturgemäß wird und muß es hierbei Unterschiede geben und auch schon hieraus ergibt sich, daß die sogenannte „Elementarmembran" (die man zu Beginn der Forschungen auf diesem Gebiet zunächst für einheitlich hielt), bei aller Ähnlichkeit im Grundsätzlichen doch Unterschiede in Bau und Funktion aufweisen kann. Sie stellt eine **Diffusionsbarriere** dar, verhindert also die freie Diffusion von Molekülen. Stattdessen ist ein spezifischer, kontrollierter Stoffaustausch notwendig, wie er durch die Semipermeabilität, die **selektive Permeabilität**, der Biomembranen u. a. zustandekommt. Biomembranen sind gut permeabel (= durchlässig) für Wasser, kaum permeabel hingegen für Ionen und polare organische Stoffe. Nicht-ionisierte, elektrisch neutrale, d. h. ungeladene und auch lipidlösliche Substanzen können besser durch Biomembranen permeieren.

Die „Turgeszenz" ist ein Beweis für das Leben von Zellen und Geweben: die tote Pflanze „welkt", weil ihre Biomembranen die Semipermeabilität verloren haben. Solange Tonoplast und Plasmalemma als Diffusionsbarrieren fungieren, bleibt der hohe osmotische Wert der Vacuolenflüssigkeit erhalten und damit die Saugkraft der Zelle für Wasser. Das ist die Voraussetzung für den Turgor (= die Gewebespannung) pflanzlicher Gewebe.

Die Diffusion von Molekülen durch Membranen heißt Osmose (vgl. auch 3.2.4). Wassermoleküle wandern ständig durch Biomembranen, in beiden Richtungen. Ist aber auf einer Seite der Biomembran die Konzentration an gelösten Stoffen größer als auf der anderen Seite, dann wandern mehr Wassermoleküle in Richtung der höheren Stoffkonzentration: die konzentriertere Lösung „saugt" Wasser durch die semipermeable Biomembran an. Die Höhe dieser Saugkraft bestimmt den osmotischen Wert der Zelle (oder eines bestimmten Kompartimentes) und kann als osmotischer Druck gemessen werden. Osmotisch wirksam sind vor allem die im Zellsaft gelösten Elektrolyte (Ionen) sowie polare Nicht-Elektrolyte, wie in erster Linie Zukker. Makromoleküle sind hingegen unwirksam. Wandelt beispielsweise die Zelle Glukose durch Polymerisation in Stärke um, so sinkt ihr osmotischer Wert, beim umgekehrten Vorgang steigt der osmotische Druck wiederum an. Durch diesen Mechanismus kann die Wasseraufnahme oder Wasserabgabe reguliert werden. In hypotonischer Lösung würde eine Pflanzenzelle mit hohem osmotischen Wert platzen, hätte sie nicht eine Zellwand, die dem osmotischen Druck den Wanddruck entgegensetzt. Ist die Zellwand schließlich maximal gedehnt, ist der Wanddruck ebenso groß wie der osmotische Druck der Zellsaftvacuole, so kommt die Wasseraufnahme aus der Umgebung der Zelle zum Stillstand, bzw. der Durchtritt von Wassermolekülen nach beiden Richtungen hält sich wiederum das Gleichgewicht. Befindet sich eine Zelle hingegen in hypertonischer Lösung, so verlassen mehr Wassermoleküle die Zellsaftvacuole als einströmen. Die Vacuole verkleinert sich, schließlich löst sich der Plasmaschlauch von der Zellwand ab: Es tritt Plasmolyse ein. Als Grenzplasmolyse bezeichnet man den Beginn dieses Vorganges, wenn die Zelle gerade ihre Turgeszenz verloren hat, ihre Zellsaftkonzentration mit der Außenlösung isoton ist. Ist die Molarität der Außenlösung bekannt, so kann auf diesem Wege der osmotische Wert der Zellsaftvacuole bestimmt werden (s. auch 3.2.4).

1.4.4 Grundbegriffe von aktivem und passivem Transport

Per definitione wird nur beim aktiven Transport **A** Energie verbraucht, beim passiven **B** nicht.

(A) Der bereits erwähnte „Membranfluß" (s. 1.4.3) ist ein Mittel für den **aktiven Massentransport (a)**: Hierbei handelt es sich durchweg um den Transport großer Teilchen, und zwar in der Größenordnung von Kolloiden bis hin zu Bakterien. Durch Abschnüren bestimmter Membranbezirke kommt es zur Ausbildung von Vesikeln, die sich von der ursprünglichen Membran lösen, wandern und schließlich mit einer anderen Biomembran fusionieren. Dieses Prinzip findet Anwendung 1.) für den Stofftransport innerhalb der Zelle, z. B. vom ER zu den Dictyosomen, 2.) für die Stoffaufnahme = **Endocytose**: Nimmt die Plasmamembran feste Partikel auf, indem sie sich an der Stelle, an der das feste Partikel sitzt, einstülpt und ein Vesikel abschnürt, das nach innen wandert, so spricht man von *Phagocytose*. Werden Stoffe aus einer Lösung selektiert, an der Plasmamembran angereichert und dann nach ihrer Einstülpung abgeschnürt und als membranumgrenzte „Tropfen", sog. Pinosomen, nach innen transportiert, so spricht man von *Pinocytose*. 3.) Für die Stoffausscheidung = **Exocytose**: Hier können z. B. Golgi-Vesikel, die Exkrete enthalten, zur Plasmamembran wandern, mit ihr verschmelzen und sich nach außen öffnen. Golgi-Vesikel können aber auch noch eine ganz andere Funktion übernehmen: bei der Zellteilung sammeln sie sich in der Äquatorialebene an und „liefern" das „Baumaterial" für die neue Zellwand, sorgen somit für einen Stofftransport innerhalb der Zelle. Über einen völlig anderen Transportmechanismus verfügt die Zelle mittels sog. „**Carrier**", das sind Trägermoleküle **(b)**. Zu ihnen zählen Membrankomponenten wie Proteine, Lipoproteide oder Lipide. Bekanntlich sind Biomembranen für Ionen und polare organische Stoffe (z. B. Zucker oder Aminosäuren) kaum oder nicht permeabel. Derartige Stoffe können nur dann permeieren, wenn sie an einen „Carrier" gebunden sind. Für einen aktiven Transport ist außerdem noch Energie erforderlich, die von ATPasen (Enzyme in Biomembranen, die aus dem „Energiespeicher" ATP Energie freisetzen, vgl. Energiestoffwechsel 3.2.3) geliefert wird. Ferner sorgen Permeasen (spezifische Enzyme) für die Spezifität des aktiven Transports. Sie ermöglichen ferner einen Stofftransport durch die Biomembran auch gegen ein Konzentrationsgefälle. Das unterscheidet sie von

(B) **passiven** Transportvorgängen, die zwar keine Energie benötigen, aber nur in Richtung eines Konzentrationsgefälles möglich sind. Auch beim passiven Transport kann die Substanz an einen Carrier gebunden werden: „**Erleichterte Diffusion**" **(a)**. Die Biomembranen stellen nicht nur Trägermoleküle (Carrier) sondern auch verschiedenartige Enzyme für den Stofftransport. Aus all dem geht hervor, daß die Biomembranen mehr sind als bloße Diffusionsbarrieren: ihre Eiweiße greifen aktiv in Transportvorgänge ein. In Biomembranen finden sich nicht nur „Strukturproteine", sondern auch auf beiden Seiten unterschiedliche Enzyme, wodurch eine solche Biomembran funktionell asymmetrisch wird. Das unterstreicht ihre Bedeutung als Regulator des Zellstoffwechsels.

Schließlich finden sich in Biomembranen auch **Poren (b)**, die mit Wasser oder sog. „Tunnelproteinen" erfüllt sind, eine Tatsache, mit der man manche passiven Transporterscheinungen zu erklären versuchte (s. Abb. 3).

1.4.4 Grundbegriffe von Erregung und Erregungsleitung

„Reizbarkeit" ist ein Grundphänomen alles Lebendigen. Biomembranen kommt auch eine Schlüsselstellung zu beim Zustandekommen von „Erregung" und „Erregungsleitung". Das rührt daher, daß ihre Permeabilität durch chemische und physikalische Reize verändert werden kann.

Biomembranen sind fähig, Ionen z. B. auch gegen ein Konzentrationsgefälle aktiv zu transportieren (vgl. 1.4.4). Ein bekanntes Beispiel hierfür ist die sog. „Na^+-Pumpe" mancher tierischer Zellen, aber auch der Bakterienzelle. Unter Verbrauch von Energie wird Na^+ aus der Zelle herausgepumpt. Es kommt hierdurch zu Potentialdifferenzen der Membranen, hervorgerufen durch eine aktive Anreicherung von K^+-Ionen im Zellinneren und ein „Nicht mehr Hereinlassen" der herausgepumpten Na^+-Ionen. Das ändert sich schlagartig nach einem chemischen oder physikalischen Reiz: Plötzlich können Na^+-Ionen in die Zelle einströmen (K^+-Ionen später die Zelle verlassen). Die elektrische Potential-Differenz, das sog. „Ruhepotential" bricht zusammen (es kommt zu einer kurzfristigen Umladung), es entsteht − allerdings nur für etwa 1 msec − ein „Aktionspotential", das sich dann wellenförmig als Impuls über eine Nerven- oder Muskelfaser fortpflanzt. In seinem „Rücken" wird das negative Ruhepotential durch die „Natriumpumpe" erneut aufgebaut.

Eine Erregungsübertragung von einem motorischen Nerv auf eine Muskelfaser ist auf diesem Wege nicht möglich. Sie erfolgt an der sog. motorischen Endplatte, und zwar nicht auf elektrischem sondern auf humoralem Wege: die Reizübertragung bedarf hier eines Übertragermoleküls (= Neurotransmitter), z. B. Acetylcholin.

Die Kenntnis dieser Sachverhalte ermöglicht erst das Verständnis bestimmter Arzneimittelwirkungen:

a) Substanzen, die − auch nach erfolgter Reizung des Nervs − das Einströmen von Na^+ verhindern, indem sie die Durchlässigkeit der Biomembran für Na^+ verringern, verhindern die Ausbildung des Aktionspotentials, es kann zu keiner Schmerzempfindung kommen. Auf diesem Wege wirken Lokalanästhetika.

b) Substanzen, die Übertragermoleküle an ihrem Wirkort kompetitiv verdrängen, verhindern die Reizübertragung auf den Muskel, er kontrahiert sich nicht. Das erklärt z. B. die muskellähmende Wirkung von Curare-Alkaloiden.

1.6 Zellorganellen

1.6.1 Zellkern = Nucleus

Der Zellkern besteht aus Kerngerüst (A), Kernsaft (B) und Kernkörperchen (C).

(A) **Kerngerüst.** Chemisch gesehen besteht das Kerngerüst aus Nucleoproteiden, die daher (Kern = nucleus) ihren Namen erhalten haben. Sie enthalten neben Eiweißen Nucleinsäuren.
Der **DNA**-Faden aller Chromosomen (vgl. 2.1.3) einer Höheren Zelle ist bis zu 1 m (!) lang. Um ihn im Zellkern unterzubringen, ist eine hohe Kondensation nötig.
An Proteinen enthält der Zellkern sog. **Histone**, das sind stark basische Proteine, die zur DNA im Gewichtsverhältnis 1:1 in den Zellkernen vorkommen. Sie sind in allen untersuchten Species einander äußerst ähnlich. Sie lassen sich zusammen mit der DNA als sog. Chromatin aus Zellkernen isolieren. **Chromatin** besteht aus einer sehr regelmäßigen Grundstruktur: den **Nucleosomen**. Durch deren Struktur ist ein Teil des „Packungseffektes" erklärbar.
Die Histone H 2a, H 2b, H 3 und H 4 (wahrscheinlich jeweils 2 Moleküle) bilden einen definierten Komplex, um den die DNA in einer Länge von ca. 200 Nucleotidpaaren „gewickelt" ist. Der Abstand zur nächsten Einheit (= Nucleosom) beträgt etwa 30 Nucleotidpaare, wahrscheinlich bilden die Histone H 1 den Kitt zwischen diesen Einheiten. Daß die DNA um die Histon-„cluster" gefaltet ist, wird aus Beugungsversuchen geschlossen. In elektronenmikroskopischen Aufnahmen kann man die Nucleosomen als „Perlenkette" sehen (ist identisch mit der schon lange bekannten Chromatin"fibrille") (s. Abb. 5). Kristalle von Nucleosomen konnten bereits gewonnen werden.
Weitere Proteine sind notwendig, um aus dem Chromatin des Arbeitskerns die sichtbar organisierten **Chromosomen** während der Metaphase der Zellteilung (vgl. 2.2.2) entstehen zu lassen. Um die Packungsdichte im mitotischen („Mitose" vgl. 2.2.1) Chromosom zu erreichen, kommt es zu einer Superstruktur des Chromatin, „Solenoid" genannt, da die Helixstrukturen des Chromatinfilamentes (elektronenoptische Aufnahmen) an Drahtspiralen erinnern. Ihre Breite beträgt 30 nm = 300 Å, die Höhe der Windung entspricht einer Nucleosomenkette.
(Die Kernäquivalente bei Bakterien haben keine Histone. Sie bestehen aus einem ringförmigen DNA-Strang mit Genen in linearer Anordnung). Die Chromosomen des Mitosecyclus (s. unter Genetik 2.2.2), in denen das Chromatin derart dicht gepackt ist, sind schon im Lichtmikroskop sichtbar und weisen unterschiedliche charakteristische Formen auf.

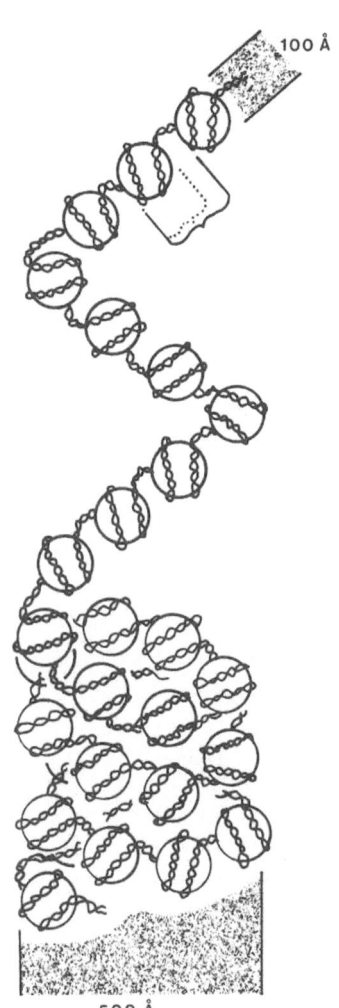

Abb. 5. Das neue Chromatin-Modell.
100 Å = 10 nm. (Nach Nagl, 1977)

Ein weiterer wichtiger Aspekt betrifft das Vorkommen einer ganzen Reihe (nichtbasischer) spezifischer Kernproteine, denen wohl eine entscheidende Rolle bei der gesteuerten Expression („Ausdrückung", Realisierung der genetischen Information) des genetischen Materials zukommt.
(B) **Kernsaft** (Kernplasma)
(C) **Kernkörperchen = Nucleoli** (enthalten RNA)
Gegen das Cytoplasma ist der Zellkern abgegrenzt durch eine sog. Kernmembran: Doppelmembran (Teil des Endoplasmatischen Reticulums).

1.6.4 Plastiden

In meristematischen (vgl. 1.2.2) Zellen finden sich als Jugendform der Plastiden die Proplastiden (sie enthalten 3% DNA). Wir kennen drei Formen von Plastiden: farblose Leucoplasten, grüne Chloroplasten und gelbe, bzw. rote Chromoplasten. Stärkehaltige Leucoplasten werden auch Amyloplasten genannt.

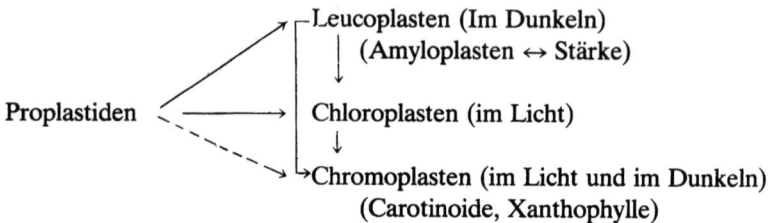

Plastiden können nur aus Plastiden durch Wachstum und Teilung entstehen und werden von Zelle zu Zelle und Individuum zu Individuum weitergegeben. Sie sind „Selbstteilungskörper". Alle Plastiden besitzen eine Doppelmembran.

Chloroplasten

Die innere Membran bildet Thylakoide (Einstülpungen), dadurch wird die innere Oberfläche vergrößert. Durch lokale Überschichtung der Thylakoide im Stroma (Grundmasse) entstehen „Thylakoidstapel". Sie rufen die „Grana"-struktur der Chlorophyllkörner hervor (s. Abb. 6 und 7).

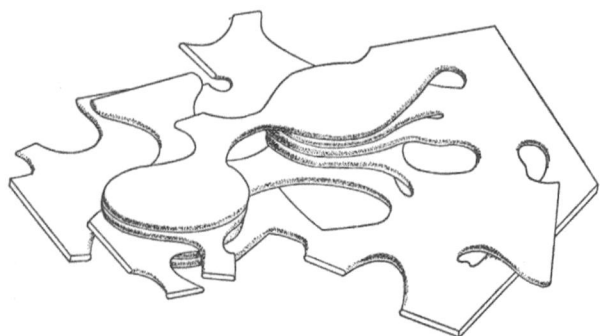

Abb. 6. Ein Modell, das die Granabildung in den Chloroplasten deuten soll. Die Stapelbildung erfolgt durch Überschiebung lateral miteinander verbundener Thylakoide. (Nach WEHRMEYER, 1964, aus MOHR)

Die Thylakoidmembranen (Lipoproteidmembranen) sind Träger der Photosynthesepigmente (vgl. Schema, S. 111) und der Enzyme, die an der Lichtreaktion der Photosynthese beteiligt sind. Im Stroma befinden sich hingegen die Enzyme für die Dunkelreaktion der Photosynthese.

Chloroplasten haben ihre eigene DNA, RNA, 70 S—Ribosomen und eigene Enzyme der Proteinsynthese (die Proteinsynthese ist durch Chloramphenicol in ähnlichen Konzentrationen hemmbar wie bei Bakterien).

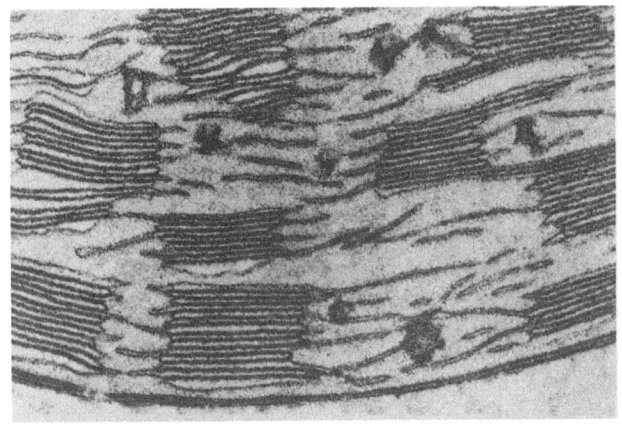

Abb. 7. Teil eines Chloroplasten (Elektronenmikroskopische Aufnahme aus Kreutz-Menke, 1962)

1.6.5 Mitochondrien

Auch die Mitochondrien haben eine Doppelmembran, deren Innenmembran in verschiedener Weise eingestülpt sein kann (s. Abb. 8). Ferner sind auch sie Selbstteilungskörper wie die Plastiden und haben wie sie ihre eigene DNA, RNA, 70 S-Ribosomen und eigene Enzyme der Proteinsynthese. All diese Gegebenheiten stützen die sogenannte „Symbiontenhypothese", nach der Plastiden und Mitochondrien ursprünglich mit der Eukaryontenzelle nur in Symbiose lebten, ehe sie im Laufe der Evolution ihre Selbständigkeit einbüßten.

Mitochondrien sind die Zellorganellen der Energiegewinnung. Als solche sind sie ATP-Lieferanten. Darüberhinaus sind sie für aktive Ionen-Transportvorgänge verantwortlich: Ca^{++}-Anhäufung im Mitochondrium, Abgabe von H^+.

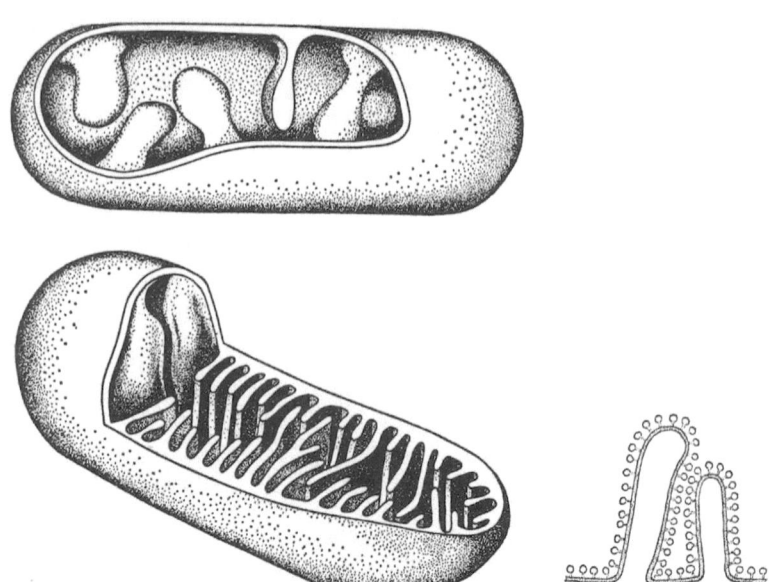

Abb. 8. Einfache Strukturmodelle von Mitochondrien. Rechts gestielte Partikel auf der inneren Mitochondrien-Membran mit ATPase-Aktivität. (Nach SITTE, 1961, KARLSON, 1962 und FRANKE, aus MOHR)

1.6.2 Endoplasmatisches Reticulum = E.R.

Das Endoplasmatische Reticulum (=E.R..) durchzieht als Röhrensystem aus Biomembranen den gesamten Protoplasten, stellt die Kernmembran sowie das Plasmalemma. In den Plasmodesmen durchzieht es die Tüpfel der Zellwand und verbindet so die Protoplasten eines vielzelligen Organismus zu einer biologischen Einheit. Es ist auch am „Membranfluß" (z. B. zu den Dictyosomen) beteiligt. Das mit Ribosomen besetzte „rauhe" E. R. ist Ort der Proteinsynthese. Die Enzymsysteme des „glatten" E. R. (besonders in der Leber) sind von Bedeutung für die Biotransformation von Arzneimitteln (meist „Entgiftung").

„Gewöhnung" an Arzneimittel kann mit gesteigerter Produktion solcher Enzyme und einer Vermehrung des E. R. in den Leberzellen einhergehen.

1.6.3 Dictyosomen

Dictyosomen: Flache, von Biomembranen umschlossene Hohlräume — an ihren Rändern blasig erweitert — sind ähnlich wie „Teller" übereinandergestapelt (s. Abb. 9 und 10). In einer Zelle finden sich etliche solcher Sta-

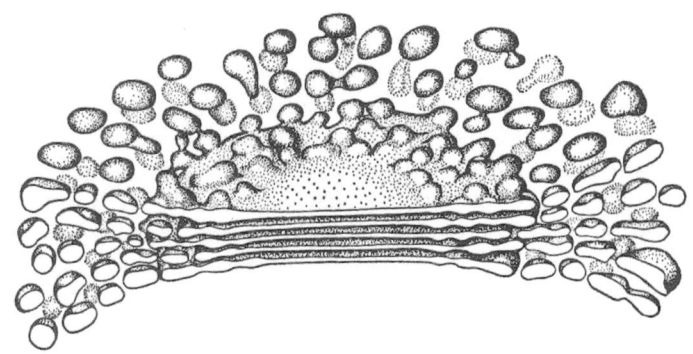

Abb. 9. Modell eines aktiven Dictyosoms. Es sind fünf Zisternen mit zahlreichen Golgi-Vesikeln dargestellt. (Nach DRAWERT und MIX, 1962, aus MOHR)

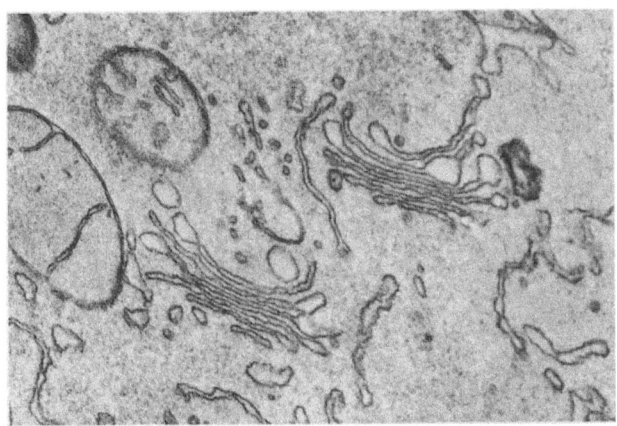

Abb. 10. Dictyosomen im Wurzelmeristem von Ricinus communis. Elektronenmikroskopische Aufnahme: FREY-WYSSLING. (Aus FREY-WYSSLING u. K. MÜHLETHALER, 1965)

pel. Ihre Gesamtheit pro Zelle trägt den Namen „Golgi-Apparat". Ihre blasig erweiterten Randpartien können sich abschnüren und innerhalb der Zelle wandern (s. Membranflußsystem 1.4.3). Derartige Golgivesikel enthalten z. B. Polysaccharide für den Aufbau der Zellwand. Ein Hinweis auf die Funktion des Golgi-Apparates bei der Polysaccharidsynthese (Pectine, Hemicellulosen) ist seine Enzymausstattung (Galactosyltransferase als „Marker"-enzym für die Golgiregion). Dictyosomen treten gehäuft an Orten erhöhter Syntheseleistungen auf, z. B. auch in Drüsenzellen, die Ätherisches Öl sezernieren.

1.6.6 Ribosomen

Ribosomen können aufgefaßt werden als besonders differenziertes Protoplasma mit einem Ø von 15–25 nm. Sie bestehen aus Proteinen und r-RNA = Ribosomen-RNA. Nach ihrer Sedimentationsgeschwindigkeit in der Ultrazentrifuge unterscheidet man 70 S- und 80 S-Ribosomen (S = Svedbergeinheit). Die 80 S-Ribosomen haben einen höheren Proteingehalt. Sie finden sich entweder frei im Cytoplasma oder membrangebunden am ER („rauhes" ER). 70 S-Ribosomen kommen membrangebunden in Chloroplasten, Mitochondrien und an der Cytoplasmamembran von Bakterien vor. Alle Ribosomen bestehen aus zwei Untereinheiten, die durch Mg^{++} zusammengehalten werden: s. Abb. 11.

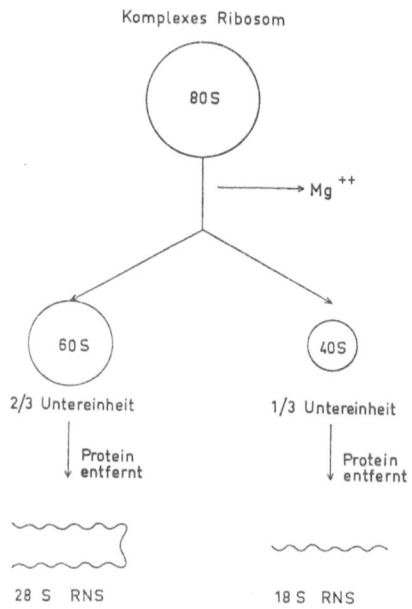

Abb. 11. Ein Modell für die Dissoziation eines 80 S Ribosoms in 60 S und 40 S Untereinheiten durch die Entfernung von Mg^{2+}-Ionen. (Nach BONNER, 1965, aus MOHR)

Die Antibiotika Streptomycin und Chloramphenicol reagieren nur mit 70 S-Ribosomen. Daraus erklärt sich ihre selektive Wirkung: Die Bakterien werden geschädigt, der Wirt nicht (Ausnahme: Mitochondrien).

Ribosomen sind Organelle der Proteinsynthese. Je 4–7 können zu Polysomen vereint sein. Mit ihrer kleineren Untereinheit sind sie an die m-RNA (= messenger – RNA = „Boten"-RNA) während der Proteinsynthese „perlschnurartig" angeheftet.

Schließlich finden sich im Cytoplasma der Zelle noch polymorphe membranumschlossene Vacuolen = **Lysosomen**. Sie sind reich an Hydrolasen

(=Enzyme vgl. 3.2.2), die alle wichtigen biologischen Verbindungen abbauen können. Durch die Biomembran wird das Cytoplasma selbst vor der Autolyse durch diese Hydrolasen geschützt. Durch Endocytose aufgenommene Substanzen, z. B. auch Bakterien oder Viren, liegen in der Zelle in membranumschlossenen Vacuolen (= **Phagosomen**) vor. Entleeren Lysosomen ihre hydrolytischen Fermente in Phagosomen, so resultieren „Verdauungsvacuolen", in denen Bakterien oder andere Partikel abgebaut werden. Weiße Blutkörperchen, die als „Polizisten" Fremdkörper wie z. B. Bakterien beseitigen, sind verständlicherweise reich an Lysosomen. Sie „verdauen" Bakterien nach Reaktion mit Antikörpern (s. Immunsystem unter 1.3.1). Lysosomen erfüllen in den weißen Blutkörperchen sowie im gesamten Immunsystem eine Abwehrfunktion. Auch Cytoplasma-„Schrott" kann in membranumschlossenen Vacuolen mittels lysosomaler Enzyme „verdaut" werden. Das Fehlen solcher intrazellularer „Verdauungsenzyme" löst Krankheiten aus. Außer den Lysosomen gibt es noch weitere, „microbodies" genannte Kompartimente mit spezialisierten Enzymsystemen. So z. B. die Glyoxysomen, die bei der Keimung mancher Samen Fette in Kohlenhydrate umwandeln.

1.6.7 Vacuolen

Vacuolen finden sich nur bei ausdifferenzierten Pflanzenzellen (nicht bei tierischen Zellen). Gegen das Cytoplasma ist die Vacuole durch den Tonoplasten abgegrenzt. Ob Vacuolen aus aufgeblähten ER-Zisternen oder in anderen Fällen aus aufgeblähten Golgivesikeln hervorgehen, ist noch umstritten. Der Zellsaft, dessen Zusammensetzung sehr unterschiedlich sein kann, enthält primäre und sekundäre Pflanzenstoffe gelöst oder emulgiert. Durch die Bildung und Vergrößerung der Zellsaftvacuole ist die spätere Volumenzunahme und ein erhebliches Zellwachstum (Streckungswachstum) möglich. Außerdem stellt die Vacuole ein Regulationssystem für den Turgor (= Gewebespannung) (s. 3.2.4) dar: Durch Regulation der Menge an osmotisch wirksamen Substanzen wird die Wasseraufnahme und -abgabe steuerbar. Betrifft das spezialisierte Zellen wie etwa die Schließzellen der Stomata (Spaltöffnungen) (vgl. 6.3), kann die Pflanze über diesen Mechanismus auch Bewegungen ausführen: Öffnen und Schließen der Stomata. Sinkt z. B. der Turgor durch Wassermangel, so schließen sich die Stomata und weitere Wasserverluste werden verhindert.

Neben dem lebendigen Protoplasten (Grundcytoplasma, Zellkern, Plastiden, Mitochondrien, Dictyosomen, ER und Ribosomen) finden sich in der Zelle noch **ergastische Produkte**, das sind angehäufte Stoffwechselendprodukte. Hierzu zählen Strukturpolysaccharide (Zellwand) (vgl. 1.3), Reservepolysaccharide (Stärke), Kristalle und abgeschiedene Vacuoleninhalte

(Vacuom). Das können Reservestoffe sein, etwa in Speicherorganen (Eiweißvacuolen, Ölvacuolen), aber auch sekundäre Pflanzenstoffe, die wegen ihrer physiologischen Wirkungen auf Mensch oder Tier als Arzneistoffe Verwendung finden. Ihr Auftreten ist vielfach taxonspezifisch.
In spezialisierten Dauerzellen kann sich oftmals nur ein einziges Stoffwechselendprodukt anreichern.

Ölvacuolen
Speicherlipide (Öle und Fette) finden sich als Reservestoffe in Samen.
Eiweißvacuolen
speichern Eiweiß. Im Zellsaft gelöste Eiweiße können durch Wasserentzug in feste Protein- oder Aleuronkörner übergehen. Aleuronkörner gibt es nur in Samen.

Prototypen sekundärer Pflanzenstoffe

Der Zellsaft ist Bildungsstätte und Reservoir für wasserlösliche sekundäre Pflanzenstoffe. Da hierzu viele Arzneistoffe gehören, verdient der Vacuoleninhalt besonderes Interesse; auch im Zusammenhang mit Fragen nach der Lokalisation, dem histochemischen Nachweis und der Isolierung von Wirkstoffen sowie der Wertbestimmung von Drogen. Im folgenden Abschnitt werden daher einige Prototypen sekundärer Pflanzenstoffe kurz vorgestellt.

Glykoside

Ihre Zellsaftlöslichkeit, ihre Wasserlöslichkeit verdanken viele Vacuoleninhaltsstoffe der Tatsache, daß sie als Glykoside vorliegen. Ein Glykosid besteht aus einem zuckerfreien Anteil, der ganz verschiedenen chemischen Stoffgruppen angehören kann und als Aglykon (= Genin) bezeichnet wird, und einer Zuckerkomponente, die die Wasserlöslichkeit bedingt. Bei Glucose (und anderen Zuckern) kommt es durch intramolekuläre Halbacetalbildung zu einem Ringschluß des Moleküls. Dieser Ringschluß führt zu zwei Diastereomeren [Diastereomere: Stereoisomere, die nicht spiegelbildisomer sind (Spiegelbildisomere = Enantiomere = Optische Antipoden)], den sog. α- und β-Zuckern, die sich ausschließlich an jenem C-Atom unterscheiden, das erst bei der Halbacetalbildung asymmetrisch wird: s. Schema 6.
Die Verknüpfung zwischen Aglykon und Zucker findet meist an der OH-Gruppe des ringförmigen Zucker-Halbacetals unter Acetalbildung statt. (Es gibt aber auch N- oder S-Glykoside). Je nachdem, in welcher sterischen Form die Zuckerkomponente vorliegt, resultieren α- oder β-Glykoside (s. Schema 7).

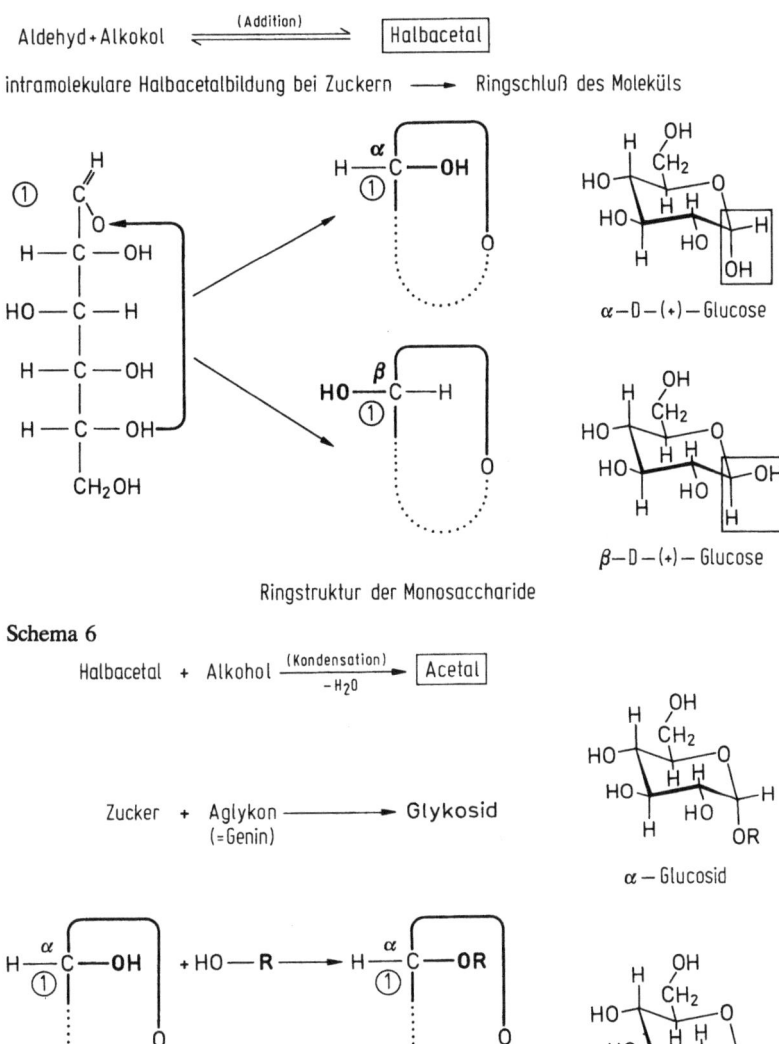

Schema 6

Schema 7

Herzwirksame Glykoside, Cardenolide

Zu den herzwirksamen Glykosiden zählen die Cardenolide. Ihr Aglykon leitet sich vom Cyclopentanoperhydrophenanthren ab und ist durch einen fünfgliedrigen Lactonring charakterisiert (s. Schema 8)

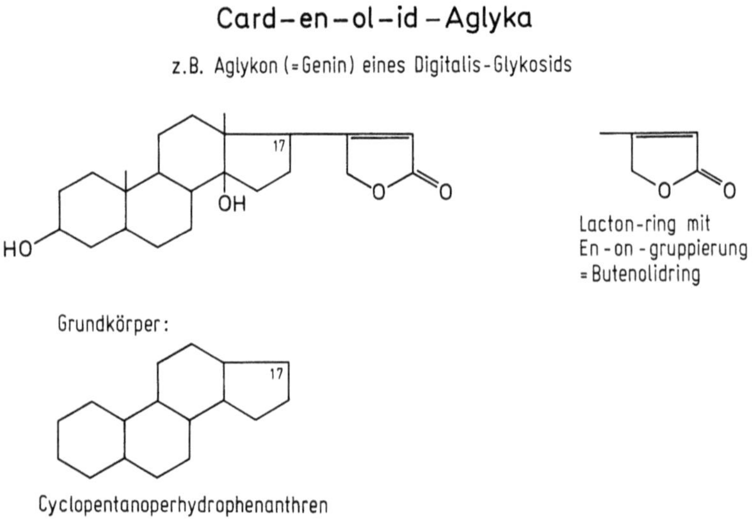
Card-en-ol-id-Aglyka
z.B. Aglykon (=Genin) eines Digitalis-Glykosids
17
OH
HO
O
O
Lacton-ring mit
En-on-gruppierung
=Butenolidring
Grundkörper:
17
Cyclopentanoperhydrophenanthren
Schema 8

Anthraglykoside
Viele Abführdrogen enthalten Anthraglykoside (s. Schema 9).

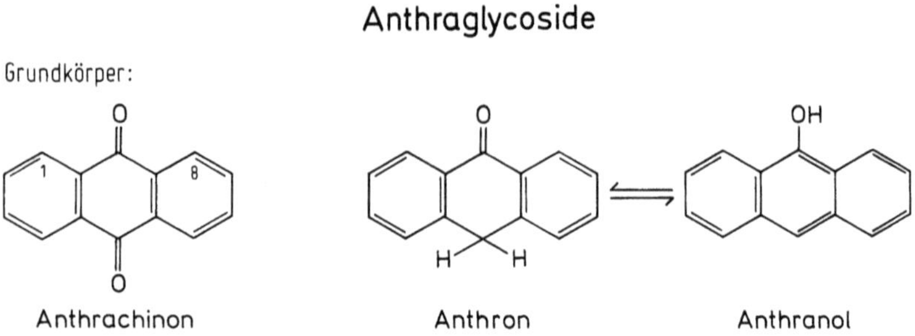
Anthraglycoside
Grundkörper:
O
1
8
O
Anthrachinon
O
H
H
Anthron
OH
Anthranol
Schema 9

Saponine
Glykoside sind auch die Saponine (s. Schema 10).
Die zellphysiologische Wirkung der Saponine scheint darauf zu beruhen, daß sie mit den Phospholipiden der Grenzflächen reagieren und dadurch Permeabilitätsänderungen herbeiführen. Wahrscheinlich hängt auch ihre resorptionssteigernde Wirkung damit zusammen.

Für die Bestimmung von Saponinen, für die Wertbestimmung von Saponindrogen stehen mehrere Wege zur Diskussion: 1. kolorimetrische und spektralphotometrische Saponinbestimmungen, 2. physikalische Methoden, die

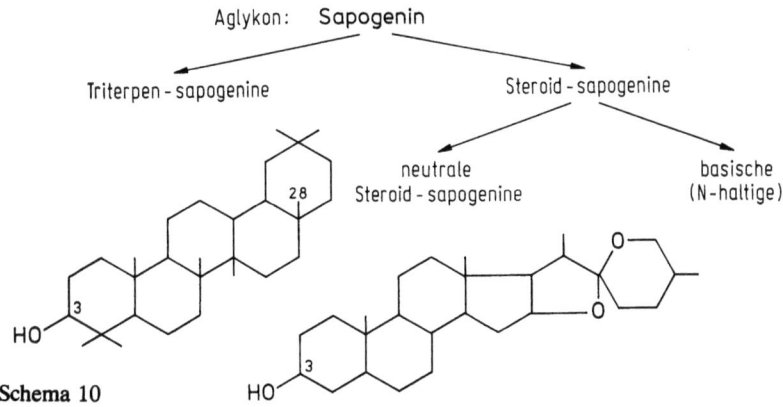

Schema 10

die große Oberflächenaktivität der Saponine nutzen, 3. biologische Verfahren, die die toxische Wirkung von Saponinen gegenüber Fischen und Würmern bestimmen und 4. biologische Verfahren, welche die Hämolyse der roten Blutkörperchen, die durch Saponine bewirkt wird, nutzen. Die größte Bedeutung für die Wertbestimmung saponinhaltiger Drogen hat das Hämolyseverfahren erlangt.

Diese Methode ist ein klassisches Beispiel für ein biologisches Verfahren, das vom Apotheker selbst durchführbar ist. Daher soll auf das Hämolyseverfahren im Rahmen der Pharmazeutischen Biologie näher eingegangen werden. (Siehe hierzu Anhang: Das Hämolyseverfahren als biologische Prüfmethode, Seite 386, s. dort auch Schema 11.)

Bitterstoffglykoside
Nicht jeder bitter schmeckende Stoff ist bereits ein „Bitterstoff", sondern nur Stoffe, die therapeutisch wegen ihres bitteren Geschmacks verwendet werden, heißen per definitione „Bitterstoff". Bitterstoffe sind besonders bei den Menispermaceae, Simaroubaceae, Cucurbitales, Gentianales, Lamiaceae und Asterales anzutreffen. Chemisch sind sie oftmals durch Lacton-Gruppierungen im Molekül charakterisiert, und es bestehen biogenetische Beziehungen zu den Terpenen (s. Schema 21).

Die Qualität von Bitterstoffdrogen wird durch eine sensorische Analyse getestet, durch eine Schwellenwertprüfung (nach WASICKY). Der sog. „**Bitterwert**" ist definiert als der reziproke Wert derjenigen Konzentration eines Arzneimittels, in der es eben noch bitter schmeckt.

Cumarin-Vorstufen
Cumarine liegen im Zellsaft als geruchlose glykosidische Verbindungen vor und werden erst postmortal enzymatisch freigesetzt (s. Schema 12).

Cumarine

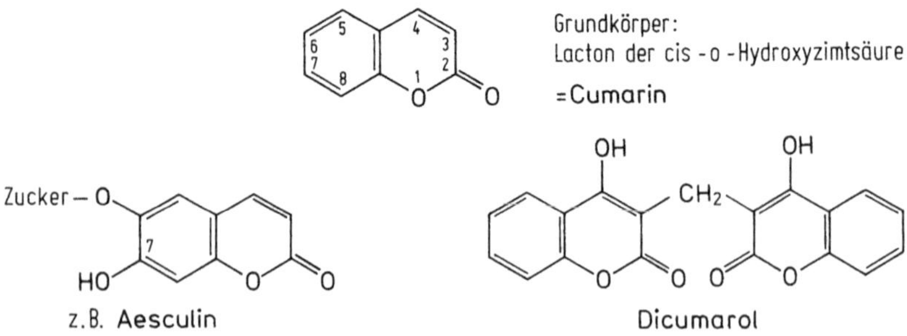

Grundkörper:
Lacton der cis-o-Hydroxyzimtsäure
= Cumarin

z.B. Aesculin

Dicumarol

Schema 12

Senfölglykoside
Auch Senfölglykoside gehen erst postmortal unter der Einwirkung von Enzymen in die „Senföle" über (s. Schema 13).

Glucosinolate = Senfölglukoside
(N-haltig; Thioglukoside: O durch S ersetzt)

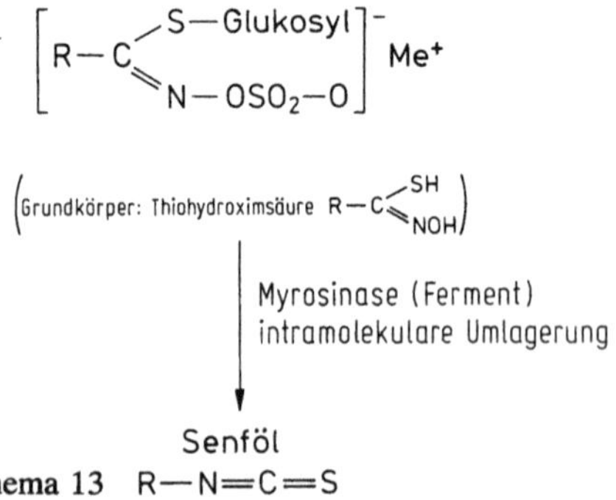

$$\left[R-C \begin{matrix} S-\text{Glukosyl} \\ N-OSO_2-O \end{matrix} \right]^- Me^+$$

(Grundkörper: Thiohydroximsäure $R-C{\overset{SH}{\underset{NOH}{}}}$)

↓ Myrosinase (Ferment)
intramolekulare Umlagerung

Senföl

Schema 13   R—N═C═S

Blausäureglykoside
Blausäureglykoside = Cyanogene Glykoside verdanken ihren Namen der Tatsache, daß aus ihnen Blausäure freigesetzt werden kann (s. Schema 14).

Cyanogene Glykoside

z.B. Benzaldehydcyanhydringlykosid

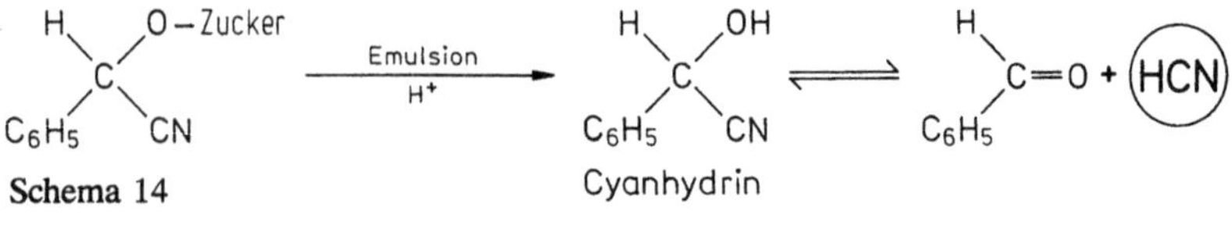

$\underset{C_6H_5}{\overset{H}{}} C \overset{O-\text{Zucker}}{\underset{CN}{}}$ $\xrightarrow[H^+]{\text{Emulsion}}$ $\underset{C_6H_5}{\overset{H}{}} C \overset{OH}{\underset{CN}{}}$ ⇌ $\underset{C_6H_5}{\overset{H}{}} C=O + \text{HCN}$

Schema 14   Cyanhydrin

Vacuolenfarbstoffe (Chymochrome) = Zellsaftpigmente

Zellsaftpigmente sind entweder **Anthocyane** (blau, violett, rot) oder **Anthoxanthine** (blaßgelb) oder **Anthochlore** (gelb oder orange). (S. Schema 15)

Zur Erleichterung des Verständnisses sei das folgende Beispiel angeführt: Die Malvenblüten verdanken ihre leuchtend blaue Farbe einem Anthocyan, das im Zellsaft ihrer Petalen gelöst ist. Es ist das Malvin, ein 3,5-Diglucosid des Malvidins (s. Schema 16).

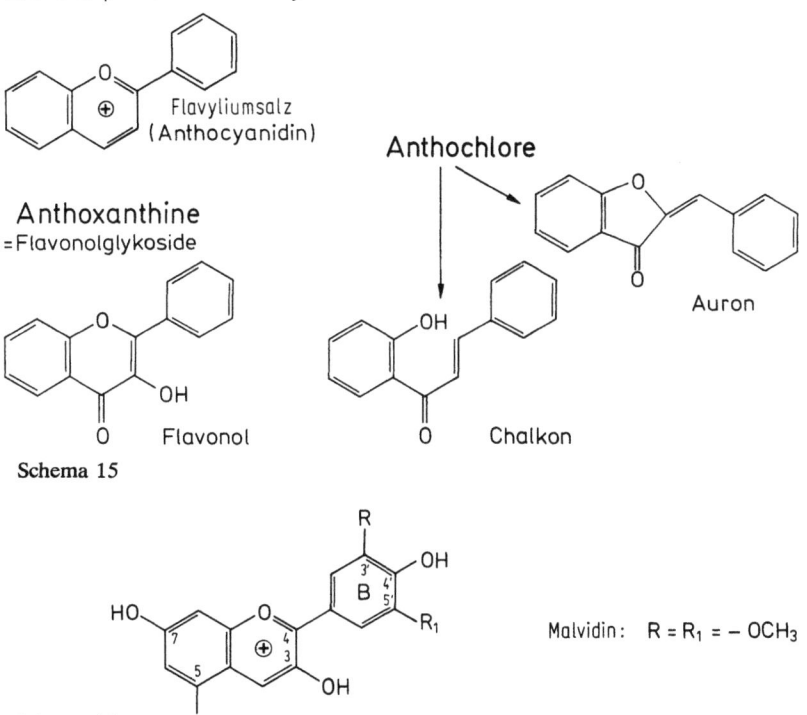

Schema 15

Schema 16

Viele Blütenfarben sind durch Anthocyanpigmente bedingt. Sie unterscheiden sich voneinander durch ihr Substitutionsmuster: So trägt Pelargonidin (z. B. in den Blüten der roten Anemone) im Ring B nur eine OH-Gruppe in 4'-Stellung, Cyanidin (z. B. in der roten Rose) weist das Substitutionsmuster 3',4'-OH auf, Delphinidin 3',4',5'-OH. Der Ring A ist meist in 5- und 7-Stellung hydroxyliert. Die Zuckeranteile sind bevorzugt am C_3 lokalisiert.

Die Blütenfarbe ist aber nicht nur von der Konstitution des betreffenden Anthocyans abhängig, sondern auch vom pH-Wert des Zellsaftes. Sind Ionen (z. B. Al^{+++}, Fe^{+++}) vorhanden, die zur Komplexbildung mit benachbarten phenolischen OH-Gruppen befähigt sind, so kommt es auf diesem Wege zu weiteren Farbtönen, Farbnuancen.

Die Anthocyanidine, die Aglyka der Anthocyane, sind labile Stoffe: Bei starker Lichteinwirkung gehen sie in farblose Substanzen über. Am stabilsten sind sie noch bei saurem pH. Diese Tatsache ist beim experimentellen Arbeiten mit dieser Stoffgruppe zu berücksichtigen.

Aglyka der Anthoxanthine sind die Flavonole. Wird die gelbe Farbe einer Blüte durch Anthoxanthine bedingt, so vertieft sich die Farbe unter dem Einfluß von Ammoniakdämpfen.

Chalkonglykoside verursachen gelbe, Auronglykoside gelbe bis orangefarbene Blüten. (Häufiger gehen diese Farbtöne aber auf Plastidenfarbstoffe zurück).

Gerbstoffe

In Gerbstoffvacuolen oder Gerbstoffschläuchen können Gerbstoffe von verschiedenartiger chemischer Grundstruktur gespeichert werden (s. Schema 17).

Gerbstoffe

I Ester von Phenolcarbonsäuren mit verschiedenen Zuckern

II Kondensationsprodukte aus Hydroxy-flavanolen (Dehydrierungspolymerisation)

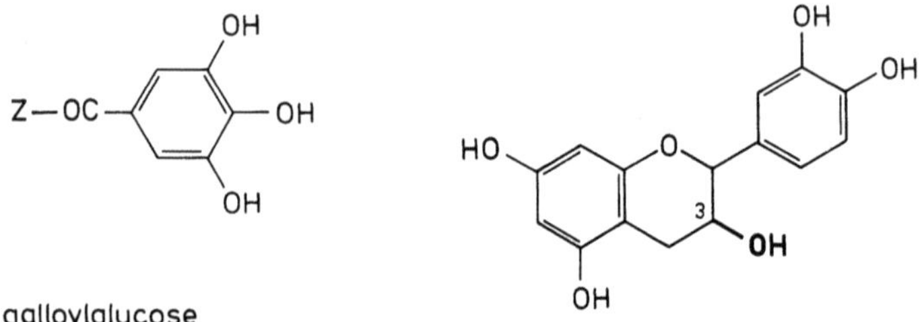

z.B.

Tetra-O-galloylglucose

Schema 17

z.B. Hydroxy-flavan-3-ol = Catechin

Schleime, Gummen

Schleim und Gummi bestehen aus Mischpolymerisaten verschiedener Kohlenhydrate. Schleime dienen der Pflanze als Reservestoffe und helfen ihr, Wasserreserven anzulegen. Sie finden sich entweder in Schleimvacuolen (bei Succulenten und in Knollen und Zwiebeln von Monocotyledonen = Liliatae; Drogenbeispiel: Tubera Salep), als Zellwandschleime (bei Dicotyledonen = Magnoliatae), oder als Intercellularschleime (bei Algen).

Alkaloide

Alkaloide sind sekundäre Pflanzenstoffe mit gemischtem Aufbauprinzip: ein stickstoffhaltiger Baustein ist mit einem stickstoff-freien verknüpft. Da der Stickstoff der eigentlichen Alkaloide aus Aminosäuren stammt, können die Alkaloide nach den Aminosäuren, die das stickstoffhaltige Fragment liefern, in „Alkaloidfamilien" eingeteilt werden, z. B. Schema 18–20.

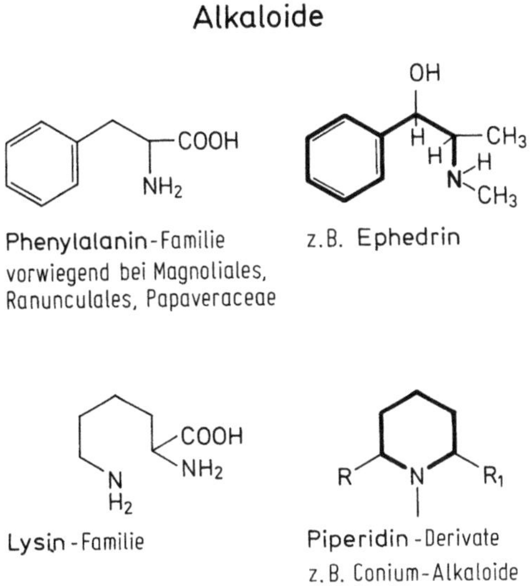

Alkaloide
COOH
NH2
OH
H
CH3
H
N
H
CH3
Phenylalanin-Familie
vorwiegend bei Magnoliales,
Ranunculales, Papaveraceae
z.B. Ephedrin
COOH
NH2
N
H2
R
N
R1
Lysin-Familie
Piperidin-Derivate
z.B. Conium-Alkaloide
Lobelia-Alkaloide

Schema 18

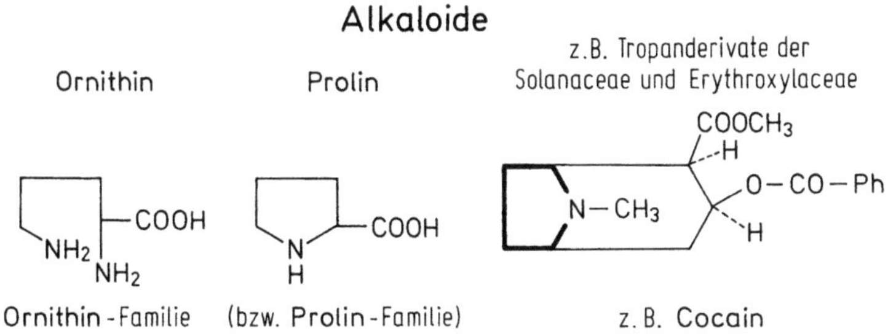

Alkaloide
Ornithin
Prolin
z.B. Tropanderivate der
Solanaceae und Erythroxylaceae
COOCH3
H
O–CO–Ph
N–CH3
H
COOH
NH2
NH2
COOH
N
H
Ornithin-Familie
(bzw. Prolin-Familie)
z.B. Cocain

Schema 19

Alkaloide

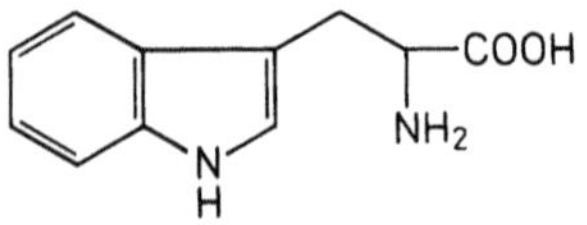

Tryptophan-Familie
insbesondere in der Reihe
der Gentianales

z.B. Reserpin

Lysergsäurederivate in
Secale cornutum und
manchen Convolvulaceen

Schema 20

D-Lysergsäure

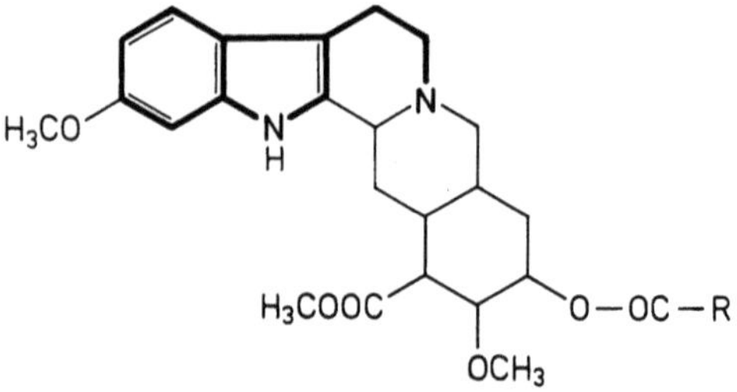

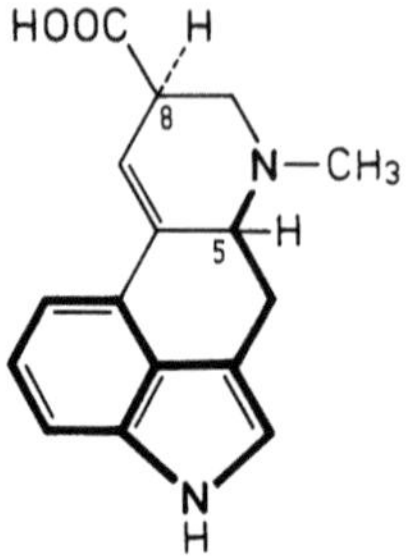

Terpene

Baustein: Isopren (C_5)

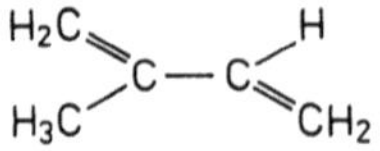

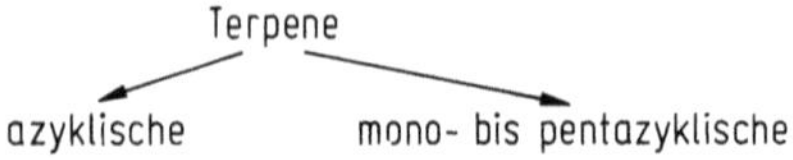

Terpene
azyklische   mono- bis pentazyklische

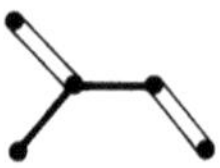

Hemi-(C_5), Mono-(C_{10}), Sesqui-(C_{15}), Di-(C_{20}),
Tri-(C_{30}), Tetra-(C_{40})-Terpene, Polyterpene.   z.B. Menthol   (Monoterpen)
Schema 21

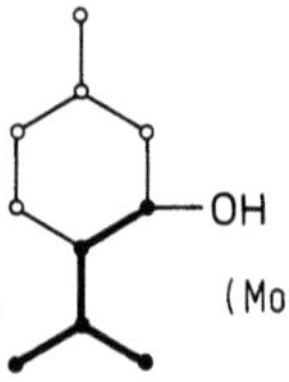

Ätherische Öle, Harze, Balsame

Während wasserlösliche sekundäre Pflanzenstoffe in Zellsaftvacuolen vorliegen, sind lipophile sekundäre Pflanzenstoffe in hierfür spezialisierten Exkretzellen oder Exkreträumen (s. 5.5) abgelagert. Die stark riechenden,

flüchtigen **Ätherischen Öle** sind in Wasser schwer löslich. Besonders häufige Bestandteile Ätherischer Öle sind Monoterpene, Sesquiterpene (s. Schema 21) und Phenylpropane.
Dimere Phenylpropane sind die **Lignane** (s. Schema 22). Sie sind häufig

Lignane

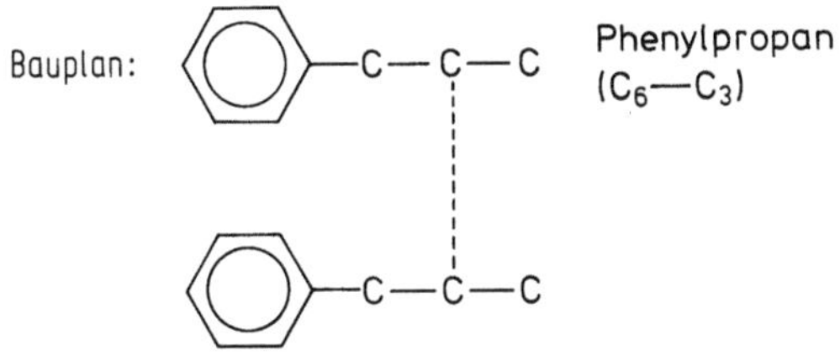

Bauplan: ⬡—C—C—C   Phenylpropan (C_6—C_3)

Schema 22   ⬡—C—C—C

Bestandteile von Harzen. Auch **Harze** stellen Gemische von Terpenen und Phenylpropanderivaten dar.
In den **Balsamen** sind Harze in Ätherischem Öl gelöst und emulgiert.

Übersicht über die wichtigsten Typen sekundärer Pflanzenstoffe

Alkaloide
Glykoside:
  Herzwirksame Glykoside   Cumarin-Vorstufen
  Anthraglykoside   Zellsaftpigmente
  Senfölglykoside   Bitterstoffglykoside
  Blausäureglykoside   Saponine
Gerbstoffe
Schleime, Gummen
Ätherische Öle, Harze, Balsame

6.7 Kristalle

finden sich in spezialisierten Zellen. Sie bestehen meist aus Calciumoxalat. Die verschiedenen Kristallformen (s. Abb. 12) sowie ihre Lokalisation sind bei der Drogenanalytik ein diagnostisch gut verwertbares Merkmal. Die wichtigsten Kristallformen sind: Einzelkristalle (1), Drusen (2) = „morgenstern"-artige Komplexe von Einzelkristallen, Raphiden (4) = Bündel von nadelförmigen Kristallen, Kristallsand (3) (Anhäufungen von winzigen Einzelkristallen, die die Zelle wie „Sand in einem Sack" füllen). Siehe Abb. 12.

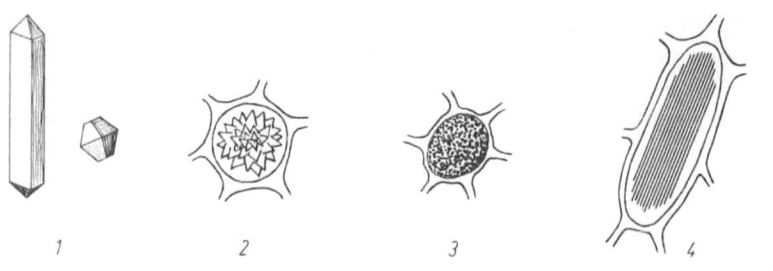

Abb. 12. Schematische Darstellung verschiedener Kristallformen: *1* = Einzelkristalle, *2* = Druse, *3* = Kristallsand, *4* = Raphidenbündel

6.8 Stärke

ist ein Polysaccharid aus 1,4-verknüpfter α-Glucose (s. Schema 6). Native Stärke besteht aus zwei Komponenten (s. Schema 23):

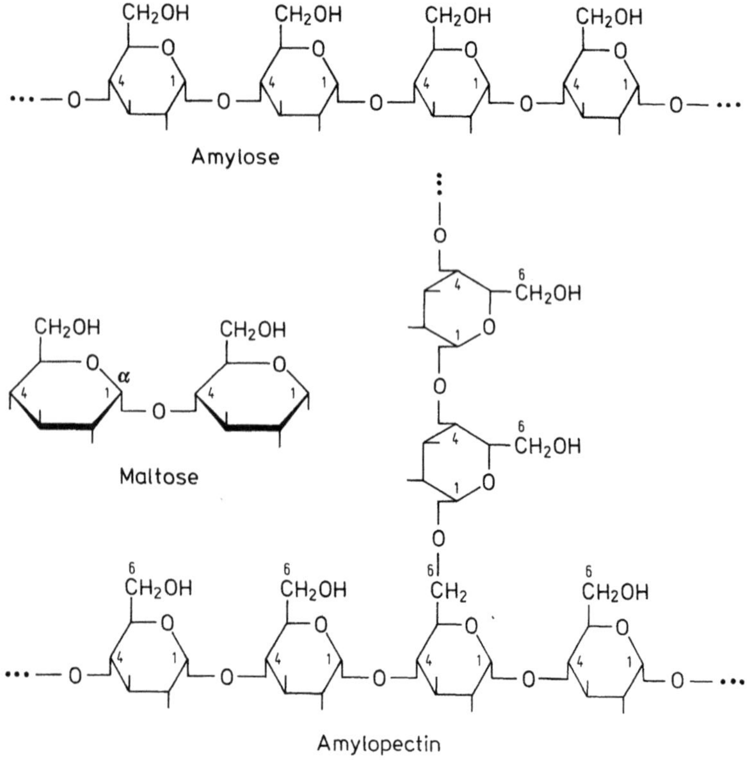

Schema 23

Der wasserlöslichen **Amylose,** einem unverzweigten Kettenmolekül aus Maltose-Einheiten. Die Amylose-Kette ist spiralig gedreht (pro Windung 6 Glucose-Bausteine). In den Hohlraum der Spirale kann sich Jod einlagern: 1 J_2/6 Moleküle Glucose, es kommt zur Ausbildung eines Clathrates (= Einschlußverbindung). Auf diesem Vorgang beruht die Blaufärbung von Stärke mit Jod. Wasserunlöslich hingegen ist das **Amylopectin:** in ihm sind die Maltose-Ketten in bestimmten Abständen über 1-6-Bindungen verzweigt: es resultiert ein hochpolymeres Kugelmolekül, das für die Quellbarkeit, das „Verkleistern" von Stärke verantwortlich ist. Durch eine partielle Hydrolyse von Stärkekörnern („Lintnerisierung") wird Amylopectin angegriffen und herausgelöst, die Struktur der Körner bleibt erhalten. „Lintnerisierte" Stärkekörner liefern „Amylum solubile", die lösliche Stärke (s. Jodometrie).

Stärkekörner (der Reservestärken) entstehen in Amyloplasten (vgl. 1.6.4, auch Unterschied zu Assimilationsstärke, s. unter Photosynthese 3.2.3). Um ein punktförmiges Kristallisationszentrum wird die Stärkesubstanz (Amylose und Amylopectin) im Kristallisationsprozeß unter Mitwirkung des Fermentes Phosphorylase abgelagert. Dabei werden die hochpolymeren Makro-Kettenmoleküle vom Bildungszentrum ausgehend radial zu sog. Sphärokristallen (= Sphärite) zusammengeordnet. Im polarisierten Licht weisen sie ein dunkles „Sphäriten"-Kreuz auf, dessen Arme sich im Bildungszentrum überschneiden. Die submikroskopischen kristallinen Elemente (Kristallite), die mit den Polarisationsebenen (der gekreuzten Nicolschen Prismen) zusammenfallen, bleiben dunkel („Sphäritenkreuz"), die übrigen leuchten hell auf (s. Abb. 13). Die Schichtung vieler Stärkekörner kommt so zustande: die verzweigten Stärkemoleküle sind zunächst dicht gelagert, allmählich lockerer, in diesem Teil des Korns ist der Wassergehalt höher; die nächste Schicht beginnt wieder mit größerer Packungsdichte der Stärkemoleküle, die wiederum nach außen zu allmählich abnimmt. Das bedingt eine sprunghafte Änderung im Brechungsindex, die sich von Schicht zu Schicht wiederholt. Auf diese indirekte Weise wird der submikroskopische Feinbau bereits im Lichtmikroskop in Form von Schichtungszonen sichtbar. Die Ablagerung der Stärkesubstanz, vom Amyloplasten allseitig umschlossen, kann in verschiedener Weise ablaufen:

a) Hüllen-Stärkekörner
   Die Stärkesubstanz wird allseitig um ein Bildungszentrum herum abgelagert, Schicht um Schicht, wobei jede folgende die vorhergehende allseitig umhüllt. Beispiel: Kartoffelstärke (vgl. Abb. 14).
   Das Wachstum der Körner erfolgt in der Ebene der Amyloplasten.

b) Lagen-Stärkekörner
   Die Stärkesubstanz wird an das Kristallisationszentrum im Amyloplasten nur einseitig und fortwährend so angelagert, daß die einzelnen

Schichten nun nicht die sämtlichen früheren umschließen, sondern sich lagenweise an die jeweils jüngere in begrenzter Flächenausdehnung anlagern (s. Abb. 15).

Das Lagen-Stärkekorn erstreckt sich senkrecht zur Ebene des Amyloplasten. Ein Fast-Lagen-Stärkekorn ist bei den Zingiberaceae zu beobachten.

c) Hüllen-Lagen-Stärkekörner (s. Abb. 16)

Hierbei handelt es sich um einen kombinierten Typ: dieser erklärt sich so, daß die jungen Stärkekörner eine Zeitlang ganz regulär als Hüllenstärkekörner gebildet werden. Von einem bestimmten Zeitpunkt ab wird die bis dahin in geschlossenen Hüllen erfolgte Ablagerung der Stärkesubstanz von nun an nur mehr einseitig in begrenztem Umfang fortgesetzt. An dieser Stelle wird dann Lage auf Lage an dem Stärkekorn aufgetragen.

Enthält ein Amyloplast nicht ein, sondern mehrere bis viele Bildungszentren, so entstehen zusammengesetzte Stärkekörner.

Beispiele: Reisstärke, Haferstärke

Stärkekörner in ihrer vielfältigen Ausformung − einfach oder zusammengesetzt, ihre Größe, ihre Form, ihre Schichtung − stellen in der Drogenanalytik gut brauchbare diagnostische Hilfsmittel dar.

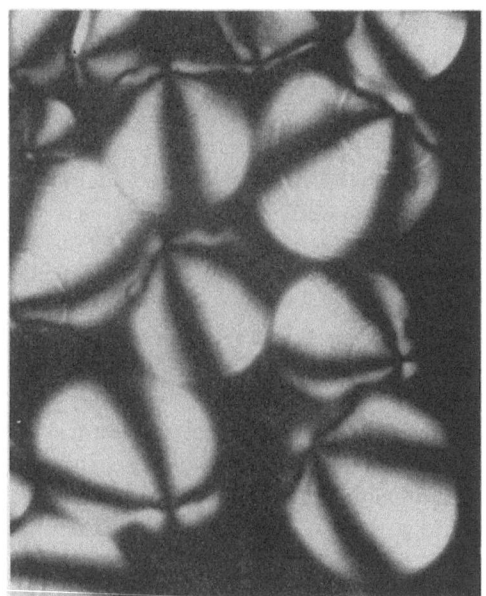

Abb. 13. Stärkekörner im polarisierten Licht. (Aus CZAJA)

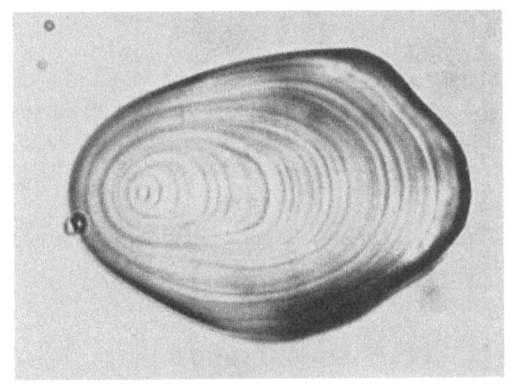

Abb. 14. Hüllen-Stärkekorn. (Aus CZAJA)

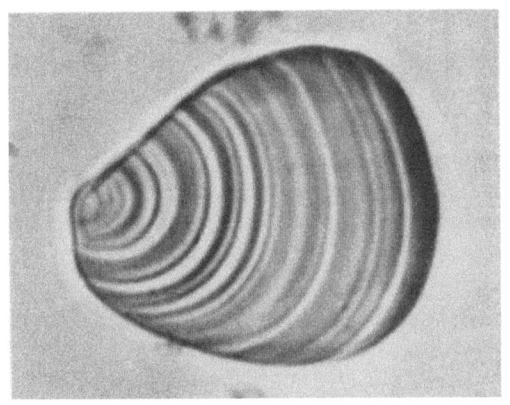

Abb. 15. Lagen-Stärkekorn. (Aus CZAJA)

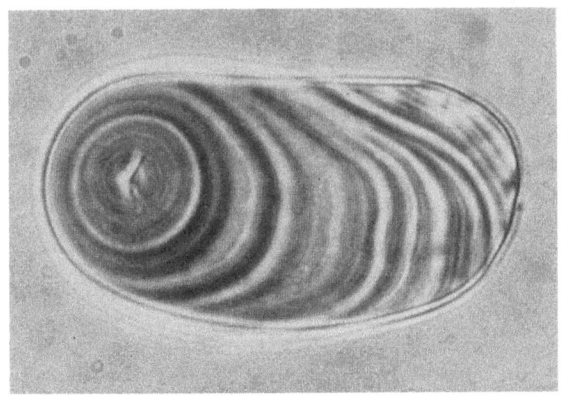

Abb. 16. Hüllen-Lagen-Stärkekorn. (Aus CZAJA)

Inulin

Manche Pflanzen speichern statt Stärke Inulin, das im Zellsaft gelöst vorliegt. In diesem Polysaccharid sind Fructofuranosebausteine durch 1,2-Bindungen miteinander verknüpft. Inulinhaltige Pflanzen und Inulin werden in der Diabetiker-Diät verwendet.

Ergastische Produkte lassen sich auch innerhalb der Zelle und der Gewebe chemisch („histochemisch") nachweisen.

6.9 Histochemische Reaktionen

Für Histochemische Reaktionen ist Drogenmaterial ohne jede Vorbehandlung zu verwenden.

Stärke läßt sich histochemisch als Jodstärke nachweisen. Zum Drogenmaterial in Wasser wird vom Deckglasrand 1 Tropfen Jodlösung hinzugefügt. Stärkekörner färben sich dunkelblauviolett. Die Beobachtung der Stärke erfolgt am besten in der Grenzzone zwischen dem mit Jod blau angefärbten und dem nicht angefärbten Präparat. Dort zeigen die Körner nur eine ganz schwache Farbe und lassen daher eine eventuell vorhandene Schichtung am besten erkennen.

Verholzte Zellwände (Lignin-Inkrusten, vgl. 1.3) färben sich mit der Phloroglucin-Salzsäure-Reaktion nach WIESNER rot. Dazu wird das Drogenmaterial zunächst mit Phloroglucinlösung durchfeuchtet. Nach dem Verdunsten des Alkohols wird 1 Tropfen konzentrierte Salzsäure zugesetzt. Mineralsäuren können eine Kondensation von Phenol + Aldehyd katalysieren. Die Kondensationsprodukte sind Farbstoffe, meist rote; der Farbton hängt von den zur Reaktion gelangten Phenolen und Aldehyden ab. In den Ligninen reagiert der Coniferylaldehyd (er ist über eine Ätherbrücke in die Ligninmolekel eingebaut). Seine freie Aldehydgruppe kondensiert mit Phloroglucin in Gegenwart von Säure zu dem roten Farbstoffkation (s. Schema 24).

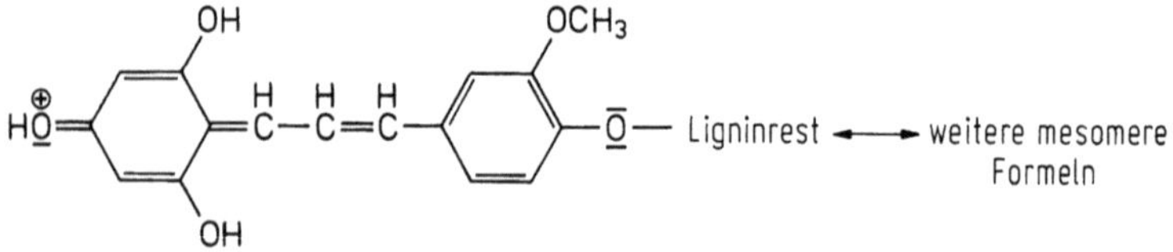

Schema 24

Der **Gerbstoff**-Nachweis nach LINDT basiert auf der gleichen chemischen Grundreaktion, nur daß hier ein Aldehyd als Reagens zur Anwendung kommt, der mit phenolischen Gruppen reagiert: Catechin, „Catechin-Gerbstoffe", Leucoanthocyane reagieren positiv. Das Drogenmaterial wird mit Vanillin-Lösung durchgefeuchtet. Nach Verdunsten des Alkohols wird 1 Tropfen konzentrierte Salzsäure zugefügt. Zellen, die „Catechingerbstoffe" enthalten, färben sich rot.

Phenolische Gruppen in einem Molekül können auch mit Eisen (III)-chlorid nachgewiesen werden. Hierauf basiert ein weiterer histochemischer, wenig spezifischer Gerbstoff-Nachweis: Das Drogenmaterial wird mit Eisen (III)-chlorid-Lösung durchfeuchtet und anschließend mit Glycerin aufgehellt. Gerbstoffhaltige Gewebe färben sich blauschwarz oder grünlich.

Ebenfalls auf dem Prinzip einer Kondensation von Phenol und Aldehyd in Gegenwart einer Mineralsäure basiert der histochemische Nachweis von **Inulin** mit 1-Naphthol-Schwefelsäure (Reaktion nach MOLISCH). Das Drogenmaterial wird mit 1-Naphthol-Lösung befeuchtet. Auf Zusatz von 1 Tropfen konzentrierter Schwefelsäure löst sich Inulin unter tiefvioletter Färbung. Während die Reaktionen nach WIESNER oder LINDT die genaue Lokalisation der nachgewiesenen Stoffe zeigen, ist die tiefviolette Färbung hier diffus, auslaufend. Die Reaktion ist auch nicht für Inulin spezifisch, sondern ein allgemeiner Nachweis für Kohlenhydrate. Inulin wird zunächst zu Fructose hydrolysiert, die unter Einwirkung von Schwefelsäure ω-Hydroxymethylfurfurol bildet. Letzteres kondensiert mit 1-Naphthol zu der entsprechenden Triarylmethan-Verbindung, aus der dann durch Oxidation das Farbstoffkation entsteht (s. Schema 25).

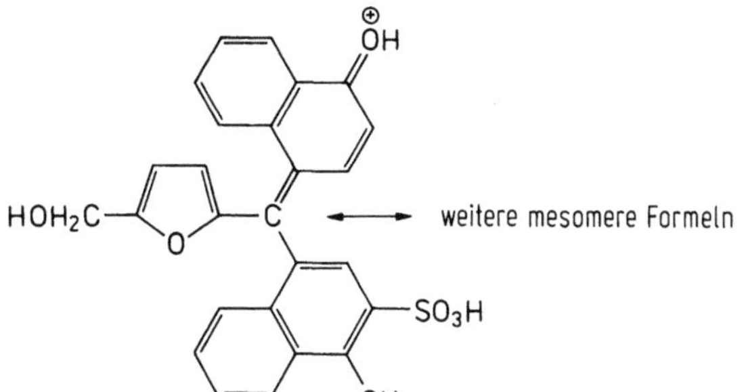

Schema 25

Aleuronkörner lassen sich histochemisch mit Jodglycerin (in Wasser sind sie löslich) nachweisen. Zum Drogenmaterial in Äthanol 96% oder Glycerin wird Jod-Glycerin hinzugefügt. Aleuronkörner mit Ausnahme der Globoide färben sich dunkelgelb. Jod färbt Eiweiß gelb.

In Drogen liegt Eiweiß entweder amorph oder in Form von Aleuronkörnern vor, die hauptsächlich aus Proteinen der Globulingruppe bestehen. Manche (große) Aleuronkörner enthalten Eiweißkristalle, sog. Kristalloide (Globuline), die sich mit dem Reagens besonders intensiv anfärben, und eiweißfreie rundliche Einschlüsse, sog. Globoide (sie bestehen hauptsächlich aus Phytin, einem Calcium- und Magnesiumsalz der Inosithexaphosphorsäure), die sich folglich nicht anfärben lassen (s. Tafel 1/I).

Schleim läßt sich mit Tusche nachweisen. Das Drogenmaterial wird in Tusche-Aufschwemmung gelegt. Der gequollene Schleim bildet helle Höfe im dunklen Präparat. Der Schleim quillt unter Wasseraufnahme. Da nur Wasser, nicht aber Tuschepartikel in die Schleimmasse eindringen können, bilden sich helle Höfe in dem sonst dunklen Präparat. Diese Reaktion gelingt mit allen Schleimen, unabhängig von ihrem chemischen Aufbau.

Saure Schleime − nicht neutrale − sind auch mit Hilfe basischer Farbstoffe, wie Methylenblau, nachweisbar.

Das Drogenmaterial wird in Methylenblau-Lösung gelegt. Es bilden sich violettblau gefärbte Schleimkugeln.

Zu den neutralen Schleimen zählt z. B. der Schleim von Tubera Salep, ein lineares Polymannan, auch viele Schleime aus der Familie der Leguminosen. Die sauren Schleime enthalten D-Glucuron- oder D-Galacturonsäurereste. Die Dicotyledonen haben meist saure Zellwandschleime. Häufig liegen Gemische von neutralen und sauren Schleimen vor, z. B. bei Linum, Sinapis, Plantago, Cydonia. Der Alkoholzusatz im Reagens dient dazu die Quellung des Schleimes zu verzögern. Denselben Zweck erfüllt auch ein Zusatz von Bleiacetat; so beschreibt z. B. Ned. 1958 einen histochemischen Schleimnachweis mit einer bleiacetathaltigen Lösung von Rutheniumrot.

Suberin, Cutin, Fettes und **Ätherisches Öl** lassen sich histochemisch mit Sudanglycerin nachweisen. Das Drogenmaterial wird in Sudan-III-Glycerin mehrmals schwach erwärmt. Nach 30 Minuten sind verkorkte Zellwände, cutinisierte Schichten und Öle orangerot gefärbt. Die Suberine der verkorkten Zellwand sind hochpolymere Ester ungesättigter Fett- und Hydroxyfettsäuren mit hydrophoben Eigenschaften. Daher lassen sie sich mit lipophilen Farbstoffen wie Sudan III anfärben. Die Cutine haben ebenfalls hydrophobe Eigenschaften; sie sind Ester hochmolekularer Fett- und Hydroxyfettsäuren mit höherem Polymerisationsgrad als beim Suberin.

1,8-Dihydroxy-**Anthrachinone** färben sich bei alkalischer Reaktion rot (Reaktion nach BORNTRÄGER). Wird der Drogenschnitt (oder ein Sublimat aus der Droge) mit alkoholischer KOH behandelt, tritt Rotfärbung auf.

1.3 Zellwand

1.3.1 Zellwand der Höheren Pflanze

Die Funktion der pflanzlichen Zellwand wird durch Kenntnis ihres Feinbaues verständlich. Das erfordert Informationen über
- **A** die **Art der Bausteine,** die Chemie der Zellwand

  und
- **B** die **Lokalisation der Bausteine,** den Aufbau der Wand, ihre „Architektur".

(A) Bei der Zelle der Höheren Pflanzen sind die **Bausteine der Zellwand**
1. Polysaccharide (s. Tabelle).
2. unter Umständen Lignine, phenolische Stoffe, mineralische Stoffe, Suberin, Cutin.

Kohlenhydrat-Polymere der pflanzlichen Zellwände (nach ASPINALL)

Cellulose	
Hemicellulosen	Xylane Glucomannane
Pectine	Galacturonane Arabinane Galactane und/oder Arabinogalactane
andere Polysaccharide	Arabinogalactane (mit stark verzweigten inneren Ketten) Fuco- (oder Galacto-)xyloglucane
Glycoproteide	z. B. Extensin

Die Formeln der Zuckerbausteine siehe Schema 26.

Pectine sind Hauptbestandteile der primären Zellwände. Es handelt sich um Makromoleküle mit einem hohen Prozentsatz an Galacturonsäurebausteinen (Galacturonane und Galacturorhamnane). Sie werden eingeteilt nach der Grundkette, z. B. Pectinsäure (Galacturonsäure, α-1,4-glykosidisch verbunden), an die eine Vielzahl anderer, neutraler Zucker (häufig D-Galactopyranose und L-Arabinofuranose-reste) in Seitenketten gebunden ist. Ein Teil der Säuregruppen ist in den Pectinen mit Methanol verestert. In den „inneren" Ketten (= Grundkette) der Pectine können die Galacturonsäureketten von Rhamnoseresten unterbrochen sein. Dadurch wird ein „Abknicken" der sonst geraden Ketten bewirkt, was sich auf die räumliche Anordnung der Makromoleküle auswirkt. Aufgrund des Säurerestes der Bausteine sind sie zur Salzbildung befähigt (Pectate).

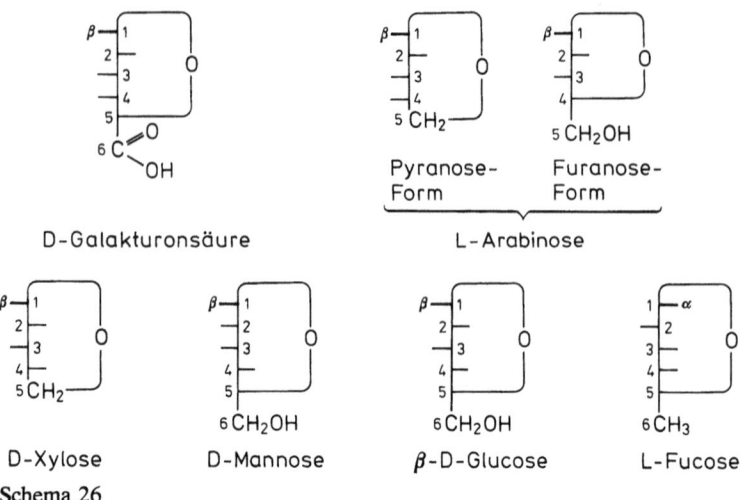

Schema 26

Die Mittellamelle besteht aus wasserunlöslichen „Protopectinen". In ihnen sind die Pectinmoleküle über Ca^{++} und Mg^{++}-Brücken miteinander „vernetzt". Die Oxidierbarkeit von Pectinen wird bei der Mazeration genutzt.

Definition des Begriffes „Mazeration"

Jede Zelle besitzt eine vollständige eigene Wand für sich. In einem Gewebeverband werden die einzelnen Zellen durch eine Art „Kittsubstanz", die sog. Mittellamelle, zusammengehalten. Chemisch handelt es sich hierbei um pectinartige Substanzen (Protopectine), die entweder durch spezielle Enzyme (Pectinasen) aufgelöst werden oder durch die chemische Einwirkung starker Oxidationsmittel. Das Ergebnis ist in beiden Fällen das gleiche: die Gewebe fallen wieder in einzelne Zellen auseinander. Beim Teigigwerden einer Birne (Enzymwirkung) ist dieser Vorgang ebenso zu beobachten wie bei der Flachsröste, bei der die Fasern enzymatisch aus den Stengeln herausgelöst werden. Wird Pflanzengewebe mit konzentrierter Salpetersäure gekocht und das so vorpräparierte Gewebe nach dem Waschen mit Wasser auf dem Objektträger mit zwei Nadeln auseinandergezupft, so erhalten wir die aus dem Gewebeverband herausgelösten, isolierten Einzelzellen. Chemische oder auch enzymatische Mazeration eines Gewebes wird angewendet, um die Form einzelner Zellen besonders gut beobachten zu können.

Hemicellulosen sind Bestandteile der sekundären Zellwände (Xylane immer, Glucomannane manchmal). Sie sind Mischpolymere, u. zw. Xylane und Glucomannane. Die inneren Ketten weisen bei verschiedenen Hemicellulosen nur geringe Unterschiede auf. Eine beachtliche Strukturvariabilität ist hingegen zu beobachten hinsichtlich Anzahl, Art und Anheftungsmodus von Seitenketten, seien es Zucker oder andere Substituenten wie z. B. O-Acetylgruppen. Unterschiede in der Struktur bewirken Unterschiede der physikalischen Eigenschaften und vermutlich auch der biologischen Funktion.

In größeren Mengen begegnen uns Hemicellulosen, besonders Mannane, in den sog. Reservecellulosen. Sie stellen Reservestoffe der Pflanze dar, die in den Zellwänden lokalisiert sind und in Pflanzenschleimen.

Cellulose ist aus ß-D-Glucose aufgebaut, die Bausteine sind in 1,4-Bindung miteinander verknüpft (s. Schema 27).

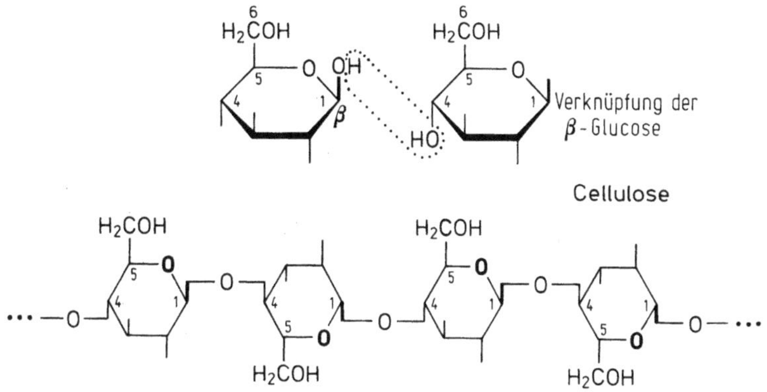

Schema 27

B) Lokalisation der Bausteine, „Architektur" der Zellwand.

Der Polymerisationsgrad der Glucosebausteine in der Cellulose beträgt mindestens 3000. Cellulose stellt unverzweigte Fadenmoleküle von großer Länge dar.

Diese Fadenmoleküle lagern sich in der Zellwand zu unscharf begrenzten Bündeln zusammen, sog. Micellen. Eine Micelle besteht aus etwa 100 Cellulose-Makromolekülen. In gewissen Abschnitten sind die Fadenmoleküle kristallgitterartig zusammengelagert, wobei einige Fadenmoleküle fransenartig aus diesen kristallgitterartigen Bündeln herausragen. Durch sie kommt es zu einer Vernetzung der Micellen (s. Abb. 17).

Ein Micellarstrang (= Elementarfibrille) hat einen Durchmesser von etwa 7 nm, die Intermicellarräume haben einen Durchmesser von etwa 1 nm. Etwa 20 Micellarstränge bilden zusammen eine sog. Mikrofibrille mit einem Durchmesser von etwa 20 nm. Zwischen dem Cellulosenetz der Mikrofibrillen liegt ein ausgedehntes System interfibrillärer Räume verschiedenster Weite in der Größenordnung von etwa 10 nm. In die Intermicellarräume lagert sich Quellwasser ein, auch in die um eine Zehnerpotenz größeren interfibrillären Räume. Größere Moleküle, zu ihnen zählen die sekundären

Inkrusten der Zellwand, haben nur in den interfibrillären Räumen Platz. Die Quellung der Wand erfolgt ausschließlich senkrecht zur Micellierung, denn in Richtung der Micellen wird jeder Dehnung stärkster Widerstand entgegengesetzt.

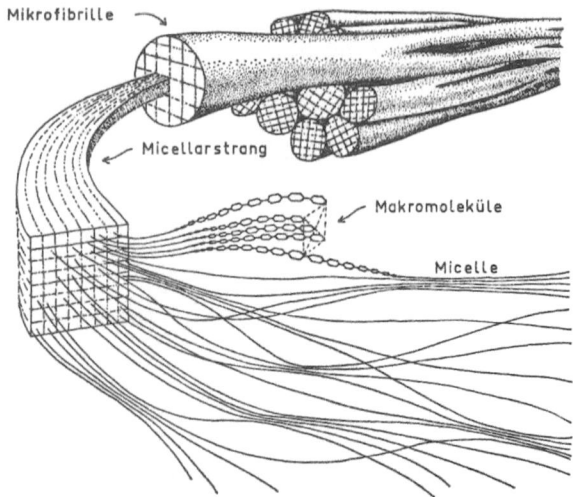

Abb. 17. Ein grobes Modell, das den Aufbau der Mikrofibrillen aus Cellulosemakromolekülen veranschaulichen soll. Als Ordnungsprinzipien sind hier verwendet: Cellulosemakromoleküle-Micellen-Micellarstränge-Mikrofibrillen. (In Anlehnung an BONNER und GALSTON, 1952, aus MOHR)

Stoffwanderungen erfolgen (z. B. in Parenchymen) vielfach auf dem Weg durch die Zellwand, da die Semipermeabilität des Protoplasten für viele Stoffbewegungen ein großes Hindernis darstellt. Verlauf und Weite der Intermicellarräume ist daher von Interesse. Vergleiche auch: Herabsetzung des Stoffaustausches durch physiologische Scheiden (Caspary'scher Streifen, s. 5.3).
Die Cellulosefibrillen sind in eine Grundsubstanz = Matrix eingelagert, die aus Hemicellulosen und Pectinen besteht. Die Bildung einer Zellwand beginnt bei der Zellteilung in der Äquatorialebene im sog. Phragmoplasten. An dem Prozeß sind Golgivesikel beteiligt (vgl. Abb. 36).
Zuerst bildet sich die **Mittellamelle** aus Protopectinen, die später als „Kittsubstanz" die einzelnen Zellen zusammenhält. An die Mittellamelle lagert sich von beiden Seiten die **Primärwand** (der benachbarten Zellen) an. Sie besteht zum überwiegenden Teil aus Pectinen, weniger Hemicellulosen. Ihr Celluloseanteil liegt nur bei ungefähr 10%.

Mittellamelle und Primärwände sind im Mikroskop nur als ganz dünnes Häutchen zu sehen (z. B. als Tüpfelschließhaut).
Embryonale Zellen haben nur eine Primärwand. Sie ist plastisch dehnbar und ist zu sehr starkem Flächenwachstum befähigt (**Multinetzwachstum**). Das Flächenwachstum erfolgt durch sog. **Intussusception,** d. h. Einlagerung gleichartiger Bausteine zwischen die bereits vorhandenen (Pectine und Hemicellulosen); darüber hinaus werden aber auch cellulosehaltige Bausteine eingelagert, so daß im Endeffekt der Celluloseanteil höher wird. Dadurch wird eine beträchtliche Vergrößerung dieser Zellen möglich, und es können sich auf diesem Wege auch besondere Zellformen herausdifferenzieren (etwa Verzweigungen, Fortsätze, wenn das Flächenwachstum auf bestimmte Bezirke beschränkt wird). Anschließend kommt es zu einer **Apposition** = Auflagerung von Cellulosefibrillen. Das Appositionswachstum erfolgt meist *zentripetal,* die Wand-Auflagerungen sind Abscheidungen des Plasmas der eigenen Zelle.
Sporen und Pollen schwimmen während ihres Wachstums in „Plasmamasse", die durch Auflösen einer Zellschicht entstanden ist. Diese Plasmamasse setzt den Pollen (oder Sporen) die Außenskulpturen auf: *zentrifugales* Appositionswachstum.
Symplastisches Wachstum heißt ein Flächenwachstum, das allseitig gleich erfolgt.
*Interpositions*wachstum beschränkt sich auf ein Spitzenwachstum (z. B. prosenchymatische Zellen).
Erst wenn die embryonale Zelle ausdifferenziert ist, d. h. ihre Gestalt erreicht hat, wird sie durch Appositionswachstum, durch Anlagerung der **Sekundärwand** zur Dauerzelle. Bei diesen Wandverdickungen werden nur die Tüpfel (Abb. 18, vgl. auch Abb. 136) ausgespart. Die Sekundärwand der Zelle kann eine mehr oder weniger große Dicke erreichen. In Abhängigkeit

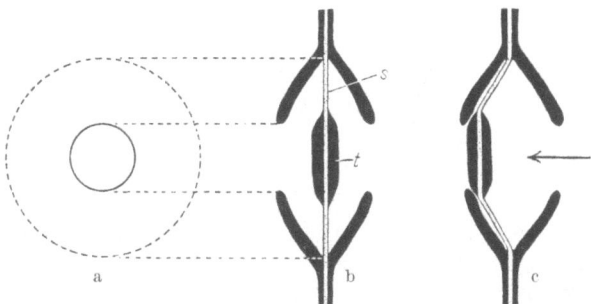

Abb. 18 a–c. Schema eines Nadelholz-Hoftüpfels in Flächenansicht **a** und Schnitt **b** und **c.** Der Torus *t* legt sich bei einseitigem Überdruck durch Dehnung der Schließhaut *S* der Ausmündungsöffnung (= Porus) an. (Nach STOCKER, aus HUBER)

von Licht- und Temperatureinflüssen erfolgt die Bildung der Sekundärwand oftmals rhythmisch, so daß Lamellen unterschiedlicher Lichtbrechung aufeinander folgen: im Mikroskop beobachten wir eine „Schichtung" der Wand (vgl. Abb. 83).

Schließlich kommt es manchmal noch zur Anlagerung von Tertiärschichten. Das, was uns bei mikroskopischen Drogenuntersuchungen als „Zellwand" in erster Linie auffällt ist in der Regel aber die Sekundärwand.

Die Zellwand ist im Normalfall aus Cellulose aufgebaut, deren Mikrofibrillen in eine Grundmasse aus Pectinen und Hemicellulose eingebettet sind. Im polarisierten Licht zeigen pflanzliche Zellwände Doppelbrechung. Dieses Phänomen wird ausgelöst durch die – mindestens teilweise – kristalline, parallele Anordnung der Celluloseketten in den Fibrillen.

In jungen und wachsenden Wänden, die noch plastisch dehnbar sein müssen, sind die Cellulosefibrillen locker und ungeordnet gelagert; „*Streutextur*" der Primärwand (s. Abb. 20). Später kommt es durch Einlagerung und Auflagerung weiterer Cellulosefibrillen (in der Sekundärwand ist der prozentuale Anteil der Cellulose hoch) zur sog. „*Paralleltextur*" (s. Abb. 20).

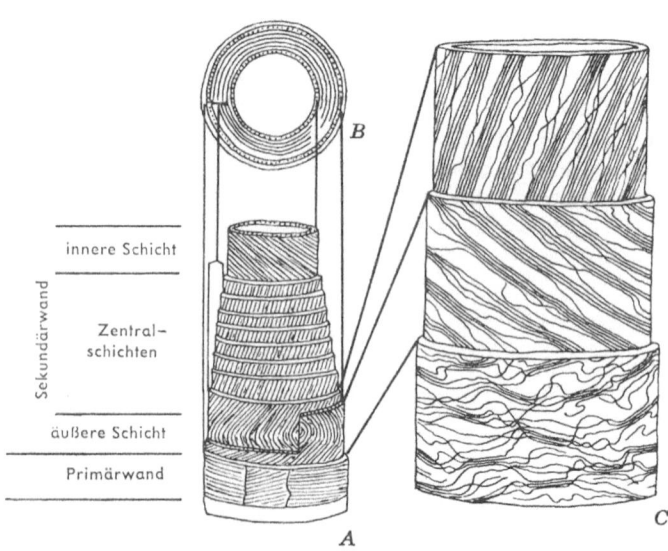

Abb. 19. Sekundärwand des Baumwollsamenhaares (Gossypium). *A* die Sekundärwandschichten umschließen – wie die Isolierschichten eines Kabels – das Lumen der Haarzelle. *B* Querschnitt. Die Orientierung der Mikrofibrillen ist durch Schraffur oder Punktierung angedeutet. *C* Ausschnitt von *A*. Die Primärwand zeigt netzartig verknüpfte Mikrofibrillen, während die folgenden Sekundärwandschichten vorwiegend aus parallel orientierten Mikrofibrillen aufgebaut sind. (Nach BERKLEY, 1948, aus ESAU)

Hierbei können neue Auflagerungen die Richtung wechseln, so daß in benachbarten Lamellen die Fibrillen rechtwinklig überkreuzt sind (s. Abb. 19).

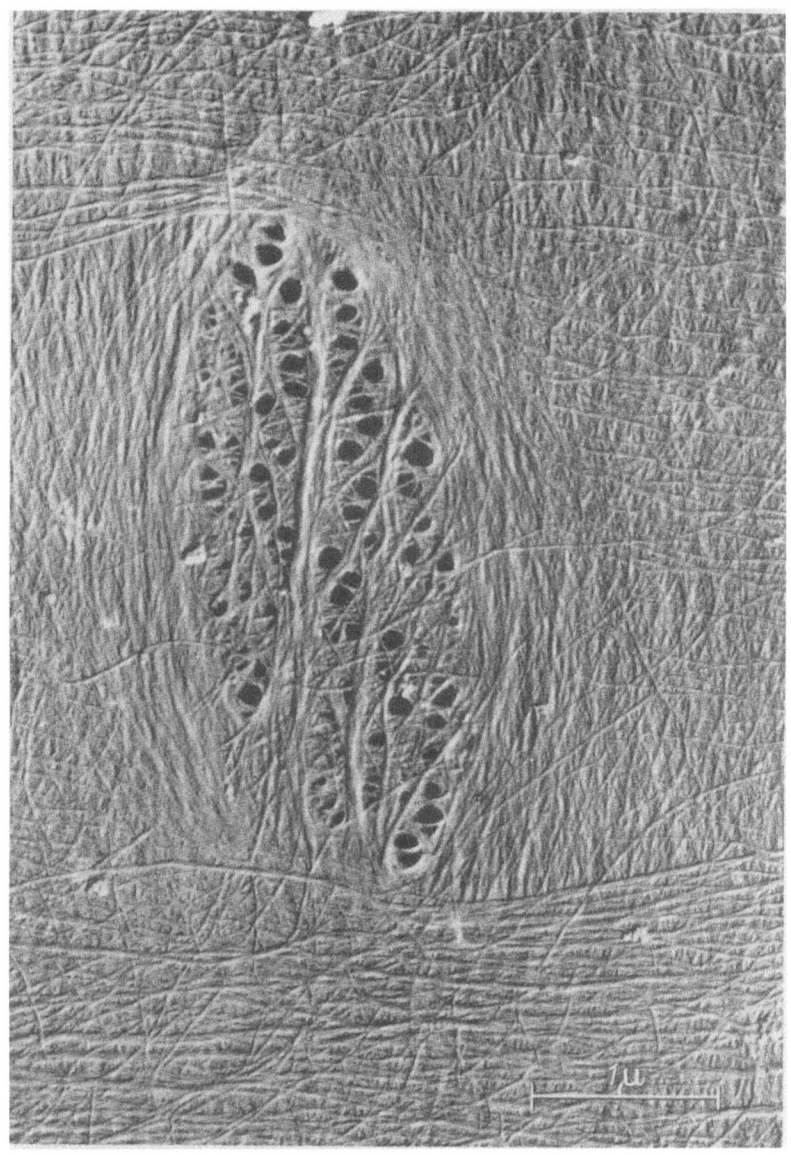

Abb. 20. Übergang von der Streuungstextur der Primärwand zur Paralleltextur der Sekundärwand 26000:1. (Nach Böhmer, aus Huber)

Je nachdem, wie diese parallel gelagerten Fibrillen innerhalb der Zellwand orientiert sind, resultiert entweder eine Fasertextur, Ringtextur oder Schraubentextur. Durch die spiralige Textur, die z. B. bei Holzfasern und Tracheiden anzutreffen ist, wird die hohe Zugfestigkeit der Cellulosefasern auch bei Biegungsbeanspruchung ausgenutzt.

Sekundäre Veränderungen der Zellwand

I Inkrusten

sind Einlagerungen in interfibrilläre Räume. Hierdurch kann es — je nach der chemischen Natur der eingelagerten Substanzen — zu einer Verholzung der Zellwand kommen oder zu ihrer Mineralisierung oder zu einer Imprägnierung durch Gerbstoffe oder Farbstoffe.

a) *Lignine* sind aus Phenylpropan-Einheiten aufgebaute polymere Substanzen. Im Gegensatz zur Cellulose ist das Ligninmolekül dreidimensional-amorph. Lignine (es gibt nicht nur *ein* Lignin) ummauern die zugfesten Cellulose-Mikrofibrillen und führen so zu Biegungs- und Druckfestigkeit „verholzter" Zellen. Hingegen verringern sie die Dehnbarkeit der Zellwand, ihre Elastizität (Vergleich mit Eisen-Beton).

Die Durchlässigkeit der Zellwand für Wasser wird durch Lignin-Inkrustierung nicht völlig aufgehoben. Die durch Verholzung der Wand erreichte Druckfestigkeit tritt an Stelle der Turgorfestigkeit, denn in den meisten Fällen sterben Zellen nach Lignin-Inkrustierung ihrer Wände ab. Eine Ausnahme ist das Holzparenchym, das trotz lignifizierter Zellwände am Leben bleibt.

Wichtig:

„Verholzte" Zellwände gibt es nicht nur im „Holz" = Xylem, nicht alle Zellen des „Holzes" haben „verholzte" Zellwände!

b) *Phenolische Körper, Gerbstoffe* (und ihre Kondensationsprodukte) färben die Zellwände dunkel und schützen vor mikrobieller Zersetzung. Solche Inkrusten finden sich bei toten Zellen.

c) *Mineralische Stoffe*
Amorphe Kieselsäure findet sich als Wandinkrustierung bei „Kieselalgen", bei vielen Gräsern, bei Herba Equiseti (= „Zinnkraut", da die Droge wegen ihrer starken Mineralisierung zum Putzen von Zinngeschirr verwendet wurde).
Calciumcarbonat tritt als Wandinkrustierung bei „Kalkalgen" auf, in Cystolithen von z. B. Cannabaceae, Urticaceae, Moraceae, Boraginaceae, Cucurbitaceae.

II Akkrusten

sind Auflagerungen. Bei der Verkorkung einer Zellwand werden alternierend Schichten von Suberin (hochpolymere Ester gesättigter und ungesättigter C_{15}-Fett- und Oxyfettsäuren) und von Wachsen (Gemische von Estern höherer Alkohole mit höheren Fettsäuren) in monomolekularer Schicht angelagert (s. Abb. 21). Dadurch wird die Zellwand wasserabweisend und für Wasser und Gase unwegsam. Der gleiche Effekt wird durch Cutin erreicht; in ihm sind weniger ungesättigte Fettsäuren als im Suberin, sein Polymerisationsgrad ist höher.
(Vgl.: Cutikula, Caspary'scher Streifen, Kork: 5.3)

Wichtig:
„Verkorkte" Zellwände gibt es nicht nur im „Kork" = Phellem, nicht alle „Kork"zellen haben „verkorkte" Zellwände!

Zu den sekundären Veränderungen der Zellwand zählt schließlich auch die Bildung von Wand-Schleimen sowie das Phänomen der Gummosis (= Umwandlung der Zellwände in Gummi).

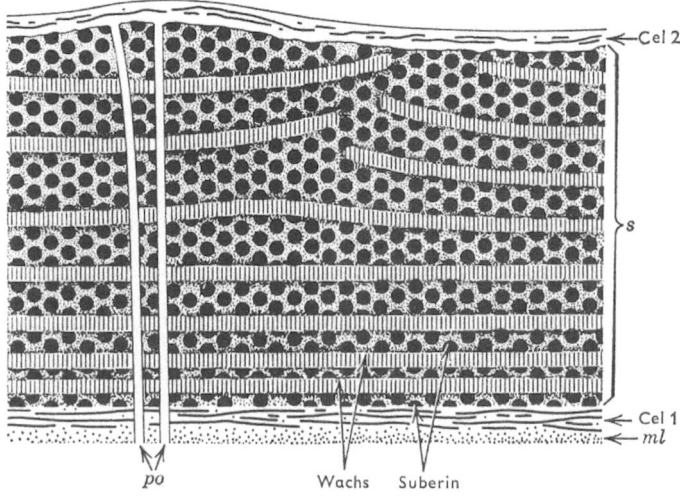

Abb. 21. Schematische Darstellung der verkorkten Zellwand. Auf die Mittellamelle (*ml*) folgt eine cellulose-(schwarze Striche)-haltige Schicht (Cel 1). In der darüberliegenden Suberinschicht (*S*) wechseln Suberinlamellen mit Wachslamellen ab. Den inneren Abschluß bildet eine cellulosehaltige Schicht (Cel 2). Die Schraffurlinien in den Wachsschichten stimmen mit der Orientierung der Wachsmoleküle überein. Die vermutlich vorhandenen Plasmodesmenporen (*po*) sind im reifen Kork verstopft. (Nach SITTE, 1962, aus ESAU)

Funktion der Zellwand der Höheren Pflanze. Die lebende Zelle wird durch die Zellwand vor dem „Zerplatzen" bewahrt, da die Wand dem steigenden osmotischen Druck durch ihren Widerstand eine Grenze setzt.
Die Zellwand ist aber nicht nur Abschluß der Zelle nach außen, sie ist so gebaut, daß beim vielzelligen Organismus auch ein Kommunizieren der Protoplasten untereinander möglich ist. An bestimmten Stellen durchzieht das Endoplasmatische Reticulum (s. 1.6.2) die Mittellamelle, dort unterbleibt jedes Appositionswachstum, und die dünne Tüpfelschließhaut wird von sog. Plasmodesmen durchzogen: Plasmabrücken von Zelle zu Zelle.
Verdickte Zellwände finden sich im Festigungsgewebe. Die Sekundärwände weisen hier mächtige Auflagerungsschichten auf. Die Lamellenstruktur ist bereits im Lichtmikroskop sichtbar.

Zellwand der Pilze

In der Zellwand der meisten Höheren Pilze ist die Cellulose durch Chitin ersetzt. Chitin ist ein kettenförmiges Makromolekül aus N-Acetylglucosamin-Bausteinen, die durch 1,4-Bindung β-glykosidisch verknüpft sind (s. Schema 28).
Die Zellwand der Pilze kann Sitz verschiedener Enzyme sein sowie antigene Eigenschaften aufweisen.

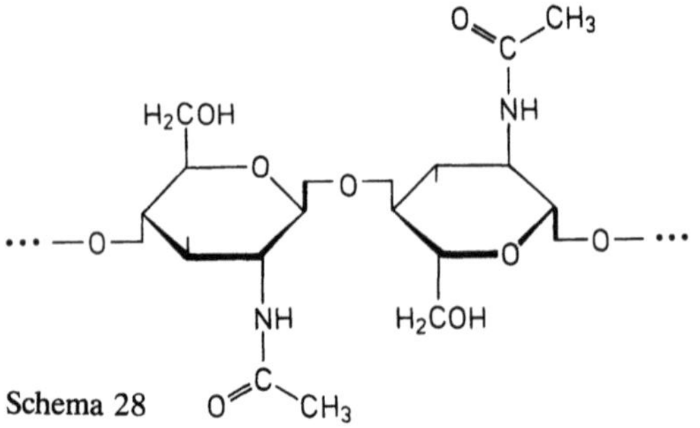

Schema 28 — Chitin

Zellwand der Bakterien

Völlig anders gebaut ist die Zellwand der Bakterien. Sie besteht aus dem **Murein-Sacculus,** einem netzförmigen Stützskelett, das von anderen Substanzen inkrustiert und belegt ist.
Taxonspezifischer Baustein ist die Muraminsäure (ein Milchsäureäther des N-Acetylglucosamins), die, 1,4-β-glykosidisch mit N-Acetylglucosamin verknüpft, ringförmige Muropolysaccharidketten formt. Die Lactylgruppe

ist mit Aminosäuren peptidisch verbunden, und durch diese Peptidbindungen sind die heteropolymeren Ketten miteinander zu einem sackförmigen Riesenmolekül vernetzt, eben dem Murein-Sacculus.
Beachtung verdient folgende Tatsache: Im Murein-Sacculus finden sich Aminosäuren auch in der D-Konfiguration, die so gebauten Aminosäuren kommen in Proteinen nicht vor. Ergo sind Therapeutika, die an der Bakterienzellwand angreifen, für den Wirt unschädlich.
Ferner sind die eingebauten Aminosäuren *artspezifisch*.
Die plastische Schicht, die den Mureinsacculus auch nach außen begrenzt, besteht bei den *gramnegativen* Bakterien aus Lipoproteiden, Lipopolysacchariden und Lipiden, sie ist hier dem nur einschichtigen Mureinnetz „aufgeklebt".
Bei den *grampositiven* Bakterien hingegen ist das Mureinnetz 40 Schichten dick, die plastische Schicht ist weit weniger ausgedehnt und besteht in erster Linie aus Teichonsäuren (das sind Polymere der Ribit- und der Glycerophosphorsäure). Sie sind über eine Phosphordiesterbindung mit Muraminsäure verknüpft (s. Abb. 22).

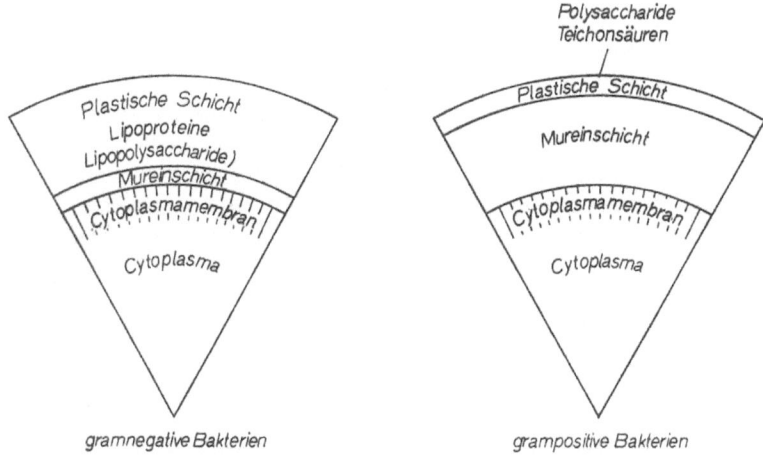

Abb. 22. Schema von Bakterienzellwandquerschnitten. (Aus REHM)

GRAM ist der Name eines Bakteriologen, der das unterschiedliche Verhalten von Bakterien gegenüber Farbstoffen zuerst beobachtete:
Bei den gramnegativen Bakterien läßt sich nach durchgeführter Anilinfärbung der Farbstoff durch Alkohol wieder auswaschen, bei den grampositiven haftet der verwendete Anilinfarbstoff als Farblack auch nach Alkoholbehandlung fest an der Zelle.

Außerhalb der plastischen Schicht können bei manchen Bakterienarten noch weitere hydrophile Schichten (Oligosaccharide) in Form von Kapseln oder Schleimhüllen vorhanden sein.

Funktion der Bakterienzellwand. Auch die Bakterienzelle ist durch die Zellwand formbeständig. Zwar können gewisse Bakterien, wenn ihnen durch Mutation oder durch chemische Einflüsse die Wand verlorengeht, unter Umständen als ungeformte, nackte Protoplasten, sog. L-Formen, weiterleben und sich weiterteilen. In der Regel führt aber der Verlust der Zellwand zum Tode, die Zelle „platzt". Deshalb wirkt z. B. Penicillin, das als Transpeptidaseblocker in die Biosynthese eingreift, bakterizid; es ist allerdings verständlicherweise nur gegen wachsende Bakterien wirksam.

Bestimmte Bezirke der Zellwand (Proteine) ermöglichen spezifisch (!) die Adsorption von Phagen (vgl. 7.3.1 und 2.2.9).

Lipopolysaccharide der Zellwand, auch Teichonsäuren, können determinante Gruppen von Antigenen (s. u.) darstellen, ferner fungieren sie als Endotoxine (= thermostabile Toxine, die nach Auflösung der Bakterien freigesetzt werden; Ektotoxine hingegen sind thermolabil und werden von lebenden Bakterien abgesondert). Die Zellwände von Bakterien wirken als **Antigene,** d. h. als Substanzen, die eine Immun-Antwort, u. a. die Antikörpersynthese stimulieren.

Die Antikörpersynthese ist eine Abwehrreaktion („**Immunreaktion**") Höherer Wirbeltiere, die die schädlichen Effekte pathogener Mikroorganismen zu bekämpfen hilft. Antikörper verbinden sich mit den Mikroorganismen zu Komplexen (Abb. 23), die dann durch „Phagozytose" zerstört werden, d. h. sie werden von bestimmten weißen Blutzellen „verschlungen".

Eine Substanz ist dann potentiell ein Antigen, wenn sie auf ihrer Oberfläche eine Anordnung von Atomen trägt, die sich von der Oberflächenkonfiguration jeder normalen Wirtszellkomponente unterscheidet. Antigene sind entweder Makromoleküle oder aus Makromolekülen aufgebaut (z. B. ein

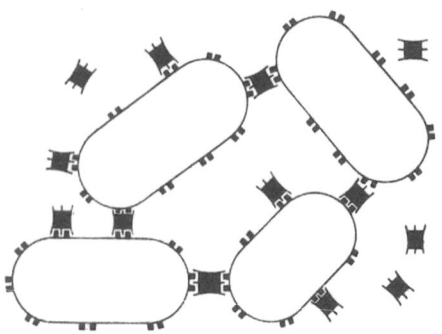

Abb. 23. Schema einer Agglutination von Bakterien durch bivalente Antikörper. (Die Größe der Antikörper ist weit übertrieben). (Aus BRESCH-HAUSMANN)

Virus). Die meisten Proteine, einige Polysaccharide und Nucleinsäuren sind Antigene. Es gibt aber auch kleine Moleküle, die selbst nicht antigen sind, die antigenen Eigenschaften eines großen Moleküls jedoch verändern können, wenn sie kovalent an dieses (z. B. ein Protein) gebunden sind.
Das immunologische System reagiert auf spezifische Atomgruppierungen (antigene Determinanten), die an verschiedenen Stellen auf der Moleküloberfläche angeordnet sind. Antigene von der Größe von Bakterien besitzen eine sehr große Zahl verschiedener antigener Determinanten; daher induzieren sie auch verschiedene Arten von Antikörpern.
Das immunologische Abwehrsystem basiert auf der Fähigkeit eines Organismus, zwischen seinen eigenen und fremden Molekülen zu unterscheiden. Bei bakteriellen Infektionen sind für die toxische Wirkung u. a. Bestandteile der Bakterienzellwand außerhalb des Mureinsacculus verantwortlich, die als „Endotoxine" wirken, sobald das Bakterium zerfällt.
Bei der Bildung eines spezifischen Antikörpers handelt es sich um die selektive Synthese eines spezifischen Proteinmoleküls (Immunglobulin).
Jeder Antikörper besteht aus regelmäßigen Aggregaten zweier Größenklassen von Polypeptidketten („leichte" und „schwere" Ketten, siehe Abb. 24).
Ein einziges Antikörpermolekül kann durch das Vorhandensein zweier identischer Bindungsstellen zwei ähnliche Antigene verknüpfen. Dadurch ist es möglich, daß ein Mikroorganismus über Antikörperbrücken an eine große Zahl ähnlicher Mikroorganismen gebunden wird (vgl. Abb. 23).
Die Auslösung einer spezifischen Antikörpersynthese bedeutet eine spezifische, irreversible Differenzierung der Zelle. Nachdem sich ein Antigen in einem Lymphknoten des Körpers angesammelt hat, entstehen Antikörper in den Hohlräumen des E. R. von Plasmazellen (= bestimmte Art von

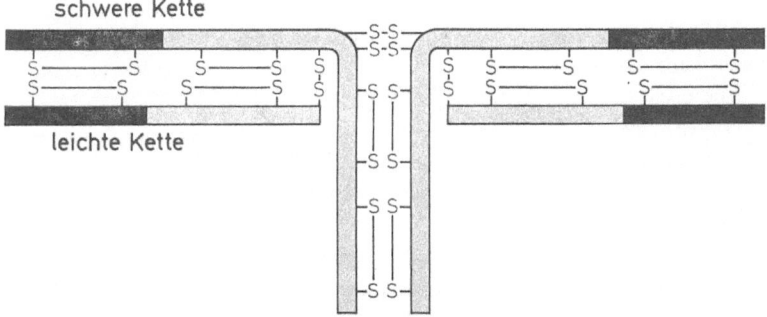

Abb. 24. Schema eines Antikörper-Moleküls nach EDELMAN. In Schwarz hervorgehoben sind die variablen Teile der Proteinketten (Aminosäure-Positionen 1–108 der L-, und 1–114 der H-Kette). (Aus BRESCH-HAUSMANN)

Lymphocyten). Nach ihrer Freisetzung kommt es zu einer Agglutination (s. Abb. 23) von Antigen, das in der Zirkulation verblieben ist und schließlich zur Aufnahme der Antigen-Antikörperkomplexe durch phagozytierende weiße Blutzellen.

Aktiv immunisiert ist ein Lebewesen, nachdem es eine Infektion aus eigener Kraft überwunden hat. Bei einer „**Schutz-Impfung**" wird dieser Prozeß imitiert: Ein Gesunder wird einer ganz schwachen „künstlichen" Infektion ausgesetzt. Solche Impfstoffe zur aktiven Immunisierung heißen **Vakzine** und enthalten entweder lebende, abgeschwächte Mikroorganismen oder abgetötete Mikroorganismen oder Bakterienextrakte oder bakterienfreie toxinhaltige Filtrate einer Bakterienkultur. Eine solche Schutzimpfung (z. B. gegen Pocken) veranlaßt den Organismus, eigene Antikörper zu bilden. Er „trainiert" aktiv für den Ernstfall. Immunologisch kompetente Zellen behalten dann die Fähigkeit zur Bildung eben dieser Antikörper. Bei einer neuerlichen Infektion mit Krankheitserregern der gleichen Sorte „erinnern" sie sich und beginnen sofort mit verstärkter Antikörperproduktion. Ein Antikörper enthaltendes (Blut-)Serum wird als Anti-Serum bezeichnet.

Zur *passiven Immunisierung* hingegen dienen **Heilsera**. Sie enthalten Blutserum von aktiv immunisierten Tieren, das ergo bereits Antikörper enthält, also ein Anti-Serum gegen den betreffenden Krankheitserreger darstellt. Wird z. B. einem an Diphtherie Erkrankten Diphtherie-Heilserum (Anti-Serum) injiziert, so werden ihm damit Abwehrstoffe einverleibt; oftmals eine lebensrettende Maßnahme.

Zusammenfassung

Im Gegensatz zum Tier besitzt die Pflanzenzelle eine Zellwand.
(A) bei Höheren Pflanzen:
    geschichtet
    a) Primärwand
    b) Sekundärwand wird der Primärwand nach Abschluß des Zellwachstums aufgelagert
Chemisch besteht sie in der Regel aus
Polysacchariden (Pectinen, Hemicellulosen, Cellulose),
    die wegen ihrer hydrophilen Gruppen die Funktionsfähigkeit der Zellwand bedingen (siehe Wassertransport durch die Zellwand)
(B) bei Pilzen: oft Chitin
(C) bei Bakterien: Murein-Sacculus = makromolekulares Netz aus Muropeptiden (Aminozucker und bestimmte Aminosäuren sind glykosidisch und peptidisch miteinander verknüpft).

2 Genetik

2.1 Allgemeine Grundlagen

2.1.1 Verteilung der Erbanlagen bei Kreuzungen, Mendelsche Regeln

Johann Gregor MENDEL erkannte als Erster, daß die Verteilung der Erbanlagen bei Kreuzungen bestimmten Gesetzen gehorcht. 1865 legte er in seiner Publikation „Versuche über Pflanzenhybriden" die nach ihm benannten **Vererbungsregeln** dar. Sie blieben von der Fachwelt lange unbeachtet und wurden erst um die Jahrhundertwende wiederentdeckt.
Bei einer Kreuzung kommt das Erbgut genotypisch (= in der Erbmasse) verschiedener Individuen zusammen. In den Nachkommen läßt sich die Weitergabe des Erbgutes verfolgen.
Die Mendelschen Vererbungsgesetze wurden an eukaryontischen Samenpflanzen entdeckt. Alle beobachteten Merkmale betreffen bei Samenpflanzen naturgemäß die sog. Diplophase (s. Kapitel 2.2.8) (= Kreuzungsanalyse bei diploiden Organismen). MENDEL experimentierte vor allem mit Erbsen-Rassen, die sich in einzelnen Merkmalen unterschieden. Er faßte seine Beobachtungen in drei Grundgesetze zusammen, die bis heute nichts von ihrer Gültigkeit verloren haben.

1. **Uniformitätsgesetz:** Die Nachkommen aus einer Kreuzung zweier verschiedener, reinerbiger Eltern (erste Parentalgeneration = P) sind untereinander gleich. Sie werden als erste Filialgeneration = F_1 bezeichnet.
Bei *intermediärer* Vererbung stehen die Merkmale der Hybride (= Bastard) „zwischen" denen der Eltern (z. B. rosa Blüten, wenn die Eltern rot, bzw. weiß blühen),
bei *dominanter* Vererbung gleicht die Erscheinungsform (= Phänotyp) der Hybride dem einen *oder* anderen Elternteil. Das entsprechende Merkmal des anderen Elternteils ist nicht sichtbar (= rezessiv).

2. **Spaltungsgesetz:** Die in der Hybride (F_1) auftretenden Merkmale werden nicht als solche weitervererbt, sondern in der zweiten Filialgeneration (F_2) treten neben ihnen wieder die Merkmale der Eltern (P) auf.

Das wird besonders augenfällig bei der intermediären Vererbung. Klassisches Demonstrationsobjekt ist die Wunderblume = *Mirabilis jalapa*. Bei Kreuzung einer weißblütigen mit einer rotblütigen Pflanze ist die Hybride (F_1) rosablütig. Bei der nächsten Generation hingegen (F_2) weisen 25% der Pflanzen weiße Blüten, 50% rosa und 25% rote Blüten auf (s. Abb. 25). Die „Aufspaltung" erfolgt also im Verhältnis 1:2:1.

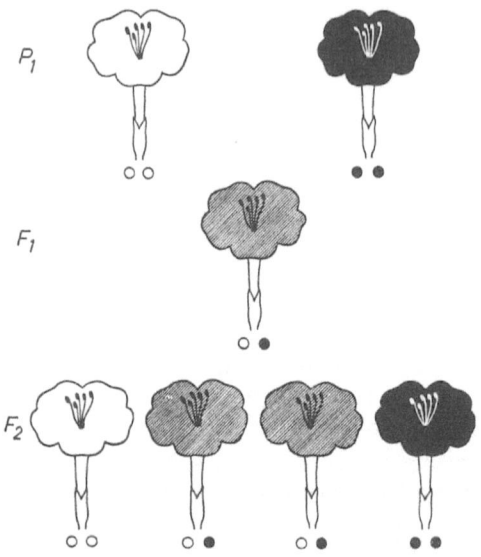

Abb. 25. Wunderblume (Mirabilis jalapa). Kreuzung einer weißblühenden mit einer rotblühenden Form *(P)* und Aufspaltung in der F_2-Generation (Schema). (Nach WEBER)

Reinerbige = *homozygote* Pflanzen, bei diesem Beispiel P, haben von beiden Eltern die gleiche Anlage für ein bestimmtes Merkmal erhalten. In der Diplophase enthält also jede Zelle zweimal die „Information" für „weißblütig" (gleiche Allele) oder zweimal für „rotblütig". Anders die Hybride (F_1). Sie vereinigt in der Diplophase in sich die „Informationen" für „weißblütig" und „rotblütig", sie ist *heterozygot*. Die beiden homologen Gene (vom Vater und von der Mutter) liegen als zwei verschiedene Allele vor. Wird eine solche Pflanze mit eigenem Blütenstaub bestäubt, dann können die haploiden Keimzellen (und mit ihnen die beiden spezifischen Genausformungen = Allele) in verschiedener Weise miteinander kombiniert werden: rot-rot, rot-weiß, weiß-weiß. Das Zahlenverhältnis ergibt sich aus Abb. 26.

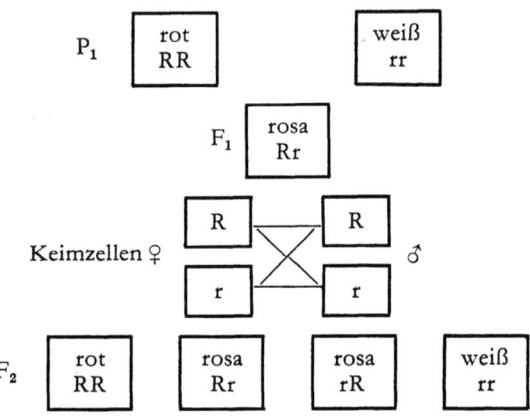

Abb. 26. Faktorielle Erklärung zum Kreuzungsschema in Abb. 25. (Nach WEBER)

Bei der dominanten Vererbung erfolgt die Verteilung der Erbanlagen in derselben Weise wie bei der intermediären Vererbung. Die genotypische Aufspaltung tritt wiederum in der Häufigkeit 1:2:1 auf.

Hinsichtlich des Erscheinungsbildes der F_1 und der F_2-Generation weicht das Resultat aber ab. Siehe Abb. 27 und 28. Das Merkmal „gezähnter Blattrand" dominiert hier über das rezessive Merkmal „ganzrandig". Folglich gleichen die Pflanzen der F_1-Generation nur dem einen Elternteil (P) hinsichtlich ihres Phänotypes. Ihr Genotyp ist aber heterozygot. In der F_2-Generation gleichen $3/4$ der Nachkommen der F_1-Generation, davon ist aber nur $1/4$ homozygot, die anderen heterozygot. Verschiedene Genotypen können also wegen der Dominanz gleiche Phänotypen hervorbringen: Das Merkmal „gezähnter Blattrand" kann durch das Allelpaar gezähnt/gezähnt oder durch gezähnt/ganzrandig bedingt sein. Die phänotypische Aufspaltung erfolgt in der Häufigkeit 3:1.

3. **Gesetz der Unabhängigkeit der Gene:** In der Regel sind Organismen aber in mehr als einem Merkmal verschieden. Wie verhalten sich diese Merkmale bei einer Kreuzung? MENDEL untersuchte zur Klärung dieser Frage Erbsen, die sich in zwei Merkmalen voneinander unterschieden (dihybride Kreuzung): gelb und glatt die eine Rasse, grün und runzlig die andere. Er erhielt bei diesen zwei Merkmalsalternativen des Erbsensamens folgendes Aufspaltungsverhältnis: gelb glatt 315, gelb runzlig 101, grün glatt 108, grün runzlig 32; das entspricht einer Häufigkeit von 9:3:3:1 (s. Abb. 29). Das bedeutet: die einzelnen Merkmalsanlagen (Allele) werden unabhängig voneinander auf die Keimzellen verteilt.

Abb. 27. Kreuzung zwischen Urtica pilulifera und Urtica dodartii (Schema). (Nach WEBER)

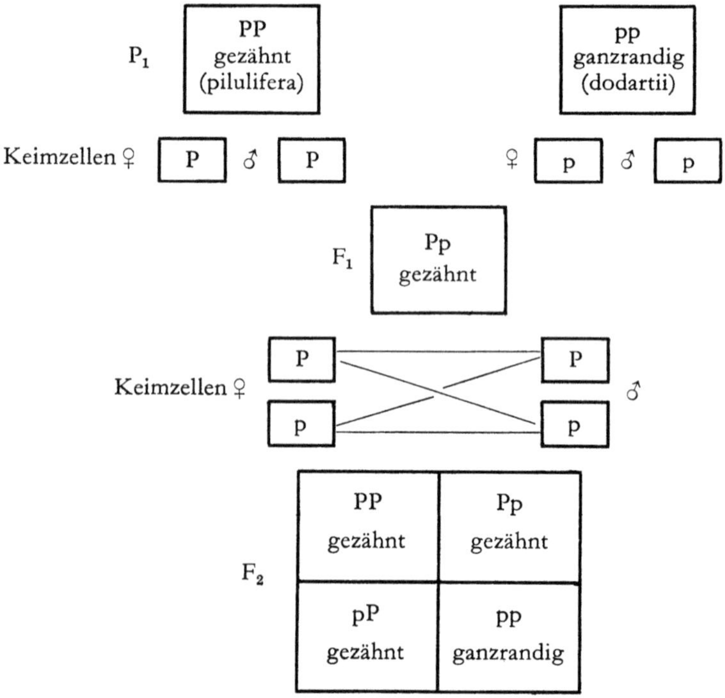

	P₁	PP gezähnt (pilulifera)			pp ganzrandig (dodartii)

Keimzellen ♀ [P] ♂ [P]   ♀ [p] ♂ [p]

F₁ Pp gezähnt

Keimzellen ♀ [P] [p]   [P] [p] ♂

	F₂	PP gezähnt	Pp gezähnt
		pP gezähnt	pp ganzrandig

Abb. 28. Faktorielle Erklärung zum Kreuzungsschema in Abb. 27. (Nach WEBER)

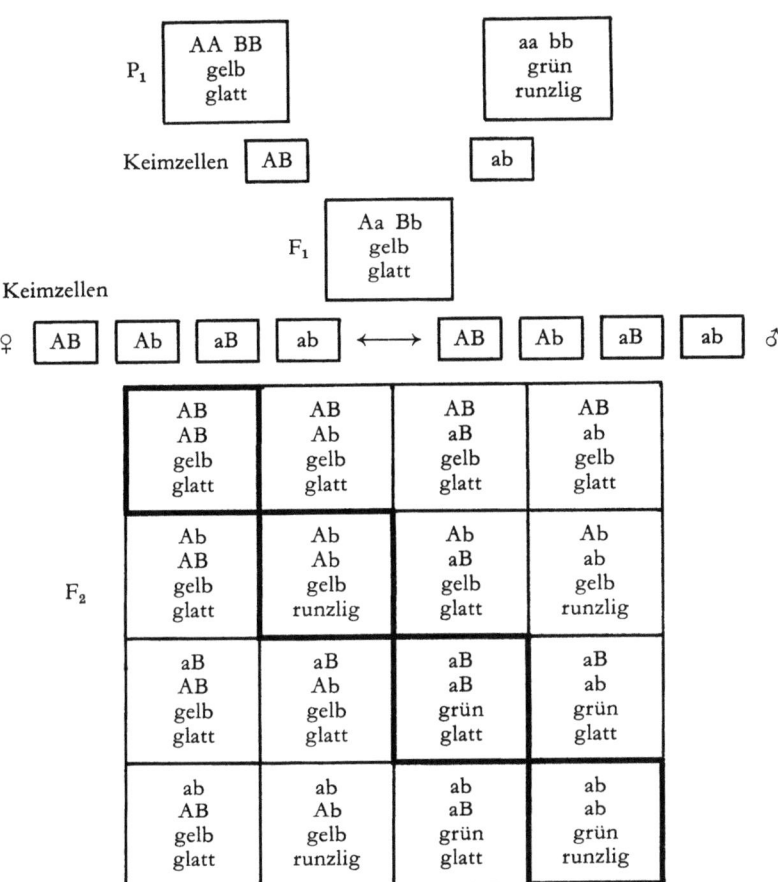

Abb. 29. Dihybriden-Kreuzungsschema. (Nach WEBER)

Die Mendelschen Beobachtungen brachten die wertvolle Erkenntnis, daß Anlagen, nicht aber fertige Merkmale vererbt werden.

2.1.2 Begriffsdefinitionen

Ein **Gen** liefert die „Information" für ein bestimmtes Merkmal (z. B. Blütenfarbe). Die Gesamtheit der Gene in einem Individuum wird **Genom** genannt.

Die spezifische Ausformung eines bestimmten Gens heißt **Allel** (z. B. „Information" für rote Blütenfarbe). Der **Genotyp** ist durch die in der Zelle vorhandenen Allele bestimmt. Bei Diplonten können die beiden homologen Gene als zwei gleiche oder aber als zwei unterschiedliche Allele vorliegen. Die Zelle (und der Organismus) ist dann entweder homozygot = reinerbig oder heterozygot = gemischterbig (in Bezug auf dieses Merkmal). Durch **Mutation** (vgl. 2.4) wird ein Allel in ein anderes überführt. Der **Phänotyp** ist durch die sichtbaren Merkmale eines Lebewesens bestimmt. Wird ein Merkmal durch mehr als ein Gen kontrolliert, so liegt **Polygenie** vor. Von **Polyphänie** hingegen spricht man, wenn ein Gen sich auf mehrere Merkmale auswirkt.

2.1.3 Chromosomentheorie der Vererbung

Die als Gene bezeichneten Erbanlagen sind in den Chromosomen enthalten. Der Name „Chromosom" ist historisch bedingt; noch ehe man über den Feinbau dieser Gebilde Näheres wußte, waren bereits im Lichtmikroskop bei sich teilenden Zellen gut färbbare stäbchen- oder schleifenförmige Gebilde aufgefallen: „Chromosomen". Ihre Zahl ist für jede species konstant (s. Abb. 30 und 31).

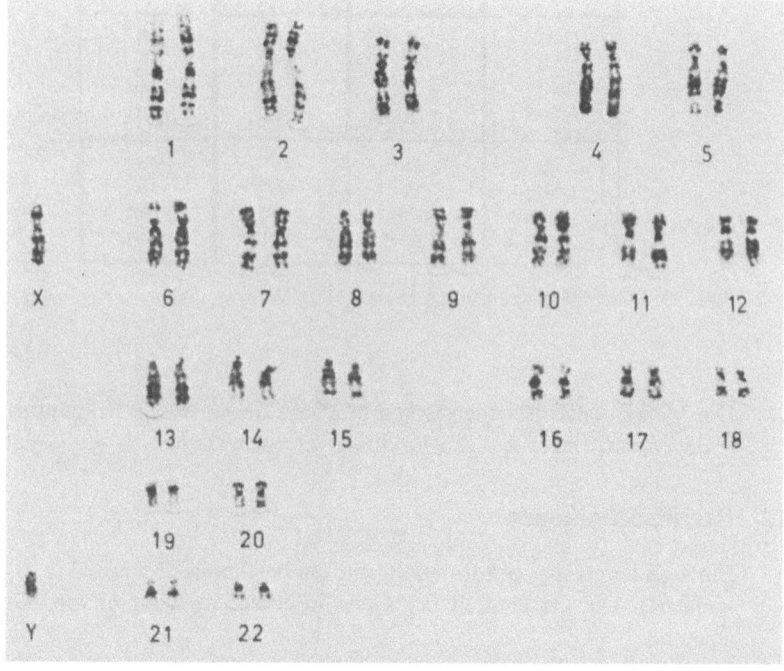

Abb. 30. Der menschliche Chromosomensatz, geordnet dargestellt. (Aus BRESCH-HAUSMANN)

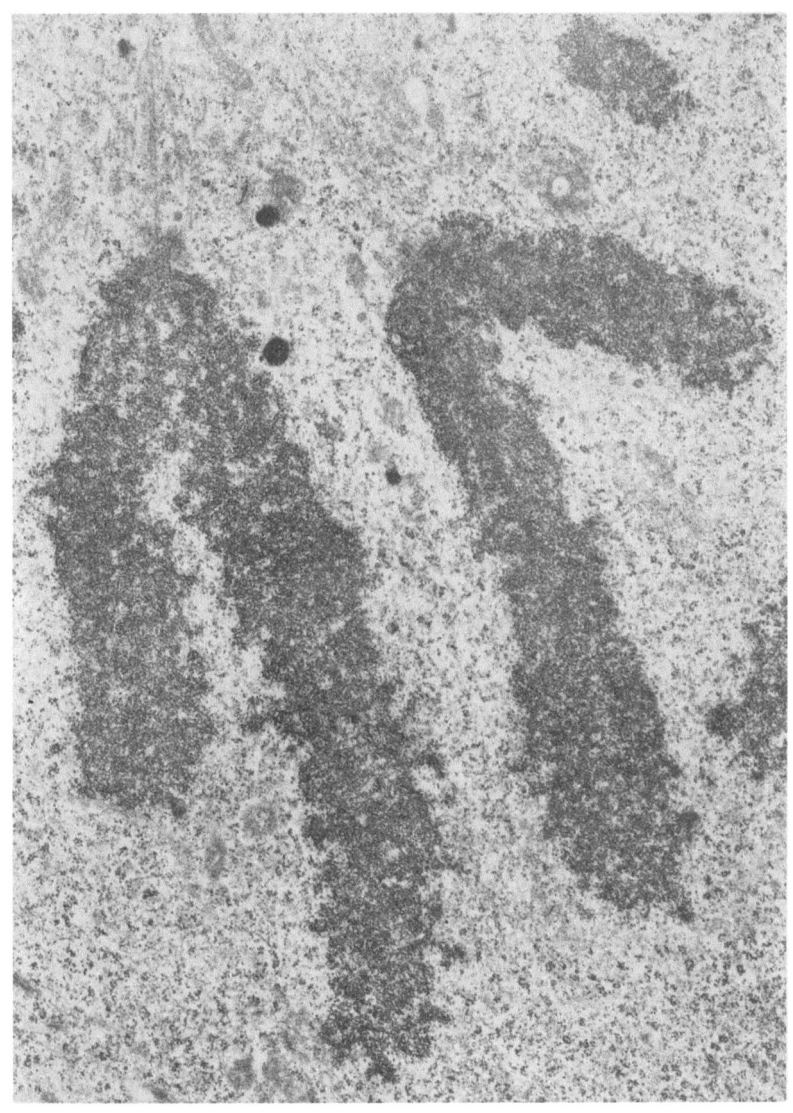

Abb. 31. Anaphase-Chromosomen. Präparat und Foto: B. R. BRINKLEY aus JENSEN und PARK 1967. (AUS BRESCH-HAUSMANN)

In jungen, noch wachsenden Pflanzenteilen kommt es zu Zellteilungen und somit auch zu Kernteilungen. Im Verlauf einer Kernteilung ändert sich das Aussehen des Kerns. Seine Gestalt und seine Funktion unterscheiden sich grundsätzlich in den 3 verschiedenen Zuständen:
1. Interphasekern: zwischen zwei Zellteilungen (hier findet die identische Vermehrung der Erbinformationsträger statt)
2. Mitosekern: Die im Interphasekern identisch verdoppelten Erbstrukturen werden auf die beiden zukünftigen Tochterzellen verteilt
3. Arbeitskern: der nicht mehr teilungsbereite Kern fertig ausdifferenzierter Zellen, der dann ganz bestimmte Steuerungsfunktionen im Rahmen des Gesamtorganismus erfüllt.

Chromosomen sind nur im Mitosekern in ihrer sog. *Transportform* lichtmikroskopisch deutlich erkennbar, u. zw. als individuell gestaltete Gebilde. Im Interphasekern befinden sie sich in einer stark aufgelockerten *Funktionsform*.

Aufgaben der Chromosomen

1. Speicherung der genetischen Information
2. identische Autoreduplikation des gesamten Informationsgehaltes bei der Zellteilung
3. Transkription der genetischen Information von der DNA auf die RNA (vgl. Abb. 32 und 2.3.6)
4. Neuverteilung der Erbinformationen (Rekombination) bei der geschlechtlichen Fortpflanzung durch Syngamie (Gametenvereinigung) und Meiose = Reduktionsteilung

2.1.6 Extrachromosomale (extrakaryontische) Vererbung

Die Beobachtung von Merkmalen, deren Kreuzungsdaten nicht mit Hilfe der Mendelschen Gesetze erklärbar sind, gaben zunächst große Rätsel auf. Eine Erklärung brachte die Erkenntnis, daß Erbanlagen nicht nur im Zellkern gespeichert werden, sondern daß Plastiden und Mitochondrien über eine eigene genetische Information verfügen (Symbiontentheorie siehe 1.6.4; 1.6.5). Das gesamte extrachromosomale Erbgut wird als „Plasmon" dem Genom gegenübergestellt. Darüberhinaus konnte beobachtet werden, daß auch dauernd mit Bakterien oder Viren infizierte Zellen Abweichungen des Erbganges zeigten, hervorgerufen durch die Bakterien bzw. Viren-DNA.

2.2 Cytologische Grundlagen

2.2.1 Teilung einer Zelle in zwei erbgleiche Zellen = Mitose

Durch Teilung einer Zelle in zwei erbgleiche Zellen (= Mitose) kommt es zu einer **Zellvermehrung**. Das spielt eine Rolle bei Wachstumsvorgängen, aber auch bei der **vegetativen Vermehrung** der Pflanzen (z. B. durch „Stecklinge" oder „Ausläufer"). Manche Arzneipflanzen vermehren sich praktisch nur vegetativ, so *Acorus calamus*, der Kalmus. Die Pfefferminze kann sich durch Bildung von Ausläufern erhalten. Bei ihr — wie bei allen Bastarden — kommt nur vegetative Vermehrung in Frage, sonst würden Züchtungserfolge hinfällig. Kartoffeln werden „gelegt" und nicht gesät (!). Bei vegetativer Vermehrung vielzelliger Organismen ist eine Übertragung aller Merkmale beobachtbar. Daraus folgt, daß die Erbanlagen nicht zentralisiert, sondern in *allen* Zellen anzutreffen sind. Bei der Zellteilung werden die Chromosomen (Träger der Erbanlagen) verdoppelt und an beide Tochterzellen weitergegeben. Dieses cytologische Grundphänomen der Vererbung ist an lebenden Zellen unter dem Mikroskop beobachtbar.

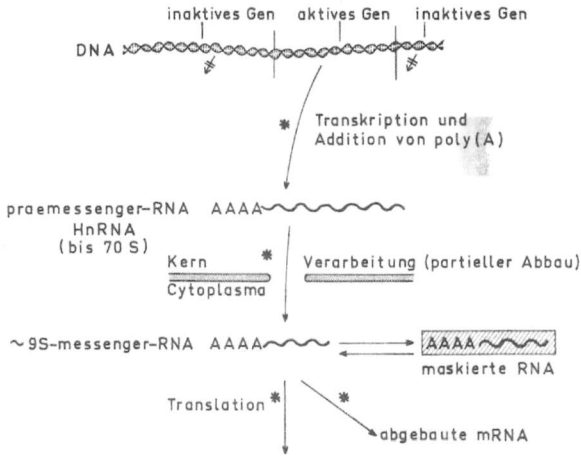

Abb. 32. Der Fluß genetischer Information vom Zellkern ins Cytoplasma – der Weg der *Genexpression* – kann an verschiedenen Kontrollpunkten (*) reguliert werden. In der Regel enthält jede somatische Zelle eines Organismus *alle* Gene; in verschieden spezialisierten („differenzierten") Zellen kommen aber jeweils verschiedene Gene zur Expression („aktive Gene"). HnRNA = *h*eterogene, *n*ucleare RNA

2.2.2 Phasen der Zellteilung

Bei einer Mitose (= Zellteilung) spielen sich in den Zellkernen folgende Prozesse ab: (s. Abb. 33)

Interphase zwischen zwei Teilungen
biochemisch: größte Aktivität
optische Beobachtung: relativ homogen, Fehlen sichtbarer Bewegungen (ergo: „Ruhekern" genannt)
Restitutionsphase (G_1), Synthesephase (S), prämitotische Phase (G_2) sind Abschnitte der Interphase. Die entscheidenden Vorgänge spielen sich in der Synthesephase ab. Die genetische Information wird verdoppelt: DNA-Reduplikation. G_1 und G_2 (engl. „gap" = Lücke) sind Zeitspannen nach, bzw. vor der Mitose, in denen keine DNA-Synthese stattfindet.

Prophase fädige Strukturen (eng zusammenliegende Doppelfäden) = **„Chromonemen"** sichtbar, häufig mit knotenartigen Verdickungen = **„Chromomere"**. Während die Kernmembran zerfällt, verdicken und verkürzen sich die Doppelfäden zu kompakten Gebilden = **„Chromosomen"**; die beiden Einzelfäden heißen **„Chromatiden"**; pro Chromatide eine einzige DNA-Doppelhelix (vgl. 1.6.1 und 2.3.1). An den Chromosomen ist oft eine Einschnürung sichtbar, das sogenannte **„Centromer"**, das die beiden Chromatiden verbindet.

Metaphase Die Chromatiden sind maximal verkürzt und in die Teilungsebene der Zelle gewandert (Centromere ebenfalls gespalten): Bildung der Äquatorialplatte

Anaphase Zusammengehörende Chromatiden trennen sich, Bewegung zu den Polen, von „Spindelfasern" geführt, voran die Centromere (An der Ausbildung des Spindelapparates ist das Protein Tubulin beteiligt, das langgestreckte, röhrenförmige Strukturen bildet, sog. Mikrotubuli).

Telophase Die getrennten Chromatiden strecken sich und verlieren ihre deutliche Gestalt;
Bildung neuer Kernmembranen;
Plasma wird durchteilt

Vergleiche Abb. 33, 34.

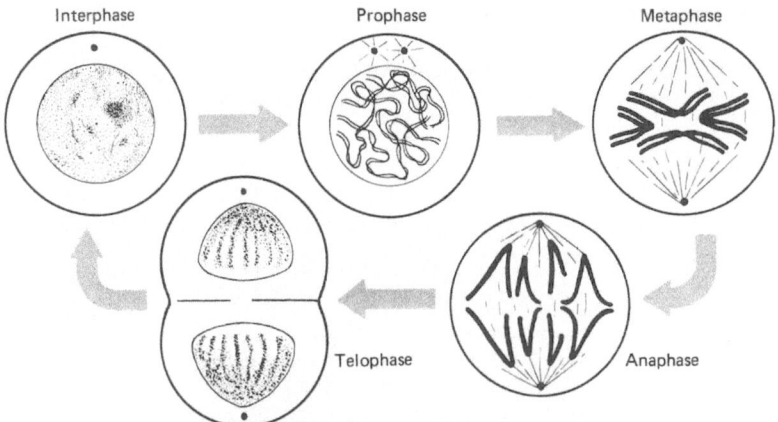

Abb. 33. Mitose. (Aus BRESCH-HAUSMANN)

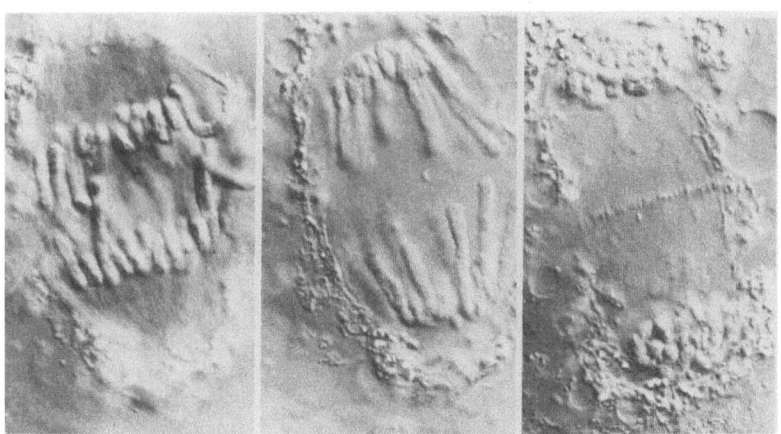

Abb. 34. Chromosomen aus Endospermzellen einer Höheren Pflanze während der Zellteilung: frühe (links) und späte Anaphase (Mitte) sowie Telophase (rechts). Fotos: A. BAJER aus SITTE, 1966 (Aus BRESCH-HAUSMANN)

2.2.3 Bildung der neuen Zellwand

Die Bildung der neuen Zellwand, die nach erfolgter Kernteilung die Zellteilung beschließt, beginnt mit einer Anreicherung von Golgi-Vesikeln in der Äquatorialebene (s. Abb. 35) (vgl. 1.6.3). Als Phragmoplast wird der Cytoplasmabereich bezeichnet, in dem sich die „Zellplatte" ausbildet, aus der sich von innen nach außen fortschreitend die neue Mittellamelle aufbaut, der schließlich die Primärwände der nunmehr getrennten Zellen aufgelagert werden.

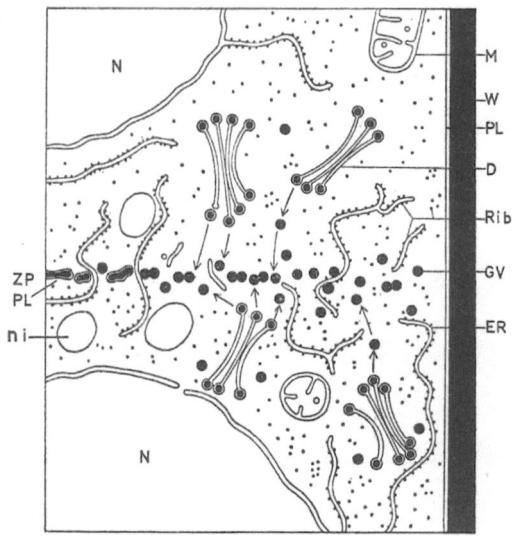

Abb. 35. Modell der Zellplattenbildung aus Golgi-Vesikeln. (Nach SIEVERS, 1965). N = Tochterkerne; ZP = Zellplatte; M = Mitochondrien; W = Zellwand; PL = Plasmalemma; D = Dictyosomen; Rib = Ribosomen; GV = Golgivesikel; ER = Endoplasmatisches Reticulum; ni = nicht identifiziert. (Aus MOHR)

2.2.4 Kern- und Zellteilungen können durch sogenannte „Mitose-gifte" (bekanntestes Beispiel: Colchicin) gestört werden (vgl. 2.4.5).

2.2.5 Meiose = Reduktionsteilung

Jede elterliche Keimzelle enthält einen kompletten Chromosomensatz (Form und Anzahl der Chromosomen ist für jede Organismenart spezifisch). Die Befruchtung führt zu einer Zelle mit doppeltem Chromosomensatz (= Zygote): von jedem Chromosomentyp enthält sie zwei homologe Chromosomen, eins vom Vater, eins von der Mutter. Würden die Keimzellen der Generation, die sich aus der Zygote entwickelt hat, den doppelten Chromosomensatz übernehmen, so käme es bei jeder Befruchtung zu einer Verdoppelung des Chromosomensatzes (die Zahl der Chromosomen müßte permanent ansteigen). Das wird verhindert durch Reduktion des Chromosomenbestandes auf die Hälfte mittels der „Reduktionsteilung" = Meiose. Statt einer Verteilung der Längshälften jedes einzelnen Chromosoms in die beiden Tochterkerne (wie das bei der gewöhnlichen Zellteilung = Mitose geschieht), gruppieren sich bei der Meiose die Chromosomen zunächst so, daß jeweils die beiden homologen (vom Vater und von der Mutter) parallel nebeneinander in der Äquatorialebene liegen. Beim eigentlichen Teilungsvorgang wandern komplette Chromosomen (nicht Chromosomenhälften) polwärts, wobei die eine Tochterzelle z. B. fünf väterliche und drei mütterliche, die andere hingegen von den homologen Chromosomen fünf mütterliche und drei väterliche erhalten kann. Jede Tochterzelle bekommt also nur **ein** Exemplar von jedem Chromosomenpaar, ob dieses aber väterlichen oder mütterlichen Ursprungs ist, bleibt dem Zufall überlassen. Das kann man aus Kreuzungsdaten folgern. So kommt es zu einer **Chromosomenumverteilung.** Zusätzlich kann es auch noch zu einem Genaustausch zwischen homologen Chromosomen kommen durch „Chiasmata" (= Überkreuzungen). Auf homologen Chromosomen nehmen homologe Gene den gleichen Ort ein. Solche Gene heißen Allele. „Chiasmata" und die aus Kreuzungsdaten erschlossenen „crossover" (vgl. 2.1.4) sind verschiedene Aspekte des gleichen Phänomens (s. Abb. 36). Die Reduktion zum einfachen Chromosomensatz führt immer zu vier haploiden Zellen, Tetrade genannt, nicht nur zu zwei (s. 2.2.6). Wann das eintritt, siehe Kapitel 2.2.8 meiotische Systeme.

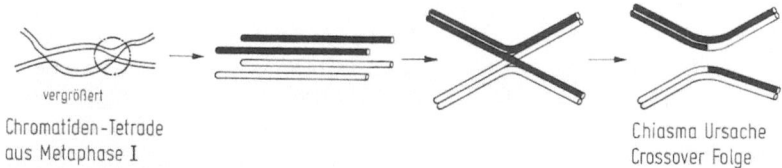

vergrößert

Chromatiden-Tetrade
aus Metaphase I

Chiasma Ursache
Crossover Folge

Abb. 36. Schema zur Kausalbeziehung zwischen Crossover und Chiasma. (Aus BRESCH-HAUSMANN)

2.2.6 Stadien der Meiose (Abb. 37)

Reduktionsteilung I:

Prophase I

a) Lange Chromosomenfäden, im Gegensatz zu Mitose mikroskopisch noch keine Doppelstruktur erkennbar:
LEPTOTÄN
b) Paarung zwischen homologen Chromosomen:
ZYGOTÄN = „Synapsis"
= der entscheidende ordnende Vorgang der Meiose

Paarende Chromosomen stimmen in ihrer Länge, dem Ort und der Größe ihrer Chromomere und der Lage ihres Centromers überein und offenbaren sich dadurch als homologe väterliche und mütterliche Strukturen. Nach vollständiger Paarung verkürzen sich die Chromosomen:
PACHYTÄN
Sie lassen dann eine Längsspaltung in je 2 Schwesterstränge erkennen, so daß vier parallele Stränge (homologe Chromatiden) vorliegen, die sich paarweise umeinanderwinden:
DIPLOTÄN
(Dies bedeutet keineswegs, daß zu diesem Zeitpunkt eine Replikation der Erbinformation stattgefunden hätte. Aus cytochemischen Daten weiß man, daß diese in den Interphasen erfolgt).

Jetzt rücken „Nichtschwester"-Chromatiden auseinander:
DIAKINESE
während Schwesterstränge noch gepaart bleiben. Dabei erkennt man Chromatid-Überkreuzungen, sogenannte „Chiasmata" (vgl. Abb. 36, 38, 39).

Metaphase I

Die Chromosomen formieren sich in der Äquatorialebene (= Äquatorialplatte), Nichtschwesterstränge streben maximal auseinander, werden aber an Chiasmata und häufig auch an den Enden zusammengehalten. Die noch ungeteilten Centromere sind polwärts orientiert, die Kernmembran ist zerfallen.

Anaphase I

Die gepaarten Chromosomen trennen sich und wandern mit dem Centromer voraus, polwärts. Bei der Bildung der Tochterkerne büßen sie an Deutlichkeit ein, bleiben aber noch sichtbar:
INTERKINESE

Reduktionsteilung II verläuft mitose-artig: (s. 2.2.2)

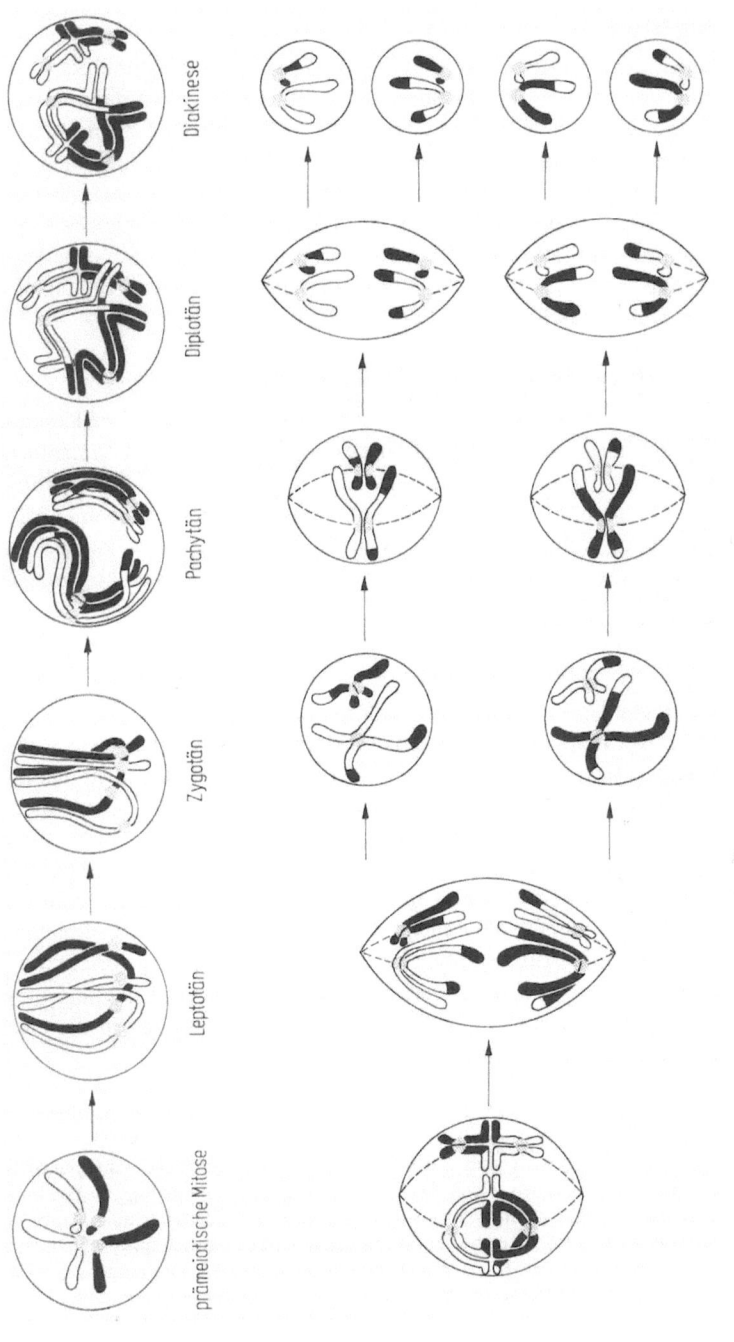

Abb. 37. Schematische Darstellung der chiasmatischen Meiose. (Nach Lüers, Sperling und Wolf, aus Heberer)

2.1.4 Koppelungsgruppen, Koppelungsbruch, Faktorenaustausch (crossing over)

Erbanlagen, die in einem Chromosom vorkommen, werden gemeinsam (= gekoppelt) vererbt, als „Koppelungsgruppe". Diese Regel ist dann durchbrochen, wenn Längshälften (= Chromatiden) homologer Chromosomen sich überkreuzen (engl.: „cross-over"), dann zerbrechen und anschließend ihrer neuen Lage entsprechend verwachsen, so daß ein Austausch von Chromosomenstücken resultiert. Auf die Weise ist die ursprüngliche Koppelungsgruppe zerbrochen (= Koppelungsbruch) und die in ihr verankerten Erbanlagen sind „entkoppelt" = Faktorenaustausch. Der Vorgang des cross-over wurde aus Kreuzungsdaten erschlossen.

2.1.5 Lineare Anordnung der Gene, Genlokalisation

Die geschilderte „Entkoppelung" von Erbanlagen (Genen) einer Koppelungsgruppe und ihr Austausch hat eine „conditio sine qua non", nämlich die lineare Anordnung der Gene auf dem Chromosom. Die Lokalisation bestimmter Gene auf morphologisch unterscheidbaren Chromosomen läßt sich bestimmen, und zwar mit Hilfe von Chromosomen-Mutationen (vgl. 2.4.6). Dadurch entstandene neue Koppelungsgruppen können kreuzungsgenetisch und cytologisch erforscht werden.

2.2.7 Ableitung der Vererbungsregeln aus den Vorgängen der Meiose

Der wesentliche Unterschied zwischen Reduktionsteilung (Meiose) und gewöhnlicher Kernteilung (Mitose) besteht darin, daß bei der Meiose die Chromosomen sich vor ihrer Verteilung auf die Tochterzellen nicht halbieren, sondern daß sie jeweils als **ganze** Chromosomen in deren Kerne übergehen.

Von der Reduktionsteilung her werden die Ergebnisse der Mendelschen Kreuzungsversuche verständlich (vgl. Abb. 29 und 37). Die Chromosomen sind Träger der Gene, die die Anlagen für bestimmte Merkmale enthalten. Je nachdem, wie die Chromosomen bei der Reduktionsteilung verteilt werden und wie sie bei der Zygotenbildung als Ergebnis der Befruchtung wieder zusammentreten, erscheinen dann in der Tochtergeneration die entsprechenden Merkmale. (Sonderfälle s. Abb. 38, 39)

Abb. 38a–f. Vereinfachtes Schema eines von Konversion begleiteten meiotischen ▶ Crossovers (aus Bresch-Hausmann).
(Verdoppelte Chromosomen sind durch zwei DNA-Doppelstränge schematisiert. Die Schwesterstränge werden durch das Centromer zusammengehalten). **a** Die beiden homologen Chromosomen paaren sich (Synapsis durch Klammer links symbolisiert). Sie unterscheiden sich in einer Punktmutation. Diese ist durch unterschiedliche Basenpaare gekennzeichnet. **b** Crossover zwischen zwei DNA-Doppelhelices wird eingeleitet. In diesen entstehen Einzelstrangbrüche (Endonucleasewirkung). Vielleicht sind diese Schnitte nur an ganz bestimmten Stellen des Genoms möglich. Der

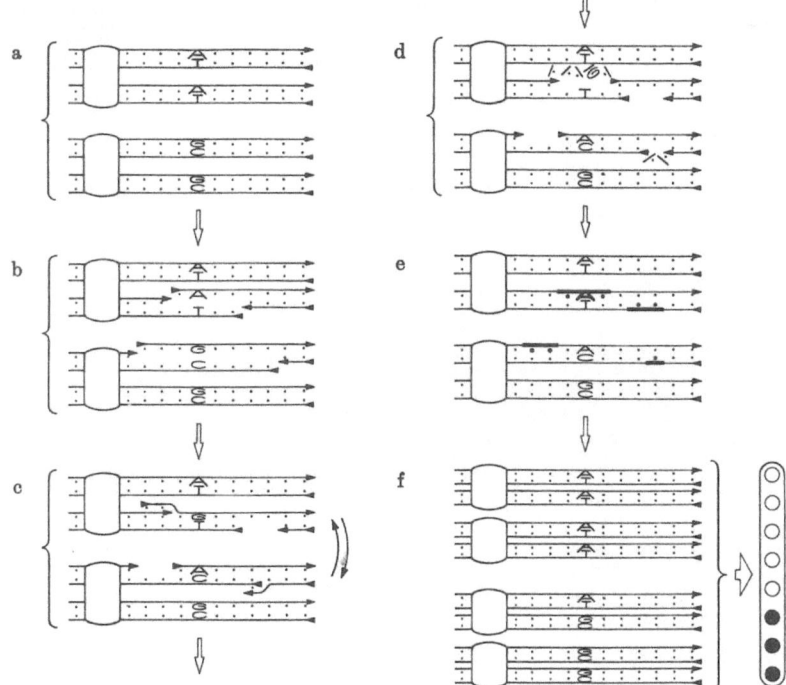

Übersichtlichkeit halber sind im Schema beide DNA-Einzelstränge gleichzeitig angeschnitten worden. In Wirklichkeit wird wahrscheinlich in jeder Doppelhelix zuerst nur je ein Strang geöffnet. (Dadurch würde vermieden, daß die angeschnittenen Stücke verloren gehen). In jedem Falle aber werden komplementäre Einzelstrang-Abschnitte frei, die **c** über Kreuz miteinander renaturieren können. Die seitlichen Pfeile symbolisieren den schon erfolgten Austausch. Zur besseren Übersichtlichkeit wurde im Schema die Überkreuzung in den Bereich rechts außerhalb der Zeichnung verlegt. Fällt, wie hier, eine genetische Marke in den Bereich der Einzelstrang-DNA, so entstehen nach Renaturierung Heteroduplex-Strukturen. **d** In den homologen Chromatiden sind die Schnitte nicht an genau derselben Stelle erfolgt, so daß nach dem Crossover sowohl Lücken, als auch überzählige Einzelstrang-Abschnitte vorliegen. Letztere werden von Exonucleasen wegverdaut. Der Abbau von DNA beschränkt sich aber nicht nur auf die überzähligen Einzelstränge, sondern – und dies ist wichtig – geht darüber hinaus und wird dabei auch einige Heteroduplexstrukturen erfassen. **e** Die freien Einzelstrangbereiche dienen nun als Template für die Reparatursynthese durch DNA-Polymerasen (dicke Striche, Punkte und Buchstaben). Die Phosphodiesterbindungen werden durch Ligasewirkung wieder hergestellt. Das Crossover ist beendet und es folgt die 1. meiotische Teilung. **f** Die Centromere teilen sich, und es erfolgt die 2. meiotische Teilung. Bei vielen Pilzen wie *Sordaria* und *Neurospora* schließt sich auch gleich eine mitotische Teilung an. Die dazu erforderliche DNA-Replikation hat zur Folge, daß alle Heteroduplex-Strukturen aufgelöst werden. Auf ihre frühere Existenz kann aber anhand der 5:3 Aufspaltung (Konversionserscheinung) der Sporen im gereiften Ascus geschlossen werden

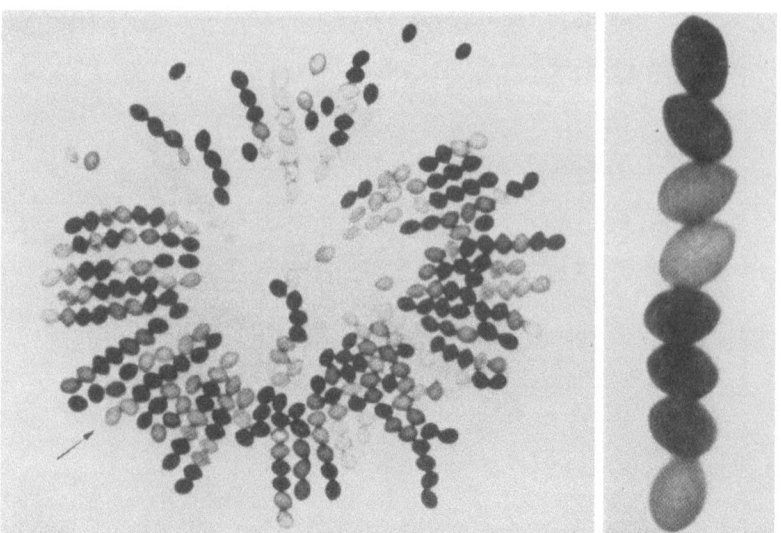

Abb. 39. Ascosporen eines Pilzes (vgl. 7.5.1!). Kreuzung: schwarzsporig (wild) × grausporig. Ein Ascus (Pfeil) zeigt 6:2-Verhältnis (Foto: Esser). Rechts: Ascus mit 5:3-Verhältnis. Gene für Sporenmerkmale eignen sich besonders gut zur Tetraden-Analyse, da die Aufspaltung der entsprechenden Allele direkt und schon im Ascus erkennbar ist. (Nach Bresch-Hausmann)

2.2.8 Meiotische Systeme

Die Reduktion des Chromosomenbestandes durch die Meiose kann je nach Organismengruppe an verschiedenen Stellen ihres Lebenscyclus erfolgen:
a) sofort nach der Befruchtung, nach der Zygotenbildung.
   Solche Organismen haben abgesehen von der Zygote selbst in allen Zellen einen „haploiden", d. h. einfachen Chromosomensatz:
   reine Haploidie: Sporozoen, manche Niederen Pflanzen
b) erst unmittelbar vor der Bildung der Gameten (Keimzellen). Von den Gameten abgesehen sind sämtliche Zellen der Höheren Tiere „diploid", d. h. mit je einem väterlichen und mütterlichen Chromosomensatz versehen. (Paarweise Identität von Chromosomen an Gestalt erkennbar)
   reine Diploidie: Höhere Tiere, Mensch
c) weder direkt nach noch unmittelbar vor der Zygotenbildung, sondern mitten im Generationszyklus.
   diploide Phase der Zellgeneration: Befruchtung bis Reduktionsteilung, „Sporophyt"
   haploide Phase der Zellgeneration: Reduktionsteilung bis Befruchtung, „Gametophyt"

Wechseln dabei tatsächlich zwei sich verschiedenartig fortpflanzende Generationen ab, so spricht man von einem **Generationswechsel**
Diplo-Haploidie: viele Algen, Pilze, Höhere Pflanzen (Abb. 40)

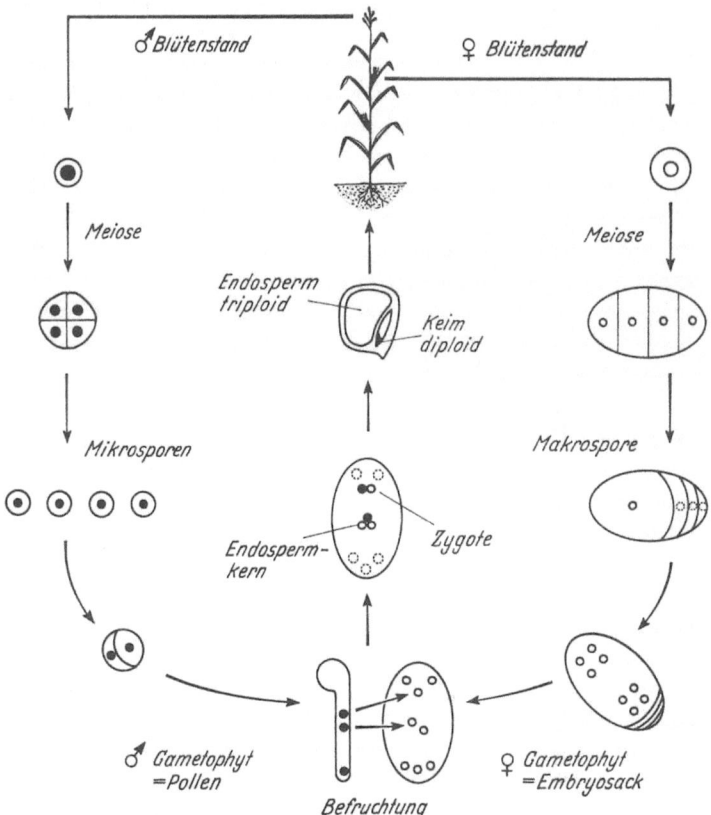

Abb. 40. Generationszyklus beim Mais. (Aus BRESCH-HAUSMANN)

2.2.9 Parameiotische Systeme

Auch bei Lebewesen ohne sexuelle Vermehrung kann es unter Umständen zu einer Übertragung von genetischem Material kommen, zur Rekombination des Erbgutes verschiedener Individuen. Bei Bakterien gibt es hierfür drei Möglichkeiten:
Konjugation: Genübertragung unter Ausbildung einer plasmatischen Verbindung zwischen zwei Bakterienzellen (einem Sexualakt vergleichbar).
Transformation: Beweis, daß DNA die stoffliche Grundlage der Gene ist (AVERY 1944). Werden zellfreie Extrakte virulenter Pneumokokken gleichzeitig mit lebenden nicht krankmachenden Pneumokokken einem Versuchstier injiziert, so kommt es zu einer Erkrankung. Man nimmt an, daß die DNA-Moleküle des Extraktes von den „harmlosen" Pneumokokkenzellen aufgenommen werden und es dann zu einer Rekombination zwischen dem aufgenommenen DNA-Fragment und dem Genom der Zelle kommt; dadurch wird die übertragene Merkmalsanlage erblich.
Transduktion: Bakteriophagen sind die Viren der Bakterien (vgl. 7.3.1). „Virulente" Phagen verursachen in den Wirtszellen die Bildung neuer Phagenpartikel mit Eiweißhülle und es kommt schließlich zur Zerstörung der befallenen Zelle = Lyse (lytischer Cyclus). Es gibt aber auch *„temperente"* Phagen, deren DNA nicht den oben geschilderten Prozeß auslöst, sondern als sog. *„Prophage"* in das ringförmige Bakteriengenom eingebaut und damit auch repliziert wird, ohne daß das der Bakterienzelle schadet (lysogener Cyclus). Tritt ein solcher Prophage wieder aus dem Bakteriengenom aus, so werden temperente Phagen wieder virulent, es kommt zur Lyse der Wirtszelle. Hierbei kann es gelegentlich dazu kommen, daß kleine Stücke der Wirts-DNA von der Bakteriophagen-DNA mitgeschleppt werden und mit dem Prophagen in das Genom einer anderen Bakterienzelle eingebaut werden. So können temperente Phagen Bakterien-Gene übertragen = Transduktion. Es handelt sich hierbei um eine weitere Möglichkeit eines parameiotischen Vorganges, der nicht verwechselt werden darf mit dem Phänomen der **Konversion.** Hierbei üben Gene des Prophagen selbst Wirkungen in der Bakterienzelle aus. Bei Diphtheriebakterien werden z. B. die Toxine durch die Gene eines Prophagen produziert. Nur lysogene Zellen dieser Bakterien sind also krankheitserregend. Wird der Prophage verloren, kann das Bakterium keine Toxine mehr produzieren (Abb. 41).

Episomen sind kleine DNA-Moleküle im Cytoplasma der Bakterienzelle, neben dem eigentlichen Bakterienchromosom. Unter bestimmten Umständen können sie in dieses eingebaut werden. Auch Prophagen sind solche Episomen, die ins Chromosom eingebaut vorliegen. Episomen sind also Zusatzchromosomen von Bakterien (ohne Rücksicht auf ihre Einbaubarkeit).

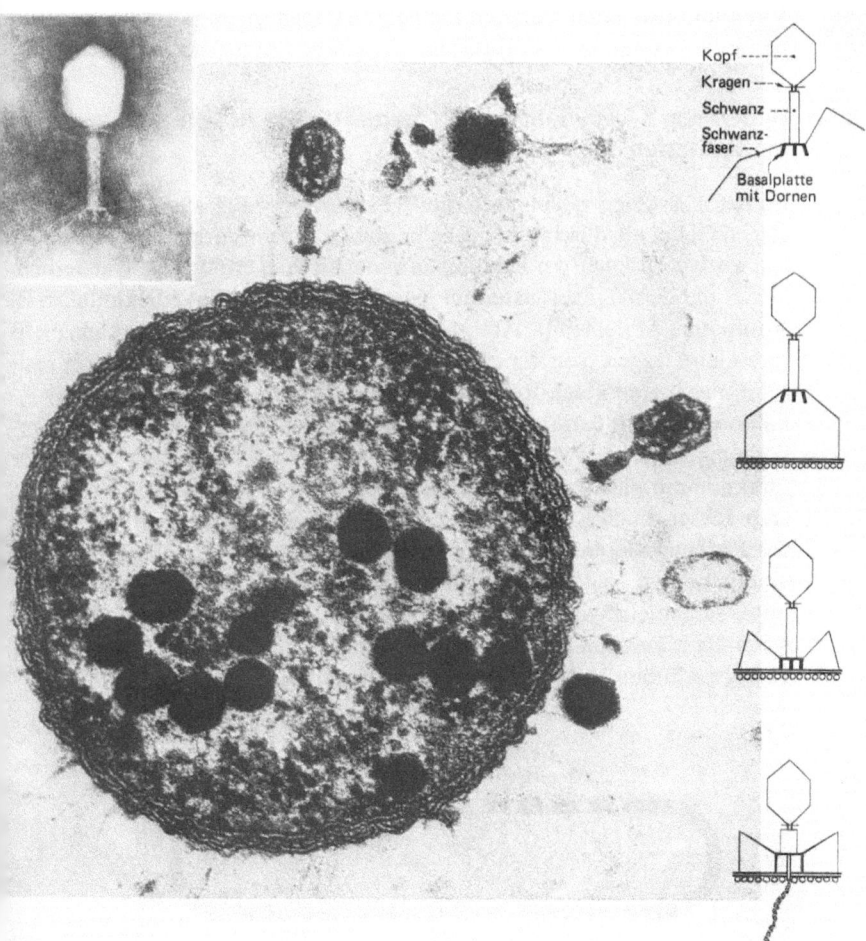

Abb. 41. Querschnitte durch eine vom Phagen T2 infizierte Coli-Zelle (Dünnschnittpräparat). Die Zellwand (außen) und Zellmembran (innen) sind erkennbar. Die großen schwarzen Flecken sind neue, schon mit DNA gefüllte Phagenköpfe. Außerhalb der Zelle sind adsorbierte Phagen sichtbar. Ein einzelner Phage (nicht als Schnitt!) ist links oben eingesetzt. Zur Adsorption heften sich die Phagen zunächst mit ihren Schwanzfasern (im Bild an Mückenbeine erinnernd), dann mit den Dornen der Basalplatte an die Zellwand an. Durch Kontraktion des äußeren muskelartigen Organells des Schwanzes („sheath") wird die innere Proteinröhre zur Injektionsnadel, durch die das Phagen-Genom in die Zelle gelangt. Die fast leeren Phagenköpfe erscheinen im Schnitt als Sechsecke. In Wirklichkeit sind sie Ikosaeder mit verlängerten Seitenwänden. Vergr. ca. 130000 ×. Präparat und Foto: L. SIMON. (Aus BRESCH-HAUSMANN)

Viren und Bakterien mutieren wie höhere Organismen. Bei Bakterien sind besonders Mutationen zu Resistenz (gegenüber Arzneistoffen) wichtig.

2.2.10 Bedeutung parameiotischer Vorgänge für die Resistenzentwicklung bei Bakterien

Zu den Episomen zählen auch die R-Faktoren (= Resistenzfaktoren). Sie tragen Gene, die durch Bildung einer plasmatischen Verbindung (Sexualpilus) die Übertragung der Faktoren in andere Zellen ermöglichen; außerdem Gene, die dem Trägerbakterium eine Resistenz gegen Arzneimittel, z. B. Antibiotika, verleihen (s. Abb. 42). Der gleiche Resistenzfaktor kann mehrere Gene tragen, von denen jedes gegen ein anderes Antibiotikum resistent macht (Mehrfach-Resistenz). Die große Gefahr von seiten dieser R-Faktoren besteht darin, daß z. B. nichtpathogene Bakterien unserer Darmflora gegen mehrere Antibiotika resistent sein können. Kommt es zu einer Infektion mit einem − zunächst nicht resistenten − Krankheitserreger, so kann dieser durch Kontakt mit den nichtpathogenen Bakterien im Körper des Patienten deren Resistenz übertragen bekommen. Ergebnis: die Antibiotikatherapie schlägt fehl. „Nutritive" Dosen von Antibiotika zum Tierfutter stellen eine wichtige Verbreitungsursache dar für Faktoren mit mehreren Resistenzgenen. Eine weitere Gefahrenquelle ist die Verordnung *gleicher* Antibiotika in Tier- und Humanmedizin.

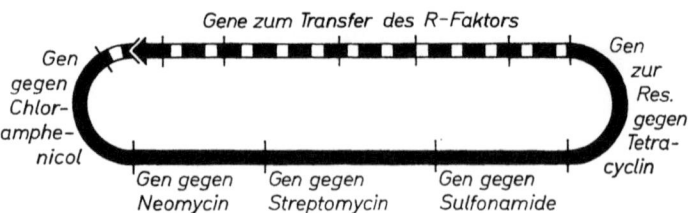

Abb. 42. Beispiel eines R-Faktors mit angeschlossenen Genen zur Resistenz gegen 5 verschiedene Pharmaka. (Aus BRESCH-HAUSMANN)

2.3 Molekulare Grundlagen

2.3.1 Struktur der Desoxyribonucleinsäuren

Zuckerbaustein ist, wie schon der Name sagt, die 2-Desoxy-D-ribose (vgl. 1.5.2). Der Phosphatrest (P) jedes Nucleotids ist mit dem Zucker (Z) des nächsten Nucleotids verbunden. Durch die Bildung derartiger Diesterbin-

dungen der Phosphorsäure entstehen Kettenmoleküle aus vielen Nucleotiden; das Grundgerüst der Kette wird von abwechselnden Phosphat- und Zuckerresten gebildet.
An Purinbasen enthalten Desoxyribonucleinsäuren Adenin (A) und Guanin (G), an Pyrimidinbasen Cytosin (C) und Thymin (T). Siehe Abb. 43. Base und Zucker sind N-glykosidisch verknüpft. Die Reihenfolge der Ba-

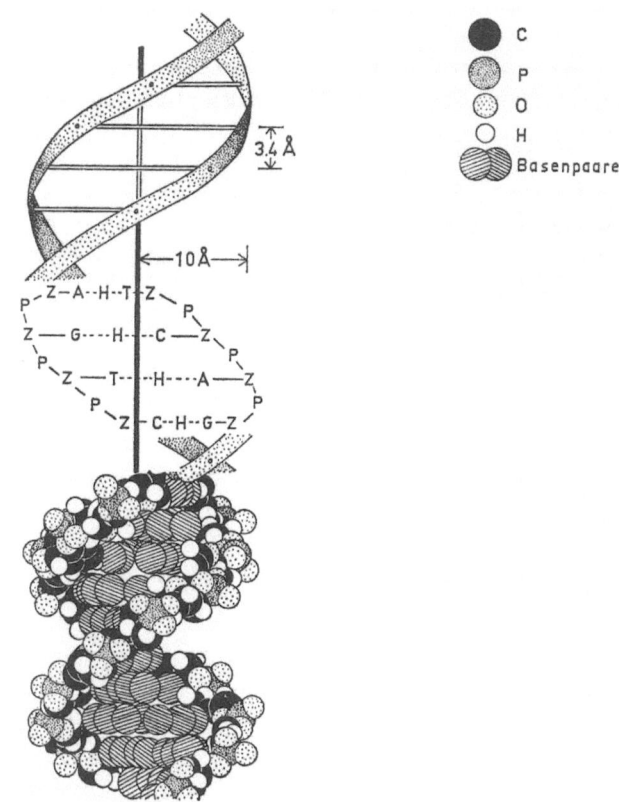

Abb. 43. Drei verschiedene Möglichkeiten, die Doppelhelix-Struktur der DNA im Modell wiederzugeben: Oben: Die Spiralbänder repräsentieren die Phosphat-Zukker-Sequenz, die Querbalken repräsentieren die Basenpaarung zwischen A und T bzw. G und C. Mitte: Die Bausteine werden durch Buchstaben symbolisiert: P = Phosphat; Z = Desoxyribose; A = Adenin; T = Thymin; G = Guanin; C = Cytosin; H = Wasserstoff. Unten: Raumfüllendes Atomkalottenmodell. (10 Å = 1 nm) (Nach SWANSON, 1960, aus MOHR)

sen, die sogenannte „Basensequenz" bestimmt die **Primärstruktur** der Nucleinsäuren, z. B.: T−C−U−T−A

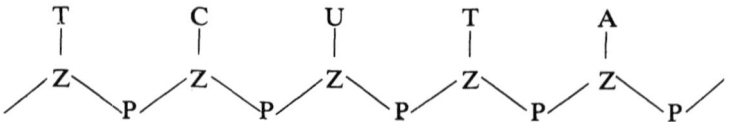

DNA ist eine relativ starke Säure: die vielen Phosphatgruppen sind unter physiologischen Bedingungen dissoziiert. Bei Eukaryonten ist die DNA durch basische Proteine neutralisiert, besonders durch **Histone** (reich an Arginin und Lysin).

Die **Sekundärstruktur der DNA** konnte erst 1953 mittels Röntgenstrukturanalyse aufgeklärt werden: DNA besteht stets aus zwei parallel liegenden

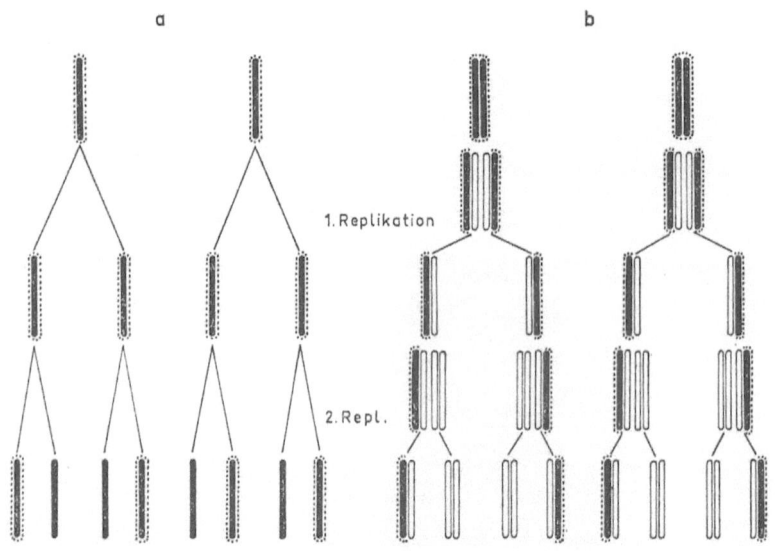

Abb. 44a u. b. Modellhafte Darstellung der Replikation und Segregation der DNA in den Chromosomen „höherer" Organismen (z. B. in den Wurzelspitzen von Vicia faba). − Die Zellen teilen sich zunächst einige Male in einem Medium, das radioaktiv markiertes Thymidin enthält. Vor Beginn der „1. Replikation" werden die Zellen in ein „kaltes" Medium, d. h. in ein Medium mit unmarkiertem Thymidin, überführt. − **a** Cytologisch-autoradiographisch beobachtbare Daten. Die radioaktiv markierten Chromosomen sind durch die punktierte Umrandung angedeutet. − **b** Deutung der Beobachtungsdaten auf dem Niveau der Chromatiden. Radioaktiv markierte Chromatiden sind schwarz, unmarkierte sind weiß gehalten. − Resultat: Semikonservative Replikation der DNA und der Chromosomen. (Nach HESS, 1966, aus MOHR)

Polynucleotidsträngen, die zu einer Doppelspirale (Doppelhelix) gewunden sind. Die beiden Stränge werden durch Wasserstoffbrücken zusammengehalten, die zwischen A und T einerseits sowie zwischen G und C andererseits bestehen. A und T, bzw. G und C werden daher auch als „komplementäre Basen" bezeichnet. Infolge der Paarung der sich räumlich ergänzenden Basen ist gewährleistet, daß die aus Phosphat-Zucker-Einheiten bestehenden Seitenstränge stets gleichen Abstand voneinander haben, nämlich ca. 1,1 nm (der äußere Durchmesser der Doppelhelix beträgt 2 nm). Die Basenpaare sind eben und zur Achse der Doppelhelix senkrecht angeordnet. In der DNA aller untersuchten Organismen ist infolge dieser Sekundärstruktur das molare Verhältnis von G zu C sowie das von A zu T stets 1. Auf eine Windung der Doppelhelix entfallen 10 Basenpaare, das entspricht einem Abstand von 3,4 nm. Die beiden zusammengehörigen Stränge der Doppelhelix sind komplementär gebaut: bei dem einen erfolgt die Verknüpfung in der Zuckerphosphatkette 3'→5' (betrifft Stellung am Zucker), bei dem anderen Strang 5'→3'; man spricht daher auch von antiparallelen Strängen von entgegengesetzter Polarität. (Am 3'-Ende der Kette befindet sich eine freie OH-Gruppe am C-3, am 5'-Ende eine Orthophosphatgruppe am C-5 der Desoxyribose). Wechselwirkungen zwischen den übereinander „gestapelten" Basen halten, neben Wasserstoffbrücken, die Stränge zusammen = Stapelkräfte (stacking forces). (Abb. 44, 45).

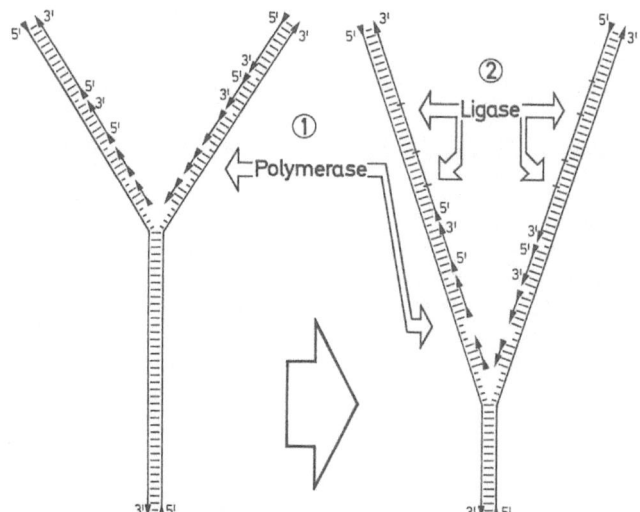

Abb. 45. Schema der postulierten konsekutiven Wirkung von Polymerase und Ligase bei der in vivo DNA-Replikation. (Aus BRESCH-HAUSMANN)

2.3.2 Struktur der Ribonucleinsäuren

Ihre Primärstruktur gleicht der der Desoxyribonucleinsäuren, nur daß hier der Zuckerbaustein D-Ribose ist, und die Pyrimidinbase Thymin gegen Uracil „ausgetauscht" ist.

Boten—RNA (= messenger—RNA, m—RNA) und Ribosomen—RNA (= r—RNA) bestehen aus je einem geraden Polynucleotidstrang (Abb. 46). Die Transfer—RNA (= t—RNA) hingegen besteht aus einem Polynucleotidstrang, der „kleeblattartig" gefaltete Sekundärstruktur aufweist. Teile von t-RNA-Molekülen bilden hierbei DNA-artige Doppelhelices mit Basenpaarung.

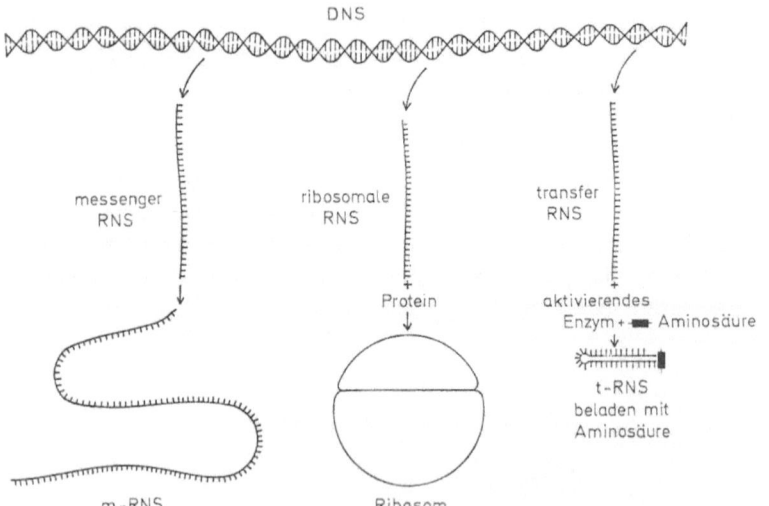

Abb. 46. Für die Proteinsynthese sind mehrere RNA-Typen erforderlich. Sie werden alle an der DNA gebildet. — Jede messenger RNA (= mRNA) codiert die Aminosäuresequenz eines Proteins. — Die ribosomale RNA (= rRNA) ist ein Konstituent der Ribosomen. — Die transfer RNA (= tRNA)-Moleküle werden unter dem Einfluß eines aktivierenden Enzyms mit der Aminosäure, für die sie spezifisch sind, beladen (in Anlehnung an GORINI, 1966). Das „Haarnadelmodell" der tRNA ist wahrscheinlich nicht richtig. Neuerdings wird das „Kleeblatt-Modell" vorgezogen. Dieses Modell ist jedoch für die einfache, prinzipielle Darstellung weniger geeignet. (Aus MOHR)

2.3.3 Beweise für die Rolle der Nucleinsäuren als Träger genetischer Information

Der entscheidende Beweis, daß DNA die stoffliche Grundlage der Gene ist, gelang AVERY 1944 mit seinem Transformationsversuch an Pneumokokken (s. 2.2.9).
Ein zweiter Beweis ist die Phageninfektion, bei der DNA in die Bakterienzelle „injiziert" wird, während die Proteinhülle des Phagen außerhalb der Zelle bleibt (s. Abb. 41).
Ein dritter Beweis ist die Konstanz der DNA-Menge pro Zelle.
Ein vierter Beweis die Stabilität der DNA im Stoffwechsel. (Die Konstanz resultiert nicht aus einem Gleichgewicht zwischen Auf- und Abbau, sondern die DNA wird nicht verstoffwechselt).

2.3.5 Ein Gen — Ein Polypeptid — Hypothese

Der Organismus benötigt für den Aufbau einer jeden spezifischen Polypeptidkette die genetische Information für die richtige Reihenfolge der Aminosäuren. Auch die Reihenfolge der Basen in der DNA bzw. RNA ist spezifisch. Die Nucleinsäuren sind Träger der genetischen Information. Hier liegt der Ansatzpunkt für das zentrale Dogma der Molekularbiologie: Es gibt eine Gen-Wirkkette, den Weg vom Genotyp zum Phänotyp. Der Aufbau aller Zellen, die Steuerung und die Durchführung aller Stoffwechselfunktionen wird von jeweils spezifischen Proteinen (die aus Polypeptiden aufgebaut sind) getragen (Abb. 47).

2.3.4 Der genetische Code

Bei der Proteinsynthese determiniert die Sequenz von drei Basen (Triplett oder Codon genannt) eine Aminosäureart. So ist der genetische Schlüssel = genetische Code für z. B. Alanin durch das Triplett GCU gegeben, für z. B. Phenylalanin durch UUU.

Codon = Triplett der Messenger-RNA
Codogen = dem Codon entsprechendes komplementäres Triplett der DNA
Anticodon = komplementäres Triplett der Transfer-RNA.

2.3.6 Proteinbiosynthese

Bei der Proteinbiosynthese (Abb. 46, 47) wird durch die **Transkription** die genetische Information von der DNA auf die m-RNA übertragen. Beim Vorgang der **Translation** erkennen „Codon" und „Anticodon" einander, die Aminosäuren werden folglich in **der** Reihenfolge zur Polypeptidkette verknüpft, wie das genetisch vorgesehen ist. Es entstehen so die „richtigen" Proteine, wozu auch die Enzyme zählen und so werden **die** Stoffwechselreaktionen ermöglicht und **der** Aufbau der Zellen, der für den betreffenden Organismus spezifisch ist (Abb. 32).

Der DNA kommt also nicht nur eine autokatalytische Funktion zu bei der Replikation in der S-phase des „Arbeitskernes" zwischen zwei Zellteilungen (S-phase = Synthesephase, vgl. 2.2.2 Interphase), sondern auch eine heterokatalytische Funktion bei der Realisierung der genetischen Information. Auch hier wird − wie bei der Replikation der DNA − der DNA-Doppelstrang enzymatisch unter Trennung der Wasserstoffbrücken zwischen den Basenpaaren partiell geöffnet, vergleichbar der Öffnung eines „Reißverschlusses". Weitere Enzyme führen Nucleotide mit den komplementären Basen heran und verknüpfen sie zu einem komplementären neuen Einzelstrang. Im Falle der Replikation der DNA resultieren auf diese Weise aus einem Doppelstrang zwei Doppelstränge, von denen jeder eine

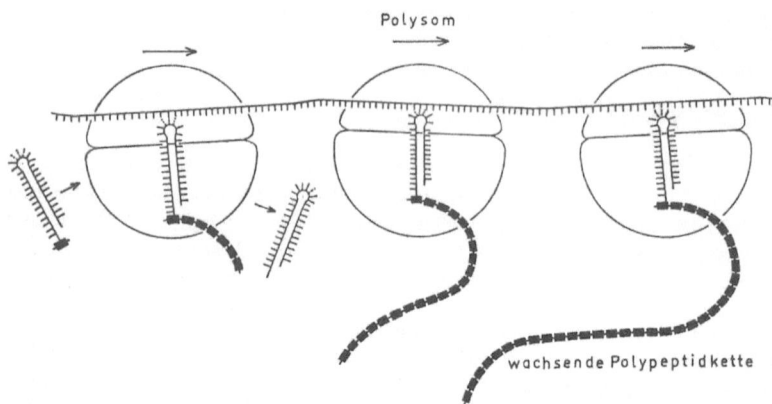

Abb. 47. Die Übersetzung (Translation) der genetischen Information von der mRNA in Protein macht die Anordnung von Aminosäuren zu einer Polypeptidkette in einer Sequenz erforderlich, die durch die Codon-Sequenz der mRNA gegeben ist. Die mit der jeweiligen Aminosäure beladenen tRNA-Moleküle erkennen mit ihrem Anticodon das für die Aminosäure spezifische Codon. Diese Vorgänge spielen sich im Bereich der Ribosomen ab. In dem Modell kommt die Auffassung zum Ausdruck, daß die Ribosomen während der Polypeptidsynthese an der mRNA entlanglaufen. (In Anlehnung an GORINI, 1966, aus MOHR)

„alte" und eine „neue" Hälfte aufweist. Bei der Transkription entsteht ein komplementärer Einzelstrang von Boten-RNA (= m-RNA), dessen Basensequenz durch diesen Synthesemechanismus genau von einem Polynucleotidstrang der DNA, dem sogenannten „codogenen" diktiert ist; seine Basensequenz ist also genetisch gesteuert. RNA-Polymerase heißt das Enzym, das die entsprechenden Nucleotide zur m-RNA verknüpft. (Statt Thymin- Uracil-Nucleotide, vgl. 1.5.2 und 2.3.2). Die m-RNA verläßt den Zellkern und lagert sich im Cytoplasma an Ribosomen, und zwar an deren kleinere Untereinheit an. Die Transfer-RNA hat inzwischen aus dem Aminosäurepool der Zelle je eine bestimmte Aminosäure gebunden (sie verfügt über eine „Erkennungsstelle" und eine „Anheftungsstelle" für eine bestimmte Aminosäure), transportiert sie zu den Polysomen (vgl. 1.6.6) und lagert sich mit ihrem Anticodon an die entsprechende Codon-stelle der m-RNA. So ist eine bestimmte Aminosäuresequenz in der wachsenden Polypeptidkette sichergestellt. Jede neue Aminosäure wird durch eine Peptidbindung der vorherigen „angehängt". Die m-RNA gleitet bei diesem Vorgang langsam entlang der Ribosomen weiter. An einem Ribosom finden immer nur zwei Tripletts der m-RNA Platz (durch das „Weitergleiten" ist die laufende Verlängerung der Polypeptidkette möglich). Die Steuerung der Aminosäuresequenz durch die Basensequenz der RNA wird **Translation** genannt.

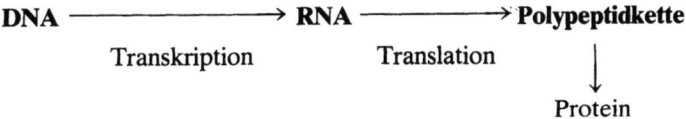

Für die Regulation der Transkription sind repetitive Sequenzen der DNA verantwortlich. Dieses Phänomen gibt es nur bei Eukaryonten. Deren DNA enthält sich häufig wiederholende Nucleotidsequenzen (= repetitive DNA). Die dazwischen liegenden Abschnitte der DNA sind nicht transkribierbar. (Nicht die gesamte DNA ist eine Aneinanderreihung von Genen, Gene sind nur bestimmte DNA-Abschnitte). Die DNA wird von 3' nach 5' abgelesen (das betrifft die Stellung am Zucker in der Zucker-Phosphat-Kette). Die RNA-Polymerase synthetisiert in Richtung 5' → 3'.
Die DNA ist also zur Bildung von RNA-Matrizen befähigt, nach deren Muster die Eiweiße gebildet werden. Neben den Strukturgenen (= Cistron) gibt es auch Regulatorgene, die darüber entscheiden, ob und wann ein Strukturgen aktiv wird (s. Abb. 55 und S. 97).

2.4 Veränderungen des Erbgutes = Mutationen

2.4.1 Mutation, Selektion, Evolution

Die Mutation, die Veränderung des Erbgutes, ist die Grundlage jeder Evolution. (Näheres s. unter 7.1)

2.4.2 Spontane und induzierte Mutation; Mutagene

Spontane Mutationen entstehen „von selbst".
Mutagene nennt man physikalische oder chemische Mittel, die Mutationen induzieren können. Hierzu zählen:
1) die mutagene Strahlung (ionisierende Strahlen, UV-Licht)
2) Radiomimetika wie Senfgas, Äthylmethansulfonat u. a.
3) Metaphase- oder Spindelgifte wie Colchicin
4) Salpetrige Säure und Hydroxylamin.

2.4.3 Generative und somatische Mutation

Während die somatische Mutation in Körperzellen stattfindet, ereignet sich die generative Mutation in der Keimbahn, in der Zellfolge, an deren Ende die Meiose steht.

2.4.4 Mutationsraten

Die Mutationsrate bei spontanen Mutationen liegt bei etwa 0,005–0,00005%. Wesentlich höher liegt sie bei induzierten Mutationen.

2.4.5 Genommutationen

Genommutation ist eine Veränderung in der Zahl der Chromosomen (Abb. 48). Eine Genom-Mutation ist z. B. die **Polyploidie.** Von den Mutagenen bewirkt Colchicin Genom-Mutationen, u. zw. Polyploidie. Es hemmt die Aggregation des Tubulins, löst die Spindelmikrotubuli auf. Ist der normale Chromosomensatz vorhanden, so spricht man von **Euploidie.**
Aneuploidie kann bei der Reduktionsteilung von Pflanzen mit ungerader Zahl von Chromosomensätzen, z. B. bei Triploidie, auftreten: es kommt zu unregelmäßiger Verteilung der Chromosomen auf die Tochterzellen; es ist keine normale Weiterentwicklung möglich. Zu den Genom-Mutationen gehören auch numerische Chromosomenanomalien beim Menschen, z. B. Trisomie 21-Syndrom (= „Mongolismus").

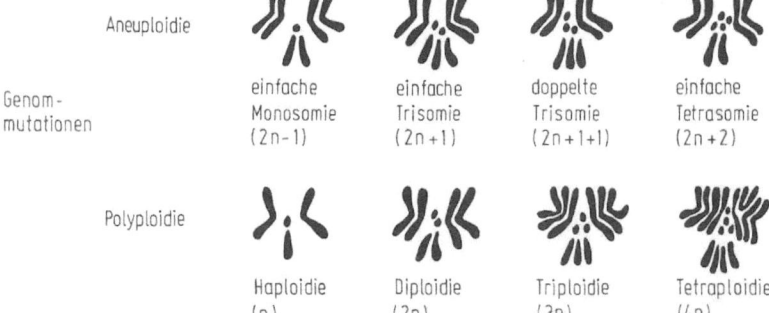

Abb. 48. Genommutationen. (Nach LÜERS, SPERLING und WOLF, aus HEBERER)

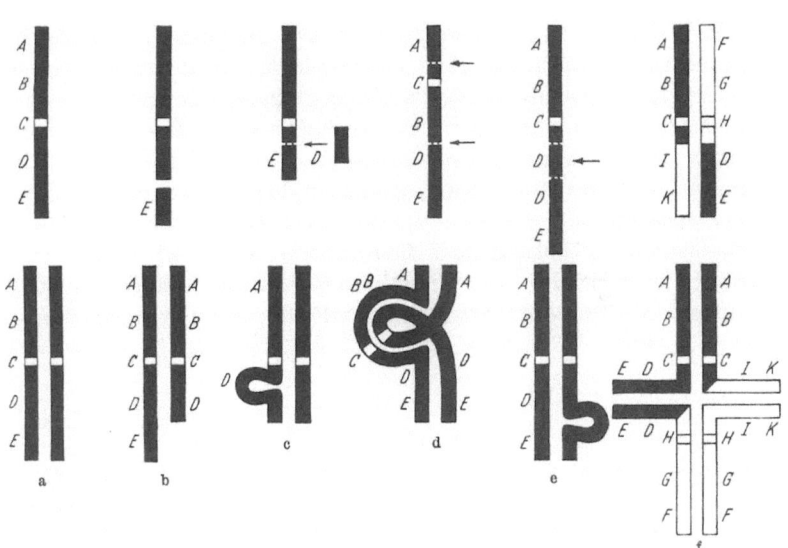

Abb. 49 a–f. Schema der verschiedenen Typen von Chromosomenmutationen. Die obere Reihe zeigt die Einzelchromosomen mit ihren spontanen oder artifiziellen Veränderungen. Die untere, jeweils zugehörig, deren Konjugationsweise mit einem normalen Chromosom. In der unteren Reihe, in den Paarungsbildern, steht links (a–e) stets das normale Chromosom. Bei f sind von zwei nichthomologen Einzelchromosomen Stücke transloziert; unten zeigt sich die Konjugationsweise mit den normalen homologen Chromosomen. **a** normales Chromosomenpaar; **b** Fragmentation; **c** Deletion; **d** Inversion; **e** Duplikation; **f** reziproke Translokation. (Aus OEHLKERS)

2.4.6 Chromosomenmutationen

Chromosomenmutationen (Abb. 49) entstehen z. B. durch das Zerbrechen von Chromosomen, durch „illegitimes", d. h. an nicht-homologen Stellen erfolgendes crossover. Dabei kann es zu **Deletion** = Bruchstückverlust, **Defizienz** = Verlust eines Chromosomenendstückes kommen, zur **Inversion** = Umkehrung eines Chromosomenabschnittes oder zu **Translokation** = Bruchstückverlagerung (Duplikation ist die Anheftung eines zusätzlichen Bruchstückes). Chromosomenmutationen können durch mutagene Strahlung ausgelöst werden.

2.4.7 Genmutationen

Genmutationen rufen keine mikroskopisch sichtbaren Veränderungen hervor. Wird nur eine einzelne Base eines Gens verändert, spricht man von **Punktmutation,** wird eine größere Strecke verändert von **Blockmutation.** Punktmutationen sind die Ursache zahlreicher Krankheiten, die durch Enzymdefekte und dadurch bedingte Stoffwechselstörungen hervorgerufen werden. Gen-Mutationen können sowohl durch mutagene Strahlung wie UV-Strahlung ausgelöst werden, wobei es z. B. zur Dimerisierung zweier benachbarter Thymin-Moleküle kommen kann, oder durch salpetrige Säure (oder Hydroxylamin), die zu einer Basendesaminierung führen. Folge: Basenaustauschmutation. Auch alkylierende Agentien wie z. B. Dimethylsulfat wirken als Mutagene, verändern die Basen. Basenanaloge, z. B. 5-Brom-Uracil, ein Struktur-Analagon vom Thymin, wird in das DNA Molekül eingebaut und verursacht auf diesem Wege Mutationen, sofern durch eine tautomere Umlagerung in die Enolform die Ausbildung von 3 Wasserstoffbrücken möglich wird; das führt zur Paarung mit Guanin statt mit Adenin. Manche Mutationen werden von „Reparaturenzymen" korrigiert.

3 Physiologie

3.1 Wachstums- und Entwicklungsphysiologie

Leben ist ein dynamisches Geschehen, kein statisches. Jedes Lebewesen befindet sich in ständiger Entwicklung: Das gilt für Einzeller ebenso wie für vielzellige Organismen. Bei ihnen entwickelt sich aus der befruchteten Eizelle (Zygote), in der die gesamte genetische Information enthalten ist, wieder nach und nach die vollständige „erwachsene" Pflanze, der vielzellige „Organismus". Dieses Heranwachsen der Pflanze wird durch *Wachstum* und *Differenzierung* möglich.

3.1.1 Wachstumsphasen

Das Wachstum − besonders gut bei Mikroorganismen beobachtbar − erfolgt in verschiedenen Wachstumsphasen (vgl. Abb. 50)
a) Anlauf-Phase
b) logarithmische oder exponentielle Phase
c) stationäre Phase
d) Absterbephase: bei Zellpopulationen in Suspension, z. B. Bakterienkulturen

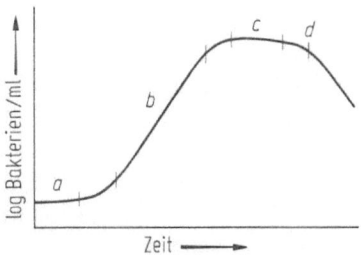

Abb. 50. Phasen des Wachstums in statischer Kultur. *a* Anlaufphase, [Beschleunigungsphase] *b* Exponentielle Phase, [Verlangsamungsphase] *c* Stationäre Phase, *d* Absterbephase. (Nach BENDER)

Das Wachstum verschiedener Organismen oder eines Organismus unter verschiedenen Bedingungen läßt sich nur auf der Grundlage der Wachstumsrate während der logarithmischen Phase vergleichen. Trägt man die Meßwerte des Wachstums auf die Ordinate in logarithmischem Maßstab gegen die Zeit auf, so erhält man eine Gerade, deren Steigung eine Aussage über die Wachstumsrate zuläßt.

Zunächst bilden sich durch Teilung von Zellen (**Teilungswachstum**) neue Zellen, die wiederum zur ursprünglichen Größe der Mutterzelle heranwachsen (**Plasmawachstum**). Das ist nur mit Hilfe eines intensiven und komplizierten Baustoffwechsels möglich.

Während bei diesem embryonalen Wachstum – hierzu sind alle Zellen des Embryo fähig sowie die sog. Meristeme (s. 5) – die **Zellzahl** vermehrt wird, kommt es beim postembryonalen Wachstum, beim Übergang in den Dauerzustand, zu einer Zunahme der **Zellgröße;** unter reichlicher Wasseraufnahme bilden sich bei der Pflanzenzelle die großen Zellsaftvacuolen aus. In der Regel wird bei der Volumenzunahme der Zelle eine Richtung bevorzugt, so daß dieser Prozeß auch den Namen **Streckungswachstum** trägt. Pflanzen verfügen über eine hohe Wachstumsintensität, das kommt auch in der Bezeichnung „Gewächse" zum Ausdruck. Die Entwicklung eines Organismus ist aber nicht allein von Wachstumsvorgängen bestimmt, sondern ebenso durch Differenzierung, die mit dem Wachstum einhergeht (**Differenzierungswachstum**). Davon sind sowohl Einzelzellen wie Gewebe betroffen (Zell- und Gewebedifferenzierung). Nur durch eine Differenzierung hinsichtlich Aussehen und Leistung entwickelt sich ein „Organismus" anstelle eines „Zellhaufens". Wesentlich ist ferner die Regulation des Wachstums. So kann die Intensität der Zellteilung reguliert werden, auch Ausmaß und Art des Zellwachstums. Das Wachstum und seine Regulation wird von endogenen und exogenen Wachstumsfaktoren beeinflußt.

Endogene Wachstumsfaktoren

Endogene Wachstumsfaktoren sind die **Phytohormone.**

Auxine. Das Streckungswachstum ist vor allem auch ein Wachstum der Zellwand (s. 1.3), das vom Protoplasten der Zelle gesteuert wird, u. zw. mit Hilfe von Auxinen.

β – Indolylessigsäure = IES (Schema 29)
ist das bekannteste Streckungswuchshormon.

Die Photooxidation der Indolylessigsäure führt zu einem Inhibitor des Streckungswachstums. Darauf basiert eine Regulierungsmöglichkeit der Wirksamkeit dieses Wuchshormons.

Phytohormone sind auch für die korrelative Steuerung der Organentwicklung verantwortlich, so z. B. die Apikaldominanz: Seitenknospen treiben erst aus, wenn der apikale (an der Spitze) Vegetationspunkt „geköpft" wurde.

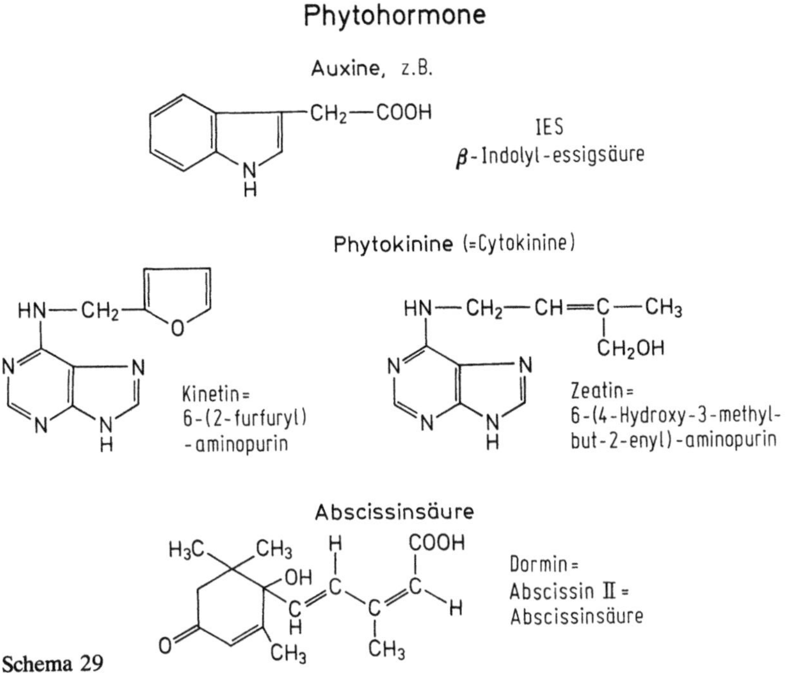

Phytohormone
Auxine, z.B.
CH2—COOH
IES
β-Indolyl-essigsäure
Phytokinine (=Cytokinine)
HN—CH2
Kinetin=
6-(2-furfuryl)
-aminopurin
HN—CH2—CH=C—CH3
CH2OH
Zeatin=
6-(4-Hydroxy-3-methyl-
but-2-enyl)-aminopurin
Abscissinsäure
H3C
CH3
OH
COOH
CH3
Dormin=
Abscissin II=
Abscissinsäure

Schema 29

Die Wanderung des Auxins in die Streckungszonen erfolgt ausschließlich in basipetaler Richtung (d. h. von oben nach unten). Wichtigstes Untersuchungsobjekt der Wuchsstoff-Forschung wurde die Hafer-Coleoptile (= Keimblattscheide). Auch hier ist das Wuchsstoffzentrum die Spitzenregion, wie sich durch einen Dekapitierungsversuch nachweisen ließ (s. Abb. 51). Dieser als *Avena*-Test bezeichnete Versuch ermöglicht eine besonders empfindliche quantitative Prüfung der Auxinwirkung. In höheren Konzentrationen wirkt Auxin wachstums-hemmend. Für Sprosse liegt das Optimum der wachstumsfördernden Auxinwirkung bei einer Konzentration von 10^{-5} mol.

Zweikeimblättrige Pflanzen reagieren auf die hemmende Wirkung hoher Wuchsstoffkonzentrationen empfindlicher als einkeimblättrige: darauf basiert der Einsatz von Herbiziden (= Unkrautbekämpfungsmitteln) in Getreidefeldern (z. B. 2,4-Dichlorphenoxyessigsäure).

Neben dem Streckungswachstum kann ein Auxin auch die meristematische Tätigkeit (d. h. das Teilungswachstum) anregen („Mitosehormon"). Dies ist besonders wichtig für die Steuerung des sekundären Dickenwachstums (s. 6.2) durch cambiale Gewebeproduktion. Es kann ferner bei Stecklingen zur raschen Wurzelbildung führen. IES wirkt jeweils nur als „Auslöser", die

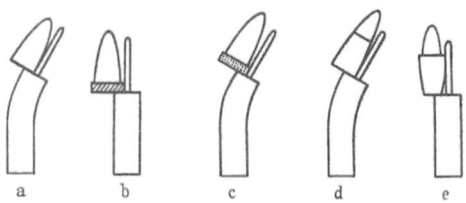

Abb. 51. a Abgeschnittene Coleoptilspitzen (= Keimscheide) von Avena (= Hafer) seitlich dem Coleoptilstumpf aufgesetzt, ergibt eine einseitige Wuchsstoffleitung und damit eine Krümmung; **b** zwischen Coleoptilspitze und -stumpf ein Glimmer- oder Metallplättchen verhindert die Leitung; **c** zwischen Coleoptilspitze und -stumpf ein Agarplättchen läßt die Leitung erfolgen; **d** zwischen Coleoptilspitze und -stumpf ein zwischengeschaltetes Coleoptilzylinderchen in normaler Lage läßt die Leitung erfolgen; **e** zwischen Coleoptilspitze und -stumpf ein Coleoptilzylinderchen in inverser Lage verhindert die Leitung. (Nach POHL, aus OEHLKERS)

ausgelöste Reaktion ist von dem spezifischen Differenzierungszustand der Zellen und Gewebe abhängig, auf die IES einwirkt.

Auxine können die Bildung von **Äthylen** induzieren, das seinerseits die Wirkungen von Auxinen und Gibberellinen beeinflußt. Äthylen reguliert das Reifen von Früchten.

Cytokinine = Phytokinine lösen Zellteilungen aus, falls IES vorhanden ist. Ein natürlich vorkommendes Kinin ist z. B. das Zeatin = 6-(4-Hydroxy-3-methyl-but-2-enyl)-aminopurin (Schema 29). Phytokinine beeinflussen auch die Samenruhe (ersetzen hellrotes Licht). (Vergleiche 3.1.2).

Kinetin = 6-(2-furfuryl)-aminopurin hingegen ist ein unphysiologisches Abbauprodukt der DNA.

Auch sog. **Wundhormone** wirken teilungsfördernd.

Gibberelline führen zu einer intensiven Internodien- (= Achsenabschnitte zwischen den Knoten)-Verlängerung wachsender Pflanzen. Außerdem lösen sie Blütenbildung aus und stimulieren die Samenkeimung (s. 4.3.1). Werden Reispflanzen von dem Ascomyceten *Gibberella fujikuroi* befallen, so kommt es zur Krankheit der Riesenkeimpflanzen. Diese Beobachtung führte zur Entdeckung dieser Gruppe von Phytohormonen. Die Bildung der Gibberelline läßt sich vom Biosyntheseweg der Terpenoide herleiten (abgeleitet vom Diterpenskelett) (s. Schema 30).

Ein natives Phytohormon mit multipler Wirkung ist die **Abscissinsäure** (= Dormin = Abscissin II), ein in pflanzlichen Geweben weit verbreiteter „Inhibitor". Er hemmt die Genaktivität. Als Antagonist der Gibberelline führt er bei Knospen die Winterruhe herbei (s. Schema 29).

Die Wirkung von Phytohormonen ist vom physiologischen Zustand des Systems abhängig; das wird verständlich bei Betrachtung der molekularen Ebene: Die Wirkung kommt über eine Regulation von Enzymaktivitäten zustande.

Gibberelline

Gibberellinsäure
(Gibberellin A_3)

Gibberellin A_5

Schema 30

Exogene Wachstumsfaktoren

.1.2 Ökologische Faktoren der Entwicklung

Die Entwicklung einer Pflanze wird von inneren und äußeren Einflüssen bestimmt. Jedem Laien ist z. B. bekannt, daß keine Blume ohne Licht gedeihen kann. Äußere Faktoren sind
(A) Licht (Strahlung).
Unter seinem Einfluß wird die Keimung von Samen gefördert oder gehemmt (es gibt Licht- und Dunkelkeimer); differenzieren sich die Proplastiden zu Chloroplasten, wird Chlorophyll synthetisiert; ferner kommt es zur normalen Entwicklung der Blattspreite und zu einer Hemmung der Strekkung der Internodien. Wie sich Mangel an Licht auswirkt, zeigt uns das Auskeimen von Kartoffeln im Keller: Die Triebe bleiben blaß, „vergeilen" (Etiolement), und es bilden sich keine normalen Blattspreiten aus (s. Abb. 52). Wir beobachten den **photomorphogenetischen Effekt:** normale Belichtung wirkt auf das Längenwachstum hemmend. Welches Pigmentsystem vermittelt die Strahlungsabsorption für die Photomorphogenese? Am besten untersucht ist das **Phytochromsystem,** zwei reversibel ineinander überführbare Chromoproteide (Phycobiline, d. h. Tetrapyrrolfarbstoffe), von denen das eine die hellrote Strahlung mit einem Wirkungsmaximum bei 660 nm absorbiert, das andere die dunkelrote Strahlung (Wirkungsmaximum 730 nm).

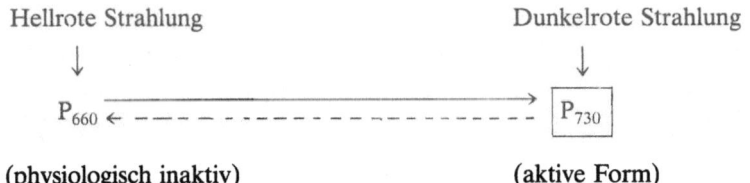

Das Phytochromsystem, auch „Hellrot-Dunkelrot-System" genannt, liegt überwiegend in der physiologisch aktiven Form P_{730} vor.

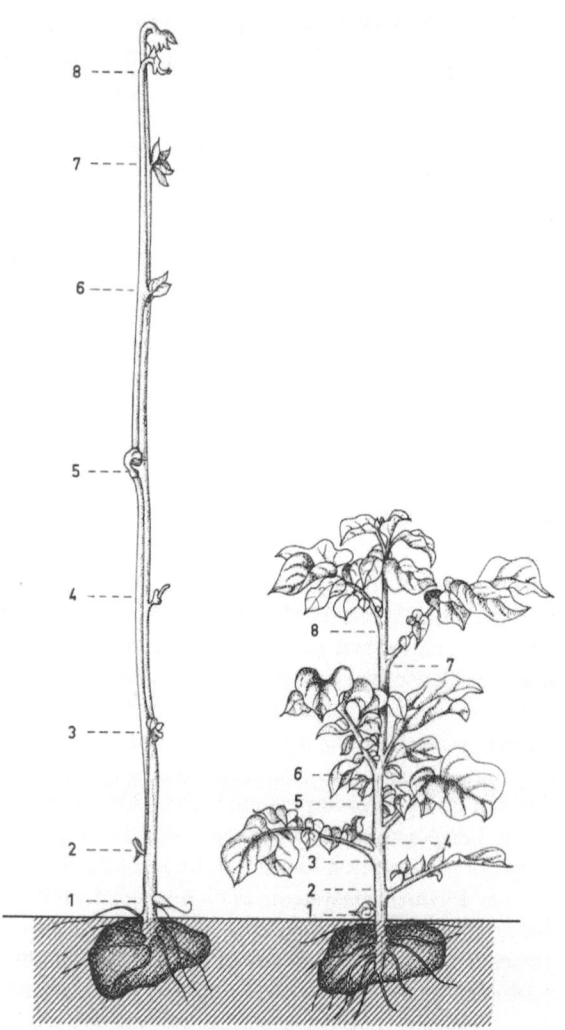

Abb. 52. Etiolement bei der Kartoffel. Die beiden Kartoffelpflanzen (Solanum tuberosum) sind genetisch identisch. Links: Eine etiolierte Dunkelpflanze; rechts: die normale Lichtpflanze. (Nach PFEFFER, 1904). Als Etiolement bezeichnet man die charakteristische Entwicklung einer Pflanze unter Lichtabschluß. (Aus MOHR-SCHOPFER)

„Weißes" Licht, den natürlichen Strahlungsverhältnissen entsprechend, enthält etwa gleiche Mengen an Hellroter und Dunkelroter Strahlung. Aber: Die Quantenausbeute der Reaktion $P_{660} \rightarrow P_{730}$ ist größer als die der

Reaktion in umgekehrter Richtung. Durch P_{730} kommt es zur Aktivierung potentiell aktiver Gene der Pflanze. Das verdeutlicht die Wechselwirkung äußerer und innerer Faktoren bei Vorgängen des Wachstums und der Entwicklung.

(B) Temperatur
Es gibt eine Optimumskurve für das Pflanzenwachstum. Von tiefen Temperaturen (Kältestarre) steigt die Kurve allmählich an, erreicht bei den meisten Höheren Pflanzen ihr Optimum gegen 30° und fällt bei steigenden Temperaturen ziemlich rasch ab (Hitzestarre). Auch Änderungen im Bereich der Gestalt sind auf Temperatureinflüsse zurückzuführen: Thermomorphosen. Beispiel: Bei hohen Nachttemperaturen unterbleibt die Ausbildung von Kartoffeln (Thermoperiodismus). Es gibt auch eine unterschiedliche Temperaturabhängigkeit einzelner Entwicklungsphasen. Beispiel: Wintergetreide. Bei Aussaat im Frühjahr (Fehlen tiefer Temperaturen) blüht es nicht (rechtzeitig), es sei denn, es wurde einer künstlichen Kältebehandlung ausgesetzt = Vernalisation. Sie bewirkt eine Beschleunigung der Entwicklung, früheres Blühen. (Die Kältebehandlung ist manchmal durch Gibberelline ersetzbar).

(C) Schwerkraft
Geomorphosen; Induktion der Dorsiventralität, Polarität. Ursache: asymmetrische Stoffverteilung in der Zelle.

(D) Entwicklungsrhythmen, „Biologische Uhr"
Beispiel: „Photoperiodismus". Langtag-Pflanzen kommen nur bei ausreichender Tageslänge zum Blühen; bei Kurztag-Pflanzen darf hierfür die Dunkelphase eine bestimmte Zeit nicht unterschreiten. Pflanzen, die an jahreszeitliche Rhythmusänderungen angepaßt sind, heißen *Tropophyten*.

Wachstumsfaktoren von Mikroorganismen

Anspruchsvolle Mikroorganismen bedürfen bestimmter Verbindungen, die sie nicht selbst zu synthetisieren vermögen. Solche zusätzlich zu verabreichenden Stoffe werden *Wachstumsfaktoren,* Ergänzungsstoffe oder Suppline genannt. Es kann sich hierbei um Aminosäuren, Vitamine, Purine und andere Substanzen handeln.

Die auf Wachstumsfaktoren angewiesenen Organismen heißen *auxotroph,* (z. B. Stoffwechselmutanten des Pilzes *Neurospora crassa,* eines „Versuchskaninchens" der Genetiker). Ist die Auxotrophie erst durch Mutation entstanden, so wird der Wildstamm, der die Wachstumsfaktoren nicht benötigt, *prototroph* genannt. Zu den Wachstumsfaktoren von Mikroorganismen zählen viele **Vitamine,** die **Bestandteile von Enzymen** darstellen. Bei autotrophen Pflanzen, die diese Enzymbestandteile selbst synthetisieren, haben die betroffenen Substanzen keinen Vitamincharakter. Hierher gehören insbesondere die Vitamine des B-Komplexes (s. Schema 31, 32, 32a, 34). Antimetabolite, z. B. Sulfonamide oder manche Antibiotika, wirken solchen lebenswichtigen Wachstumsfaktoren entgegen.

3.1.2 Entwicklung und Differenzierung

Es gibt verschiedene Möglichkeiten der Differenzierung von Zellen und Geweben. Eine Möglichkeit ist die **Polarität**: Entlang einer Achse sind die entgegengesetzten Enden (Pole) von einander verschieden, d. h. physiologisch ungleichwertig. Schon bei der jungen Höheren Pflanze gibt es die „Polarisierung" in Sproß und Wurzel. Die Polarität von Organen, die Steuerung der Organentwicklung durch Polarität, ist besonders augenfällig durch folgenden Versuch zu demonstrieren: Wird ein herausgeschnittenes Stück eines Weidenzweiges in seiner ursprünglichen Lage belassen, so bildet es am unteren Ende Adventivwurzeln aus, am oberen Sproßtriebe; wird das Stück aber invers orientiert, so entstehen die Adventivwurzeln oben, die Sproßtriebe unten (s. Abb. 53).

Für die Zelldifferenzierung kann die **„Polarität"** der Mutterzelle bedeutsam sein. Das besagt, daß das Cytoplasma nicht überall in der Zelle dieselben

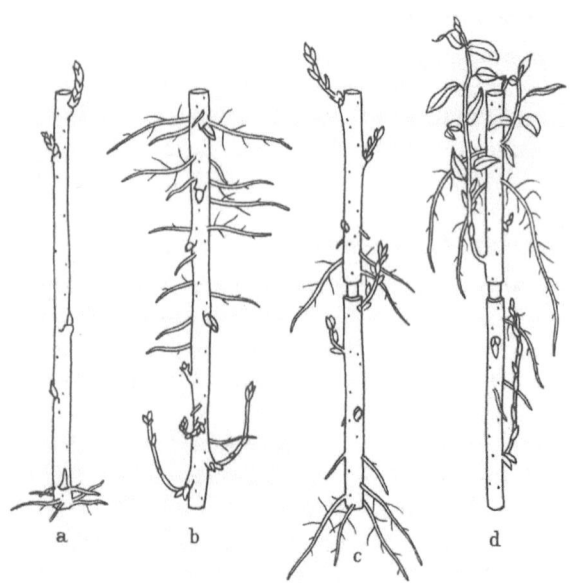

Abb. 53 a–d. Regeneration von Weidenzweigen. **a** in normaler Lage in feuchter Luft aufgehängt; **b** in inverser Lage; **c** geringelt in normaler Lage; **d** geringelt in inverser Lage. (Nach VÖCHTING, aus OEHLKERS)

Eigenschaften besitzt, bedingt durch ein Konzentrationsgefälle. So können die mit gleichem Genom ausgestatteten Kerne bei der Teilung in verschiedenes Cytoplasma gelangen. Die Differenzierung der Tochterzellen wird als Folge einer „**differentiellen Genaktivität**" aufgefaßt. Das bedeutet, daß jeweils nur ein Teil der Gene aktiv ist, andere sind potentiell aktiv, also aktivierbar, andere inaktiv. Beim **Differenzierungswachstum** stellt sich das Problem, welcher Teil der genetischen Potenz jeweils realisiert wird. Denn von vornherein enthält jede Zelle die gesamte genetische Information. Diese **Totipotenz der Zelle** kommt bei Regenerationsprozessen überzeugend zum Ausdruck, z. B. wenn sich nach dem „Kartoffel-Legen" aus einem Stück einer Sproßknolle die vollständige Pflanze zu entwickeln vermag.

Regulation der Gen-Aktivität

Für die Enzymausrüstung der Zelle — und damit für ihre spezifische Differenzierung — ist die Frage entscheidend, *wann welche* m-RNA Moleküle von der Zelle gebildet werden. Die Synthese von m-RNA erfolgt nacheinander an verschiedenen Stellen des Chromosoms. An Riesenchromosomen ist dieser Vorgang mikroskopisch beobachtbar (Abb. 54); bei ihnen geht die m-RNA-Synthese mit der Ausbildung sichtbarer Aufblähungen der DNA (= „Puffs") einher, die nacheinander an verschiedenen Stellen des Chromosoms auftreten. Eine **Regulation der Enzymaktivität** kommt also durch eine Regulation der Genaktivität zustande (vgl. Abb. 32).

Es gibt verschiedene Hypothesen darüber, wie die Gen-Aktivität reguliert wird. Bei Bakterien ist die experimentelle Untersuchung dieser Frage einfacher als bei Höheren Organismen. JACOB und MONOD haben als Resumé ihrer Versuche folgendes Modell entwickelt: Es gibt verschiedene Arten von Genen. Die Synthese von m-RNA kann nur an Strukturgenen stattfinden. *Ob* sie stattfindet, wird von den benachbarten Operatorgenen entschieden, die zusammen mit den Strukturgenen das „Operon" stellen. An anderer Stelle des DNA-Stranges gibt es Regulatorgene, die allosterische Proteine synthetisieren können, welche die Operatorgene als „Repressor" beeinflussen. Die Aktivität des Repressors ist wiederum durch „Effektoren" steuerbar und zwar entweder A im positiven oder B im negativen Sinne.

(A) Verbindet sich z. B. ein bestimmter Effektor mit einem Repressor, so wird dessen „Blockade-Effekt" aufgehoben. Ein solcher Effektor kann z. B. das Substrat eines Enzyms sein (→ „**Substratinduktion**"). Auf diesem Wege sind Mikroorganismen z. B. in der Lage, sich einem bestimmten Nahrungsangebot anzupassen durch Synthese „adaptiver" Enzyme, die dann dieses Nahrungssubstrat abzubauen vermögen. Im Gegensatz dazu werden die sog. „konstitutiven" Enzyme *immer* synthetisiert; die für sie zuständigen Gene sind *immer* aktiv, ergo *nicht regulierbar*.

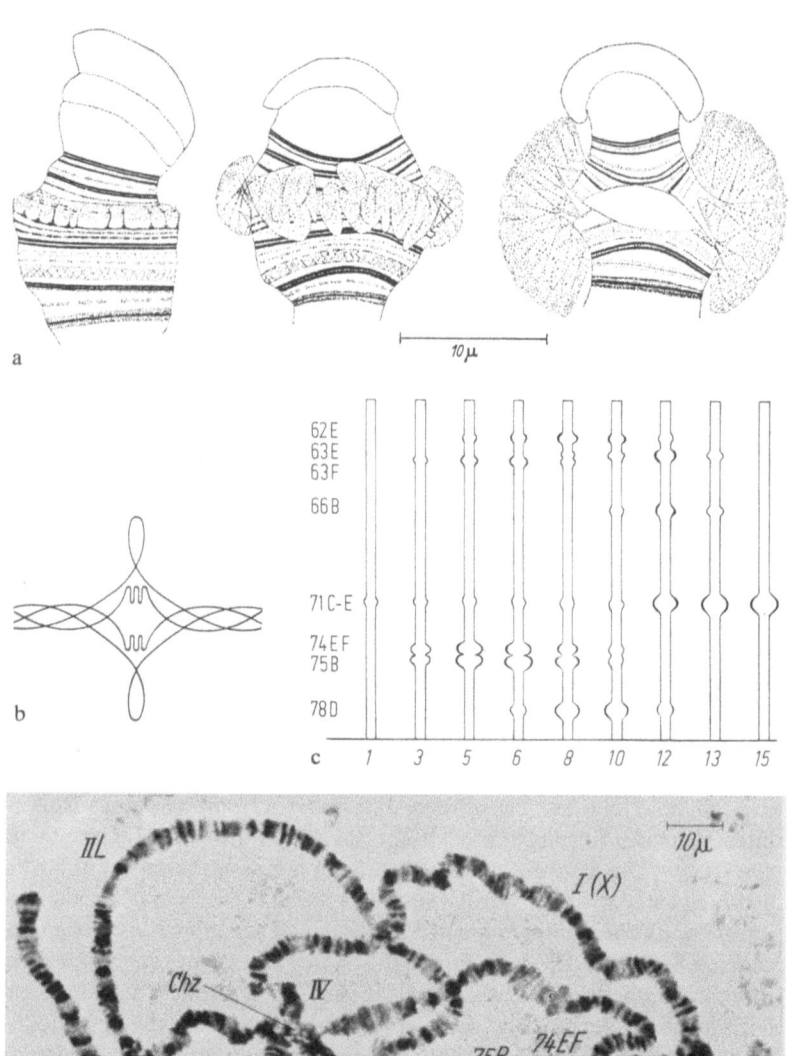

◀ **Abb. 54 a–d.** Differentielle Genaktivität. **a** Entwicklung eines Puffs (nach BEER-MANN), **b** Schema eines Puffs (nur vier von vielen hundert Strängen des polytänen Chromosoms sind gezeichnet), **c** Folge der Puffmusterstadien (1–15) im linken Arm des 3. Chromosoms von Drosophila. Stadium I etwa 4 Std. vor, Stadien 12–15 kurz nach Puppariumbildung (nach H. J. BECKER), **d** Riesenchromosomen aus einer Zelle der Speicheldrüsen einer weiblichen Larve von Drosophila melanogaster (gefärbtes Quetschpräparat). Chromosomen bzw. Chromosomenarme gekennzeichnet: *I (X); II L, II R; III L, III R; IV. Chz* = Chromozentrum. Die weiteren Bezeichnungen markieren bestimmte Puffs (nach H. J. BECKER). Die homologen Chromosomen aus mütterlicher und väterlicher Linie sind in einer Art von permanenter Synapsis zu einem dicken Strang vereinigt. Bei einer männlichen Larve (hier nicht abgebildet) ist daher auch der polytäne Strang des X-Chromosoms nur von halber Dicke. Das Y-Chromosom ist dann vollständig im Chromozentrum enthalten. *Rechts daneben im Kreis* der normale Chromosomensatz in gleichem Maßstab. (Aus BRESCH/HAUSMANN.)

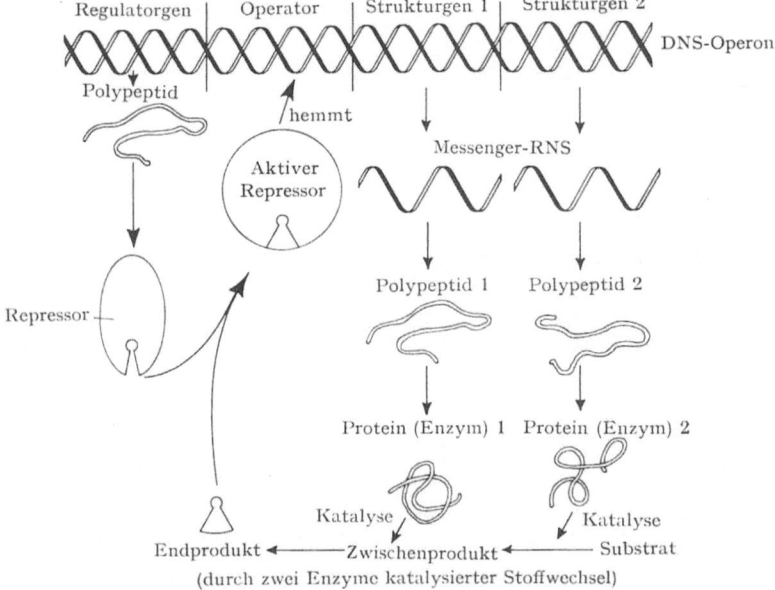

Abb. 55. Kontrolle der Proteinsynthese nach JACOB und MONOD. Ein vom Regulatorgen gesteuerter Repressor hemmt die Transkription (vgl. 2.3.6) eines bestimmten Strukturgens. Der Repressor ist ein allosterisches Protein (= ein Protein mit einer Stelle für die reversible Bindung eines Modulator-Moleküls), das nach Kontakt mit einem Effektor (hier einem Metabolit) durch „seinen" Operator gebunden wird. (Nach GREEN-GOLDBERGER)

(B) Umgekehrt liegen die Verhältnisse bei der „**Endproduktrepression**" (s. Abb. 55): das Endprodukt einer Reaktion wirkt als Effektor, der den ursprünglich inaktiven Repressor aktiviert und so die weitere Synthese stoppt.

Komplizierter liegen die Verhältnisse bei Höheren Organismen. Wir müssen hier der intrazellulären Regulation (Regulation der Genaktivität innerhalb einer Zelle) die interzelluläre (von Zelle zu Zelle) gegenüberstellen.

a) *Intrazelluläre Regulation*

Auch hier wurde eine Regulation der Genaktivität durch Repressor-Wirkungen beobachtet, nur daß es sich um Repressoren anderer Art handelt als bei Bakterien. So können bestimmte Gene durch Histon-Proteine blockiert sein, andere nicht (= „exponierte" Gene).

b) *Interzelluläre Regulation*
Hormone und Gen-Aktivität

Pflanzenhormone mit ihrer unübersichtlichen Vielzahl physiologischer Effekte werden wirksam über eine *Regulation von Enzymaktivitäten*. Wie ist das möglich? Hormone können offenbar eine Genaktivierung bewirken, d. h. sie lösen an bestimmten DNA-Stellen die Transkription von m-RNA aus. Bei der Keimung müssen Reservestoffe mobilisiert werden. So wird bei der Keimung von Gerste die Reservestärke mit Hilfe des Enzyms α-Amylase hydrolysiert. Synthetisiert wird α-Amylase in der Aleuronschicht und von dort in das Endosperm-Innere transportiert. Zur Enzymsynthese kommt es aber erst dann, wenn der Embryo Gibberellinsäure in die Aleuronzellen sendet, die dort das für die α-Amylase-Synthese zuständige Gen aktiviert. Die Stimulation der m-RNA-Synthese durch Gibberellinsäure läßt sich an Riesenchromosomen aus dem Endosperm von Bohnen sogar unter dem Mikroskop beobachten. Über den Wirkungsmechanismus der Hormone gibt es mehrere Hypothesen. 1. Sie sollen als Effektoren wirken gemäß dem Modell von Jacob-Monod. 2. Man hat auch schon angenommen, daß Hormone die Bindung der Histone — die ja die genetische Aktivität allem Anschein nach unterdrücken — an die DNA unspezifisch lockern. 3. Schließlich wurde die Hypothese vom sekundären Messenger aufgestellt, d. h. die Hormone als primäre Messenger (Boten) induzieren die Synthese eines sekundären Messengers, des cyclischen Adenosinmonophosphats (c AMP) (vgl. 1.5.2), das dann in das Zellgeschehen eingreift. So läßt sich z. B. Gibberellinsäure bei der Induktion der α-Amylase durch cAMP ersetzen. cAMP dient zur Aktivierung von phosphatübertragenden Enzymen. Dadurch werden auch Histone phosphoryliert, wodurch ihre enge Bindung an DNA gelockert wird. Fest steht: Hormone vermögen in vielen Fällen die genetische Aktivität zu fördern. Von den verschiedenen Hypothesen über den molekularen Wirkungsmechanismus ist noch keine endgültig bewiesen.

3.2 Grundzüge der Stoffwechselphysiologie

3.2.1 Die stoffliche Zusammensetzung des Pflanzenkörpers

Als „klassische Elemente" der Pflanzensubstanz werden H, C, N, O, S, Mg, Cl, P, Si, K, Na, Ca, Fe bezeichnet. Die unterstrichenen Elemente, auch Makronährelemente genannt, sind für das Gedeihen der Höheren Pflanzen unentbehrlich. Zu den unentbehrlichen Substanzen für alle Stoffwechselvorgänge gehört das Wasser. Der Wassergehalt von frischen Pflanzenteilen kann bis zu 95% betragen, Samen enthalten nur etwa 10–15%. Notwendig sind ferner „Spurenelemente", auch Mikronährelemente genannt, wie B, Cu, Zn, Mn, Mo u. a., die von der Pflanze nur in geringen Mengen benötigt werden. In der Landwirtschaft werden dem Boden die notwendigen Nährsalze in Form von Düngemitteln zugeführt. Die Pflanzen stellen unterschiedliche Ansprüche an den Nährstoffgehalt des Bodens. Eine große Rolle spielt der p_H-Wert des Bodens: saure Böden und kalkhaltige Böden werden von verschiedenen Pflanzengesellschaften besiedelt.

3.2.2 Grundprinzipien biochemischer Reaktionen

Stoffwechselreaktionen zur Energieaufnahme, -speicherung und -umwandlung in eine verwertbare Form sind für jeden Organismus lebensnotwendig. Denn die Erhaltung und permanente Neuschaffung von Ordnung ist die Voraussetzung für jedes Leben: Ein Zusammenbruch der Ordnung zerstört das Leben. Ein isoliertes („geschlossenes") System strebt stets der größtmöglichen „Unordnung" zu (vgl. physikalische Chemie).
Daher müssen biologische Systeme immer „offen", d. h. mit ihrer Umgebung verbunden sein. Lebewesen sind auf ihre Umgebung angewiesen nicht nur zur Versorgung mit Materie, sondern auch zur Deckung ihres Energiebedarfs. Lebensvorgänge sind also Fließgleichgewichte in offenen Reaktionssystemen. Unter **„Fließgleichgewicht"** versteht man den Gleichgewichtszustand eines offenen Systems, bei dem alle auf das System einwirkenden Kräfte so durch entgegenwirkende Kräfte ausgeglichen werden, daß alle Komponenten des Systems in ihren Konzentrationen stationär sind, obgleich das System von Materie durchflossen wird. Der **energetische Zustand** eines jeden Systems läßt sich durch die folgenden drei Funktionen bestimmen:

a) seine **Enthalpie (H)**, das ist sein statisches Energiereservoir (Wärmeinhalt),

b) seinen Betrag an **freier Gibbsenergie (G)**, das ist das unter isothermen Bedingungen in Arbeit umwandelbare Energiepotential, und

c) seine **Entropie (S),** das ist die Abweichung eines Systems vom absoluten Ordnungszustand, seine „Unordnung".

Die Entropie ist ein Maß für die nicht mehr zur Arbeitsleistung fähige systemeigene Energie. Diese drei Zustandsfunktionen verändern sich bei jeder chemischen Reaktion (allgemein: bei jedem Prozeß) folgendermaßen:

$$\Delta G^\circ = \Delta H^\circ - T \Delta S^\circ$$

ΔG = Änderung der freien Gibbsenergie
ΔH = Änderung der Enthalpie
T = absolute Temperatur
ΔS = Änderung der Entropie

Der Index$^\circ$ besagt, daß die Reaktion unter Normalbedingungen abläuft: 25°C, 1 atm Druck, *1 molare Konzentration* der Reaktionspartner. Für biologische Prozesse, an denen Protonen teilnehmen, liegen zumeist neutrale p_H-Bedingungen und somit für die H^+-Ionen keine Normalbedingungen vor. ΔG° wird daher in solchen Fällen bei einer 10^{-7} molaren Wasserstoffionenkonzentration bestimmt und dies durch den Index ' gekennzeichnet: $\Delta G'$.

Bei energieverbrauchenden Vorgängen trägt die Änderung der Enthalpie ΔH ein positives Vorzeichen, im umgekehrten Fall ein negatives Vorzeichen.

Erhöht sich durch den Reaktionsablauf der Ordnungszustand eines Systems, dann ist die Entropieänderung negativ ($-\Delta S$), nimmt die „Unordnung" zu, dann verläuft sie positiv ($+\Delta S$).

- Temperaturkonstante Reaktionen mit positiver Enthalpieänderung ($+\Delta H$) nennt man **endotherm**. Durch endotherme Prozesse wird Wärme absorbiert.
- Temperaturkonstante Reaktionen mit negativer Enthalpieänderung ($-\Delta H$) nennt man **exotherm**. Bei exothermen Prozessen wird Wärme entwickelt.

- Nimmt die Gibbsenergie zu ($+\Delta G$), so handelt es sich um einen **endergonischen** Vorgang;
- nimmt die Gibbsenergie ab ($-\Delta G$), um einen **exergonischen** Vorgang.

Für ein offenes System gelten nicht die Gesetzmäßigkeiten des chemischen Gleichgewichts, wie sie für „geschlossene" Systeme formuliert vorliegen, und zwar für die Reaktion $A + B \rightleftarrows C + D$ ist nach dem Massenwirkungsgesetz $K = \dfrac{[C] \times [D]}{[A] \times [B]}$, d. h. die thermodynamische Gleichgewichtskonstante K ergibt sich aus dem Produkt der Konzentrationen der Endprodukte dividiert durch das Produkt der Konzentrationen der

Ausgangssubstanzen. Zwischen der freien Energie und der Gleichgewichtskonstanten besteht folgende Beziehung:

$\Delta G^0 = - R \cdot T \cdot \ln K_{Gleichgewicht}$
R = Gaskonstante

Im Gleichgewichtszustand ist $\Delta G = O$

3.2.2 Enzyme

Über das Enzymsystem ist eine genetische Steuerung des Lebensgeschehens möglich. Gene bestimmen, welche Polypeptide und damit welche Enzyme synthetisiert werden und damit, welche Stoffwechselreaktionen ablaufen.

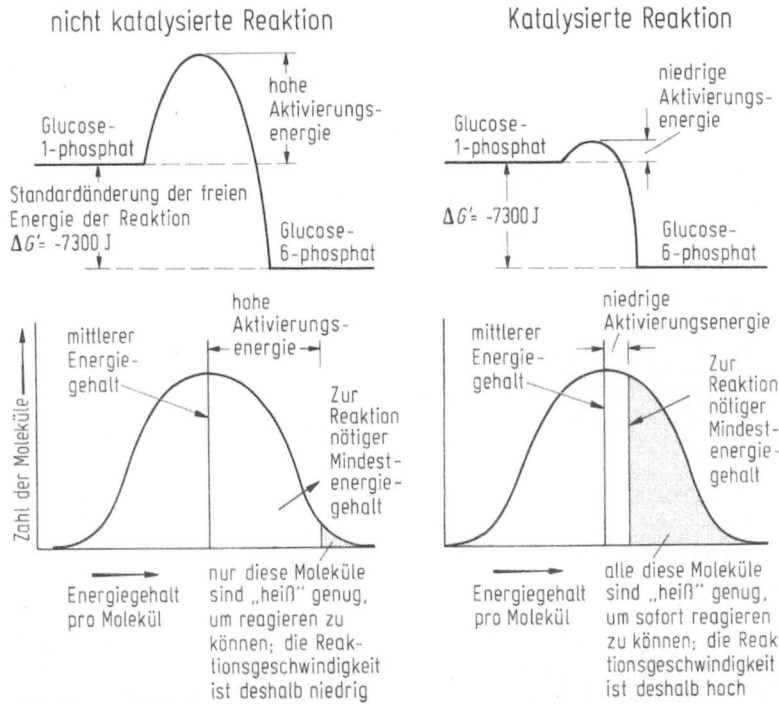

Abb. 56. Die Kurven veranschaulichen die Erniedrigung der Aktivierungsenergie durch einen enzymatischen Katalysator. In Gegenwart des Enzyms erhöht sich die Anzahl der Moleküle, die eine genügend hohe innere Energie haben, um reagieren zu können, ohne daß dabei die mit der Reaktion verbundene Gesamtänderung der freien Energie beeinflußt wird. (Aus LEHNINGER)

Welche Rolle spielen Enzyme im Stoffwechselgeschehen? Wie sind sie gebaut? Eine der Besonderheiten biochemischer Reaktionen ist die erstaunliche Tatsache, daß auch die kompliziertesten chemischen Prozesse bei normaler Temperatur der betreffenden Zelle, des betreffenden Organismus, und bei Atmosphärendruck ablaufen. Im chemischen Labor dagegen werden oftmals hohe Temperaturen oder erhöhter Druck benötigt, um durch eine dergestaltige Energiezufuhr den Ablauf der entsprechenden chemischen Reaktion in Gang zu setzen. In manchen Fällen verwendet der Chemiker Katalysatoren. Die Biokatalysatoren der Zelle sind die Enzyme (Fermente). Sie setzen die erforderliche Aktivierungsenergie herab, die für das Ingangsetzen biochemischer Reaktionen benötigt wird. Unter Aktivierungsenergie versteht man diejenige Energiemenge, die benötigt wird, um in einem Mol einer Verbindung alle Moleküle in den reaktionsfähigen (= aktivierten) Zustand zu bringen. Die jeweilige Konzentration an aktivierten Molekülen bestimmt die Geschwindigkeit einer chemischen Reaktion. Siehe Abb. 56.

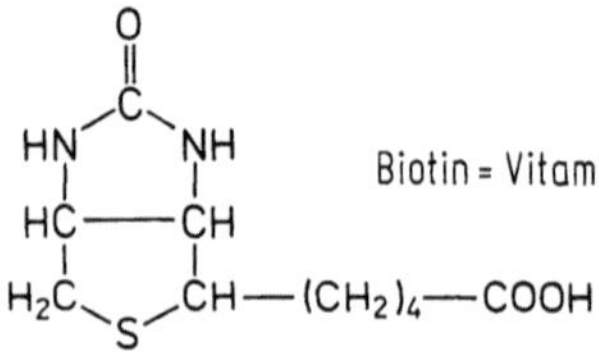

Biotin = Vitamin H

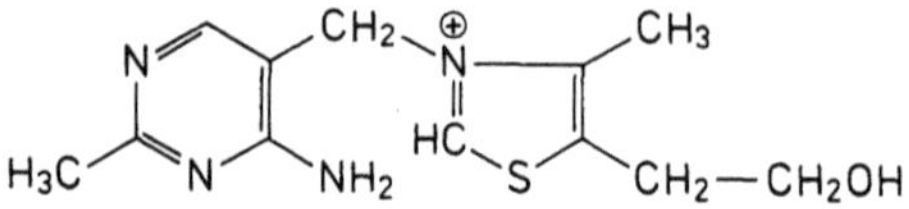

Vitamin B_1 = (Aneurin =) Thiamin
Thiaminpyrophosphat = Cosubstrat der Decarboxylasen

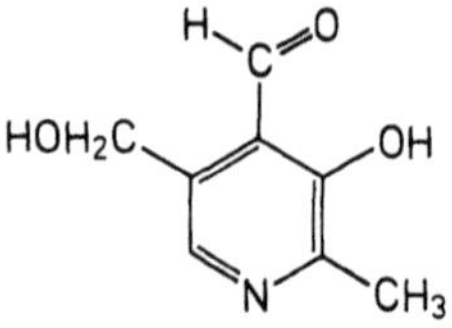

Pyridoxal

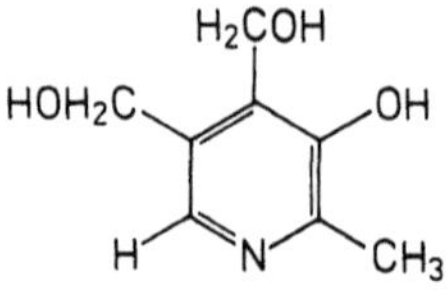

Pyridoxin = Vitamin B_6

Pyridoxalphosphat = Cosubstrat der Transaminasen

Schema 31

Vitamin B_2-Komplex

Pantothensäure

(α, γ-Dioxy-β, β-dimethyl-buttersäure + β-Alanin)

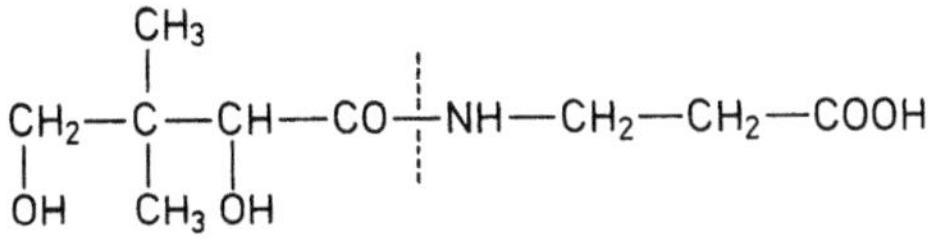

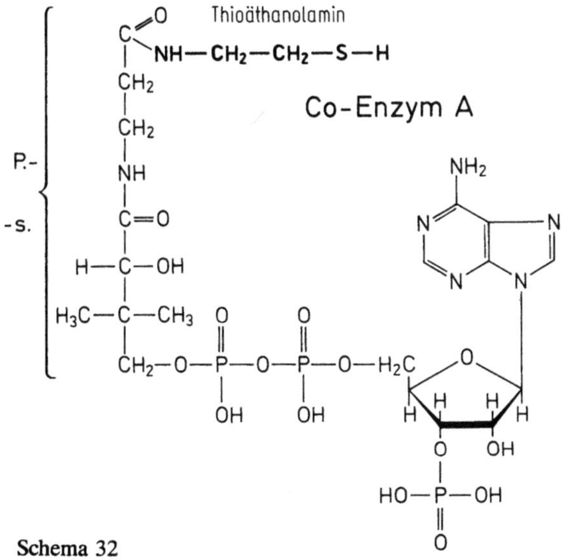

$$CH_2-\underset{\underset{CH_3}{|}}{\overset{\overset{CH_3}{|}}{C}}-\underset{\underset{OH}{|}}{CH}-CO-NH-CH_2-CH_2-COOH$$
$$\overset{|}{OH}$$

Co-Enzym A

Schema 32

Enzyme sind Proteine mit einem (katalytisch) aktiven Zentrum (siehe Tertiärstruktur von Proteinen unter 1.5.2). Bei manchen Enzymen ist dieses aktive Zentrum nicht Teil des Proteins, sondern ein chemisch anders gebauter Cofaktor, entweder Metallionen oder organische Substanzen (= **Coenzyme**). Der Eiweißanteil eines Enzyms heißt **Apoenzym**. Apoenzym + Cofaktor = **Holoenzym**. Cofaktoren von Enzymen sind oftmals Vitamine (s. auch 3.2.3, Schema 31, 32, 32a, 34), also Verbindungen, die der Organismus nicht selbst zu synthetisieren vermag und die infolgedessen für ihn essentielle Nahrungsbestandteile darstellen (s. Tabelle S. 106/107).

Biologische Rolle mancher Vitamine. Vitamine als Bestandteile von Coenzymen

Vitamin		Vergleiche Formelschema	Coenzym (Cosubstrat bzw. prosthetische Gruppe)	Funktion dieses Enzyms	Erkrankung bei Vitaminmangel
B_1	Thiamin = Aneurin	31	TPP = Thiaminpyrophosphat	Decarboxylierung von α-Ketosäuren	Beriberi (Polyneuritis)
B_2-Komplex	Riboflavin	34	Komponente von FMN und FAD	H-Übertragung (Elektronen-Übertragung)	„Pellagra sine Pellagra"
	Nicotinsäure, Nicotinsäureamid	34	Komponente von NAD und NADP	H-Übertragung (Elektronen-Übertragung)	Pellagra
	Folsäure = Pteroylglutaminsäure	32a	Vorstufe von FH_4 = Tetrahydrofolsäure	Übertragung von C_1-Verbindungen ($-CH_2$, $-CHO$, $-CH_3$)	megaloblastische Anämie
	Pantothensäure	32	Komponente von Co-A	Acyl-gruppen-Übertragung	
B_6	Pyridoxin = Adermin	31	Vorstufe von Pyridoxalphosphat und Pyridoxaminphosphat	Amino-gruppen-Übertragung (Transaminierungen)	

Biologische Rolle mancher Vitamine. Vitamine als Bestandteile von Coenzymen

Vitamin		Vergleiche Formelschema	Coenzym (Cosubstrat bzw. prosthetische Gruppe)	Funktion dieses Enzyms	Erkrankung bei Vitaminmangel
B_{12}	Cyano-Cobalamin	32a	Coenzym B_{12} = 5'-desoxyadenosyl-Derivat	1,2-Verschiebung von H-atomen zwischen benachbarten C-atomen	Perniciöse Anämie
	Methyl-Cobalamin			Methyl-gruppen-Übertragung	
	α-Liponsäure = Thioctansäure	32a	Lipoyllysin	Überträger von H-atomen und Acyl-gruppen bei der oxidativen Decarboxylierung von α-Ketosäuren	
C	Ascorbinsäure	32a		Hydroxylierungen, Redoxsystem	Scorbut
H	Biotin	31	Biocytin	CO_2-Übertragung	

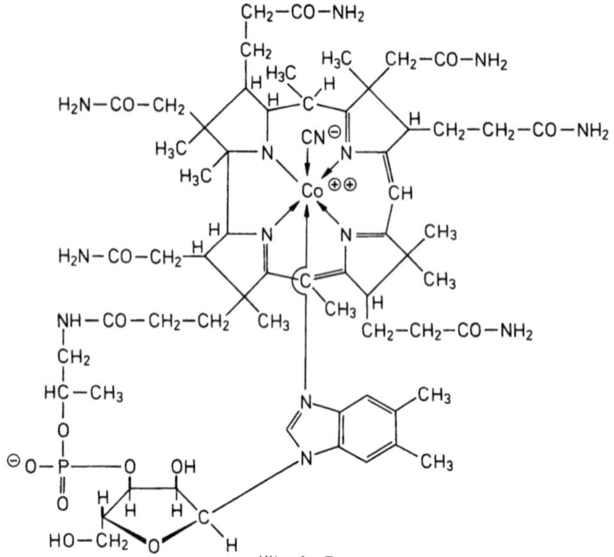

Vitamin B₁₂
($C_{63}H_{90}O_{14}N_{14}PCo$)

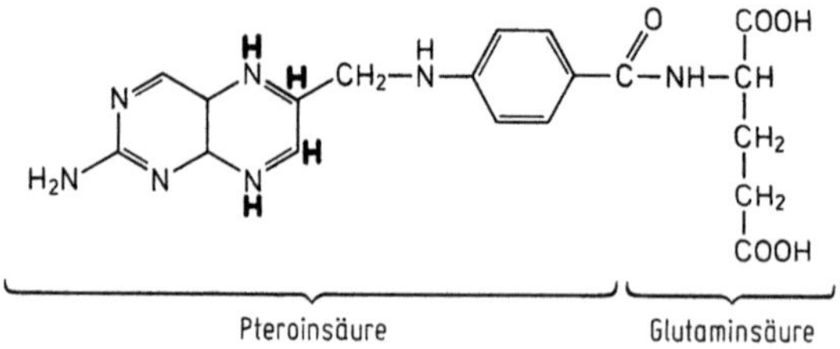

Folsäure = Pteroylglutaminsäure
[Tetrahydrofolsäure: ← H]

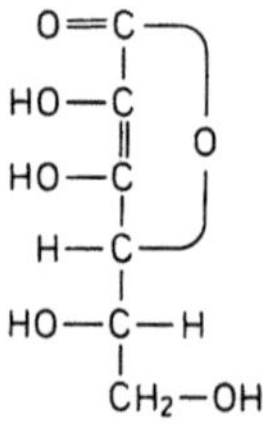

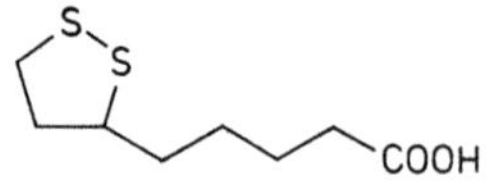

Pteroinsäure — Glutaminsäure

Ascorbinsäure = Vitamin C
3-Oxo-L-gulonsäure-γ-lacton, Enolform

α-Liponsäure = Thioctansäure
5-(1,2-Dithiolan-3-yl)-valeriansäure

Schema 32a

Als **prosthetische Gruppe** eines Enzyms bezeichnet man Coenzyme, die sehr fest an das Apoenzym gebunden sind. Die Bezeichnung „**Cosubstrate**" für Coenzyme, die leicht vom Apoenzym abgespalten werden können, bringt zum Ausdruck: diese Coenzyme unterliegen (im Gegensatz zu Katalysatoren) selbst einer − wenn auch später wieder reversiblen − chemischen Veränderung. Das trifft z. B. für Wasserstofftransportmetabolite (wie etwa Nicotinamid, s. Schema 34) zu, die als Co-Substrate fungieren. Die internationale Nomenklatur von Enzymen bezieht sich auf ihre **Wirkungsspezifität,** d. h. die Art der katalysierten Reaktionen. Hydrolasen z. B. katalysieren hydrolytische Reaktionen, Oxidoreduktasen Redoxreaktionen etc. Außerdem besitzen Enzyme eine hohe **Substrat-Spezifität,** denn das Substrat wird durch Bindung an das Enzym als Enzymsubstratverbindung aktiviert.

Die **Aktivität von Enzymen ist von verschiedenen Faktoren abhängig (Regulation der Enzymaktivität):**

1) *p_H-Wert.* Jedes Enzym hat ein bestimmtes p_H-Optimum; schon geringe Abweichungen des p_H-Wertes nach oben oder unten setzen seine Aktivität stark herab.
2) *Temperatur.* Jedes Enzym hat ein spezifisches Temperaturoptimum.
3) *Substratkonzentration.* Die „MICHAELISkonstante" Km gibt die Substratkonzentration in Mol/l an, bei der die Reaktionsgeschwindigkeit halbmaximal ist. Ist die Maximalgeschwindigkeit erreicht, so sind die vorhandenen Enzymmoleküle mit Substratmolekülen „gesättigt". Eine weitere Steigerung der Substratkonzentration beeinflußt die Reaktionsgeschwindigkeit nicht mehr (Sättigungskurve), sie ist dann der Enzymkonzentration direkt proportional. Nach der MICHAELIS-MENTEN-Theorie bildet sich bei jeder enzymatischen Reaktion zuerst ein Enzym-Substrat-Komplex, der dann in das Reaktionsprodukt und freies Enzym zerfällt. Der Km-Wert ist unabhängig von der Enzymkonzentration.

Hemmende Faktoren

Eine Regulation der Enzymaktivität wird aber nicht nur durch äußere Faktoren bewirkt oder durch innere auf dem Wege über die Proteinsynthese oder durch Phytohormone (s. 3.1), sondern auch durch Hemmeffekte.

a) **Kompetitive (isosterische) Hemmung:** anstelle des Substrates tritt eine chemisch ähnlich gebaute Verbindung, die das Enzym dadurch blockiert (kann durch Erhöhung der Substratkonzentration aufgehoben werden).
b) **Allosterische Hemmung,** das heißt: der Hemmstoff, meist das Endprodukt der Biosynthesekette, lagert sich an einer zweiten Bindungsstelle an das „allosterische" Enzym an, das oftmals das erste Enzym der Synthesekette ist, und führt so zu einer konfigurativen Änderung dieses Enzymmole-

küls. Auf diese Weise verhindert er die Substratanlagerung und somit -umsetzung. Es findet eine „Rückkoppelung" statt, die Synthese wird von der vorhandenen Menge des Reaktionsproduktes gesteuert. Für allosterische Enzyme ist also charakteristisch, daß sie außer ihrem aktiven Zentrum noch über Bindungsstellen verfügen zur reversiblen Bindung anderer Moleküle. Durch sie kann die Enzymaktivität andererseits in manchen Fällen auch erhöht (statt gehemmt) werden. Bei vielen Stoffwechselwegen ist das Produkt des einen Enzyms das Substrat des nächsten Enzyms. Solche Enzyme können zu einem Komplex (Multienzym-Komplex) vereinigt sein (s. Fettsäuresynthese 3.2.3).

Energieübertragung und -speicherung mittels energiereicher Verbindungen

Die Zelle ist in der Lage, Energie, die sie durch die Photosynthese oder durch Atmung oder Gärung gewonnen hat, in Form von chemischer Energie zu speichern. Dazu benutzt sie die sog. energiereichen Verbindungen. Energiereiche Verbindungen *speichern* nicht nur Energie, sie *übertragen* sie auch zwischen energieliefernden und energieverbrauchenden Prozessen. In Energieüberträgern wie dem ATP (vgl. 1.5.2) ist die Energie in „energiereichen Bindungen" reversibel festgelegt; sie werden durch $\sim$ angedeutet, z. B.: Adenin-Ribose-P$\sim$P$\sim$P. Die freie Energie der Hydrolyse steckt aber *nicht* — wie zu vermuten wäre — in der chemischen Bindung, die hydrolytisch gespalten wird, sondern das Zeichen $\sim$ besagt nur, daß zwischen dem Energiegehalt der reagierenden Substanz und dem Energiegehalt der Reaktionsprodukte eine ziemlich hohe Energiedifferenz besteht.

Für $ATP^{4-} + H_2O \rightarrow ADP^{3-} + HPO_4^{2-} + H^+$ ist $\Delta G' = -30$ kJ/Mol.

Bei vielen enzymatischen Prozessen handelt es sich um Phosphorylierungsreaktionen, bei denen das vom ATP abgespaltene ⓟ auf andere Verbindungen übertragen wird, die dadurch aktiviert werden, d. h. ihre Reaktionsfähigkeit wird erhöht. ATP nimmt in der thermodynamischen Skala der Phosphatverbindungen eine mittlere Position ein. Es „vermittelt" so zwischen energiereichen Verbindungen und energiearmen. ATP ist das gemeinsame Zwischenprodukt aller wichtigen biologischen Energieumwandlungen; seine Konzentration in der Zelle wird weitgehend konstant gehalten. Das ATP-ADP-System verbindet als gemeinsames Zwischenprodukt den ATP-synthetisierenden und den ATP-verbrauchenden Prozeß.
Als Maßeinheit für die „freie Energie" eines Systems wird meist sein Redoxpotential E_o' (in Volt), d. h. sein elektrisches Potential gegen die Wasserstoffelektrode $H_2/2H^+$ bei p_H 7, das gleich Null gesetzt wird, verwendet.

Redoxpotentiale bei p_H 7 (E_o') für einige biologisch bedeutsame Redoxsysteme (aus MOHR)

Redoxsystem	E_o'
$NADH_2/NAD$	-320 mV
Riboflavin-Ⓟ · H_2/Riboflavin-Ⓟ	-185 mV
Flavoproteide	-60 mV
Cytochrom c	$+260$ mV
Cytochrom a	$+290$ mV
Ascorbinsäure/Dehydroascorbinsäure	$+80$ mV
$1/2\ O_2/O^{2\ominus}$	$+810$ mV

Strukturformeln der wichtigsten Photosynthesepigmente (aus MOHR)

3.2.3 Photosynthese und Kohlendioxid-Assimilation

Prinzip

Sonnenlicht (= Elektromagnetische Energie von Lichtquanten) wird durch Pigmente der Chloroplasten absorbiert und in chemisch gebundene Energie transformiert.

A) Lichtreaktion = Photolyse des Wassers

Die Lichtenergie wird durch „Photophosphorylierung" chemisch gebunden. Hierbei geht anorganisches Phosphat Ⓟ in eine energiereiche Phosphatbindung ~ Ⓟ über: ADP + anorganisches Phosphat → ATP.
Gleichzeitig entsteht „aktiver Wasserstoff" symbolisiert durch [H] = Wasserstoff, der an ein Redoxsystem mit stark negativem Redoxpotential gebunden ist (es kommt zur Bildung von reduziertem Pyridinnucleotid NADPH + H$^+$).

B) Dunkelreaktion = Energiearme anorganische Moleküle werden durch die bei der Lichtreaktion gewonnene chemische Energie in organische energiereiche Verbindungen überführt.

A) $\quad 2\,H_2O \xrightarrow[\;Ⓟ\quad\sim Ⓟ\;]{\overset{h\cdot\nu\;\downarrow}{\text{Pigmente}}} 4\,[H] + O_2^{\nearrow}$

B) $\quad CO_2 + 4\,[H] \xrightarrow[\;\sim Ⓟ\quad Ⓟ\;]{} (CH_2O) + H_2O$

$2\,H_2O + CO_2 \xrightarrow{\overset{h\cdot\nu\;\downarrow}{\text{Pigmente}}} (CH_2O) + O_2^{\nearrow} + H_2O,$

bzw. $\quad 12\,H_2O + 6\,CO_2 \xrightarrow{\overset{h\cdot\nu\;\downarrow}{\text{Pigmente}}} C_6H_{12}O_2 + 6\,O_2^{\nearrow} + 6\,H_2O$

Hinter dieser einfachen „summarischen" Formulierung verbirgt sich ein äußerst kompliziertes vielstufiges biochemisches Geschehen.

ad **A)** Die **Photolyse des Wassers** findet an der Membraninnenseite der Thylakoide (vgl. 1.6.4) statt. Elektronentransport und Phosphorylierung sind primär durch das elektrische Membranpotential miteinander gekoppelt. Die von den „Antennen"-Pigmenten (Chlorophyll a, b und Carotinoide, vgl. Formeln, S. 111, Abb. 57) absorbierte Lichtmenge wandert in diesen energieleitenden Chlorophyllen zu bestimmten *photochemisch aktiven Chlorophyllmolekülen* (nur 0,5%!), die mit Elektronenakzeptoren und Elektronendonatoren umgeben sind. Die Chlorophylle liegen als Proteinkomplexe vor.

Die angeregten aktiven Chlorophylle bewirken (über Zwischenreaktionen) eine **Elektronenübertragung vom Wasser zum NADP$^+$.** Gleichzeitig findet Photophosphorylierung statt (Abb. 58).

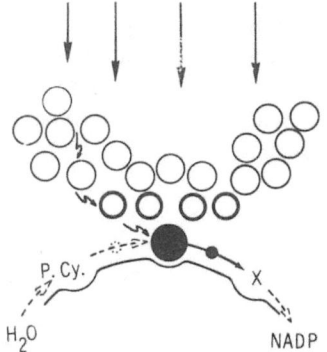

CHLOROPHYLL 670-685
1 $h\nu$ per Chlorophyll
molecules per second

CHL. 700: 20 $h\nu$ per Chlorophyll
molecules per second
P700: 200 $h\nu$/sec
P→X: 200 e^-/sec

Abb. 57. Hypothetische Darstellung der „Anreicherung" von Lichtquanten im Zentrum des Photosystems I. Die dünnwandigen offenen Kreise symbolisieren die Masse der lichtabsorbierenden Chlorophylle („Antennenpigmente"), die dickwandigen Kreise die kleinere langwellige „Chlorophyll 700"-Fraktion. Der ausgefüllte Kreis symbolisiert das „Reaktionszentrum P 700", das nach Energieaufnahme ein Elektron an einen Acceptor abgibt und anschließend ein anderes erhält (von Plastocyanin = P. Cy.). (Aus BESSEL KOK in BONNER/VARNER)

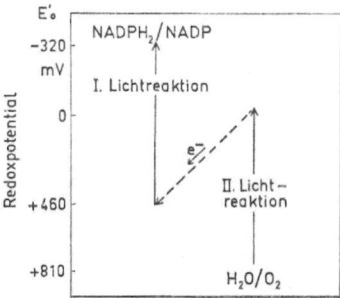

Abb. 58. Einfaches Modell für den photosynthetischen Elektronentransport auf der Basis von zwei Lichtreaktionen.
(Nach TREBST, aus MOHR)

Es stellt sich die Frage nach dem molekularen Mechanismus der Überführung der Lichtenergie in die freie chemische Energie von NADPH + H$^+$ und ATP

Pulsspektroskopisch wurden von WITT (Berlin) Prozesse in einer Zeitspanne zwischen 10 ns (ns = $\frac{1}{1\,000\,000}$ s) und 1 s gemessen. Die in Frage kommenden Reaktionen sind von charakteristischen optischen Absorptionsänderungen begleitet. Die experimentellen Ergebnisse zeigen, daß die Kooperation von 2 photochemisch aktiven Chlorophyllen und Plastochinon in einer Membran zu einem **vektoriellen Elektronentransfer** vom Wasser (Membraninnenseite) zum NADP$^+$ (Membranaußenseite) führt (Abb. 59).

Auf diese Weise wird NADP$^+$ reduziert,
H$_2$O unter Freisetzung von O$_2$ oxydiert und
die Funktionsmembran elektrisch aufgeladen.

Die Entladung der elektrisch energetisierten Membran ist mit der **ATP-Produktion** gekoppelt. (Neben dieser „nichtcyclischen" Photophosphorylierung existiert auch noch eine „cyclische" Photophosphorylierung, an der die erste Lichtreaktion beteiligt ist.)

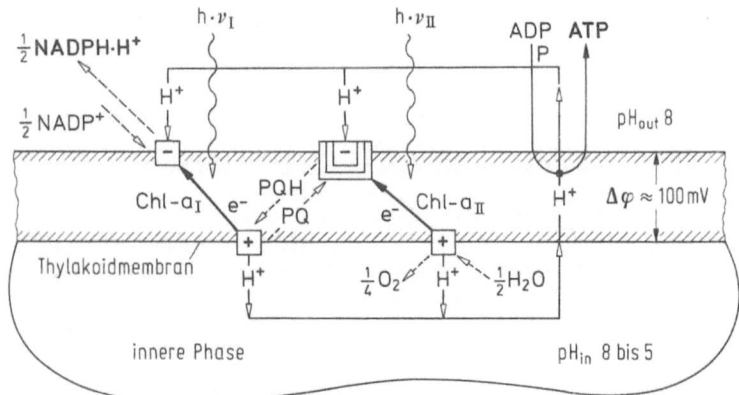

Abb. 59. 1. Anregung des photoaktiven Chl-a$_I$ und Chl-a$_{II}$. 2. Photooxidation von Chl-a$_I$ und Chl-a$_{II}$. 3. Verschiebung der freiwerdenden Elektronen von der Membraninnenseite nach der Außenseite und elektrische Aufladung der Membran. 4. Oxidation von H$_2$O, Reduktion von NADP$^+$ und Redoxreaktionen an PQ. 5. Protonentranslokation in den Thylakoidinnenraum als Folge von protolytischen Reaktionen mit den Ladungen an den Membranoberflächen. 6. Entladung der Membran durch Protonenausfluß. Die dabei freiwerdende Energie führt zur Bildung von ATP aus ADP + P. NADP$^+$ = Nicotinamid-adenin-dinucleotid-phosphat, AD(T)P = Adenosindi(tri)-phosphat, P = Phosphat, Chl-a$_{I, II}$ = photoaktives Chlorophyll-a$_{I,II}$, PQ = Plastochinon. (Nach WITT 1976)

Die Kopplung von zwei Chlorophyllreaktionen ist optisch nachgewiesen.
Chlorophyll – a_I (P 700)
Chlorophyll – a_{II} (P 680)
Diese beiden Chlorophylle bewirken mit der Energie ihres angeregten Zustandes einen Elektronentransfer vom H_2O zum $NADP^+$, (der **gegen** das Energiegefälle erfolgen muß).
Die Übertragung von Elektronen ist von einer Abgabe an freier Energie begleitet. Ist

n = die Zahl der an der Reaktion beteiligten Elektronen,
F = die Faradaysche Konstante, d. h. die Ladung von einem Mol Elektronen (= 96494 Coulomb = 96494 Joule)
$\Delta E_o'$ = das Potentialgefälle (in Volt) zwischen dem Elektronendonator und dem Elektronenakzeptor, so ergibt sich die Beziehung zwischen freier Energie und Redoxpotential aus folgender Gleichung:

$$\Delta G' = n \cdot F \cdot \Delta E_o'$$

Redoxpotential:
(Volt)

−0,316 $NADP^+ + 2 H^+ + 2e^- \rightleftharpoons NADPH + H^+$
↑
+0,815 $H_2O \rightleftharpoons \frac{1}{2} O_2 + 2 H^+ + 2e^-$

$H_2O + NADP^+ \longrightarrow NADPH + H^+ + \frac{1}{2}O_2$

Ein *Pool von Plastochinon* (ein Redox-System) ist das wesentliche elektronenleitende Verbindungsglied zwischen den beiden aktiven Chlorophyllen. Gleichzeitig mit den Photoreaktionen von Chlorophyll-a_I und Chlorophyll-a_{II} – diese wurden als Photooxidationen identifiziert – findet die Bildung einer elektrischen Potentialdifferenz $\Delta \varphi$ quer über die Membran statt.

Das **Membranpotential** wurde durch feldanzeigende (= ein elektrisches Feld anzeigende) Absorptionsänderungen gemessen: Elektrochromie (= Verschiebung von optischen Absorptionsbanden der Pigmente im elektrischen Feld.)
Das Licht wird also von zwei Chlorophyllkollektiven (I und II) absorbiert. In ihnen werden die Lichtquanten über die „Antennen"-Pigmente (s. Abb. 57) zu den in die Elektronentransportkette eingelagerten „aktiven" Chlorophyllmolekülen vom Chl a 700-Typ (Chl a_I und Chl a_{II}) geleitet. Diese Moleküle gehen daraufhin in einen angeregten Zustand über. Chl a_I benötigt zur Anregung Licht < 730 nm, Chl a_{II} Quanten von einer Wellenlänge < 700 nm.
Im angeregten Zustand haben die Chlorophyllmoleküle ein negativeres Redoxpotential (s. Abb. 58).
Die Reaktionsdauer der Gesamtkette wird durch die Dauer der Elektronenübertragung zwischen den beiden Lichtreaktionen bestimmt. Sie beträgt etwa 10^{-2} sec bei 20° C.
Für den Transport eines jeden Elektrons sind zwei Quanten erforderlich. Für die Entstehung eines O_2 muß viermal ein Elektron durch die Kette transportiert werden. Daraus ergibt sich ein

Quantenbedarf von 8 pro O_2.

Nur ein Teil der eingestrahlten Lichtmenge kann verwertet werden, nämlich 1. nur der Teil, der auf Pigmente trifft und nicht an ihnen vorbei geht, 2. davon nur der absorbierbare Teil bestimmter Wellenlängen. Die Quantenausbeute der Photosynthese ist trotzdem noch hoch: Unter normalen Verhältnissen im Labor werden ca. 30% der absorbierten Lichtenergie in chemischer Energie fixiert. (Zum Vergleich ein Beispiel aus der Technik: Bei der Dampfmaschine beträgt die Effizienz nur 8%.)
Der Assimilationsquotient ist (im Gegensatz zum Atmungsquotienten)

immer 1: $\dfrac{O_2}{CO_2} = 1$.

Auch die Assimilation hat eine *Temperaturoptimumskurve,* da hohe und zu tiefe Temperaturen das Cytoplasma schädigen, und eine *Lichtsättigungskurve.* Begrenzender Faktor für die Assimilationsintensität ist aber das Angebot an CO_2, das in der Regel durch die Spaltöffnungen in das chloroplastenreiche Gewebe der Blätter eindringt.

ad **B)** Die **Dunkelreaktion** findet im Stroma der Chloroplasten statt. CO_2 wird nicht direkt reduziert, sondern in einen C_5-Zucker (Ribulose-1,5-diphosphat) eingebaut. Der so gebildete C_6-Körper zerfällt dann in zwei C_3-

Körper (Phosphoglycerinsäure), die durch die genannten Reduktionsäquivalente unter Energieverbrauch reduziert werden.

In einem komplizierten Cyclus (CALVIN-**Cyclus** = **reduktiver Pentose-phosphat-Cyclus** s. S. 118/119) wird schließlich Ribulose aus weiteren C_3-Körpern über C_4-, C_5- und C_7-Körper (Sedoheptulose) regeneriert und kann erneut CO_2 aufnehmen.

Im CALVIN-Cyclus vollzieht sich also die CO_2-Bindung und die Reduktion. Mit NADPH-H^+ und ATP (aus der Lichtreaktion) können aus absorbiertem CO_2 Zucker und alle übrigen energiereichen Naturstoffe synthetisiert werden.

Erstes sichtbares Photosyntheseprodukt ist die Assimilationsstärke in den Chloroplasten. Sie ist — im Gegensatz zum osmotisch stark wirksamen Zucker — osmotisch unwirksam (s. 3.2.4). Sie heißt auch „transitorische Stärke", da sie rasch wieder abgebaut wird: Transportform der Kohlenhydrate in den Siebröhren (s. 5.4) ist die Saccharose.

Nur die Lichtreaktion ist auf die grüne Pflanze beschränkt. CO_2-Fixierung kommt hingegen auch in tierischen Zellen vor, z. B. Leberzellen. Aber nur die grüne Pflanze kann sich völlig selbständig aus anorganischer Substanz ernähren, nur sie ist **autotroph.**

Die **Produkte der Photosynthese** dienen als **Energiequelle** für fast alle Lebensvorgänge. Darüberhinaus stellen sie auch in Form von Holz, Kohle und Erdöl die Energiequelle für die meisten technischen Vorgänge dar. Es ist kein anderer Prozeß bekannt, in dem mit so großem Wirkungsgrad Lichtenergie in nutzbare Energie umgewandelt werden kann.

Zusammenfassung

Im Prinzip handelt es sich um Folgendes:
In der Photosynthese-Membran der grünen Pflanze werden durch zwei miteinander gekoppelte Chlorophyll-Reaktionszentren Elektronen vom H_2O zum $NADP^+$ transportiert. Ein Teil der Lichtenergie wird in die Reduktionskraft des NADPH + H^+ (stärker negatives Redoxpotential ist energiereicher) umgewandelt. Der Elektronentransport erzeugt ein elektrisches Feld längs der Membran. Die elektrische Energie der geladenen Membran ist ein weiterer Energiezustand, in den Lichtenergie umgewandelt wurde. Photolytische Reaktionen, die mit dem Elektronentransport gekoppelt sind, führen zu einer Protonen-Translokation in den Thylakoid-Innenraum. Die Entladung der mit elektrischer Energie aufgeladenen Membran ist gekoppelt mit der Bildung von ATP (s. Abb. 59). Zur Entladung kommt es durch H^+-Wanderung. (Nach WITT)

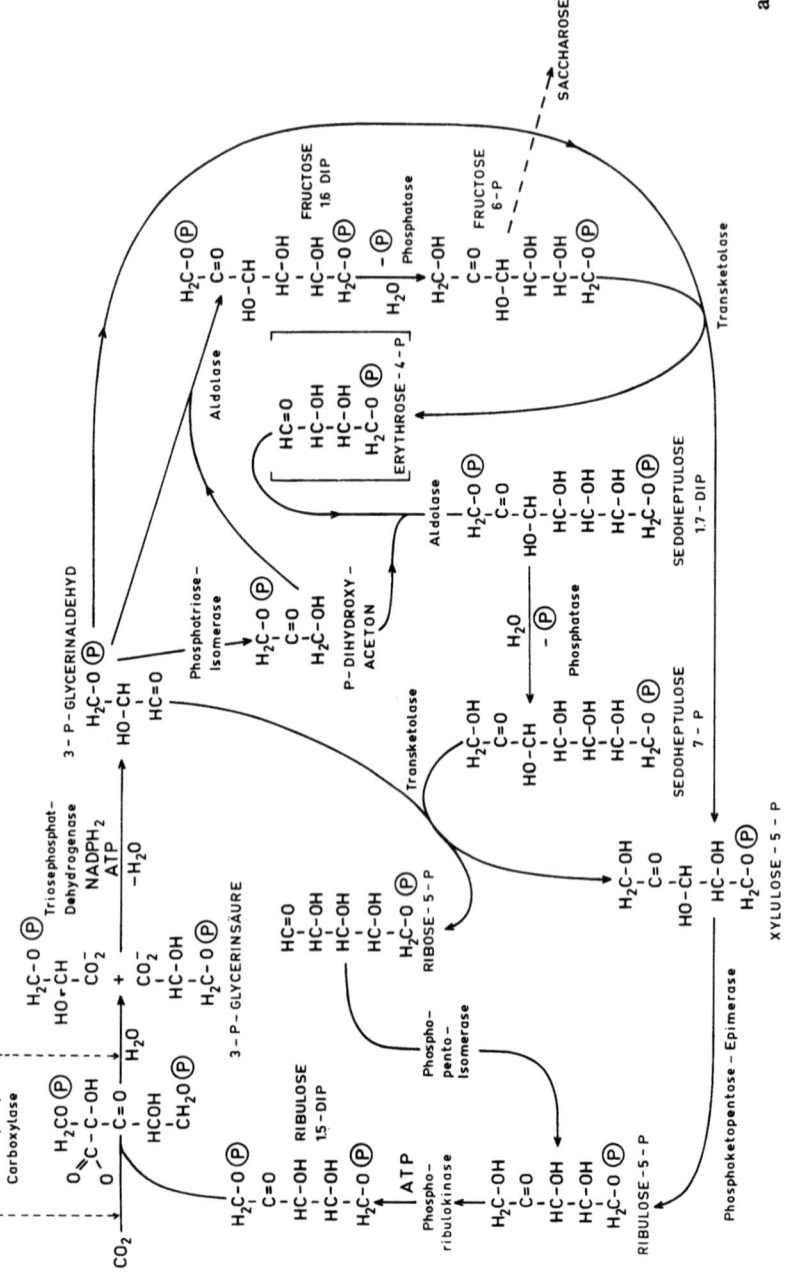

◄ Reaktionsmodell des CALVIN-Cyklus. **a**: Dieses komplizierte System gekoppelter Reaktionen kann in 2 Teile gegliedert werden: 1. der reduktive „Kern" des Cyklus:

$$CO_2 + \text{Ribulose-1,5-di-}\textcircled{P} \xrightarrow[\text{2 ATP}]{\text{2 NADPH}_2} 2 \text{ Glycerinaldehyd-}\textcircled{P}$$

(= Triose-$\textcircled{P}$); vgl. Teilbild (b). 2. Umbaureaktionen der Zuckerphosphate, welche bei 6 Umläufen zu einem Nettogewinn von 1 Hexose-$\textcircled{P}$ und zur Regeneration von 6 Ribulose-1,5-di-$\textcircled{P}$-Molekülen führen. Die Umbaureaktionen erfolgen durch Kondensation (Aldolase), Kettenverlängerung (Transketolase), Entfernung von $\textcircled{P}$-Gruppen (Phosphatase) und intramolekulare Umordnung (Isomerase, Epimerase). Aus dem Cyklus können an verschiedenen Stellen Metaboliten für andere Stoffwechselbahnen abgezweigt werden. – Neben den eingetragenen Intermediärprodukten gibt es noch eine Reihe weiterer photosynthetisch gebildeter Moleküle, z. B. verschiedene Aminosäuren. Über ihren Biosyntheseweg weiß man noch nicht Genaues. Der Kern des CALVIN-Cyklus. **b**: CO_2 wird durch das Enzym Carboxydismutase an Ribulose-1,5-di-$\textcircled{P}$ fixiert. Das instabile Produkt (β-Ketosäure) zerfällt in 2 Moleküle 3-$\textcircled{P}$-Glycerat, welches mit $NADPH_2$ unter Mitwirkung von ATP durch die Glycerinaldehyd-3-$\textcircled{P}$-dehydrogenase zum Kohlenhydrat (Glycerinaldehyd-3-$\textcircled{P}$, Triose-$\textcircled{P}$) reduziert wird. Ein weiteres ATP wird zur Regeneration des Akzeptormoleküls für CO_2, Ribulose-1,5-di-$\textcircled{P}$ aus Ribulose-5-$\textcircled{P}$ gebraucht. Für die Reduktion von 1 Mol CO_2 werden also 2 Mol $NADPH_2$ und 3 Mol ATP verbraucht. – Die CO_2-Fixierung (CO_2 + Ribulose-1,5-di-$\textcircled{P}^{4-}$ + $H_2O \rightarrow$ 2 3-$\textcircled{P}$ Glycerat^{3-} + 2 H$^+$) ist stark exergonisch ($\Delta G' = -35,2$ kJ/Mol CO_2). Dagegen ist die Reduktion des $\textcircled{P}$-Glycerats (3-$\textcircled{P}$-Glycerat^{3-} + ATP^4 + $NADPH_2 \rightarrow$ Glycerinaldehyd-3-$\textcircled{P}^2$ + ADP^{3-} + NADP + PO$_4^{2-}$) unter Standardbedingungen endergonisch ($\Delta G' = +$ 18 kJ/Mol $\textcircled{P}$-Glycerat). Im Fließgleichgewicht sind die Konzentrationen der Reaktanten jedoch so verschoben, daß ΔG auch für diesen Prozeß negativ wird. Messungen an Chlorella-Zellen ergaben: $\Delta G = -6,7$ kJ/Mol $\textcircled{P}$-Glycerat für [NADP] = [NADPH$_2$]. (a nach BASSHAM und CALVIN, b aus KARLSON) (Aus CZIHAK, LANGER, ZIEGLER)

3.2.3 Chemosynthese

In der Regel sind Lebewesen autotroph, die zur Photosynthese befähigt sind. Ein phylogenetisch offenbar älterer Weg zur Autotrophie begegnet uns in der Chemosynthese einiger Bakterien (das gilt nicht für nitrifizierende Bakterien, die diese Fähigkeit offenbar später erworben haben). Sie benutzen als Energiequelle für die Assimilation des CO_2 zum Kohlenhydrat anstelle von Lichtquanten *die* Energie, die bei exergonisch ablaufenden chemischen Umsetzungen — es handelt sich um die Oxidation anorganischer Verbindungen — frei wird. Entscheidendes Merkmal für chemoautotrophe Organismen ist demnach ihre Fähigkeit zur *Nutzbarmachung* der freiwerdenden Energie für die CO_2-Assimilation (nicht ihre Fähigkeit zur Oxidation, denn das können andere Species auch).

Mit Hilfe ihrer Enzyme setzen sie aus dem anorganischen Substrat Wasserstoff bzw. Elektronen frei. Die Elektronen werden auf einer Transportkette (ähnlich der Atmungskette) über eine Reihe von Redoxsystemen weitergegeben, wobei **Energie** in kleinen Portionen frei wird, die in Form von **ATP gespeichert** wird. Am Ende der Transportkette steht Sauerstoff, bei anoxibiontischen Organismen SO_4^{2-} oder NO_3^-.

Für den Stickstoff-Kreislauf von großer Bedeutung sind die **nitrifizierenden Bakterien** im Ackerboden. Es handelt sich um eine Parabiose (= enges Miteinanderleben) von Nitritbildner *(Nitrosomonas)* und Nitratbildner *(Nitrobacter)*, der die giftigen Endprodukte des Nitritbildners beseitigt:

$$2NH_3 + 3O_2 \longrightarrow 2HNO_2 + 2H_2O \quad (\Delta G' = -660 \text{ kJ})$$
$$2HNO_2 + O_2 \longrightarrow 2HNO_3 \quad\quad\quad\quad (\Delta G' = -150 \text{ kJ})$$

NH_3 stammt aus der Eiweißzersetzung durch andere Bakterien. Stickstoff ist in der Regel nur als *Nitrat*anion für die Pflanze aufnehmbar. Die Stoffaufnahme erfolgt selektiv, nicht nur durch Diffusion (selektive Permeabilität der Biomembranen).

In schlechten Ackerböden richten anaerob lebende denitrifizierende Bakterien großen Schaden an; sie verwenden durch Hydrogenase aktivierten Wasserstoff.

Entsprechend oxidieren **Knallgasbakterien** *(Hydrogenomonas)* molekularen Wasserstoff:

$$2H_2 + O_2 \rightarrow 2H_2O \quad (\Delta G' = -477 \text{ kJ})$$

Sie sind nur fakultativ chemoautotroph.

Desulfovibrio desulfuricans verwendet H_2SO_4:

$$4H_2 + H_2SO_4 \rightarrow H_2S + 4H_2O \quad (\Delta G' = -192 \text{ kJ})$$

Eisenbakterien *(Ferrobacillus):*

$$Fe^{++} \xrightarrow{-e} Fe^{+++} \quad (\Delta G' = -67 \text{ kJ})$$

Schwefel„bakterien" *(Beggiatoa, Thiotrix, Thiobacillus)*
benutzen als Wasserstoffdonator H_2S (aus bakteriellen Fäulnisprozessen):

$$2 H_2S + O_2 \longrightarrow 2 H_2O + 2 S \quad (\Delta G' = -496 \text{ kJ})$$
$$2 S + 2 H_2O + 3 O_2 \longrightarrow 2 H_2SO_4 \quad (\Delta G' = -1172 \text{ kJ})$$
$$H_2S_2O_3 + 2 O_2 + H_2O \longrightarrow 2 H_2SO_4 \quad (\Delta G' = -418 \text{ kJ})$$

Diese Reaktionen der pigmentfreien schwefeloxidierenden Bakterien dürfen nicht verwechselt werden mit der *Bakterienphotosynthese,* einer *Photosynthese ohne Sauerstoffentwicklung,* die von obligaten Anaerobiern durchgeführt wird. Sie verwenden statt H_2O z. B. H_2S. Mit der lichtabhängigen CO_2-Reduktion ist eine Oxidation von anorganischen bzw. organischen Substanzen gekoppelt:

$$6CO_2 + 12H_2X \rightarrow C_6H_{12}O_6 + 12X + 6H_2O \quad \text{(allgemein formuliert)}$$
$$6CO_2 + 12H_2S \rightarrow C_6H_{12}O_6 + 12S + 6H_2O \quad \text{(Beispiel)}$$

Atmung (Dissimilation)

3.2.3 Glykolyse, alkoholische Gärung

Unter **Glykolyse** versteht man den anaeroben Abbau der Glucose bis zum Pyruvat (= Salz der Brenztraubensäure). Bis zu dieser Stufe erfolgt der Abbau bei allen Organismen gleich, egal ob es sich um einen aeroben Prozeß (Atmung) oder einen anaeroben (Gärung) handelt.
Im Prinzip geht es um die Freisetzung gebundener chemischer Energie aus energiereichen Verbindungen (z. B. Glucose): Leben läßt sich nur durch Energiezufuhr aufrechterhalten. Als Energieüberträger fungiert auch hier ATP. Bei der normalen Sauerstoffatmung dient Sauerstoff als Wasserstoffakzeptor. Sie führt zu höheren Energieausbeuten als die sog. anoxibiontischen Atmungstypen (= Gärungen), bei denen andere Substanzen als Wasserstoffakzeptor fungieren (bei „niederen" heterotrophen Pflanzen).
Die Glykolyse erfolgt im Cytoplasma der Zelle. Für den Transport der Glucose in die Zelle besitzen manche Zellen Glucose-Carrier (vgl. 1.4.4), d. h. stereospezifische Transportsysteme. (Im Muskel- und Fettgewebe untersteht der Glucose-Transport der Kontrolle durch Insulin.) Unmittelbar nach dem Eindringen in die Zelle wird die Glucose am C-6-Atom mit Phosphorsäure verestert. Phosphorylierte Zwischenprodukte sind in der Zelle

"gefangen", sie können die Zellmembran nicht durchdringen. Zu diesen Phosphorylierungsreaktionen wird zunächst Energie benötigt. Zu einem Energiegewinn kommt es erst bei zwei späteren Reaktionsschritten (s. Formelschema):

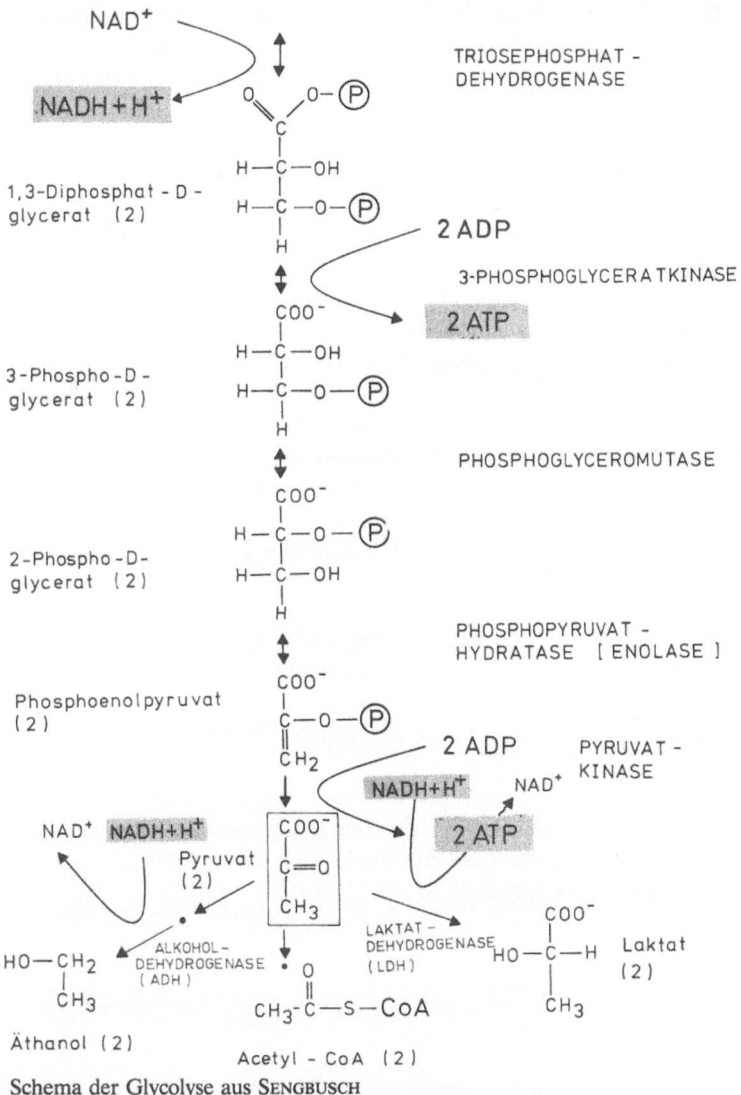

Schema der Glycolyse aus SENGBUSCH

Die Glykolyse ist ein Beispiel für ein **Multienzymsystem;** 11 Enzyme sind im Cytoplasma in einer Reaktionskette hintereinandergeschaltet, das Reaktionsprodukt eines Enzyms bildet das Substrat des nächsten usw. Alle Zwischenprodukte der Glykolyse sind Phosphorsäureester. Mit Hilfe der Phosphatgruppen wird ADP zu ATP regeneriert.

Die enzymatische Oxidation von D-Glycerinaldehyd-3-phosphat durch NAD ist mit der Aufnahme von Phosphorsäure gekoppelt, so daß als Reaktionsprodukt das energiereiche 1,3-Diphosphat-3-glycerat entsteht. Die Aufklärung dieser Reaktion erfolgte durch WARBURG 1939. Hierbei konnte zum ersten Mal gezeigt werden, in welcher Weise bei einer enzymatischen Oxidation chemische Energie in Form von ATP gewonnen und konserviert wird. Die Energiespeicherung im ATP wird hier als **Substratkettenphosphorylierung** bezeichnet.

Der weitere Abbau des Pyruvats erfolgt unterschiedlich. Unter aeroben Bedingungen wird es über einige Zwischenstufen zum Acetyl-CoA oxidativ decarboxyliert.

Unter anaeroben Bedingungen erfolgt entweder eine enzymatische Reduktion zum Lactat. Das geschieht in einigen Bakterien und in Muskeln. („Muskelkater" wird durch eine Anhäufung von Lactat hervorgerufen.)

Hefe hingegen baut Pyruvat zu Äthylalkohol ab = **Alkoholische Gärung**. Nach Decarboxylierung kommt es zu einer Oxidoreduktion zwischen Glycerinaldehyd und Acetaldehyd. Acetaldehyd wird durch NADH + H$^+$ (das bei der Oxidation von D-Glycerinaldehyd-3-phosphat – siehe Glycolyse – gebildet wurde) zu Äthylalkohol reduziert.

Hefen sind nur fakultativ anaerob. Die Hemmung der Gärung durch Anwesenheit von Sauerstoff wird als „Pasteur-Effekt" bezeichnet.

Bakterien der Gattung *Acetobacter* vermögen Äthylalkohol oxidativ unter Sauerstoffaufnahme zu Essigsäure abzubauen:

$$C_2H_5OH + O_2 \rightarrow CH_3 - COOH + H_2O$$

Dieser Prozeß wird gemeinhin als **Essigsäure-„Gärung"** bezeichnet. Die Energieausbeute ist hier wesentlich höher als bei echten Gärungen, d. h. bei anaeroben Abbauvorgängen.

Historisch betrachtet standen bei der Aufklärung der Atmungsprozesse zunächst zwei Lehrmeinungen scheinbar unversöhnlich einander gegenüber: Die WIELANDsche Atmungstheorie (wesentlich wäre die Wasserstoffabspaltung) und jene von WARBURG (wesentlich wäre die Sauerstoffaktivierung). Heute wissen wir, daß beide Nobelpreisträger recht hatten: jeder von ihnen hatte einen Teilaspekt des Gesamtgeschehens richtig erkannt. Die Vorgänge bei der **oxibiontischen Atmung** lassen sich in drei Abschnitte gliedern:

I Glykolyse
II Citronensäurecyclus
III Endoxidation (Atmungskettenphosphorylierung)

Die Glykolyse bis zum Pyruvat verläuft ebenso wie bei der anoxibiontischen Atmung, d. h. bei Gärungen. Durch *oxidative Decarboxylierung* wird Pyruvat bei der Atmung (im engeren Sinne) in Acetyl-Coenzym A übergeführt. Das geschieht unter Beteiligung des Multienzymkomplexes Pyruvat-Dehydrogenase. Zu ihm zählen die Coenzyme Thiaminpyrophosphat (Vitamin B_1) sowie Liponsäure (vgl. Tab. S. 106/107).

Pyruvat + NAD^+ + CoA-SH → Acetyl~S-CoA + NADH + H^+ + CO_2

3.2.3 Citronensäurecyclus = Tricarbonsäurecyclus

Die auf diese Weise „aktivierte" Essigsäure fließt in einen Kreisprozeß ein, der nach seinen Entdeckern KREBS — MARTIUS-Cyclus (= Citronensäurecyclus) genannt wird. In diesem Kreisprozeß werden 4 × 2 [H] als Reduktionsäquivalente abgegeben sowie 2 CO_2 ausgeschieden: Oxidation des C-Gerüstes des Acetats zu CO_2 (Schema 33). Wenn WIELAND postulierte, das Wesentliche des Atmungsprozesses wäre die Wasserstoffabspaltung durch Dehydrasen, so trifft das für Glycolyse (I) und Citronensäurecyclus (II) zu, bei denen der Sauerstoff nicht direkt beteiligt ist.

$$CH_3-\overset{O}{C}\sim S-CoA + 3\,H_2O \rightarrow 2\,CO_2 + 8\,[H] + HS\text{-}CoA$$

Bei den Dehydrierungen werden spezifische Transportmetabolite (NAD, FAD) mit Wasserstoff beladen (Schema 34).
Außerdem wird freiwerdende Energie in ATP gespeichert (bei Säugetieren in GTP).
Ausgangs- und Zwischenprodukte des Kreisprozesses sind Ausgangsmaterial für Syntheseprozesse, so für Aminosäuren und Nucleotide (Keto-Säuren), für Porphyrine wie Cytochrome und Chlorophylle (Bernsteinsäure) und schließlich für Fettsäuren und Isoprenoide (Acetyl-CoA).
Die durch α-Ketoglutarat-Dehydrogenase katalysierte oxidative Decarb-

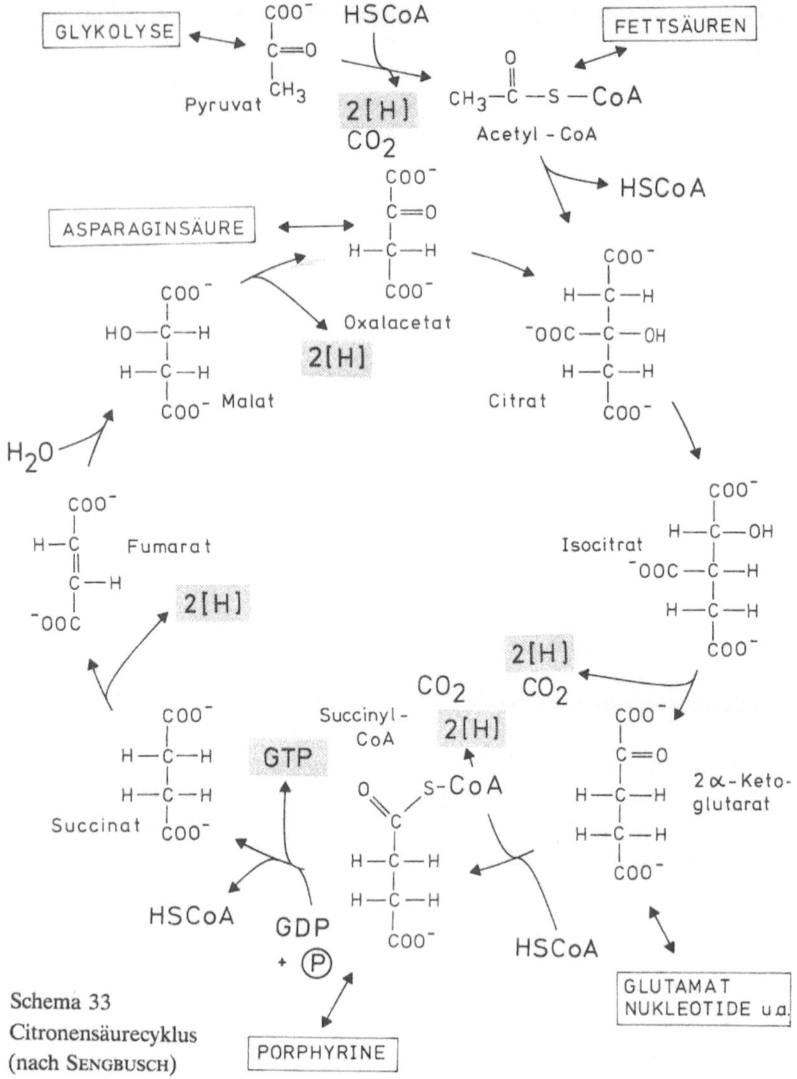

Schema 33
Citronensäurecyklus
(nach SENGBUSCH)

oxylierung des α-Ketoglutarats verläuft in der gleichen komplexen Weise wie bei der Pyruvat-Dehydrogenase. Auch hier entsteht das Reaktionsprodukt, Succinat, nicht frei, sondern als Succinyl-CoA. Die vorliegende energiereiche Thioesterbindung wird in Form von ATP (bei Säugetieren GTP) konserviert. Die Kondensationsreaktion, bei der Citronensäure entsteht, wird durch das Enzym Citrat-Synthetase katalysiert. Die Dehydrierung der Isocitronensäure katalysiert die Isocitrat-Dehydrogenase.

3.2.3 Atmungskette, Elektronentransport, oxidative Phosphorylierung

Atmungstheorie von WARBURG

WARBURG postulierte, Sauerstoff müsse erst „aktiviert" werden.

Die **Atmungskette** ist der Weg, über den alle Elektronen — frei geworden durch „Veratmung" verschiedenster Nährstoffe — auf den Luftsauerstoff übertragen werden.

Am Beginn der Atmungskette haben die Elektronen einen relativ hohen Energiegehalt. Ein beträchtlicher Teil ihrer Energie wird auf dem Weg durch die Atmungskette schrittweise in ATP deponiert.

Bei der *oxibiontischen* Atmung wird der im Zuge der Glycolyse abgespaltene Wasserstoff — im Gegensatz zur alkoholischen Gärung — nicht auf Acetaldehyd übertragen, sondern mit Luftsauerstoff zu Wasser „verbrannt".

Der Wasserstoff gelangt zum Luftsauerstoff über eine ganze Reihe von

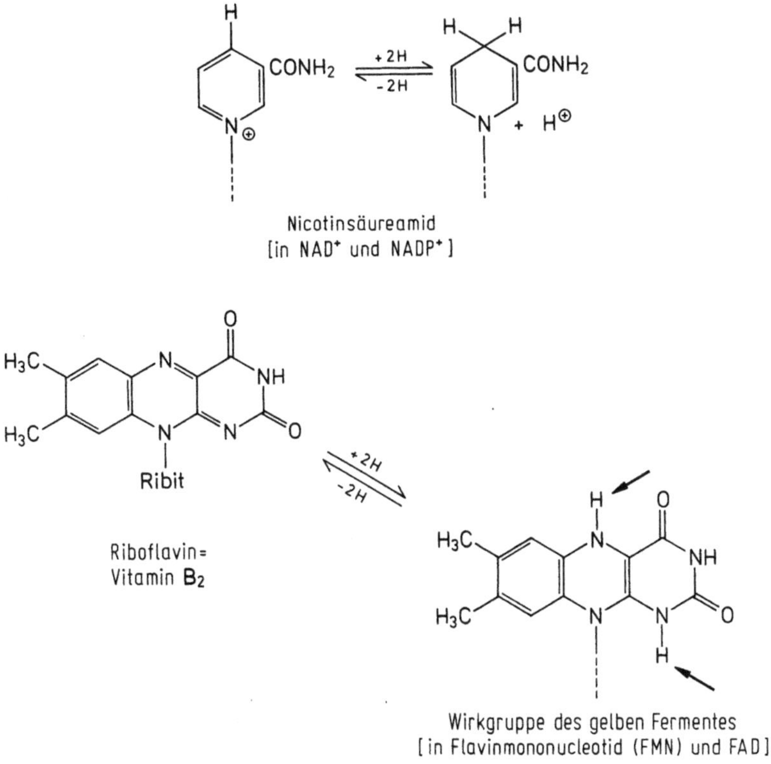

Nicotinsäureamid
[in NAD^+ und $NADP^+$]

Riboflavin = Vitamin B_2

Wirkgruppe des gelben Fermentes
[in Flavinmononucleotid (FMN) und FAD]

Schema 34

Fermenten, bzw. Co-Substraten (Redoxkörper). Zu ihnen zählen:
Nicotinamid-Adenin-dinucleotid = NAD^+ (s. Schema 34)
Flavinnucleotide = prosthetische Gruppe der Flavoproteide,
    der „gelben Fermente":
FMN = Flavinmononucleotid
    Riboflavin = 6,7-Dimethyl-9-ribityl-isoalloxacin (Vitamin des B_2-Komplexes, s. Schema 34)
FAD = Flavin-Adenin-dinucleotid
Cytochrome: sie leiten sich wie die Chlorophylle vom Porphyrinringsystem ab, doch besitzen sie als Zentralatom des Tetrapyrrolringes kein Magnesium, sondern Eisen.

Endoxidation des Wasserstoffs (Atmungskette):

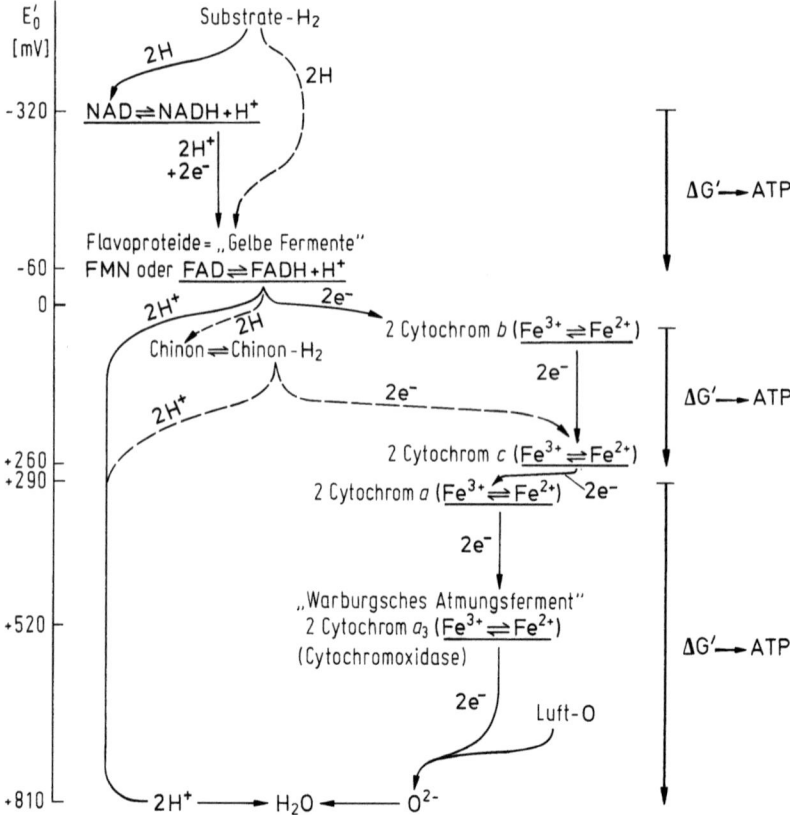

Nur das letzte Cytochrom der Atmungskette, das Cytochrom a_3 (= WARBURGsches Atmungsferment = Cytochromoxidase), kann seine Elektronen direkt auf molekularen Sauerstoff übertragen:

$$4\ Fe^{++} - 4\ e + O_2 \rightarrow 4\ Fe^{+++} + 2\ O^-$$

Das Redoxpotential r_H ist ein Maß für den Gasdruck des H_2 in bar, d. h. die freien Wasserstoffmengen, die bei Dehydrierungen auftreten. r_H ist wie p_H ein negativer dekadischer Logarithmus.

Das Redoxpotential $E_o{'}$ wird meist in Millivolt angegeben, da es elektrochemisch gemessen wird.

Beim Transport eines einzelnen Elektronenpaares über die Atmungskette werden 3 Moleküle ATP gebildet; diesen Vorgang nennt man „oxidative Phosphorylierung" oder „**Atmungskettenphosphorylierung**". Hierdurch werden von der Zelle 40% der Energie konserviert, die in der aeroben Phase der Glucoseoxidation freigesetzt wird.

Prinzip der Atmung: In ca. 50 Katalyseschritten mit verschiedenen Enzymen wird immer wieder Wasserstoff aus dem Substrat abgespalten und mit Luftsauerstoff vereinigt; der Kohlenstoff entweicht als CO_2. Die Atmung läßt sich demnach als Knallgasreaktion auffassen, bei der die Energie „in Raten" gewonnen wird. Oftmals besteht eine enge Verbindung zwischen Energiestoffwechsel und Baustoffwechsel.

Atmungsketten-Gesamtbilanz

$$NADH + H^+ + 3\ ADP + 3\ H_3PO_4 + \frac{1}{2}O_2 \rightarrow$$
$$\rightarrow NAD^+ + 3\ ATP + 4\ H_2O$$

$$C_6H_{12}O_6 + 38\ ADP + 38\ H_3PO_4 + 6\ O_2 \rightarrow 6\ CO_2 + 44\ H_2O + 38\ ATP$$

$$C_6H_{12}O_6 + 6\ O_2 + 6\ H_2O \rightarrow 6\ CO_2 + 12\ H_2O \qquad (\Delta G{'} = 2830\ kJ)$$

Die Mitochondrien sind Zentren der Energiegewinnung aus den Atmungsprozessen.

Der Atmungsquotient:

$$\frac{CO_2}{O_2} = 1 \qquad \text{bei Glucose}$$

Sauerstoffärmere Substanzen, wie etwa Fette oder Eiweiß, müssen zur restlosen Zerlegung in CO_2 und H_2O wesentlich mehr Sauerstoff aufnehmen,

ergo $\dfrac{CO_2}{O_2} < 1$

Sauerstoffreichere, wie organische Säuren, dagegen nehmen weniger auf,

ergo $\dfrac{CO_2}{O_2} > 1$

Phosphogluconat-Weg ▶
(= „Gluconat-Shunt" = oxidativer Pentosephosphatcyclus)

Neben der Atmung (oxibiontisch oder anoxibiontisch) ist der Phosphogluconatweg (= „Gluconat-Shunt" = oxidativer Pentosephosphatcyclus) ein „kurzgeschlossener" Seitenweg des Glucose-Abbaues, bei dem Glucose-6-phosphat direkt oxidiert und bis zum CO_2 abgebaut werden kann. Der Organismus gewinnt auf diesem Wege zusätzliche Redoxpotentiale in Form von NADPH + H^+ für reduktive Synthesen (z. B. Fettsäuren). Hingegen – Gegensatz zum NADH + H^+ – kommt es zu keinem Energiegewinn auf dem Weg über die Atmungskette.

Die im Reaktionsverlauf anfallende D-Ribose steht für Nucleinsäuresynthesen zur Verfügung. Der gesamte komplizierte Reaktionsablauf kann weitgehend als in entgegengesetzter Richtung ablaufender CALVIN-Cyclus aufgefaßt werden, der daher auch den Namen „**reduktiver Pentosephosphatcyclus**" trägt. Vergleiche Formelschemata A, B und C.

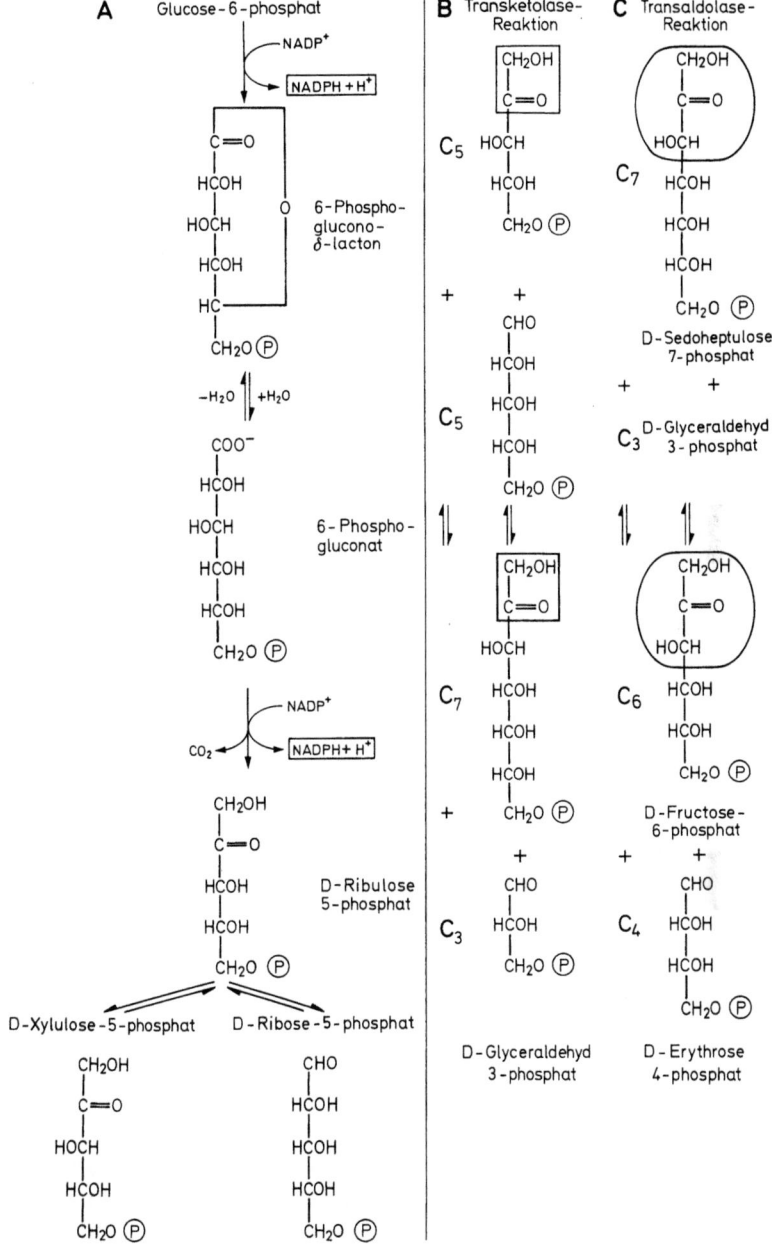

Einige wichtige Reaktionsschritte aus dem Phosphogluconat-Weg (oxidativer Pentosephosphatcyclus).

3.2.3 Abbau von Kohlenhydraten

Bevor es zu einer „Veratmung" von Nahrungsstoffen und Reservestoffen kommen kann, müssen die Makromoleküle in ihre Bausteine zerlegt werden. Das geschieht auf enzymatischem Wege.
Stärke kann durch *Phosphorylase* (Spaltung der α-glykosidischen 1,4-Bindungen am Kettenende und Übertragung der Glucose auf anorganisches Phosphat) abgebaut werden, ferner durch *Hydrolasen (Glykosidasen)* wie *α-Amylasen* (Spaltung α-glykosidischer 1,4-Bindungen im Innern der Ketten bis zu Disaccharid-Fragmenten), *β-Amylase* (Abspaltung von Maltose-Einheiten vom Kettenende her); „Grenzdextrin" ist ein niedermolekularer Amylopectinrest, der noch alle 1,6-α-Bindungen enthält, die weder von α- noch β-Amylase gespalten werden, hingegen aber vom sog. R-Enzym in Pflanzen.
Der weitere Abbau der Glucose erfolgt in erster Linie via **Glycolyse, Citronensäurecyclus** und **Atmungskette.**
Die Endprodukte sind H_2O und CO_2. Der Energiegewinn manifestiert sich in der Bildung von ATP bei der Substratkettenphosphorylierung (beim Ablauf der Glycolyse im Grundplasma) und der oxidativen Phosphorylierung (im Rahmen der Atmungskette in den Mitochondrien).
Zu einem geringen Teil wird Glucose direkt bei gleichzeitiger Oxidation zerlegt ohne Beteiligung von Sauerstoff. Der abgespaltene Wasserstoff wird von $NADP^+$ übernommen. Endprodukte sind hier demnach CO_2 und $NADPH + H^+$ (**Phosphogluconat-Weg**).

3.2.3 Aufbau von Kohlenhydraten

Der Aufbau von Kohlenhydraten beginnt mit der Dunkelreaktion der Photosynthese (siehe dort). Im CALVIN-Cyclus werden Monosaccharide mit 3,4,5,6 und 7 C-Atomen gebildet.
Voraussetzung für den **CALVIN-Cyclus** ist der stetige Ablauf der Elektronentransportkette, sonst würden das benötigte ATP und $NADPH + H^+$ fehlen. Der Verbrauch an ATP ist aber noch höher, und der „fehlende Rest" wird offenbar durch die „cyclische Photophosphorylierung" gestellt. Hierbei gelangen die von den angeregten Chlorophyllmolekülen an Ferredoxin abgegebenen Elektronen in einem Kreisprozeß über mehrere Redoxsysteme wieder zum Chlorophyll zurück.
Schlüsselsubstanz für den Aufbau von Kohlenhydraten ist der *Phosphoglycerinaldehyd*. Diese Triose hat bereits die Reduktionsstufe der Kohlenhydrate erreicht.
Fructose entsteht mit Hilfe des Enzyms Aldolase und durch Isomerisierungen dann aus ihr andere Hexosen, vor allem Glucose. Durch Bindung an Nucleotiddiphosphate werden sie für weitere Synthesen reaktionsfähig ge-

macht. Über Uridindiphosphat-Glucose (= UDPG) kann es dann zur Bildung von Saccharose und von Stärke und anderen Oligo- und Polysacchariden kommen.

Gluconeogenese

Unter Gluconeogenese versteht man die **Resynthese von Glucose** aus **organischen Verbindungen.**
Bei heterotrophen Organismen ist die Gluconeogenese der einzige Weg zur Eigensynthese von Glucose.
Zentrale Reaktionsfolge im Zuge der Gluconeogenese ist die Umwandlung von Pyruvat in Glucose 6-phosphat.

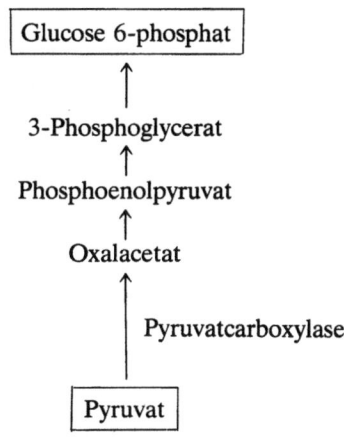

Als Ausgangsprodukte kommen neben *Pyruvat* noch *Lactat* und (sog. glycogene) *Aminosäuren* in Frage, d. h. solche, die C_4-Dicarbonsäuren liefern. Als *Zwischenprodukte des Citronensäurecyclus* sind diese in Oxalessigsäure überführbar und weiter in Phosphoenolpyruvat:

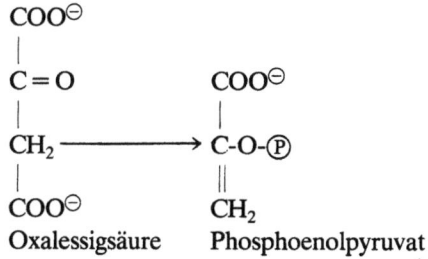

Anschließend verläuft der Reaktionsweg als Umkehrung der Glycolyse.

Glyoxylsäurecyclus

Fettsäuren hingegen sind *nur von Pflanzen* für die Gluconeogenese verwertbar, nicht von Höheren Tieren. Manche Pflanzen sind nämlich in der Lage, Acetat als alleinige Kohlenstoffquelle für die Gluconeogenese zu nutzen. Bei ihnen ermöglicht der sogenannte Glyoxylsäurecyclus die Bildung von Succinat aus Acetat und somit die Biosynthese von Glucose aus Fettsäuren und auch „nichtglycogenen" Aminosäuren.

$$2\,\text{Acetyl}-\text{CoA} + \text{NAD}^+ + 2\text{H}_2\text{O} \rightarrow \text{Succinat} + 2\,\text{CoA} + \text{NADH} + \text{H}^+$$

Pflanzen können demnach Proteine *und* Fette zu Kohlenhydraten umbauen.

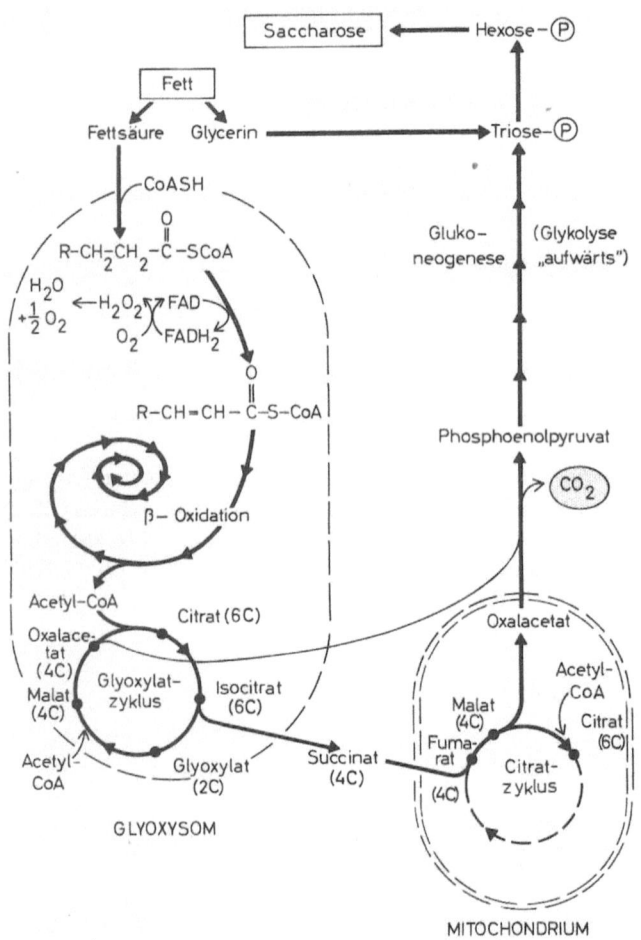

Der Glyoxylsäurecyclus ist bei pflanzlichen Geweben anzutreffen, die auf eine rasche Fettmobilisierung eingestellt sind (z. B. fettreiche keimende Samen). In ihm wird das bei der β-Oxidation der Fettsäuren in großen Mengen anfallende Acetyl-CoA besonders rasch verwertet. Die entscheidenden Enzyme sind in den *Glyoxysomen* (= bestimmte Lysosomen, siehe 1.6) lokalisiert. Isocitrat wird in Succinat und Glyoxylsäure gespalten, die sich mit Acetyl-CoA zu Malat vereinigt. (Vergleiche Schema unten.) Der Glyoxylsäurecyclus steht unter allosterischer (vgl. unter 3.2.2) Regulation. Isocitrat-Lyase und Malat-Synthase sind induzierbare Enzyme: sie werden nur bei Bedarf synthetisiert.

```
                    COOH
                    |
                  HOCH
                    |
                  HC—COOH    Isocitronensäure
                    |         (Isocitrat)
                   CH₂
                    |
                   COOH
                   ↙↙
   (Succinat)    ↙↙
   Bernsteinsäure
                      (Glyoxylat)
   COOH              Glyoxylsäure
   |
   CH₂    +          CHO
   |                  |
   CH₂               COOH                   Acetyl-CoA
   |                                         CH₃
   COOH                                      |
                                             C=O
                H₂O                          |
                                             S—CoA
                     ↓
                   COOH
                    |
                   CH₂     (Malat)
                    |      Äpfelsäure
                   HCOH
                    |
                   COOH
                          + CoA—SH
```

◀ Die Verknüpfung von Fettabbau und Zuckeraufbau über den Glyoxylatcyklus in der Pflanzenzelle. Aus 2 Molekülen Acetyl-CoA entsteht in den Glyoxysomen ein Molekül Succinat, das in die Mitochondrien verfrachtet und dort über den Citratcyklus in Oxalacetat umgeformt wird. Aus dem Oxalacetat kann über Phosphoenolpyruvat Zucker synthetisiert werden (Glukoneogenese). Das im Fettabbau anfallende Glycerin steht über die Triosephosphate ebenfalls mit der Glukoneogenese in Verbindung. (Aus CZIHAK, LANGER, ZIEGLER)

C₄-Carbonsäureweg

Im Zuge der Photosynthese erfolgt die Bildung von Glucose im Calvin-Cyclus (s. 3.2.3).

Bei manchen tropischen Pflanzen ist bei höherer Lichtintensität eine raschere Synthese von Glucose (und damit verbunden auch ein rascheres Pflanzenwachstum) zu beobachten als bei Pflanzen unserer Breiten, den sogenannten **C₃-Pflanzen**.

Solche Pflanzen werden **C₄-Pflanzen** genannt. Die summarische Gleichung des Prozesses lautet:

$$6\,CO_2 + 30\,ATP + NADPH + 12\,H^+ + 24\,H_2O \rightarrow Glucose + 30\,ADP + 30\,\textcircled{P} + 12\,NADP^+$$

Derartige C₄-Pflanzen beschreiten den sogenannten C₄-Carbonsäure-Weg zur Bildung von Glucose.

In den Mesophyllzellen des Blattes werden als erste Photosyntheseprodukte Oxalessigsäure, Apfelsäure und Asparaginsäuren gebildet:

Phosphoenolpyruvat + CO_2 → Oxalessigsäure + $\textcircled{P}$

$NADPH + H^+ + $ Oxalacetat $= NADP^+ + $ L-Malat

Malat wird in die Zellen der Bündelscheide transportiert und dort decarboxyliert:

Malat + $NADP^+ \rightleftharpoons$ Pyruvat + CO_2 + $NADPH + H^+$

Erst dann schließt sich der Calvin-Cyclus an. Pyruvat gelangt in die Mesophyllzellen und wird dort in Phosphoenolpyruvat überführt, womit der Kreis geschlossen ist.

Zu den C₄-Pflanzen zählen z. B. das Zuckerrohr und der Mais.

Bei C₄-Pflanzen gibt es keine Photorespiration.

Hauptsubstrat für die Photorespiration in C₃-Pflanzen ist

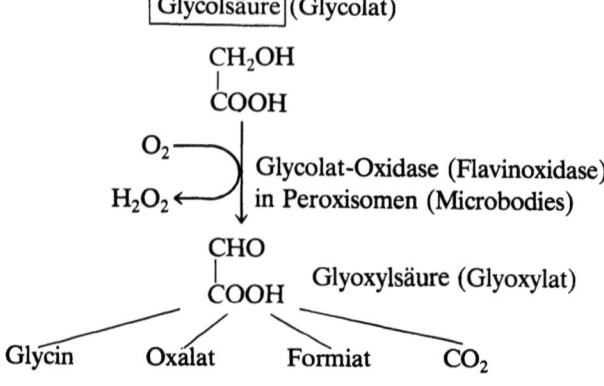

In der Natur halten sich Auf- und Abbau organischer Moleküle und Bildung und Verbrauch von Sauerstoff mehr oder weniger die Waage. Darauf weist auch ein Vergleich der Summenformeln von Photosynthese und Zellatmung hin:

$6 CO_2 + 12 H_2O \rightarrow C_6H_{12}O_2 + 6 O_2 + 6 H_2O$ $\quad \Delta G' = + 2881 \text{ kJ}$

$C_6H_{12}O_6 + 6 O_2 + 6 H_2O \rightarrow 6 CO_2 + 12 H_2O$ $\quad \Delta G' = - 2881 \text{ kJ/Mol}$
$\quad\quad\quad\quad\quad\quad\quad\quad\quad\quad\quad\quad\quad\quad\quad\quad\quad\quad\quad$ Glucose

Vergleiche auch Übersichtsschema anabolischer und katabolischer Reaktionswege (Baustoffwechsel und Energiestoffwechsel).

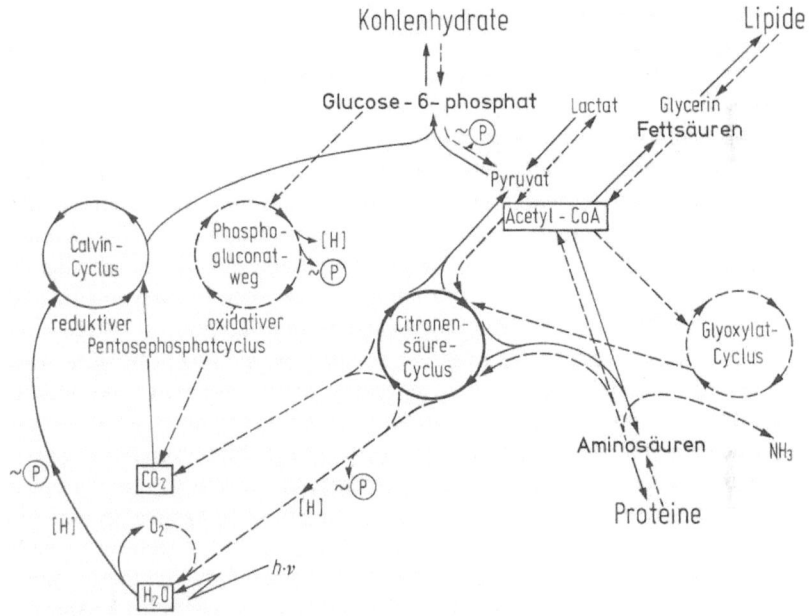

Vereinfachtes Schema anabolischer (→) und katabolischer (-->) Reaktionswege (Baustoffwechsel und Energiestoffwechsel)
Es veranschaulicht die Funktion des Citronensäurecyclus (= Tricarbonsäurecyclus) als „Drehscheibe" des Stoffwechselgeschehens, die zentrale Stellung von Acetyl-CoA und die „Gegenläufigkeit" von reduktivem (= Calvincyclus) und oxidativem (= Phosphogluconatweg) Pentosephosphatcyclus.

Man spricht deswegen auch vom „Kreislauf" von Kohlenstoff und Sauerstoff.

3.2.3 Aufbau von Fetten

Fette und fettähnliche Verbindungen werden als **Lipide** bezeichnet. Hierzu zählen Neutralfette, Wachse, Glycerophosphatide, Sphingolipide und Glykolipide (vgl. 1.5.2). Die **Biosynthese** der molekularen Bausteine der Fette *(Glycerin* und *Fettsäuren)* erfolgt auf getrennten Wegen, erst zum Schluß erfolgt ihre Vereinigung zum Fettmolekül.

Fette können durch Umformung von Kohlenhydraten und Eiweißen im Organismus entstehen. Kohlenhydrate müssen zunächst zu Acetyl-CoA abgebaut werden (s. 3.2.3). Die *Fettsäuresynthese* verwendet die aktivierten C_2-Fragmente zum Aufbau langkettiger Moleküle. Zunächst wird an das Acetyl-CoA unter Verbrauch von ATP Kohlensäure angelagert, es entsteht Malonyl-CoA. Coenzym der wirksamen Acetyl-CoA-Carboxylase ist Biotin = Vitamin H (s. Schema 31).

Die Kohlensäure wird „aktiviert", indem sie an das Biotin angelagert wird, erst dieser „aktivierte C_1-Körper" ist zur Reaktion mit dem Acetyl-CoA befähigt.

Die Synthese der Fettsäuremoleküle erfolgt in Höheren Pflanzen offenbar auf eine andere Weise als in Hefezellen oder tierischen Zellen. In den Zellen einiger tierischer Gewebe und in Hefezellen wurde ein Multi-Enzym-Komplex gefunden, die Fettsäure-Synthetase (s. Abb. 60). Sie ermöglicht einen Reaktionscyclus, an dem insgesamt 7 Enzyme beteiligt sind. Zwischen der räumlichen Anordnung der einzelnen Enzymproteine in diesem Komplex und den von ihnen katalysierten Reaktionsschritten besteht ein Zusammenhang: die Zwischenprodukte werden nicht freigesetzt, sondern direkt an das nächste Enzym weitergereicht. Das ist in reaktionskinetischer Hinsicht vorteilhaft. Außerdem ist die Störung durch andere Enzyme ausgeschaltet. Bei Organismen, die über diesen Multienzymkomplex verfügen, werden Fettsäuren bis zu einer Kettenlänge von C_{18} im Cytoplasma synthetisiert. Der Abbau der Fettsäuren erfolgt hingegen in den Mitochondrien, sodaß die beiden Reaktionswege räumlich getrennt sind und unabhängig voneinander reguliert werden (obwohl die Synthese von Fettsäuren im Prinzip eine Umkehr der β-Oxidation darstellt, s. Abb. 60a). Eine Kettenverlängerung von auf diesem Reaktionsweg synthetisierten Fettsäuren ist möglich: sie erfolgt allerdings in den Mitochondrien (nicht im Cytoplasma), nachdem die kürzerkettigen Fettsäuren (bis C_{18}) durch CoA aktiviert wurden. Bei Höheren Pflanzen hingegen erfolgt die gesamte Fettsäuresynthese wohl meist in Mitochondrien und Chloroplasten.

Glycerin tritt als Glycerinphosphat in die Esterbildung mit den Fettsäuren ein. Es entsteht über die Reduktion von Dihydroxyacetonphosphat durch NADH + H⁺. Zunächst reagieren zwei Moleküle an Coenzym A gebundene Fettsäuren mit dem Glycerinphosphat unter Bildung eines Diglycerid-

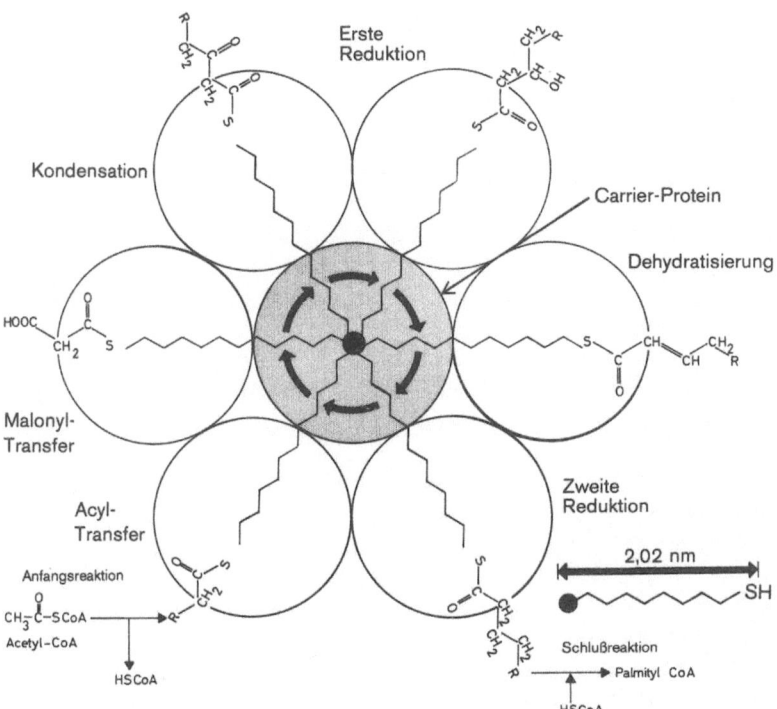

Abb. 60. Ablauf der Fettsäuresynthese im Enzymkomplex der Fettsäuresynthetase in der Form eines Fließbandprozesses. Zu unterscheiden sind Anfangsreaktion (Einführung eines Acetylrestes), Schlußreaktion (Ablösung der fertigen Fettsäure – in diesem Fall Palmitin – und deren Aktivierung mit Coenzym A), sowie die Serie der Folgereaktionen, durch die die Kohlenwasserstoffkette pro Umgang über Malonyl-CoA um 2 C-Glieder verlängert wird. Die wachsende Kohlenwasserstoffkette bleibt dabei an die zentrale SH-Gruppe des Enzymkomplexes gebunden. (Aus CZIHAK, LANGER, ZIEGLER)

phosphats = Phosphatidsäure, wobei zwei Moleküle CoA−SH freigesetzt werden. Nach Dephosphorylierung der dritten OH-Gruppe erfolgt der zweite Veresterungsschritt. Bei Geweben mit starker Fettsynthese, z. B. in reifenden Samenanlagen ist $\frac{CO_2}{O_2} > 1$.

3.2.3 Abbau der Fette

Der Abbau der Fette beginnt mit einer Zerlegung durch Lipasen in Glycerin und Fettsäuren. Das Fragment *Glycerin* wird in den Kohlenhydratstoffwechsel einbezogen und über die Stufen des Triose- und Hexosephosphats in Saccharose überführt. Andererseits erfolgt sein Abbau über Dihydroxyacetonphosphat und Brenztraubensäure (via Glycolyse und Citronensäurecyclus).

Die langkettigen *Fettsäuren* werden nach dem Reaktionsprinzip der „β-Oxidation" in C_2-Fragmente zerlegt, die als Acetyl-CoA in den Stoffwechsel eingehen; via Citronensäurecyclus werden sie entweder über seine Zwischenstufen in verschiedene Syntheseprozesse eingeschleust oder sie dienen mittels der Atmungskette zur Energiegewinnung. Zu einer schnellen Synthese vor allem von Saccharose kommt es durch den Eintritt von Acetyl-CoA in den Glyoxylsäurecyclus (charakteristisch für fettspeichernde Gewebe Höherer Pflanzen).

Dieser Vorgang wird auch als „Gluconeogenese" bezeichnet und stellt eine Querverbindung zwischen Fettstoffwechsel und Kohlenhydratstoffwechsel dar. Bei der Veratmung von Fetten ist der Atmungsquotient $\frac{CO_2}{O_2} < 1$.

Bei der **β-Oxidation der Fettsäuren** werden diese zunächst unter ATP-Verbrauch in die reaktionsfähige Form des Acyl-Coenzym A überführt. Dann wird Wasserstoff abgespalten, wodurch die entsprechende α, β-ungesättigte CoA-Verbindung der Fettsäure entsteht. Zum Fettsäureabbau kommt es durch wiederholtes Durchlaufen einer cyclischen Reaktionsfolge, bei der die Kohlenstoffkette der an CoA gebundenen Fettsäure-Reste jedesmal um eine C_2-Einheit verkürzt wird (s. Reaktionsschema Abb. 60a). Der entscheidende Reaktionsschritt der β-Oxidation der Fettsäuren ist die Spaltung des labilen β-Ketosäure-thioesters durch ein weiteres Molekül Coenzym A. Bei dieser **thioklastischen Spaltung** durch das Enzym β-Ketothiolase wird eine C-C-Bindung gespalten(!).

Die freie Energie dieser Spaltungsreaktion ist durch die enzymatische Reaktion mit CoA (statt mit Wasser) als chemisches Potential erhalten geblieben.

β-Oxidation der Fettsäuren ist reversibel = mitochondriale Fettsäuresynthese zur Kettenverlängerung [im Unterschied zu der cytoplasmatischen Neu-Synthese von Fettsäuren].

Die Flavoproteide und Pyridinnukleotide übertragen den Wasserstoff auf die Atmungskette, in der es zum Energiegewinn kommt. Die Hauptmenge des anfallenden Acetyl-CoA wird in den Citronensäurecyclus eingeschleust. Ferner werden C_2-Bausteine für den Glyoxylsäurecyclus bereitgestellt.

Es liegt ein harmonisches Zusammenspiel von β-Oxidation, Citronensäurecyclus und Atmungskette vor; alle 3 Prozesse spielen sich in den Mitochondrien ab.

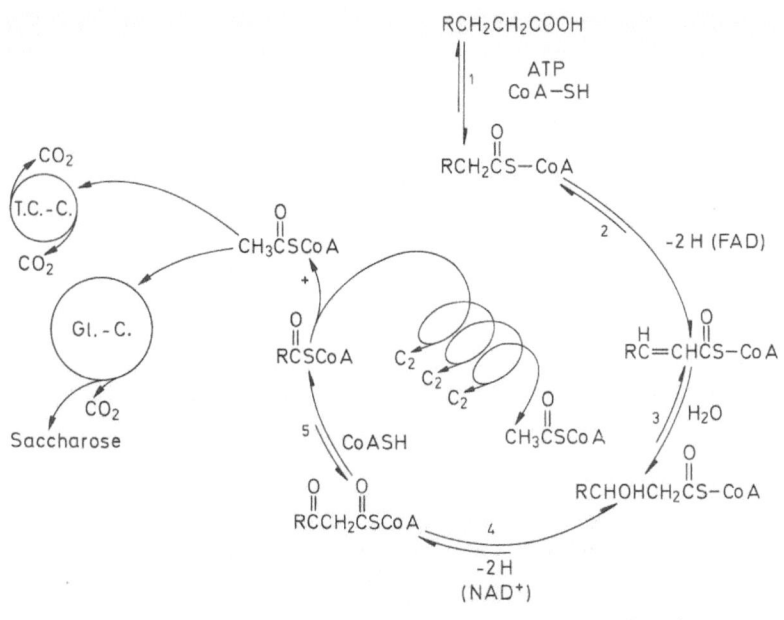

1 Fettsäure-Thiokinasen 2 Acyl-CoA-Dehydrogenasen 3 Enoyl-CoA-Hydratase
4 β-Hydroxyacyl-Dehydrogenase 5 β-Ketoacyl-Thiolase
T.C.-C. = Tricarbonsäurecyclus   Gl.-C. = Glyoxylsäurecyclus

Abb. 60a. Die β-Oxidation der Fettsäuren. (Nach STUMPF aus BONNER/VARNER)

1.2.3 Assimilation des Stickstoffs

Unter Assimilation des Stickstoffs (Abb. 61) versteht man die Aufnahme des anorganischen Stickstoffs in Form von Nitrat-Ionen durch die Pflanze und die Überführung dieses positiv fünfwertigen N in den negativ dreiwertigen N der NH_2-Gruppe der Aminosäuren: $HNO_3 + 8\,[H] \rightarrow NH_3 + 3\,H_2O$. Dieser Reduktionsprozeß ist noch nicht umfassend erforscht. Wesentliche Schritte sind
a) **Nitratreduktion** (im engeren Sinne) $NO_3^- \rightarrow NO_2^-$
Die Nitratreduktase, ein „Metallo-Flavo-Proteid", katalysiert die Reaktion. Im Licht werden die Reduktionsäquivalente von der photosynthetischen Lichtreaktion zur Verfügung gestellt, im Dunkeln durch die Atmung. In beiden Fällen werden die Elektronen mit Hilfe von Pyridinnukleotiden ($NADH + H^+$ oder $NADPH + H^+$) auf die Reaktionszentren der Nitratreduktase übertragen. Die Nitratreduktion stellt somit die zweite photosynthetische Dunkelreaktion dar; aber im Gegensatz zum CO_2 wird NO_3^- zuerst reduziert und dann erst in organische Moleküle eingebaut.
b) **Nitritreduktion** $NO_2^- \rightarrow NH_4^+$ bzw. NH_2-gruppe.

Die Nitritreduktase kann in einem einzigen Schritt 6 Elektronen übertragen. Sie ist ein eisenhaltiges Protein mit dem Co-Faktor Ferredoxin. Ferredoxine sind wasserlösliche Proteine und besitzen im reduzierten Zustand ein extrem starkes Reduktionsvermögen ($E_o' = -0{,}42$ Volt). Die Nitritreduktion der grünen Pflanze ist über Ferredoxin (Fd) eng an die Photosynthese gebunden (bei der es photochemisch reduziert wird), ist aber auch im Dunkeln möglich, wenn Reduktionsäquivalente aus anderen Stoffwechselprozessen zur Verfügung stehen.

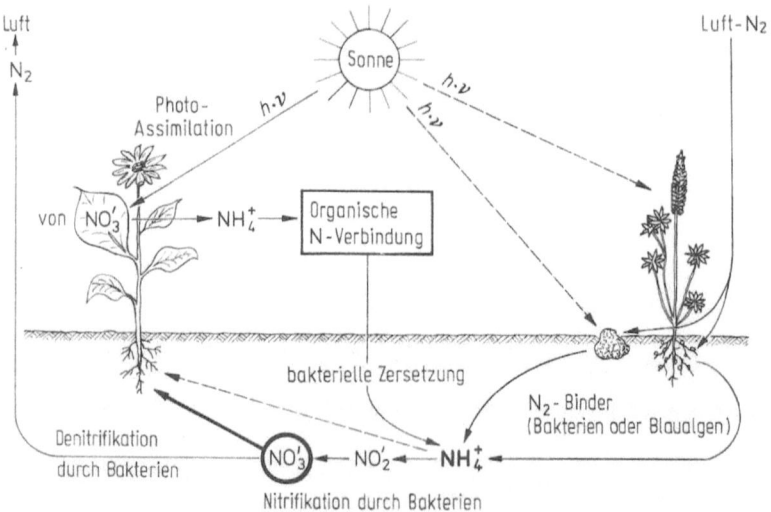

Abb. 61. Stickstoff-Kreislauf (Original)

Nachschub für die Nitrate, die die Pflanze aus dem Boden aufnimmt, liefert einmal die **bakterielle Zersetzung organischer Verbindungen** (Verwesungsprozesse, Abbau von Harnstoff und Harnsäure). Hierbei entsteht zunächst NH_4^+, das dann von nitrifizierenden Bakterien (s. S. 120) in Nitrat umgewandelt wird.

Liegt Nitrat unter Sauerstoffabschluß vor, so kommt es zur N_2-Entbindung (Denitrifikation) oder zur Reduktion des Nitrats zu Ammoniak (Nitrat-Ammonifikation).

NH_4^+ selbst kann zwar auch aufgenommen werden, das geschieht aber nur in geringen Mengen. Denn
1. ist der NH_4^+-Gehalt des Bodens gering und
2. ergeben sich Nachteile: bei Aufnahme von NH_4^+-Ionen aus dem Boden werden im Austausch H^+-Ionen abgegeben, es kommt zur physiologi-

schen Acidität des Bodens. Bei der Aufnahme von NO_3^- hingegen werden OH^--Ionen abgegeben: physiologische Alkalität. Es kommt demnach zu einer Störung des Ionen-Gleichgewichts. Für die Pflanze ist eine neutrale bis schwach basische Bodenreaktion erwünscht, saure Böden sind für sie schädlich.

N_2-Bindung

Eine andere Nitrat-Quelle ist der **Luft-Stickstoff,** der nur durch hierauf spezialisierte Mikroorganismen (Bakterien, Actinomyceten, Blaualgen) genutzt werden kann. Durch N_2-bindende Organismen werden jährlich über 10 Millionen t Luft-N_2 assimiliert. Symbiontischer N_2-Binder ist z. B. Rhizobium leguminosarum, das zur Knöllchenbildung an den Wurzeln von Leguminosen führt (s. Abb. 62). Zu den freilebenden N_2-Bindern zählen u. a. Azetobacter chroococcum (aerob), Chlostridium pasteurianum (anaerob). Bei Aerobiern stammen benötigte Energie und Reduktionsäquivalente aus der Atmung, bei Anaerobiern aus der Gärung. Photosynthetisierende Bakterien oder Blaualgen erhalten beides über die Photosynthese:

$$3\ H_2O + N_2 \xrightarrow{h \cdot \nu} 2\ NH_3 + 1\frac{1}{2}O_2$$

Auch die Fixierung von Stickstoff wird hier also von der photosynthetischen Lichtreaktion mit Reduktionsäquivalenten versorgt. Die benötigte hohe Energie wird meist durch Spaltung von Brenztraubensäure in Form von ATP zur Verfügung gestellt. Aus Brenztraubensäure stammen auch (im Falle von Atmung, Gärung) die Reduktionsäquivalente, die über Ferredoxin auf Nitrogenase, das Enzymsystem der N_2-Bindung, übertragen werden. In unserem Klima werden je Jahr und Hektar 20–40 kg Stickstoff durch freilebende Bakterien gebunden. Die Knöllchenbakterien von 1 ha Lupinen binden in einer Vegetationsperiode bis 200 kg(!) Stickstoff.

Kunstdünger (via Haber-Bosch-Verfahren) ist eine weitere Möglichkeit für den Nachschub von Nitraten.

Nitratatmung

Im Gegensatz zur Stickstoff-Assimilation steht die Nitrat-Atmung, bei der Nitrat als O-Quelle dient, d. h. die beteiligten Bakterien verwenden Nitrat als H-Akzeptor, atmen also mit NO_3 anstelle von O_2 (vgl. 3.2.3). In der Küche hat das Phänomen der Nitratatmung toxikologisches Interesse: Spinat gehört zu den Chenopodiaceae und für diese Pflanzenfamilie ist die Fähigkeit charakteristisch, aufgenommene Nitrate zu speichern. In unserem Magen-Darm-Trakt wird das Nitrat der Spinatblätter zu NH_4^+ reduziert.

Wird Spinatgemüse jedoch nicht frisch verzehrt, sondern aufgehoben und wieder aufgewärmt, so kann es in der Zwischenzeit zu Infektionen mit Denitrifikanten und zu deren Vermehrung kommen. Sie reduzieren das Nitrat zum großen Teil nur bis zum Nitrit. Das ist die Erklärung für die alte Hausfrauenregel, Spinat dürfe man nicht stehen lassen und wieder aufwärmen. Denn Nitrit ist in hohen Dosen als Methämoglobinbildner stark toxisch. Der Sauerstoffmangel im Blut führt zu Cyanose. Nitrit ist insbesondere für Säuglinge in höchstem Maße gefährlich!

3.2.3 Stickstoff − Stoffwechsel

Den Ein- und Umbau des negativ dreiwertigen Stickstoffs innerhalb des pflanzlichen und tierischen Organismus nennt man Stickstoff-Stoffwechsel.

Ein Hauptweg für den **Einbau** ist die **reduktive Aminierung** von α-Ketoglutarat zum Glutamat:

$$\begin{array}{c}O\\\|\\C-COO^-\\H_2C\\CH_2-COO^-\end{array} + NH_4^+ + NADPH + H^+ \longrightarrow \begin{array}{c}\overset{\oplus}{N}H_3\\|\\CH-COO^-\\H_2C\\CH_2-COO^-\end{array} + NADP^+ + H_2O$$

Glutamat kann seinerseits nochmals negativ dreiwertigen Stickstoff als Amidgruppe einbauen:

$$\begin{array}{c}\overset{\oplus}{N}H_3\\|\\CH-COO^-\\H_2C\\CH_2-COO^-\end{array} + NH_4^\oplus + ATP \longrightarrow \begin{array}{c}\overset{\oplus}{N}H_3\\|\\CH-COO^-\\H_2C\\CH_2-CO-NH_2\end{array} \quad \text{Glutamin}$$

Ein weiterer N-Speicher der Pflanze ist Asparagin.
Die Synthese anderer Aminosäuren erfolgt über **Transaminierung**sprozesse nach dem allgemeinen Schema:
Glutamat + Ketosäure → Aminosäure + α-Ketoglutarat.
Die prosthetische Gruppe der Transaminasen leitet sich vom Vitamin B_6 ab (s. Schema 31). Die benötigten Ketosäuren entstammen z. T. dem Citronensäurecyclus, z. T. leiten sie sich vom CALVIN-Cyclus, der Glycolyse oder dem Pentosephosphatcyclus her. Die gebildeten Aminosäuren stehen für die Proteinsynthese (s. 2.3.6) zur Verfügung, bei der sie durch Peptidbindungen R−C−NH−R_1 miteinander verknüpft werden.
∥
O

Der Eiweißabbau verläuft umgekehrt. Beim Abbau gebildete Ketosäuren werden wiederum in den Citronensäurecyclus eingeschleust.

Abbau der Aminosäuren:
1. Decarboxylierung biogener Amine
2. oxidative Desaminierung (= Umkehr der reduktiven Aminierung)
3. NH_3-Entgiftung (Säureamidbildung in der Pflanze)

Eiweiß-Abbau und -Aufbau stellen ein Fließgleichgewicht dar.
Während die Pflanze Stickstoff-Verbindungen speichert, kommt es bei Tieren zur Ausscheidung von Harnstoff oder Harnsäure. Zur Entgiftung des bei der oxidativen Desaminierung von Aminosäuren anfallenden NH_4^+ verfügt das Tier über einen Kreisprozeß (= „Harnstoff-Cyclus"): Zwei Aminogruppen (aus Glutaminsäure und Asparaginsäure) treten mit CO_2 zu Harnstoff zusammen; dazu ist die Energie von 3 ATP nötig.

3.2.5 Heterotrophie

Saprophytismus, Parasitismus, Symbiose

Während die zur Photosynthese oder Chemosynthese fähigen Organismen **autotroph** sind, sind andere Organismen auf die Zufuhr organischer Substanzen angewiesen, die von autotrophen Lebewesen synthetisiert wurden. Sie sind **heterotroph.**
Dabei ist das Spektrum der organischen Verbindungen, hinsichtlich derer die verschiedenen Bakterien und Pilze heterotroph sind, sehr weit gefächert.

Saprophyten beziehen ihre Nahrung aus totem organischen Material. Klassisches Beispiel für einen saprophytischen Prozeß ist die Zersetzung organischer Verbindungen im Boden, etwa bei der Verwesung von tierischen oder pflanzlichen „Leichen".

Parasiten hingegen befallen lebende Organismen, um bei ihnen zu „schmarotzen".

Das führt beim „Wirt" oftmals zu Erkrankungen („Infektionskrankheiten").
Auch Höhere Pflanzen können parasitisch leben; sie schädigen oder töten ihren Wirt durch den Entzug von Assimilaten. **Vollparasiten** entziehen ihrem Wirt Assimilate sowie Wasser und Nährsalze, **Halbparasiten** nur Wasser und Nährsalze (Beispiel: Mistel).

Manche Organismen sind **obligate** Parasiten (d. h. für sie ist diese Lebensweise unerläßlich), andere nur **fakultative** (d. h. sie können *auch* als Saprophyten existieren).

Eine **Symbiose** (Gegensatz: Antibiose) stellt eine Lebensgemeinschaft artverschiedener Organismen zu gegenseitigem „Nutz und Frommen" dar. So ergänzen bei den **Flechten** die heterotrophen Pilze und die autotrophen Grünalgen oder Blaualgen einander aufs Beste und ermöglichen die Besiedlung von Lebensräumen, in denen die eine oder andere Species allein nicht mehr lebensfähig wäre.

Ein weiteres Beispiel für eine Symbiose sind die Wurzelknöllchen der Leguminosen.

Knöllchenbakterien der Leguminosen (Abb. 62)

Höhere Pflanzen sind nicht in der Lage, N_2 zu binden.
Leguminosen können mit mikrobiellen N_2-Bindern in Symbiose leben. Hierzu kommt es zu einer Infektion der Wurzeln mit potentiellen N_2-Bindern. Die zunächst noch N-heterotrophen Mikroorganismen dringen über die Wurzelhaare in die Zellen der Wurzelepidermis ein und setzen sich schließlich in tieferen Gewebeschichten fest. Die Wirtspflanze reagiert mit der Bildung von Zellwucherungen, den „Knöllchen". In den Knöllchen verlieren die Bakterien ihre ursprüngliche Form und beginnen als „Bakteroide" mit der aktiven N_2-Bindung. Es bildet sich eine echte Symbiose aus: die Wirtspflanze versorgt die Bakteroide mit Kohlenhydraten, die Bakteroide geben einen Teil der synthetisierten stickstoffhaltigen Verbindungen an die Wirtspflanze ab. In den Knöllchen wird außerdem das rote Leghämoglobin, ein Fe^{III}-haltiger Hämoglobin-ähnlicher Farbstoff synthetisiert. Stellen die Bakteroide die N_2-Bindung ein, so wird das Leghämoglobin zu Gallenfarbstoffen abgebaut, die Knöllchen verfärben sich, zerfallen, und die Bakteroide werden von der Wirtspflanze verdaut, ein Teil kehrt in den Erdboden zurück und kann andere Leguminosen infizieren.

Eine Symbiose zwischen Höheren Pflanzen und Pilzen stellt die **Mycorrhiza** dar. Bekannt ist die Lebensgemeinschaft zwischen unseren Waldbäumen und vielen Speisepilzen. Es ist daher kein Zufall, daß wir Pilze im Walde suchen; bestimmte Pilze unter bestimmten Bäumen. Der Pilz umspinnt die kurz und dick bleibenden Seitenwurzeln mit einem dichten Hyphengeflecht und wächst in der Wurzelrinde lediglich intercellulär (ektotrophe M.). Einzelne Hyphen wachsen wieder in den Erdboden zurück und übernehmen so die Funktion von Wurzelhaaren. Der Baum erhält bei dieser Symbiose vom Pilz N- und P-Verbindungen, auch eine bessere Versorgung mit Wasser und Mineralsalzen. Der Pilz bezieht vom Baum Assimilate. Orchideen gedeihen nicht in Abwesenheit ihrer Pilz-Symbionten (endotrophe M., die Pilzhyphen dringen in die Zellen ein, verharren nicht in den Interzellularen).

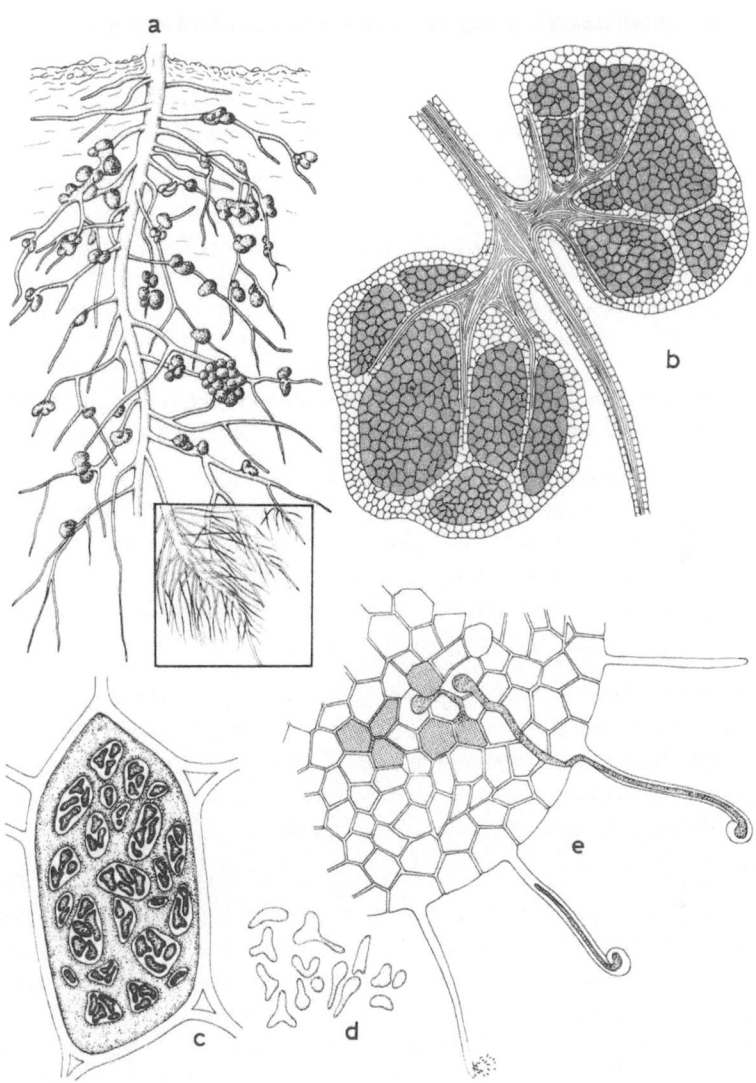

Abb. 62 a–e. Symbiontische Stickstoff-Fixierung in den Wurzelknöllchen der Leguminosen. **a** Erbsenwurzel mit den Knöllchen; **b** Schnitt durch ein fertig ausgebildetes Knöllchen; **c** Schnitt durch eine mit Rhizobien angefüllte Zelle; **d** die in den Zellen enthaltenen Bakterien haben verschiedene Form (Bakteroide); **e** Eindringen der Bakterien an der Spitze der Wurzelhaare und Wachstum des Infektionsschlauches durch die Wurzelrinde (Zeichnungen stark schematisiert). (Aus SCHLEGEL)

3.2.4 Wasserhaushalt, Mineralstoffwechsel und Stoffleitung

„Ohne Wasser kein Leben". Abgesehen von bestimmten temporären Ruhephasen im Leben der Pflanze (z. B. Samen) gilt dieser Satz für alle Zellen.

Die **Aufnahme des Wassers** in die Zelle erfolgt durch **Quellung** und/oder **Osmose**. Voraussetzung für die Aufnahme von Wasser ist ein Gefälle im chemischen Potential des Wassers zwischen Zelle und Umgebung. Der relative Wasserdampfdruck ist ein Maß für die sog. **„Hydratur"**, für den **Wasserzustand der Zellen**. Bei der Wasseraufnahme findet eine Diffusion statt. Deren Ursache ist die thermische Bewegung der Moleküle, wie sie in der Brownschen Bewegung sichtbar wird. Die Diffusionsgeschwindigkeit ist in pflanzlichen Zellen bemerkenswert groß und eröffnet so eine Möglichkeit für den „Kurzstrecken-Transport" (extravasculärer Wassertransport).

a) Die **Quellung** ist ein rein physikalischer Vorgang. Auch tote Samen können quellen. Bei Beginn einer Quellung ist die Wasseranziehung so stark, daß sich ein Druck von mehreren hundert bar entwickeln kann. Durch quellendes Holz werden so selbst Felsen gesprengt.
Quellung ist die reversible Einlagerung von Wasser. Hierbei können sich Ionen oder geladene Makromoleküle mit „hydrophilen Gruppen" (wie z. B. Proteine) mit Hydrathüllen umgeben. Diesen Vorgang bezeichnet man als **Hydratation.** Die jeweilige Ladung der Teilchen bestimmt, welcher Pol der Wassermoleküle nach außen, welcher nach innen weist. Die Größe der Hydrathülle wird nicht nur von der Stärke der Ladung bestimmt, sondern von der Ladungsdichte an der Oberfläche des Teilchens. So wird auch bei gleicher Anzahl von Ladungen bei Ionen mit zunehmendem Radius die Hydrathülle kleiner. Anorganische Ionen haben Einfluß auf den Hydratationszustand von Kolloiden („Aussalzen" von Eiweiß). Durch ein wechselndes Mengenverhältnis von Ca^{++}/K^+ wird der Quellungszustand des Protoplasten regulierbar, denn Ca^{++} wirkt stärker entquellend als K^+ (Ionenantagonismus). Hydratation führt zu *unbegrenzter Quellbarkeit;* es entstehen kolloidale Lösungen. Beispiel: Cytoplasmaproteine. Das Wasser kann bei der Quellung aber auch durch **Kapillarkräfte** gebunden werden, etwa wenn Wasser in die *Intermicellarräume* und die *interfibrillären Räume der Zellwand* eintritt.

Quellungsvorgänge spielen im Wasserhaushalt der Pflanze insbesondere beim Keimen von Samen eine große Rolle. Ein Same im lufttrockenen Zustand hat kaum noch meßbare Stoffwechselerscheinungen. Sein eingetrocknetes Plasma und auch die Zellwände saugen so lange Wasser auf, bis die normalen Lebensprozesse einsetzen können und das „Auskeimen" vonstatten gehen kann.

b) Wasseraufnahme durch **Osmose** überwiegt in der ausdifferenzierten Pflanzenzelle mit Zellsaftvacuole. Plasmalemma und Tonoplast sind selektiv permeable Membranen (vgl. 1.4.4). In der Zellsaftvacuole sind Salze, organische Säuren, Zucker in einer Gesamtkonzentration von meist 0,2–0,9 M gelöst. Bei einer vereinfachenden Betrachtungsweise kann das wandständige Plasma insgesamt als „semipermeable Membran" aufgefaßt werden, die zwischen Zellsaft und Außenmedium geschaltet ist. Unter Osmose versteht man den Durchtritt des Wassers durch eine semipermeable Membran in Richtung „niedrigerer Wasserkonzentration", d. h. höherer Konzentration an gelösten Substanzen. [Exakt ausgedrückt ist nicht die „Konzentration" ausschlaggebend, sondern das „chemische Potential" der Substanz; hier das „Wasserpotential".]

Der potentielle osmotische Druck (= „osmotischer Wert") kann kryoskopisch (=durch Messen der Gefrierpunkterniedrigung) bestimmt werden oder plasmolytisch. Unter **Plasmolyse** versteht man folgende Erscheinung: Hat die Außenlösung eine höhere Konzentration an gelösten Substanzen und somit eine geringere Wasserkonzentration als der Zellsaft, so wird der Zelle Wasser entzogen. Der Turgor nimmt ab, der Protoplast wird nicht mehr gegen die Zellwand gedrückt sondern löst sich von ihr mehr und mehr ab. Zur Plasmolyse sind nur *lebende* Zellen fähig. Der Vorgang ist reversibel (Deplasmolyse). Eine eben beginnende Plasmolyse heißt „Grenzplasmolyse". Sie zeigt an, daß die Konzentrationen von Zellsaft und Außenlösung sich einander genähert haben. Durch Experimente mit Außenlösungen bekannter Konzentration läßt sich so der osmotische Wert, d. h. der potentielle osmotische Druck in der Zellsaftvacuole ermitteln.

Die **Saugspannung** = das Gesamt-Wasserpotential einer Zelle setzt sich zusammen aus der **Saugkraft** und dem der Saugkraft entgegengesetzten **Wanddruck.** Der *potentielle osmotische Druck* und/oder der *potentielle Quellungsdruck* wirken als **Saugkraft.** Der **Wanddruck** ist eine Folge der Volumenzunahme der Zelle infolge der Wasseraufnahme durch Osmose und/oder Quellung. Aus der Volumenzunahme resultiert ein Innendruck, genannt **Turgor,** der den Protoplasten gegen die Zellwand drückt und sie auszudehnen versucht. Diesem Innendruck stellt sich der Wanddruck entgegen (begrenzte Dehnbarkeit der Wand). Bei Zellen im Gewebeverband kommt zum Wanddruck noch der Außendruck von seiten des umgebenden Gewebes hinzu (Gewebespannung). Turgor und Gewebespannung straffen den lebenden Pflanzenkörper. Entfallen sie, so ist die Pflanze „welk".

Thallophyten können Wasser unmittelbar aufnehmen (mit ihrer gesamten Oberfläche). Die typische Höhere Landpflanze nimmt Wasser mit den Wurzeln, genauer: mit den Wurzelhaaren – keine Cuticula! – aus dem Boden auf. Das Wasserpotential im Boden („Bodensaugspannung") wird bestimmt durch den potentiellen Quellungsdruck und den potentiellen osmotischen Druck des Bodenwassers.

Entscheidend für die Wasserversorgung der Pflanze ist das „Kapillarwasser" zwischen den Bodenpartikeln. Das ist der Teil des „Haftwassers" in den oberen Bodenschichten, der nicht als Hydrathülle von Bodenkolloiden vorliegt. Auch das Kapillarwasser ist eine, wenn auch verdünnte, Salzlösung mit eigenem osmotischem Wert (= potentiellem osmotischem Druck). In den Rindenzellen der Wurzel besteht von außen nach innen ein deutlicher Saugkraftanstieg:
1,4 bar → 3,0 bar (nach URSPRUNG)
Dadurch ist ein Wassertransport von den Zellen mit niedrigeren osmotischen Werten zu denen mit höheren möglich. Der Wassertransport erfolgt nicht nur durch die Zelle, sondern auch durch die Kapillaren der Zellwände. Dieser Weg wird durch den CASPARYschen Streifen der Endodermis unterbunden (s. 5.3). Dieser Transport durch die Zelle oder die Zellwände wird als „extrafasciculärer" oder „extravasculärer" Transport dem Wassertransport durch die Gefäße (s. 5.4) gegenübergestellt.
Der weitere Transport des Wassers bis in die Gefäße erfolgt aktiv: „Wurzeldruck" von ca. 1 bar.

Auch durch die **Abgabe des Wassers** mittels der Transpiration wird der Einstrom des Wassers in den Zentralzylinder und speziell in die Gefäße möglich.
Die **Transpiration** ist ein physikalischer Vorgang. Ihr Antrieb ist die hohe Saugspannung der nicht wasserdampfgesättigten Luft.
Eine Birke vermag an einem Tag bis zu 400 Liter Wasser zu verdunsten, das ersetzt werden muß.
Die **cuticuläre** Transpiration strebt einen Ausgleich der Dampfdruckdifferenz zwischen der in der Zellwand befindlichen Lösung und der Luft an; dieser Sog pflanzt sich von Zelle zu Zelle bis zu den Gefäßen fort. Sie beträgt meist nur ungefähr 10% der gesamten Transpiration. Wesentlich mehr Bedeutung hat die **stomatäre** Transpiration. Sie ist regulierbar durch Veränderung der Spaltweite der Stomata. Es handelt sich hierbei um eine komplizierte Mechanik, die im wesentlichen auf Turgorschwankungen beruht. Durch Transpiration wird eine wesentliche *Kühlwirkung* erzielt, die eine Überhitzung des Pflanzenkörpers bei starker Sonneneinstrahlung verhindert. Außerdem stellt sie die *Transportmöglichkeit* dar *für die Nährsalze,* die durch die Wurzel dem Boden entnommen wurden (Näheres über Nährsalze und Spurenelemente s. unter 3.2.1).

Der Ferntransport, die **Leitung** des Wassers erfolgt in den Gefäßen (= **vasculärer Wassertransport**) (s. auch 5.4). Der „Motor" für den **Transpirationsstrom,** der das Wasser vom Boden durch den Pflanzenkörper bis in die Atmosphäre transportiert, ist das Potentialgefälle zwischen dem geringen Bodenwasserpotential (geringe Saugspannung) und dem hohen Luftwasserpotential (hohe Saugspannung). Dieses „Gefälle" wird durch die Wärmeenergie der Sonne aufrechterhalten. Die Pflanze benötigt für diese enorme Transportleistung also keine eigene Energie; „Energielieferant" ist auch hierbei letzten Endes die Sonne.

Der Transpirationsstrom kann in weitlumigen Gefäßen (z. B. Eiche) eine Geschwindigkeit von 1 cm/sec(!) erreichen. **Kohäsionskräfte** zwischen den Wasserteilchen verhindern, daß die Wasserfäden in den Gefäßkapillaren zerreißen: Kohäsionstheorie des Wassersteigens. Durch „Luftembolien" werden Gefäße funktionsunfähig. Durch transpirierende Blattflächen entsteht eine Saugwirkung, die zu erheblichen negativen Drucken in den Gefäßen führt: -20 bis -50 bar und mehr (vgl. Bau der Hoftüpfel, Abb. 63). Der schon oben erwähnte „Wurzeldruck" erfordert Stoffwechselenergie. Ihm kommt für den Wassertransport eine untergeordnete Bedeutung zu. Er verursacht bei manchen Pflanzen das Auftreten eines „Blutungssaftes", so etwa beim Weinstock oder beim Anschneiden eines Birkenstammes im Frühjahr (s. 5.4).

Die Gesundheit und das Leben der Pflanze ist nur dann gesichert, wenn Wasseraufnahme und Transpiration einander die Waage halten. Um ihren **Wasserhaushalt** nicht durch eine Störung dieses Gleichgewichtes zu gefährden, verfügt die Pflanze je nach Standortbedingungen über bestimmte Schutzvorrichtungen. Xerophyten (Bewohner trockener Standorte) entwickeln einen Verdunstungsschutz: dicke Cuticula, Wachsauflagerungen, ferner sind ihre Stomata oft eingesenkt und durch zahlreiche Deckhaare werden windstille wasserdampfgesättigte Räume geschaffen. Auch können Gewebe als Wasserspeicher ausgebildet sein (Succulenten: Dürreresistenz). Sumpfpflanzen hingegen schützen sich gegen O_2-Mangel durch Atemwurzeln und entwickeln als Luftspeicher Aerenchyme = Durchlüftungsgewebe.

Bäume unserer Breiten passen sich dem Wechsel der Jahreszeiten (Kältetrockenheit im Winter) z. B. durch Laubfall an. Pflanzen, die sich jahreszeitlichen Schwankungen anpassen, heißen Tropophyten. Zu ihnen zählen auch die Geophyten (vgl. auch 6.1). Solche Beispiele für ökologische Anpassungen ließen sich beliebig vermehren.

Erwähnt sei noch die **Guttation,** bei der Pflanzen an Standorten mit hoher Luftfeuchtigkeit (hemmt die Transpiration!) Wasser in flüssiger Form durch sog. Hydathoden ausscheiden (z. B. Wassertropfen an den Blattzähnen des Frauenmantels).

Hinsichtlich Fernleitung der Assimilate siehe unter Kapitel 5.4.

4 Morphologie – die Lehre von der Gestalt

Morphologische Organisationsstufen

Bei der Betrachtung der Lebewesen begegnet uns eine ungeheure Viel-Gestaltigkeit. Sie reicht vom einfachen Einzeller bis hin zu höchstdifferenzierten Pflanzengestalten.
Bei dem Versuch, sich einen Überblick zu verschaffen, hat der Mensch die verschiedenen „Gestalten" der Pflanze in drei „morphologische Organisationsstufen" zusammengefaßt:

I Protophyta   II Thallophyta   III Cormophyta

Diese morphologische Eingruppierung sagt übrigens nichts aus über die Stellung der betreffenden Lebewesen im Natürlichen System der Pflanzen.

4.1 Protophyta

So zählen zu den Protophyta alle einzelligen Lebewesen, unabhängig davon, ob es Prokaryonten (z. B. Bakterien) oder Eukaryonten (z. B. einzellige Algen oder einzellige Pilze) sind. In beiden Fällen begegnet uns die *Zelle als selbständiger Organismus*. Organartige Differenzierungen des Zellkörpers sind z. B. „Bewegungsorganellen" wie Geißeln.
Bei der Begeißelung von Bakterien lassen sich drei Möglichkeiten unterscheiden:

I   eine Geißel
    a) an einem Zellpol   } *monotrich*
    b) an beiden Zellpolen

II mehrere Geißeln
    a) an einem Zellpol   } *lophotrich*
    b) an beiden Zellpolen

III viele Geißeln über die Zelloberfläche verteilt } *peritrich*

Auf dem Weg vom einfachen Einzeller bis hin zum höchstdifferenzierten Vielzeller liegen eine Reihe von weiteren Entwicklungsformen, die zum Teil gleitend ineinander übergehen.
Als erste Stufe sind lockere Zellverbände anzusprechen, lose Zusammenlagerungen von Zellen, bei denen jede einzelne Zelle auch selbständig lebensfähig ist. Es findet auch zwischen den zusammengelagerten Zellen keine Arbeitsteilung statt. Bei vielen Bakterien verschleimen regelmäßig die äußeren Wandschichten; auf diese Weise bilden Bakterien schleimige Gallerten (z. B. auf Obsthälften) oder sog. „Kahmhäute" (z. B. auf sauren Gurken). Bei manchen Blaualgen kommt der Zusammenhalt der Zellen durch die fortbestehende Zellwand der jeweiligen Mutterzelle zustande. In der Literatur finden sich für solche lockeren Zellverbände unterschiedliche Namen, u. a. auch das Fremdwort **„Coenobien"**. Dieser Name sollte aber besser fallen gelassen werden, da er von manchen Autoren auch mit anderer Begriffsdefinition verwendet wird. Auch von Zell„kolonien" ist im Zusammenhang mit Bakterien oft die Rede.

Ein Sonderfall tritt bei nackten Zellen auf: sie können gemeinsam einen einheitlichen plasmatischen Körper bilden, entweder durch nachträgliches Verschmelzen (Zellfusion) oder dadurch, daß sie nach der Zellteilung durch Fortsätze ihres Plasmakörpers („Pseudopodien") vereinigt bleiben, so daß ihre Protoplasten durch fadenartige Brücken zusammenhängen. Derartige **„Plasmodium"** genannte Plasmakörper bilden Schleimpilze. Ein Beispiel hierfür ist die sogenannte „Lohblüte" auf Gerberlohe.
Ein einzelner Zellkern mit der von ihm beherrschten Plasmamasse ist als „Energide" definiert. Wenn nach Kernteilungen Zellteilungen unterbleiben oder − seltener − nach Zellfusionen (wie beim Fusions-Plasmodium) resultieren vielkernige Zellen. Vielkernige Zellen sind demnach **poly-energid.** Entbehrt ein ganzer Organismus der zellulären Organisation, wird er als Coenoblast bezeichnet oder man spricht von coenocytischer Organisation.

4.2 Thallophyta

Polyenergide Organisationsformen gibt es auch bei den Thallophyta (den „Lagerpflanzen"). So bei den Schlauchalgen (z. B. *Vaucheria, Caulerpa*), aber auch bei Pilzen (z. B. besitzt *Mucor* ein uneptiertes vielkerniges Mycel; vgl. 7.5.2).
Auch bei den Thallophyten ist die erste Entwicklungsstufe auf dem Weg zum Vielzeller anzutreffen, wie wir sie bei den Protophyten schon kennen-

lernten: Durch (postgenitale) Zusammenlagerung zuvor (nach der Zellteilung zunächst) freier Einzelzellen kommen bei manchen Grünalgen sogenannte **„Aggregationsverbände"** zustande. Auch hier fehlt eine Arbeitsteilung zwischen den zusammengelagerten Zellen.
Als nächste Entwicklungsstufe sind *Zusammenlagerungen von Zellen* anzusprechen, bei denen es bereits zu einer *Arbeitsteilung* kommt. Sie bilden eine funktionelle Einheit, die nicht mehr beliebig zerlegbar ist. Diese Entwicklungsstufe wird meist als **Zellkolonie** bezeichnet. Zellkolonien entstehen „congenital", d. h. die Zellen bleiben gleich nach der Zellteilung zusammengelagert (Gegensatz zu postgenital). Die Kolonie hat schon eine bestimmte Gestalt. Hierbei ist es aber notwendig zu wissen, daß es zwischen „Aggregationsverbänden" und „Zellkolonien" fließende Übergänge gibt und daher auch morphologische Organisationsformen mit dem Namen „Zellkolonie" belegt werden, bei denen noch keine Arbeitsteilung anzutreffen ist. Auf den Sprachgebrauch, auch bei Bakterien — mit anderer Begriffsdefinition (!) — von Bakterien„kolonien" zu sprechen, wurde schon aufmerksam gemacht.
Die dritte Entwicklungsstufe ist der **echte Vielzeller,** bei dem keine Trennung der Tochterzellen nach der Zellteilung stattfindet; seine Zellen bleiben durch Plasmodesmen (Plasmabrücken) untereinander verbunden. Unter einem „Thallus" versteht man einen vielzelligen (oder zumindest polyenergiden) Vegetationskörper mit geringerer Gewebedifferenzierung als bei der Höheren Pflanze; Sproßachse, Blätter und Wurzeln weist er nicht auf. Durch nachträgliche Zerspaltung einer anfangs einheitlich wachsenden Thallusfläche kann es allerdings zu Konvergenzerscheinungen (vgl. 7.1.4) kommen (vgl. „Phylloide", „Cauloide", „Rhizoide" der Braunalgen 7.4.2). Die einfachste Organisationsform des vielzelligen Thallus ist der **Fadenthallus.** Er entsteht durch wiederholte Teilungen der Zellen quer zur Längsachse des Fadens. Behalten alle Zellen ihre Teilungsfähigkeit, findet „interkalares Wachstum" statt, bleibt die Teilungsfähigkeit auf das Ende des Fadens beschränkt, spricht man von „Spitzenwachstum".
Verzweigte Fadensysteme sind z. B. die Pilzmycelien (vgl. 7.5.1).
Der **Flechtthallus** kann sich durch Verflechtung von Zellfäden bilden. Dann resultiert ein sogenanntes Flechtgewebe oder **Plectenchym.** Beispiele: Fruchtkörper des Steinpilzes, Mutterkorn = Secale cornutum. In einem solchen Plectenchym können die miteinander verflochtenen Pilzhyphen so fest aneinandergepreßt sein, daß der Querschnitt durch das Organ bei mikroskopischer Betrachtung an ein Parenchymgewebe erinnert. Im Gegensatz zu einem echten Gewebe fehlen diesem „Pseudoparenchym" (z. B. von Secale cornutum) aber die Mittellamellen. Der Eindruck eines „Gewebes" kann auch dadurch zustandekommen, daß Zellfäden durch Zellwandgallerte miteinander verbunden sind. Das ist beim Thallus der Rotalgen (vgl. 7.4.2) der Fall. Hier sind zwei Typen zu unterscheiden: Beim *Zentral-*

faden-Typ besteht die „Rinde" des Thallus aus den büschelig verzweigten Ästen des einzigen Achsenfadens, deren Enden so dicht zusammenschließen, daß eine lückenlose Hautschicht zustandekommt. Der Thallus vom *Springbrunnen*-Typ birgt mehrere parallel verlaufende Längsfäden, die sich endwärts derart verzweigen, daß das Längsschnittbild an einen Springbrunnen erinnert.

Die höchste Entwicklungsstufe innerhalb der Thallophyten stellt der **Gewebethallus** dar. Er ist nur bei hochorganisierten Braunalgen wie Fucus oder Laminaria (vgl. 7.4.2) anzutreffen. Wie der Name sagt, besteht er aus echtem Gewebe, das durch die Zellteilungstätigkeit eines einzigen Vegetationsscheitels gebildet wird.

4.3 Cormophyta = Cormobionta

Cormophyta schließlich sind die Organismen mit der höchsten Differenzierung. Ihre Entstehung ist eine grundlegende Progression auf der Stufe der Gewebe- und Organdifferenzierung. Das hängt mit ihrer Lebensweise zusammen: als Landpflanzen mit größeren in den Luftraum hineinragenden Vegetationskörpern müssen sie sich den Gegebenheiten dieses Lebensraumes anpassen. Ihr Vegetationskörper muß eine Festigung erfahren (Wasser trägt, aber z. B. ein Baum muß aus eigener Kraft stehen, auch im Sturm!). Vor allem ist bei Landpflanzen aber eine Absicherung ihres Wasserhaushaltes erforderlich.

Der typische **Cormus** der Höheren Pflanzen ist in *Wurzel* und *Sproß* gegliedert. Der Sproß besteht aus der *Sproßachse* (dem Stamm oder Stengel) und den *Blättern*.

Zu den Cormophyta gehören die Pteridophyta und die Spermatophyta. Zwischen dem Thallus und dem typischen Cormus existieren wiederum mancherlei Übergangsformen. So nehmen z. B. die Moose (Bryophyta) eine Zwischenstellung ein.

Alle Cormophyten sind aus echten Geweben aufgebaut.

Echte Gewebe bilden sich durch Zellteilung. Ihre Zellen bleiben nach der Zellteilung von vornherein beisammen. Zwischen ihren Zellwänden befindet sich eine Mittellamelle (als „Kittsubstanz", vgl. 1.3), ihre Protoplasten stehen mittels Plasmodesmen miteinander in Verbindung. Die Anpassung an das Landleben und die dadurch erforderliche Arbeitsteilung innerhalb des Organismus bedingt funktionell differenzierte Gewebe und Gewebesysteme. Die Cormophyten weisen daher meist mehr und spezialisiertere Gewebearten auf als die Gewebethalli der höher organisierten Thallophyten. Das folgende Kapitel wird diese Gewebe vorstellen.

5 Histologie − Gewebelehre

Welche Zellverbände, welche Gewebe weist ein Cormus auf?
Für die Beantwortung dieser Frage stehen zwei Betrachtungsweisen zur Diskussion:
a) Handelt es sich um Gewebe, deren Zellen teilungsfähig sind oder um Zellen, die im Zuge ihrer Differenzierung ihre Teilungsfähigkeit bereits eingebüßt haben?
b) Für welche physiologischen Funktionen haben sich bestimmte Gewebe und Gewebesysteme spezialisiert?

5.1 Meristeme oder Bildungsgewebe

a) Meristeme oder Bildungsgewebe (= Teilungsgewebe) bestehen aus Zellen, die durch ihre Teilungsfähigkeit das Heranwachsen des Organismus gewährleisten (vgl. auch „Streckungswachstum" unter 3.1.1). Nur aus meristematischen Zellen besteht die Keimpflanze, der Embryo (daher auch der Name „embryonale" Zellen).
In der „erwachsenen" Pflanze gibt es Meristeme, die ihre Teilungsfähigkeit nie verloren haben; so die Zellen im Vegetationskegel an der Sproßspitze und an der Wurzelspitze, Teilungsgewebe in Gefäßbündeln = fasciculares Cambium (vgl. 6.2, Abb. 86). Solche Gewebe heißen **primäres Meristem.** Es ist aber auch möglich, daß Zellen des Dauergewebes unter bestimmten Umständen ihre Teilungsfähigkeit wiedererlangen: **sekundäres Meristem.** Hierzu gehört das Korkcambium oder Phellogen (vgl. sekundäres Abschlußgewebe 5.3), auch das interfasciculare Cambium (vgl. „sekundäres Dickenwachstum" unter 6.2).

Dauergewebe

a) Dauergewebe hingegen bestehen aus differenzierten Zellen mit großer Zellsaftvacuole, die nicht mehr teilungsfähig sind. Die erforderliche Arbeitsteilung in einem so hochentwickelten Organismus wie einem Cormus bedingt eine weitgehende Gewebedifferenzierung und -spezialisierung.

b) Die Vielzahl der bestimmten physiologischen Funktionen angepaßten Gewebe und Gewebesysteme läßt sich in drei große Hauptgruppen einteilen, denen dann jeweils noch weitere Formen angegliedert sind:

   I **Haut- oder Abschlußgewebe**
       Absorptionsgewebe
   II **Grundgewebe**
       Festigungsgewebe
       Exkretionsgewebe
   III **Stranggewebe (Leitungsgewebe)**

Gewebearten unterscheiden sich durch Form, Inhalt und Wandbeschaffenheit ihrer Zellelemente.

Kenntnisse über den Bauplan von Zellen und Geweben sind auch für die mikroskopische Untersuchung von Drogen erforderlich, für die Prüfung von Arzneimitteln pflanzlicher Herkunft auf Identität und Reinheit.

Da Drogen meist als getrocknete Pflanzenteile vorliegen, begegnen uns bei ihrer Analyse tote Zellen. Bei deren Untersuchung kommt dem Zell-Leib, dem eigentlichen Lebensträger, keine Bedeutung zu, umsomehr aber dem Zellwandgerüst. Für die Erkennung unterschiedlicher Gewebe wird also auf Form und Wandbeschaffenheit der Zellen besonderes Augenmerk zu richten sein. Als diagnostisches Hilfsmittel können oftmals noch bestimmte (tote) Zell-Einschlüsse herangezogen werden (vgl. 6.7; 6.8).

Form- und Struktureigentümlichkeiten einzelner Zellen

Der Umriß, die Form der einzelnen Zellen eines Gewebes wird besonders gut beobachtbar, wenn die einzelne Zelle isoliert wird durch Auflösen der „Kittsubstanz" (Mittellamelle) zwischen den Zellen („Mazeration", vgl. 1.3).

I Die mannigfaltigen Zellformen lassen sich im Hinblick auf den **Umriß** der Zelle auf zwei Grundformen zurückführen.
   a) die Zelle hat nach allen Richtungen hin etwa den gleichen Durchmesser, sie ist iso-dia-metrisch.
      Ihr Wachstum erfolgte nach allen Richtungen hin gleichmäßig.
      Der Prototyp dieser Zellform ist die
          Parenchymzelle (Abb. 63)
   b) die Zelle ist langgestreckt, an den Enden zugespitzt. Ihr Flächenwachstum bevorzugt eine Richtung.
      Der Prototyp dieser Zellform heißt
          Prosenchymzelle (Abb. 63)

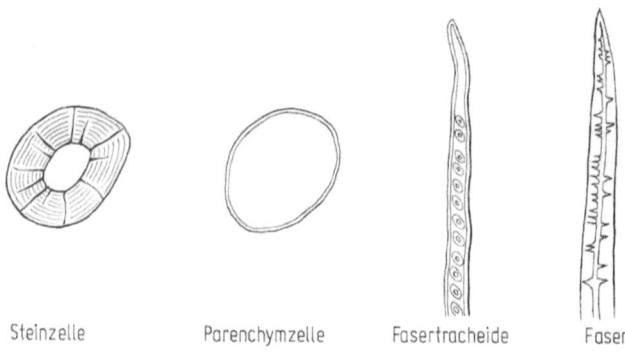

Steinzelle Parenchymzelle Fasertracheide Faser

Abb. 63. Zellformen (Original)

II Die zweite Variationsmöglichkeit hinsichtlich der Zellstruktur ist durch ihren **Wandbau** gegeben.
Eine grobe Unterscheidung ist die zwischen dünn- und dickwandigen Zellen. Bei einer dickwandigen Zelle kann die gesamte Zellwand verdickt sein oder aber nur einzelne Wandpartien. Meist wird die Zellwand zum Zellinnern hin (= zentripetal) verdickt. Es gibt aber auch Ausnahmefälle (z. B. Pollen, Sporen), bei denen die Wandverdickungen der Zelle außen aufgelagert werden (= zentrifugal).
Wird die Zellwand einer ± isodiametrischen Zelle stark verdickt, so resultiert eine **Steinzelle** (Abb. 63). Erfährt hingegen eine langgestreckte, an den Enden zugespitzte Zelle eine derartige Wandverdickung, so resultiert der Zelltyp der **Faser** (Abb. 63), der Sklerenchymfaser. Partiell zentripetal verdickte Wände treten beispielsweise bei Zellformen auf, die primär der Wasserleitung dienen.
Art und Weise der Zell- und Gewebedifferenzierung sind eng verknüpft mit bestimmten physiologischen Aufgaben. Physiologische Abläufe sind oft nur möglich bei einem bestimmten inneren Bauplan der Pflanze; umgekehrt lassen oftmals bestimmte anatomische Strukturen eines Gewebes oder auch eines Pflanzenorgans Rückschlüsse zu auf dessen physiologische Funktion. Eine derartig kombinierte Betrachtungsweise, wie sie bereits HABERLANDT angeregt hat (**„Physiologische Anatomie"**), ist bedeutend fruchtbarer als eine nur descriptive. Statt eines nur registrierenden Zur-Kenntnis-nehmen von Formeigentümlichkeiten ermöglicht sie eine plastische Vorstellung der sich dort abspielenden Lebensvorgänge, schlägt sie eine Brücke von der Physiologie zur Morphologie.

Zusammenfassung

Die kleinste Organisationseinheit der Pflanze ist die Zelle. Bei der analytischen Untersuchung von Drogen begegnen uns tote Zellen. Für die Identi-

täts- und Reinheitsprüfung von Drogen sind von praktischer Bedeutung:
die Zell-Form
die Zell-Wand, der Bau der Zellwand, oftmals noch bestimmte tote Zell-Einschlüsse (z. B. Stärke).

I. Umriß der Zelle
a) nach allen Richtungen hin ± gleichen Durchmesser
"iso − dia − metrisch"
↓
Parenchym
(Spezialfälle: Palisadenparenchym, fusiformes Parenchym)

b) langgestreckt, an den Enden zugespitzt
↓
Prosenchym

II. Wandbau

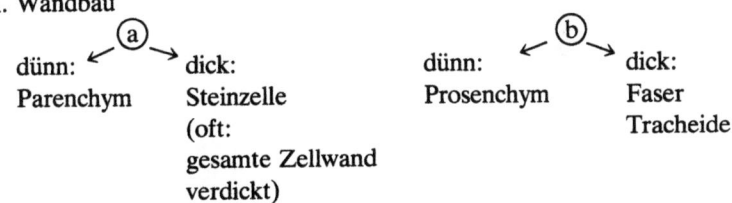

dünn: ← ⓐ → dick: dünn: ← ⓑ → dick:
Parenchym   Steinzelle   Prosenchym   Faser
             (oft: Tracheide
             gesamte Zellwand
             verdickt)

Trachee: Zellkette mit aufgelösten Querwänden (nur einzelne Zellwandpartien verdickt, hier: zentripetale Wandverdickungen)
„Kristallkammerfaser": prosenchymatische Zelle, durch sekundäre Querwände „gekammert", in jeder „Kammer" ein Kristall

.3 Haut- oder Abschlußgewebe der Pflanze

Cormophyta besitzen ein transpirationseinschränkendes Abschlußgewebe. Das *primäre* Abschlußgewebe des Sprosses ist die **Epidermis*** (Abb. 64). Das ist eine Schicht lückenlos aneinandergrenzender Zellen (ohne Interzellularen!), die den ganzen Pflanzenkörper umgibt. Epidermiszellen sind ± isodiametrisch, ihre Seitenwände oft wellig ineinander verzahnt. Dadurch wird eine größere Zerreißfestigkeit dieser Zellschicht erzielt. Die Außen-

---

* Manche Autoren verwenden das Wort „Epidermis" synonym zu „primärem Abschlußgewebe". Bei Verwendung des Begriffes Epidermis in diesem weiteren Sinne zählt auch die Rhizodermis dazu.

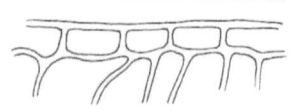

Abb. 64. Epidermis mit dicker Cuticula (Original)

wand kann verdickt und mit Cuticularschichten bedeckt sein. Die gesamte Epidermis ist von einem meist dünnen Häutchen überzogen, der **Cuticula**. Bei manchen Pflanzen ist die Cuticula allerdings auch ziemlich dick; dann ist sie im Mikroskop besonders gut zu beobachten. Drogenbeispiel: Folia Uvae ursi. Oft ist sie gefältelt und die Art sowie Lokalisation der Cuticularfalten kann als analytisches Merkmal für die Drogendiagnose mit verwertet werden. Chemisch besteht die Cuticula aus Cutin (hochpolymere Fettsäureester), das durch die Zellwand nach außen abgeschieden wird und dort erstarrt. Oftmals finden sich auf der Cuticula noch Wachsabscheidungen (s. Abb. 65). Dadurch wird der Verdunstungsschutz noch erhöht. Unterbrochen wird die Epidermis nur von den Spaltöffnungen (vgl. 6.3).

Das primäre Abschlußgewebe der Wurzel zeigt eine besondere Ausgestaltung und erfüllt auch eine andere Funktion als die Epidermis. Es wird **Rhizodermis*** (Abb. 66) genannt und dient der Pflanze zur Wasser- und Salzaufnahme aus dem Boden. Rhizodermiszellen sind oft zu Wurzelhaaren ausgewachsen; das führt zu einer erheblichen Oberflächenvergrößerung und damit zu einer verbesserten Absorptionsmöglichkeit. Die Funktion der Rhizodermis erklärt auch das Fehlen einer Cuticula, jener lipophilen wasserundurchlässigen Schicht. Manche Autoren untergliedern die Gewebe der Pflanzen sehr weit; bei einem solchen Vorgehen wird die Rhizodermis zum „**Absorptionsgewebe**" gerechnet. Die Rhizodermis hat nur eine verhältnismäßig geringe Lebensdauer und findet sich daher nur an den jüngsten Wurzelabschnitten. Drogenbeispiel: Radix Primulae. Anschließend, nachdem die Rhizodermis abgestoßen ist, übernimmt die darunterliegende Zellschicht (Hypo-dermis) den Schutz der Wurzel nach außen: sie wird so zur **Exodermis** (vgl. Abb. 66). Die Exodermis (Hypodermis) ist in ihrem anatomischen Bau deutlich von dem angrenzenden Gewebe abgehoben. Drogenbeispiel: Radix Valerianae. Bei manchen unterirdischen Pflanzenteilen bildet sich eine mehrschichtige Exodermis aus: schon vorhandene Dauerzellen erfahren eine Cutinisierung ihrer Zellwand. Dadurch werden die Zellen geeigneter für den Abschluß des Pflanzenkörpers nach außen. Diese — oftmals braun verfärbten — Zellschichten werden als **Metaderm** bezeichnet (z. T. synonym für mehrschichtige Exodermis) Drogenbeispiele: Rhizoma Filicis, Rhizoma Veratri.

Grenzschichten, Hautgewebe, physiologische Scheiden besitzt die Pflanze nicht nur nach außen hin, sondern auch im Innern ihres Pflanzenkörpers.

* Siehe Fußnote S. 159

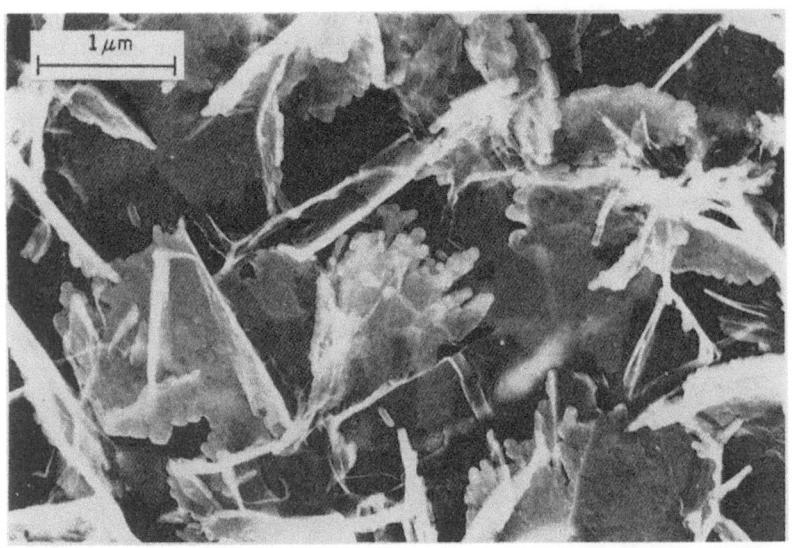

Abb. 65. Wachsausscheidungen auf Cuticula, elektronenmikroskopische Aufnahme. (Nach YUNIPER, aus ESAU)

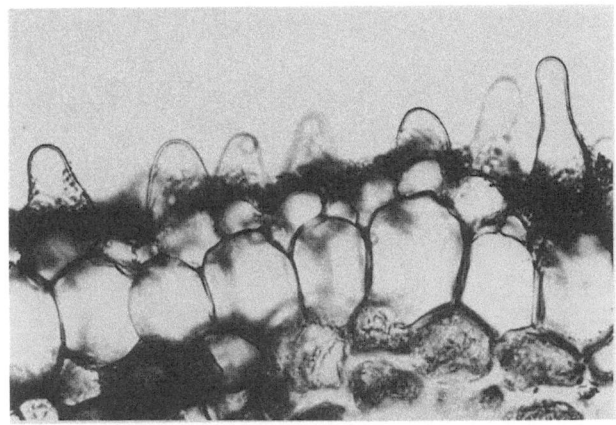

Abb. 66. Rhizodermis mit Wurzelhaaren, darunter Hypodermis (Exodermis) (Original)

Dort nämlich, wo bestimmte Gewebekomplexe voneinander abgegrenzt werden sollen, um eine Begrenzung und Kontrolle des Stoffaustausches zu erreichen. Der Stofftransport erfolgt im wesentlichen im Zentrum des Pflanzenkörpers, im sog. Zentralzylinder. Dieser wird von der Rinde umgeben. Die innerste Rindenschicht, die unmittelbar an den Zentralzylinder

angrenzt, ist die **Endodermis** (= „Innenhaut"), sozusagen das Pendant zur Epidermis, der „Außenhaut". Die Radialwände ihrer Zellen sind oft verändert in der Weise, daß der Stofftransport, die Stoffdurchlässigkeit innerhalb der Zellwand herabgesetzt, „kontrolliert" ist. Drogenbeispiel: Radix Valerianae (vgl. 3.2.4 auf S. 150).
Diese Erscheinung ist nach einem Eigennamen benannt und heißt CASPARY'scher Streifen (oder Punkt) (s. Abb. 67). In manchen Pflanzengruppen erfahren die Endodermiszellen noch eine weitere Veränderung durch sehr starke Wandverdickungen. Drogenbeispiel: Radix Sarsaparillae. Diese „tertiäre Endodermis" (Abb. 68) findet sich oft bei Monocotyledonen. Zwischen den so verdickten Zellen gibt es einzelne „Durchlaßzellen".

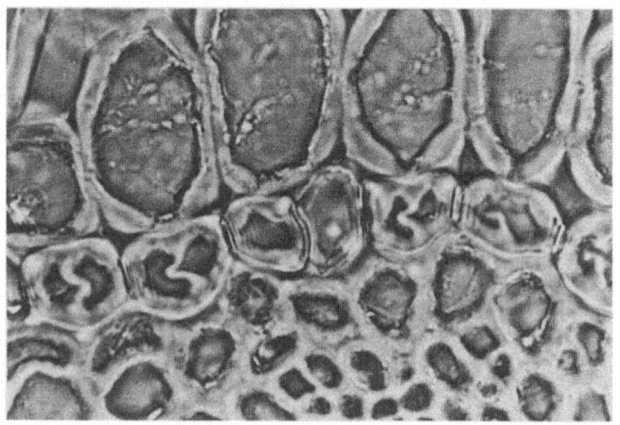

Abb. 67. Endodermis mit Casparyschem Streifen (Original)

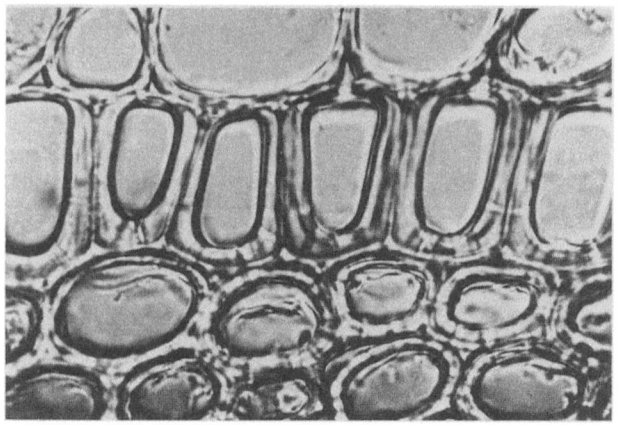

Abb. 68. „tertiäre" Endodermis (Original)

Eine echte Endodermis ist immer bei Wurzeln ausgebildet, bei der Sproßachse tritt an ihre Stelle oftmals nur eine sog. „**endodermoide Schicht**", Zellen, die in ihrem Bau, in ihrer Gestalt sich nicht oder nur wenig von den benachbarten Zellen unterscheiden, oftmals aber besonders viele Stärkekörner enthalten. In diesem Falle nennt man diese Schicht auch „Stärkescheide".

Bei Pflanzen mit sekundärem Dickenwachstum haben wir ein *sekundäres Abschlußgewebe* = **Periderm**. Die Epidermis, die den Stamm einer Jungpflanze umschließt, ist nicht mehr in der Lage, einen dicken Baumstamm zu umspannen. Es kommt zur Korkbildung und zwar werden Zellen innerhalb der Epidermis (entweder subepidermale oder tiefer gelegene), die bereits ihre Teilungsfähigkeit verloren hatten (die bereits zum Dauergewebe gehörten), erneut teilungsfähig und so zu einem *sekundären Meristem,* Folgemeristem, **Korkcambium** oder **Phellogen**. Dieses bildet nach außen **Kork = Phellem** (Abb. 69), nach innen **Phelloderm**. An getrockneten Pflanzenteilen, Drogen, ist das Korkcambium im Mikroskop kaum noch zu erkennen, das Phelloderm hebt sich manchmal wenig, manchmal aber sehr deutlich vom anschließenden Rindenparenchym ab. Drogenbeispiel: Cortex Condurango. Ganz deutlich zu erkennen ist aber immer der Kork. Wie bei der Epidermis schließen auch bei ihm die Zellen lückenlos aneinander: keine Interzellularen.

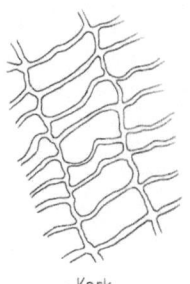 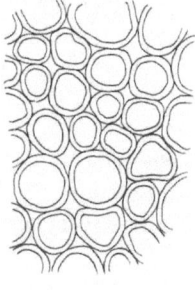

Abb. 69. Kork (links), Speicherparenchym (rechts) (Original)

Kork   Parenchym

Da der Kork luft- und wasserdicht abschließt, stehen zur Durchlüftung der tieferliegenden Gewebe die *Lentizellen* zur Verfügung. Sie stellen Lücken im Kork dar, die mit lockerem Parenchym ausgefüllt sind und schon makroskopisch an vielen Rinden als helle Warzen oder Striche zu erkennen sind. Wiederholt sich die Bildung eines Korkkambiums mehrmals, in immer tieferen Rindenschichten, so sind die vom Kork zur Peripherie des Organs hin liegenden Gewebepartien von der Stoffzufuhr abgeschnitten und zum Absterben verurteilt. Die äußersten Schichten werden successive abgestoßen. Der ganze Gewebekomplex von der innersten, jüngsten Korkschicht nach außen besteht demnach aus Kork und Rindengewebepartien in alter-

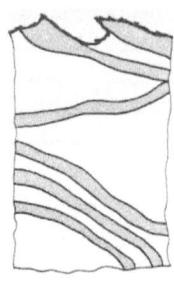

Abb. 70. Schema einer Schuppenborke (Original)

nierendem Wechsel und heißt **Borke** (Abb. 70). Im Gegensatz zur Schuppenborke (Abb. 70) liegen bei der Ringelborke die weiteren Korkcambien parallel zueinander.

Zusammenfassung:

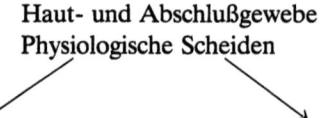

Haut- und Abschlußgewebe
Physiologische Scheiden

nach außen hin: im Inneren des Pflanzenkörpers
(primär. Abschlußgewebe)   (zur Abgrenzung bestimmter
                                      Gewebe voneinander), Grenz-
                                      schichten:

Epidermis   **Endodermis**
Rhizodermis   **„Endodermoide Schicht"**
Exodermis (Hypodermis)   (Stärkescheide)

Sekundäres Abschlußgewebe

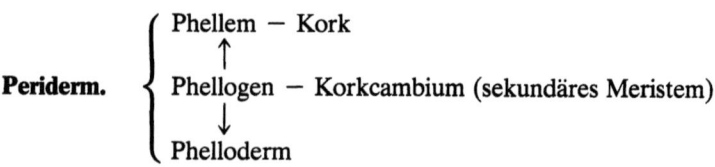

Spezialfall: **Borke**

5.2 Grundgewebe

Grundgewebe im engeren Sinne sind die parenchymatischen Gewebe, die sozusagen die „Füllmasse" des Pflanzenkörpers ausmachen: das Parenchym, das weder zum Leitungsgewebe noch zum Abschlußgewebe zählt. Zellen und Zellkomplexe, die der Festigung des Cormus dienen, werden in der Literatur oftmals als eigene Gewebe-Art abgehandelt. Da aber im Laufe der „Lebensgeschichte" (vgl. Ontogenie 7.1) einer Pflanze bei zunehmendem Alter anstelle von Grundgewebepartien Festigungsgewebe treten kann, erscheint es zweckmäßig, auf eine zu detaillierte Untergliederung der Gewebearten zu verzichten und auch das **Festigungsgewebe** in die Betrachtung des Grundgewebes im weiteren Sinne einzubeziehen. Gleiches gilt für besonders differenzierte und spezialisierte Gewebe, die der Exkretion dienen: **Exkretionsgewebe** (Absonderungs-, Ausscheidungsgewebe)

Das Grundgewebe im engeren Sinne

Das Grundgewebe (im engeren Sinne) übernimmt oftmals die Speicherung von Reservestoffen. Umfangreiches **Speicherparenchym** (Abb. 69) zeichnet z. B. unterirdische Reservestoffspeicher aus wie Wurzelstöcke, Rüben, Knollen, Zwiebeln, aber auch das Nährgewebe der Samen. Eine zweite wesentliche physiologische Funktion des Grundgewebes ist die Photosynthese, die im chlorophyllhaltigen **Assimilationsparenchym** stattfindet. Das Durchlüftungsgewebe = Aërenchym (aër = Luft) weist besonders große Interzellularen auf und gewährleistet (z. B. bei Sumpfpflanzen) einen hinreichenden Gasaustausch.

Im Gegensatz zum Haut- oder Abschlußgewebe hat das Grundgewebe immer Interzellularen!

5.5 Der Exkretion dienende Gewebe

Bei der Benutzung der Begriffe „Exkrete" und „Sekrete" treten oftmals gewisse Definitionsschwierigkeiten auf. Im allgemeinen werden als Sekrete Ausscheidungsprodukte definiert, die noch Aufgaben im Organismus wahrnehmen (z. B. zuckerhaltige Flüssigkeiten der Nektarien), als Exkrete hingegen „Abfallprodukte" des Stoffwechsels (eine Behauptung, die nicht für alle „Exkrete" zutrifft). Bei der histologischen Betrachtung der Exkretionsgewebe soll im folgenden das Wort „Exkret" ganz weit gefaßt werden im Sinne von „Ausscheidungsprodukt der Pflanze".

Zahlreiche therapeutisch genutzte Wirkstoffe von Heilpflanzen finden sich in Exkreten. Die Pflanze verfügt über eine Vielzahl von Möglichkeiten, Exkrete zu bilden und zu speichern.

Welche dieser Möglichkeiten bei einer bestimmten Arzneipflanze (und Droge) realisiert ist, ist für die Pharmazie auch von praktischem Interesse. Ein grober Überblick läßt sich auf folgende Weise erhalten:

1. Frage: Wo *(im Hinblick auf die ganze Pflanze)* sind die Exkrete lokalisiert?

   Antwort:

   a) **an der Oberfläche des Pflanzenkörpers**

(A) äußere Exkretionsorgane (Teile des primären Abschlußgewebes)
   Beispiele: Drüsenschuppen der Lamiaceae (Abb. 71) (z. B. Pfefferminze Abb. 72)
   Drüsenhaare der Asteraceae (Abb. 73) (z. B. Kamillenblüten Abb. 74, Tafel 2/I)

   b) **im Innern des Pflanzenkörpers** (Teil des Grundgewebes)

(B) zelluläre Exkretbehälter
   Beispiele: Ölzellen der Piperaceae (z. B. Pfeffer) (Abb. 75)
   Ölzellen der Lauraceae (z. B. Zimt)
   Ölzellen der Zingiberaceae (z. B. Ingwer)
   Ölzellen der Araceae (z. B. Calmus)
   Milchröhren (z. B. verschiedene Milchsäfte → Opium, Kautschuk) (Tafel 1/II, Abb. 76, 77)

(C) interzelluläre Exkretbehälter

   Exkretlücken   Exkretgänge

   1) schizogen (durch Auseinanderweichen von Zellen entstanden)
   Beispiele: Exkretgänge der Apiaceae (z. B. Fenchel) (Abb. 78)
   Exkretlücken der Asteraceae (z. B. im Blütenboden der Kamille)

   2) lysigen (oder schizo-lysigen) (durch Auflösung von Zellwänden entstanden)
   Beispiele: Exkreträume der Rutaceae (z. B. Apfelsine)
   Exkreträume der Myrtaceae (z. B. Gewürznelken, Eukalyptus) (Abb. 79)

2. Frage: Wie und wo *(im Hinblick auf die Zelle)* wird das Exkret gespeichert?

   Antwort:

   a) Die Absonderungsprodukte verbleiben im Inneren des Zell-Lumens:

   Exkretzellen, Exkretionsgewebe

   Beispiele: Ölzellen, Milchröhren, lysigene Exkretbehälter

b) Die Absonderungsprodukte werden durch die Zellwand nach außen abgeschieden:
   α) in den Raum zwischen Zellwand und Cuticula = Cuticularblase: **Drüsenzellen**
   β) in Interzellularräume: **Drüsengewebe**
   Beispiele: Drüsenhaare, schizogene Exkretbehälter

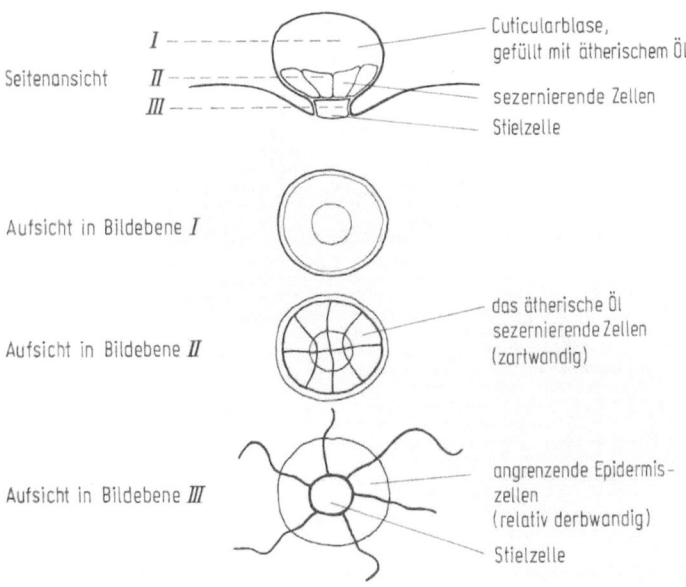

Abb. 71. Schema der „Labiatendrüsenschuppe"

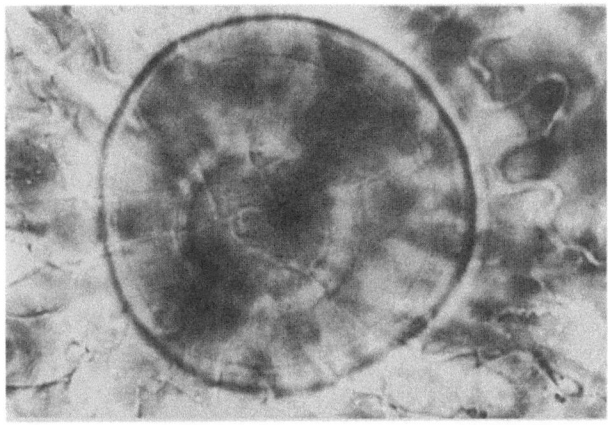

Abb. 72. „Labiatendrüsenschuppe" [in Bildebene II] (Folia Menthae piperitae) (Original)

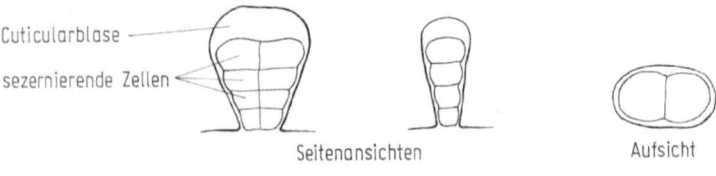

Abb. 73. Schema eines „Compositen-Drüsenhaares"

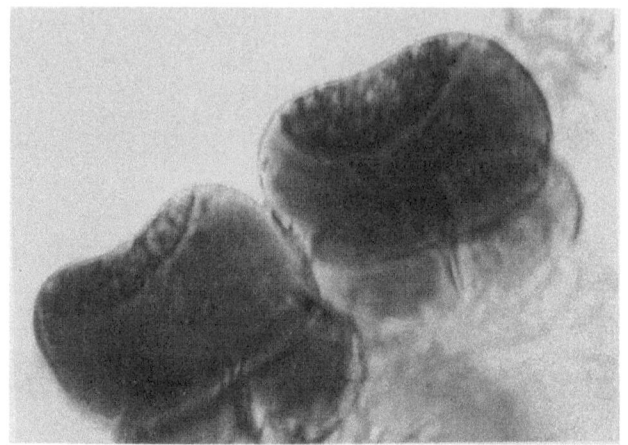

Abb. 74. „Compositendrüsenhaar" (Flores Chamomillae) (Original)

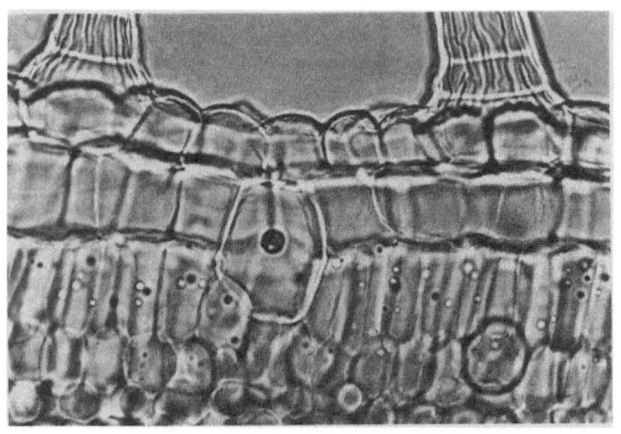

Abb. 75. Ölzelle im Blatt von Piper auritum (Original)

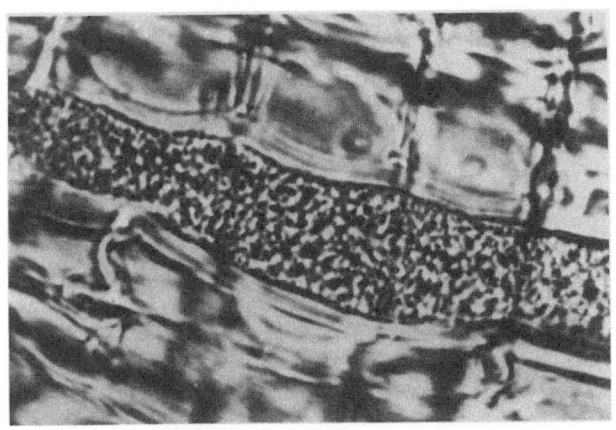

Abb. 76. Ausschnitt aus einer Milchröhre der Asclepiadaceen-Cortex von Tafel 1/II (Original)

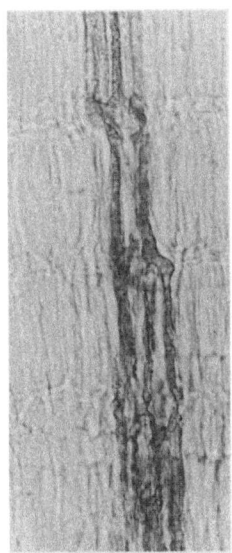

Abb. 77. Milchröhren im Längsschnitt (Radix Taraxaci) (Original)

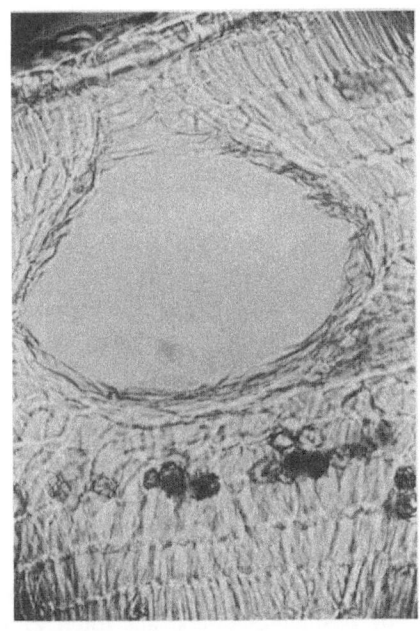

Abb. 79. Exkretraum einer Myrtacee (Folia Eucalypti) (Original)

Abb. 78 siehe nächste Seite

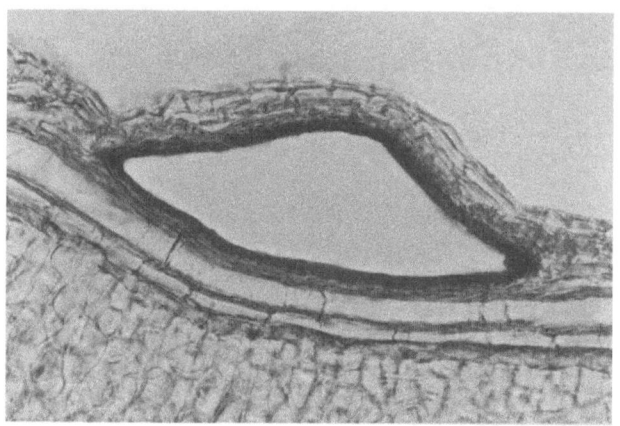

Abb. 78. Exkretgang einer Umbellifere (= Apiaceae) (Original)

5.4 Festigungsgewebe

Das Festigungsgewebe weist einen prinzipiell unterschiedlichen Bau auf, je nachdem in welcher „Lebensphase" sich das betreffende Pflanzenorgan befindet.

a) Festigungsgewebe aus noch lebenden Zellen ist elastisch. Seine Zellen sind reich an Pectinen. Durch deren zahlreiche hydrophilen Gruppen im Molekül verfügen sie über ein großes Wasserhaltungsvermögen. In der Zellwand alternieren Pectin- und Celluloselamellen. Die Wandverdickung dieses **Collenchym** genannten Festigungsgewebes ist auf bestimmte Wandpartien beschränkt: auf die Ecken, bzw. Kanten der ± verlängerten Collenchymzellen = *Ecken*collenchym (Abb. 80) oder auf die Tangentialwände (d. h. die Zellwände parallel zur Oberfläche des Organs) = *Platten*collenchym (Abb. 81). Lückencollenchym ist nur eine Abart des Eckencollenchyms mit deutlichen Interzellularen zwischen den Verdickungspartien. Alle Collenchymzellen sind wachstums- und dehnungsfähig, daher dienen sie der Festigung von Pflanzenorganen mit intensivem Wachstum. Oberirdische Sproßachsen, Blätter und Blüten von krautigen Pflanzen werden durch Collenchym gefestigt: so bestehen z. B. die Kanten der Stengel von Lippenblütlern (= Labiatae = Lamiaceae) aus Collenchym.

b) Festigungsgewebe aus toten Zellen mit stark verdickten und oftmals auch verholzten sekundären Zellwänden ist starr und nicht mehr wachstumsfähig. Dafür besitzt dieses **Sklerenchym** genannte Gewebe eine außerordentliche Festigkeit.

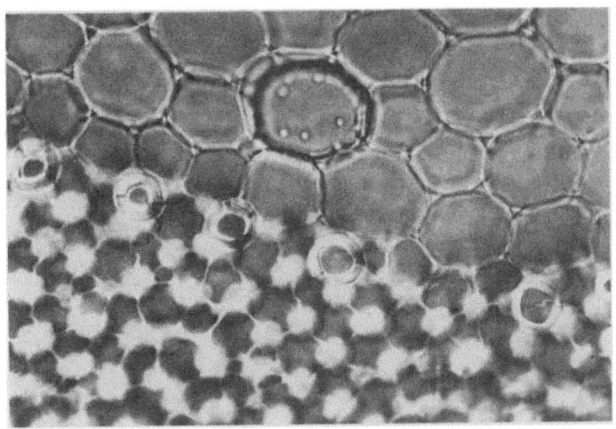

Abb. 80. Eckencollenchym (Original)

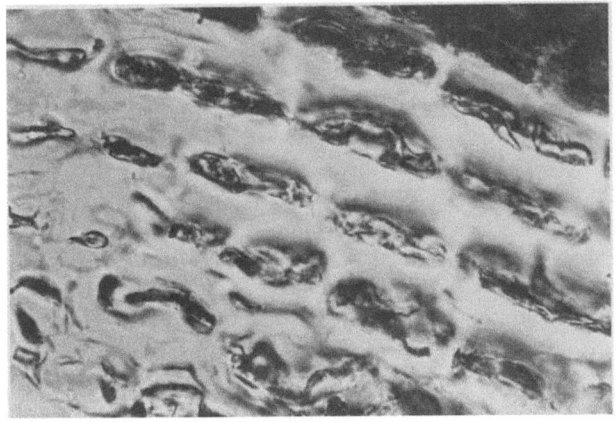

Abb. 81. Plattencollenchym (Original)

Es findet sich bevorzugt in der Peripherie von Sproßachsen, im Zentrum von Wurzeln, in manchen Fruchtwänden („harte Nuß") und Samenschalen. Die Bezeichnung der Sklerenchymzellen richtet sich zunächst nach der *Zellform:* prosenchymatische Sklerenchymzellen heißen *Fasern,* ± isodiametrische Sklerenchymzellen sind die *Steinzellen* (=Brachysklereiden)

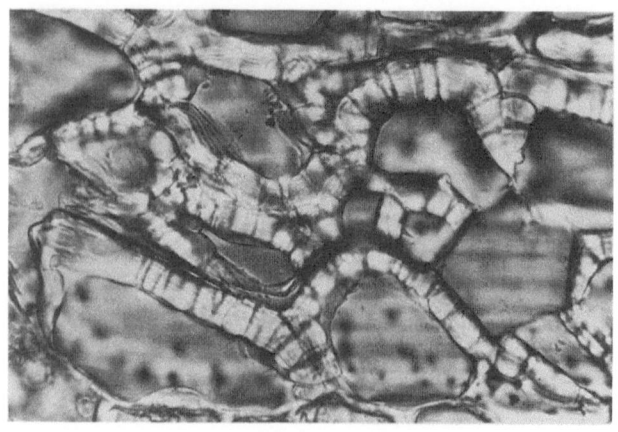

Abb. 82. Steinzellen (Chinesischer Zimt) (Original)

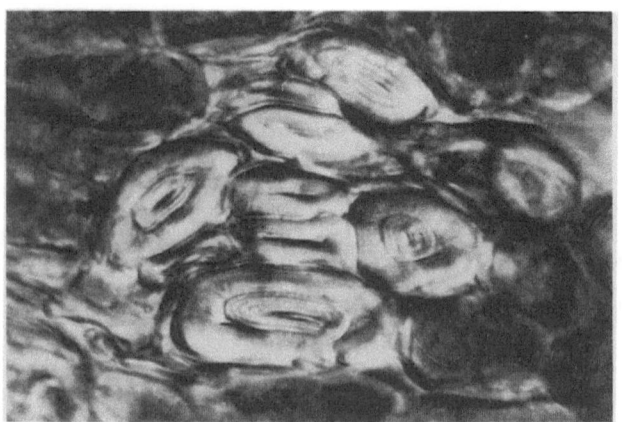

Abb. 83. Sklerenchymfasern im Querschnitt mit deutlich geschichteter Zellwand (Original)

(Abb. 82). Darüberhinaus gibt es noch Varianten, z. B. stabförmige (= Makrosklereiden), knochenförmige (= Osteosklereiden) Drogenbeispiel: Folia Hamamelidis, oder sternförmige (= Astrosklereiden) Drogenbeispiel: Folia Theae oder einseitig verdickte Steinzellen.
Die *Lokalisation* von Sklerenchymfasern im Pflanzenkörper kommt in ihrem Namen durch entsprechende Vorsilben zum Ausdruck:
Rinden-faser, perivasculare (vgl. 6.2) Faser (Abb. 83), Phloem- (= Bast-) Faser, Xylem- (= Holz-)Faser (vgl. 6.2).

Zusammenfassung

Grundgewebesystem

(A) Grundgewebe oder **Parenchym**

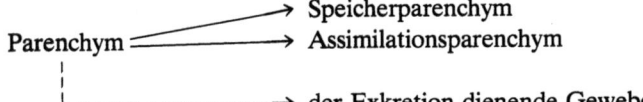

                        → Speicherparenchym
Parenchym   → Assimilationsparenchym

                           → der Exkretion dienende Gewebe

(B) Collenchym: Festigungsgewebe in noch lebhaft wachsenden Pflanzenorganen
reich an Pectinen (Cellulose- und Pectin-Lamellen alternierend)
lebend
wachstums- und dehnungsfähig

   Ecken- ←
   Platten- ←   Collenchym
   Lücken- ←

(C) Sklerenchym: Festigungsgewebe „erwachsener" Pflanzenorgane
stark verdickte sekundäre Zellwände (oft mit Lignin-Inkrusten)
meist tot
nicht mehr wachstumsfähig, starr

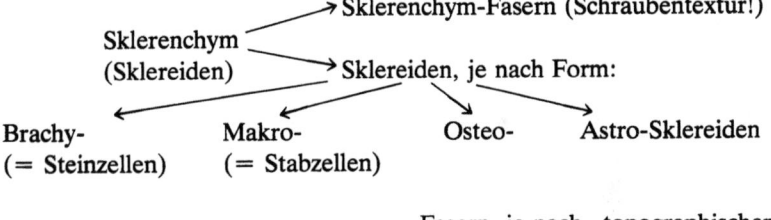

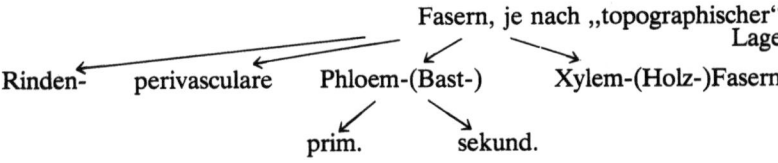

Sklerenchymfasern weisen eine beachtliche Formenmannigfaltigkeit auf. Das ist von praktischer Bedeutung für die Drogenanalytik. Die Unterschiede betreffen die Relation Faserlänge zu Faserdicke, die Relation Wandstärke zu Lumen, die Form der Tüpfel; ferner, ob die Fasern im Gewebe einzeln liegen oder zu Faserbündeln vereinigt sind und schließlich, ob die Fasern gerade oder knorrig verbogen sind.

5.4 Leitgewebe = Stranggewebe

Das Leitgewebe dient dem *Ferntransport* von Stoffen, wie er in einem Cormus erforderlich ist und in dieser Geschwindigkeit vom Parenchym nicht geleistet werden kann.
Es handelt sich hauptsächlich um den Transport von Wasser und Nährsalzen aus der Wurzel bis in die Blätter und um den Transport von Nährstoffen (Bau- und Betriebsstoffen) vom Ort der Photosynthese oder von einem Speicherorgan zu den Orten des Bedarfs.
Die Zellelemente der Leitgewebe sind längsgestreckt-röhrenförmig mit oft steil-gestellten Endwänden: das vergrößert die Verbindungsflächen und erleichtert somit den Stoffdurchtritt. In manchen Fällen werden die Querwände auch ganz oder teilweise aufgelöst.
Die „Wasserleitungsröhren" der Pflanze bestehen aus toten Zellen:
a) **Tracheiden** sind langgestreckte Einzelzellen, die mit steilen Schrägwänden aneinandergrenzen, b) **Tracheen** oder Gefäße sind Längsreihen von kurzen Einzelzellen, deren Querwände weitgehend oder vollständig aufgelöst sind (Abb. 84, 85); zur Veranschaulichung diene das folgende simple Bild: Aufeinandergestapelte Konservendosen, an den Deckelrändern miteinander verkittet, Deckel und Böden aber durchstoßen! In funktionsfähigem Zustand sind Tracheen und Tracheiden stets mit Wasser gefüllt. Bei Gehölzen werden in ihnen im Frühjahr darüberhinaus organische Baustoffe von den Speicherorganen zu den Orten des Pflanzenwachstums transportiert. Auf diese Weise wird der Gefäßinhalt zum „Blutungssaft" (z. B. von Birken).
Bei starker Transpiration (vgl. 3.2.4) entsteht in den Gefäßen ein Unterdruck. Ihre Zellwände müssen daher eine Aussteifung erfahren. Die meisten Gefäßwände sind verholzt (Lignin-Inkrusten). Die partiellen zentripetalen Wandverdickungen sind in jungen lebhaft wachsenden Organen meist ring- oder spiralförmig, wodurch noch eine gewisse Elastizität bzw. Dehnbarkeit in Anpassung an das Wachstum gegeben ist. Bei „Netzgefäßen" weist die verdickte Wand spalten- bzw. schlitzförmige Tüpfel auf, so daß ein „Netz" von verdickten Wandpartien übrigbleibt. Schließlich ist der Bau der Hoftüpfel (vgl. 1.3.1) der Funktion angepaßt: Bei hohem Druck schließt sich das „Ventil" und verhindert so ein Durchreißen der dünnen Tüpfelschließhaut. Bei Fasertracheiden (vgl. Abb. 63, Gymnospermenholz 6.2) sind die Hoftüpfel auf die Radialwände beschränkt, oftmals nimmt ein einziger kreisrunder Hoftüpfel die ganze Breite der Wand ein (vgl. Abb. 63). Hingegen haben Tracheen (Tüpfelgefäße) zahlreiche kleinere Hoftüpfel. Ältere Gefäße sind meist nicht mehr funktionsfähig. Sie werden in manchen Fällen durch „Thyllen" verstopft: lebende benachbarte Holzparenchymzellen wachsen durch Vergrößerung und blasenartige Ausgestaltung der

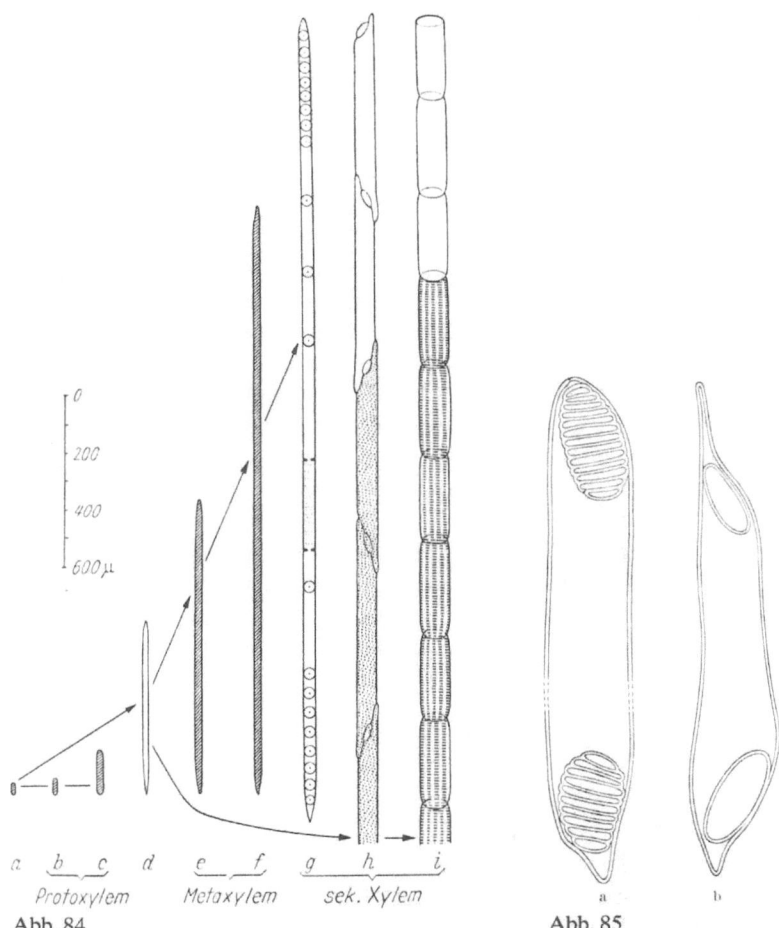

Abb. 84. Wasserleitungszellen (tracheale Elemente). *a* Meristemzelle; *b, c* kurze Wasserleitungszellen (Hydrocyten) mit Schraubenbändern; *d* junge Cambiumzelle; *e, f, g* durch Zellstreckung entstandene, bis mehrere Millimeter lange Wasserleitungszellen (Tracheiden) mit Schraubenbändern oder Hoftüpfel; *h, i* durch Zellausweitung entstandene, bis mehrere Zehntelmillimeter weite Wasserleitungszellen, die durch Auflösung der Trennungswände miteinander verschmelzen (fusionieren) und echte Gefäße (Tracheen) bilden. (Nach FREY-WYSSLING, aus TREIBER)

Abb. 85. a leiterförmige, **b** einfache Gefäßdurchbrechung 200:1. (Nach GREGUSS, aus HUBER)

Schließhäute ihrer Tüpfel in die angrenzenden Gefäße hinein und füllen deren Lumina ± aus. Es kann auch zur Einlagerung von Harzen oder Gerbstoffen kommen (vergleiche „Splintholz" – „Kernholz" unter 6.2).

Siebzellen und **Siebröhren,** in denen der Transport der Assimilate stattfindet, sind hingegen lebende Zellen. Farne und Gymnospermen besitzen nur Siebzellen, d. h. prosenchymatisch zugespitzte Einzelzellen. Das Siebröhrensystem der meisten Angiospermen besteht aus langgestreckten Zellen mit siebartig durchbrochenen Querwänden (s. Abb. 86, 87); eine Siebröhre besteht demnach aus vielen derartigen Siebröhrengliedern. Sie wird bei Angiospermen von sog. Geleitzellen begleitet. Siebzellen und Siebröhren haben eine cytologische Besonderheit: Zellkern und Tonoplast werden frühzeitig aufgelöst. Das Zell-Lumen ist von Protoplasma erfüllt: einem wasserreichen Maschenwerk aus röhrenförmigen Eiweißfibrillen (Phloem-Protein). Durch die siebartigen Durchbrechungen der Querwände stehen die Protoplasten des Siebröhrensystems in unmittelbarer Verbindung miteinander. Außer den Siebplatten haben die — nie verholzten — Wände der Siebelemente noch seitlich gelegene Siebfelder. In späterem Lebensalter werden die Siebplatten durch einen Kallose-Belag verschlossen und funktionsuntüchtig. Kallose ist ein wasserunlösliches β-1,3-Glucose-Polysaccharid.

Stirbt die Siebröhre ab, so wird ihr Inhalt resorbiert und die Siebröhre fällt zusammen, kollabiert oder „obliteriert". Obliteration ist der definitive Verschluß der Siebröhrenelemente bei den dicotylen Holzpflanzen. Wo obliterierte Siebröhren zu größeren Gruppen zusammenliegen, erscheint auf

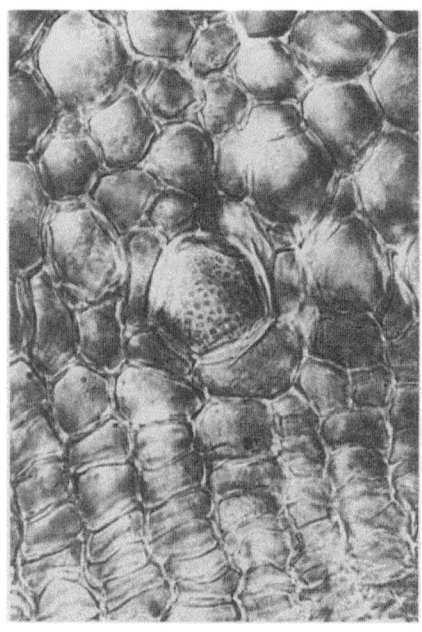

Abb. 86. Siebplatte in Aufsicht (Original)

Querschnitten im Mikroskop die Gesamtheit ihrer Zellwände wie eine homogene, gelatinöse (trockene, knorpel- oder hornartige) Masse, in welcher die komprimierten Lumina als enge, krumme Spalten oder Striche sichtbar sind; die ursprünglichen Zellgrenzen dagegen erscheinen nur als undeutliche Linien. Im extremsten Fall, bei dem das Gewebe hornartige Konsistenz zeigt, nennt man diesen Gewebekomplex **Keratenchym** (Abb. 88). Bei der mikroskopischen Drogenuntersuchung kann das Auftreten von Keratenchym analytisch verwertbar sein.

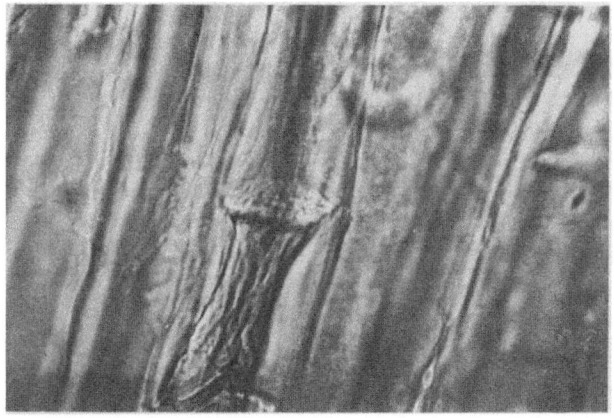

Abb. 87. Siebröhre längs (Original)

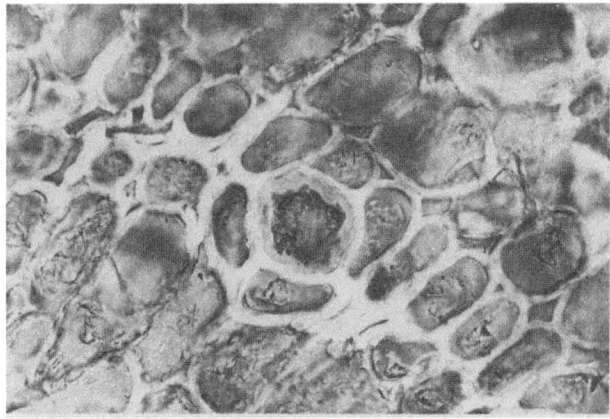

Abb. 88. Keratenchym in Nachbarschaft einer Milchröhre (Original)

Unsere Kenntnisse über die Siebröhren sind erst etwa 100 Jahre alt. Den Beweis für ihre physiologische Funktion erbrachte HANSTEIN 1860 durch das „Ringelungsverfahren": Stecklinge von Pflanzen mit vollständig gesondertem Siebteil („Rinde") und Gefäßteil (Holz), denen nahe dem unteren Ende ein Rindenring entnommen ist, entwickeln ihre Wurzeln oberhalb der Ringelstelle. Bleibt die Holzblöße durch einen schmalen Rindenstreifen überbrückt, so behalten die Reiser die Fähigkeit, wie unverletzte ihre Wurzeln aus dem untersten Ende zu erzeugen. Werden Stecklinge, die unten zu wurzeln begonnen haben, nachträglich oberhalb der Wurzel geringelt, so sterben die zuerst entstandenen Wurzeln ab und neue entstehen über der Ringelblöße. Wurden aber Zweige geringelt, bei denen auch innerhalb des Holzkörpers Siebröhren liegen (vgl. intraxyläres Phloem unter 6.2), so trat trotz der Ringelung Wurzelbildung unterhalb der Ringelungsstelle ein.

Damit war bewiesen, daß die Leitung der Nährstoffe (Assimilate) in den Siebröhren vor sich geht.

Bei der Zwergobstkultur erzielt der Gärtner durch Ringelung eines belaubten Zweiges unterhalb der Frucht wesentlich schönere und größere Früchte, da er mit diesem „operativen Eingriff" eine vermehrte Anhäufung von Nährstoffen provoziert (s. Abb. 89).

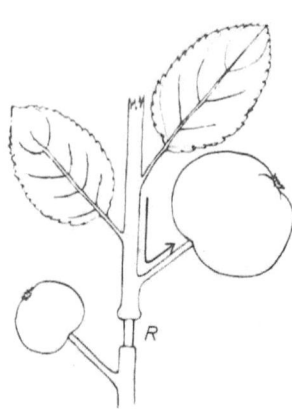

Abb. 89. „Ringelung" eines Äpfel tragenden Zweiges. (Nach MÜNCH, aus ZIMMERMANN/ BROWN)

Einen indirekten Beweis für die physiologische Funktion der Siebröhren liefert die vergleichende anatomische Untersuchung von *Viscum* (Mistel) und *Cuscuta* („Teufelszwirn", „Flachs- und Kleeseide"). In den Senkern (zapfenartigen Saugorganen) von *Viscum album* finden sich wohlausgebildete Gefäße aber keine Siebröhren, *Cuscuta* führt in ihren Haustorien = Saugorganen dagegen Siebröhren, die an die des Wirtes anschließen: Mit ihnen entnimmt der heterotrophe Voll-Parasit *Cuscuta* organische Nährstoffe aus der Wirtspflanze. Die grüne Mistel (ein Halb-Parasit) hingegen ist autotroph und entnimmt dem Wirt nur Wasser mit den darin gelösten Nährsalzen, braucht also keine Siebröhren in ihren Senkern.

Neuerdings kann der Assimilat-transport in Siebröhren auf elegante Weise mit Hilfe von Insekten (Blattläusen) studiert werden, die mit ihrem Saugrüssel Siebröhren anzapfen. Die Abbildung 90 zeigt das mikroskopische Bild von einem Querschnitt durch den Siebteil der „angezapften" Pflanze:

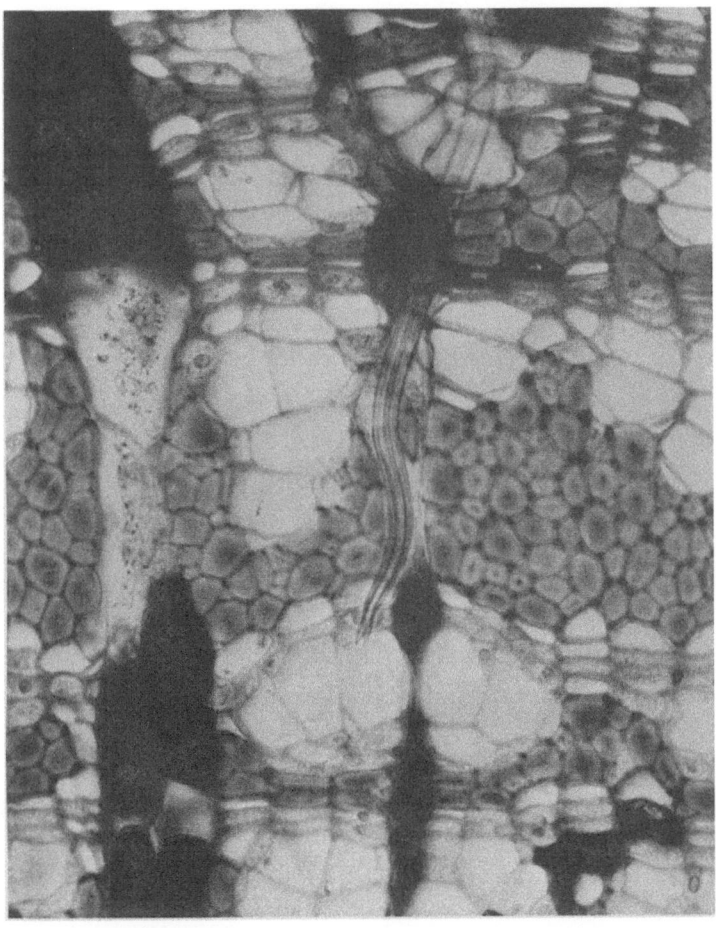

Abb. 90. Querschnitt durch den Siebteil der Linde (vgl. Abb. 91 und 92); die Spitze der Insekten„kanüle" befindet sich in der Siebröhre. (Nach ZIMMERMANN, aus ZIMMERMANN/BROWN)

die Spitze der Insekten„kanüle" befindet sich in einer Siebröhre, hat sie zielsicher getroffen! Blattläuse scheiden „Honigtau" aus (s. Abb. 91). Werden Insekten während des Fressens anästhesiert und ihr Körper von den Mundpartien abgetrennt, so bleibt ihr Saugrüssel wie eine Kanüle in der angezapften Siebröhre stecken, der Siebröhrendruck hält den Saftfluß aufrecht und die austretende Flüssigkeit kann mit einer Pipette gesammelt werden (s. Abb. 92).

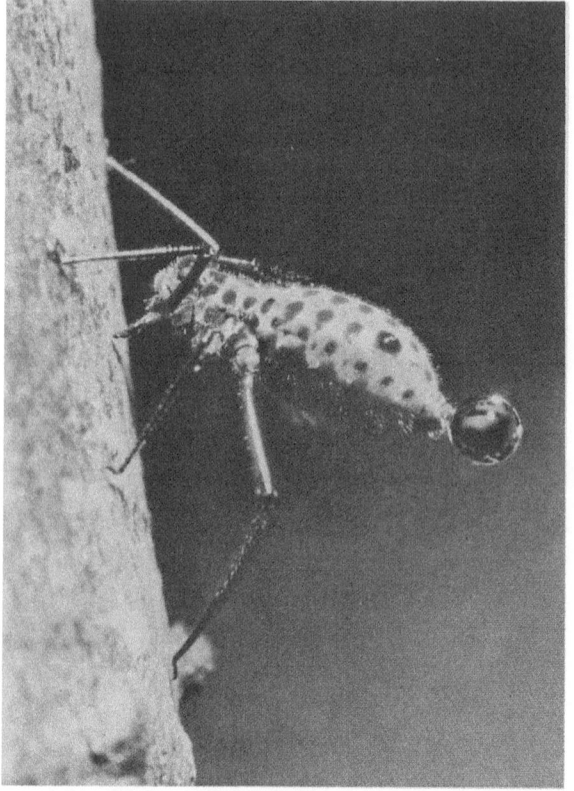

Abb. 91. Longistigma caryae Harris auf einem Lindenzweig. Das Insekt entläßt einen Tropfen Honigtau. (Nach ZIMMERMANN, aus ZIMMERMANN/BROWN)

Insekten, die derart Siebröhren anzapfen, scheiden radioaktiven Honigtau aus, kurze Zeit nachdem den Blättern des betroffenen Baumes radioaktives CO_2 zur Photosynthese angeboten wurde.

Außer Gefäßen und Siebröhren zählt zum Stranggewebe aber auch Parenchym, das der Stoffspeicherung und der Stoffleitung in horizontaler Richtung dient. [Diese Aufgabe übernehmen allerdings in erster Linie die Markstrahlen (vgl. sekundäres Dickenwachstum unter 6.2)].

Ferner kann (muß nicht) das Stranggewebe noch von Sklerenchymfasern begleitet sein. Ein Gewebeverband aus Tracheen, Tracheiden mit dem begleitenden Parenchym (= Holzparenchym) und den Sklerenchymfasern (= Holzfasern) wird **Holzteil** oder **Xylem** genannt. Die ältere Bezeichnung Hadrom klammert die Fasern aus. Ein Gewebeverband aus Siebröhren (nebst evtl. Geleitzellen) mit dem begleitenden Parenchym (= Bastparenchym) und den Sklerenchymfasern (= Phloemfasern oder Bastfasern) heißt **Siebteil** oder **Phloem.** Die ältere Bezeichnung Leptom klammert die Fasern aus. Eine funktionelle Einheit aus Xylem und Phloem wird als **Leitbündel** bezeichnet, wobei die räumliche Lage von Xylem- und Phloemteilen unterschiedlich sein kann.

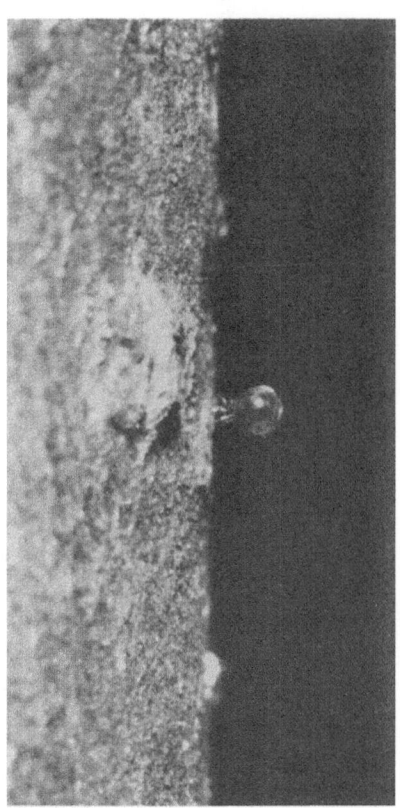

Abb. 92. Ausscheidung aus einer abgeschnittenen Insekten„kanüle".
(Nach Zimmermann, aus Zimmermann/Brown)

Bau der Leitbündel

Die verschiedene Lage von Xylem und Phloem zueinander ergibt verschiedene Typen im Bau der Leitbündel: (Abb. 93)

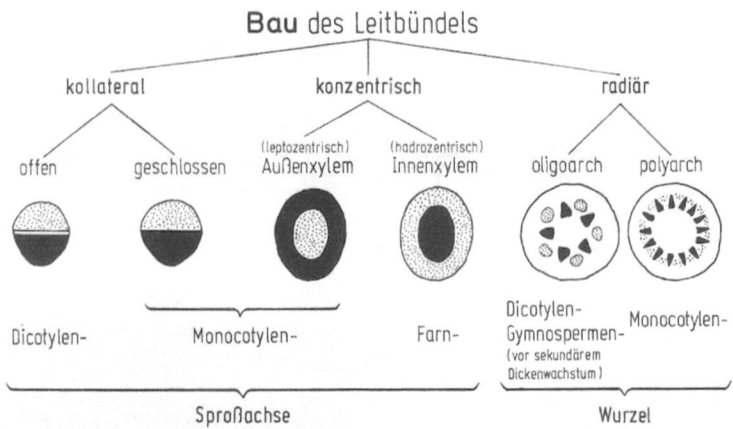

Abb. 93. Leitbündel-Typen (Original)

1) **kollateral:** Holzteil und Siebteil liegen hintereinander
   a) Holzteil und Siebteil grenzen unmittelbar aneinander:
   geschlossen kollateral (bei Monocotyledonen–Sproßachsen)
   b) zwischen Holzteil und Siebteil liegt ein Cambium:
   offen kollateral (bei Dicotyledonen- (Abb. 95) und Gymnospermen-Sproßachsen vor sekundärem Dickenwachstum)
   bikollateral: an den Holzteil des kollateralen Leitbündels grenzt noch ein weiterer Siebteil (charakteristisch für bestimmte Familien, z. B. Solanaceae, Gentianaceae)
2) **konzentrisch:** der Holzteil umschließt den Siebteil oder umgekehrt
   a) Siebteil innen, Holzteil außen:
   „leptozentrisch" (= „perixylematisch")
   (meist bei Monocotyledonen–Sproßachsen)
   b) Holzteil innen, Siebteil außen:
   „hadrozentrisch" (= „periphloematisch") (meist bei Farnen)
   Abb. 94

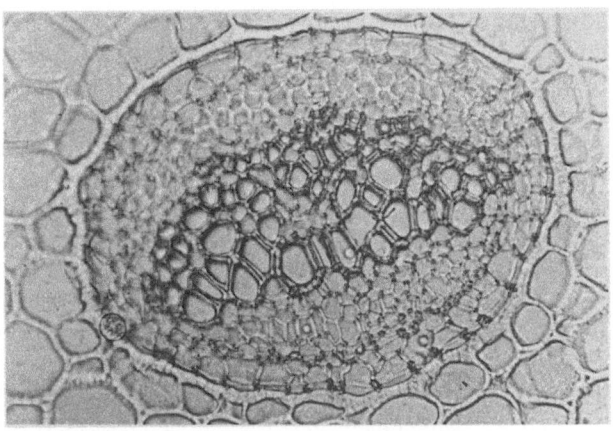

Abb. 94. Hadrozentrisches Leitbündel (Original)

3) **radiär:*** mehrere Holzteile liegen auf den „Speichen eines Rades", zwischen ihnen die Siebteile
   a) die Anzahl der Holz- und Siebteile ist gering (2–8):
      oligoarch (s. Abb. 102)
      (bei z. B. 3 Holzstrahlen heißt so ein Leitbündel, „triarch", bei 4 „tetrarch", bei 5 „pentarch" usw.) (bei Dicotylen-Wurzeln vor sekundärem Dickenwachstum)
   b) viele Holz- und Siebteile (etwa 8–ca. 30): *polyarch* (bei Monocotylen-Wurzeln)

Zusammenfassung

Stranggewebe (Leitungsgewebe)

Xylem: (= Holzteil)	Tracheen (Gefäße) Tracheiden Holzparenchymzellen	= Hadrom	
	Holzfasern (Libriformf.) = Xylemfasern		Leitbündel
Phloem: (= Siebteil)	Siebröhren Geleitzellen Bastparenchymzellen	= Leptom	
	Bastfasern = Phloemfasern		

---

* Manche Autoren interpretieren das radiäre Leitbündel als „Stele" der Wurzel. Vergleiche „Stelärtheorie" in der weiterführenden Literatur.

Tracheen: „Wasserleitungsröhren" aus toten, übereinandergelagerten Zellen, deren Querwände aufgelöst wurden (oftmals einfache Durchbrechung, manchmal leiter- oder lochförmige Durchbrechung – taxonspezifisch!)
Tracheiden: „Wasserleitungsröhren" aus toten langgestreckten Einzelzellen (oft – das gilt für alle Zellelemente der Leitgewebe – steilgestellte Endwände, dadurch werden die Verbindungsflächen vergrößert und somit der Stoffdurchtritt erleichtert)
Holzparenchymzellen: lebende, jedoch verholzende Zellen, dienen der Stoffwanderung und -speicherung; unterbleiben in den Cambiummutterzellen des Holzparenchyms die Querteilungen, so resultieren langgestreckte, spindelförmige Holzparenchymzellen = fusiforme Holzparenchymzellen = „Ersatzfasern"
Siebröhren leiten die Assimilate; lebende unverholzte, übereinandergelagerte Zellen, deren Querwände wie ein Sieb perforiert sind
Geleitzellen: lebende, englumige, plasmareiche Schwesterzellen der Siebröhren (nur bei Angiospermen)
Bastparenchymzellen: den Holzparenchymzellen analog
Keratenchym: Komplexe kollabierter Siebröhren mit „hornartig" verdickten Wänden (im sekundären Phloem für manche Droge typisch, analytisch verwendbar)

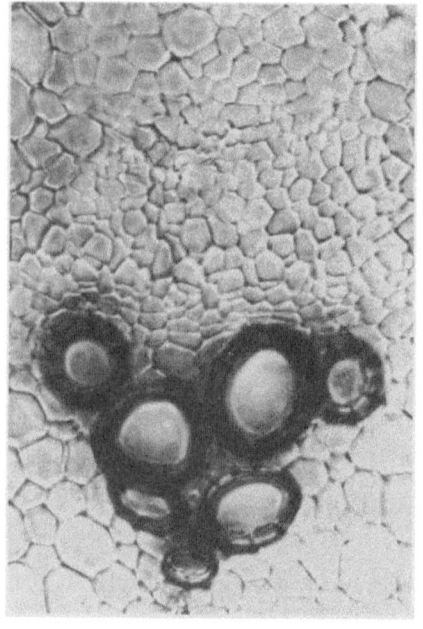

Abb. 95. Offen kollaterales Leitbündel (Original)

Anatomie (Morphologie und Histologie) des Cormus

Im hochspezialisierten Cormus bauen die einzelnen Gewebe und Gewebesysteme bestimmte Organe auf. Während die Cytologie die Zelle charakterisiert, die Histologie die Zellverbände oder Gewebe, so befaßt sich die Anatomie im engeren Sinne mit der *Anordnung der Gewebe in den einzelnen Pflanzenorganen*. Oftmals wird unter dem Begriff „Anatomie" (im weiteren Sinne) aber auch ganz einfach der „innere Bau" der Pflanzenorgane verstanden, d. h. es werden unter diesem Dachbegriff Anatomie und Histologie zusammengefaßt.

Da bestimmte Pflanzenorgane von Arzneipflanzen bevorzugt arzneilich verwendete Wirkstoffe enthalten, werden diese Organe als **„Drogen"** verwendet: Wurzel-Droge (= Radix), Blatt-Drogen (= Folia), Blüten-Drogen (= Flores) etc.

Für die Prüfung dieser biogenen Arzneimittel auf Identität und Reinheit, die für die Arzneimittelsicherheit unerläßlich ist, ist die mikroskopische Untersuchung als analytische Methode unentbehrlich. Sie kann durch andere Methoden nur ergänzt aber nicht ersetzt werden. Diese analytische Methode basiert auf einer vergleichenden Untersuchung anatomischer Merkmale der Arzneipflanze und ermöglicht so auch die Diagnose von Verwechslungen oder Verfälschungen. Eine erfolgreiche Anwendung dieser Prüfmethode setzt fundierte anatomische Kenntnisse voraus, umso mehr, als Drogen oftmals in zerkleinerter Form vorliegen; dann muß der Untersucher aus Zell- und Gewebefragmenten den anatomischen Aufbau erst im Geiste „rekonstruieren", ehe er urteilen kann.

Die Organe des Cormus sind: Wurzel und Sproß, der in Sproßachse und Blätter gegliedert ist. Darüberhinaus Blüte, Frucht und Samen.

Wurzel und Sproßachse gliedern sich in einen zentralen Teil, in dem sich sämtliche Leitgewebe finden = **Zentralzylinder,** dessen äußerste Zellschicht (oder Zellschichten) „Perizykel" heißt, umgeben wird der Zentralzylinder von der **Rinde.** Ihre innerste Zellschicht bildet die Endodermis (bei Wurzeln immer) oder eine endodermoide Schicht.

6.2 Die Sproßachse
4.3.3

Es gibt mehrere Grund-Typen im Bau der Sproßachse:
I Dicotyledonen und Gymnospermen
   a) vor
   b) nach sekundärem Dickenwachstum
II Monocotyledonen
III die Formen bei den Pteridophyten (nicht einheitlich)
Unterschiede bestehen im Bau und in der Anordnung der Leitbündel. Nur bei den Dicotyledonen, (vgl. Magnoliophytina 7.7.2) und den Gymnospermae (vgl. Coniferophytina und Cycadophytina 7.7.1) gibt es die Erscheinung des **sekundären Dickenwachstums**. Es wird mit der Entstehung eines *Cambiumringes* eingeleitet. Das primäre meristematische Gewebe des Cambiums ist der Rest der nicht in Dauergewebe umgewandelten Procambiumstränge (vgl. Abb. 96). Während viele krautige Dicotyledonen an primärem Meristem nur das „Fascicularcambium" haben, d. h. das Cambium zwischen Holz- und Siebteil in den offen kollateralen Leitbündeln, das „Interfascicularcambium" zwischen den einzelnen Leitbündeln hingegen erst später sekundär aus Dauergewebe entsteht (= sekundäres Meristem), haben Holzgewächse meist von vornherein eine ringförmige Cambiumzone. Der Cambiumring bildet im Verlauf des sekundären Dickenwachstums nach innen Holz (= Xylem), nach außen Bast (= Phloem). Beide Gewebesysteme sind von *Markstrahlen* durchzogen. Das sind horizontal verlaufende parenchymatische Gewebe (von der Form eines aufrecht stehenden Brettes, das in der Mitte dicker ist).

Im Querschnitt erstrecken sie sich in radialer Richtung, auf einem tangentialen Längsschnitt zeigen sie eine spindelförmige Gestalt („Markstrahlspindel"), auf einem radialen Längsschnitt hingegen erinnern die in regelmäßigen Abständen übereinander querverlaufenden Parenchym„bänder" der Markstrahlen an die Notenlinien auf einem Notenblatt (vgl. Abb. 97). Die lebenden Zellen der Markstrahlen und die axial orientierten Zellen des Holz- und Bast-parenchyms bilden ein zusammenhängendes System, das der Stoffspeicherung und -leitung dient (vgl. 5.4).

Abb. 96 I–III. Schema eines Dicotylenvegetationspunktes längs durchschnitten. Im Urmeristem des Vegetationspunktes, das über den primären Meristemring *MR* bei x – x in das sekundär tätige Cambium *K* übergeht. Bei **I, II** und **III** sind Schnitte durch den Vegetationskegel gelegt. Bei **I** ist der primäre Meristemring getroffen, in **II** differenzieren sich die einzelnen Bündel mit dem Fascicularcambium *f* heraus. In **III** hat sich das Cambium zum Ring geschlossen und ist sekundär tätig. Primäres Xylem doppelt, sekundäres Xylem einfach schraffiert. Primäres Phloem dicht, sekundäres Phloem locker punktiert. *pMs* primäre, *sMs* sekundäre Markstrahlen. *M* Mark, *R* primäre Rinde, **II** Zellbild aus dem Meristemring *MR*. In **III** hat sich dessen ungeordnetes Meristem zum Cambium *K* umgebildet, das nach außen Siebgewebe *S* und nach innen Holzgewebe H abgibt. (Aus RAUH)

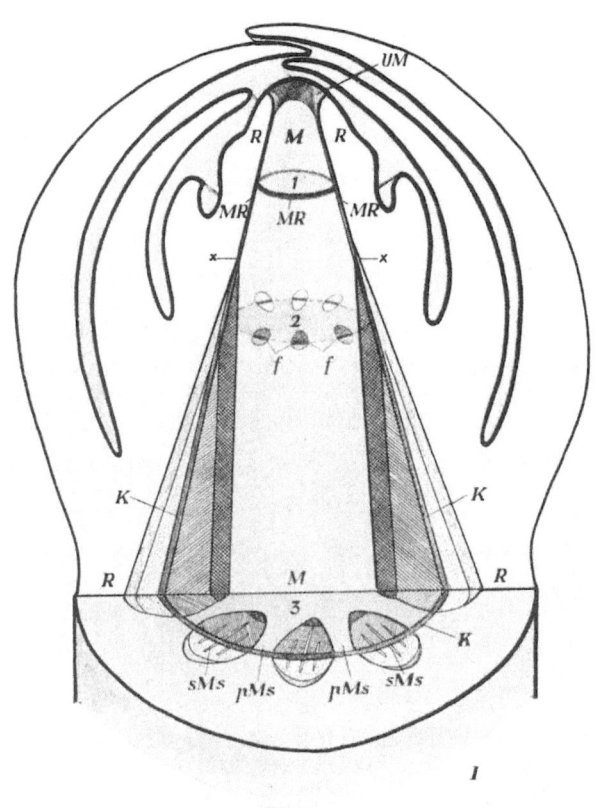

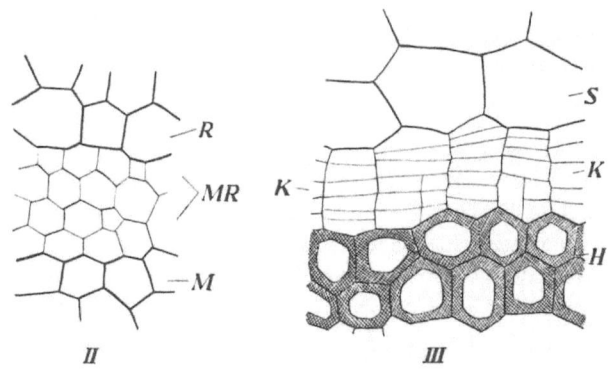

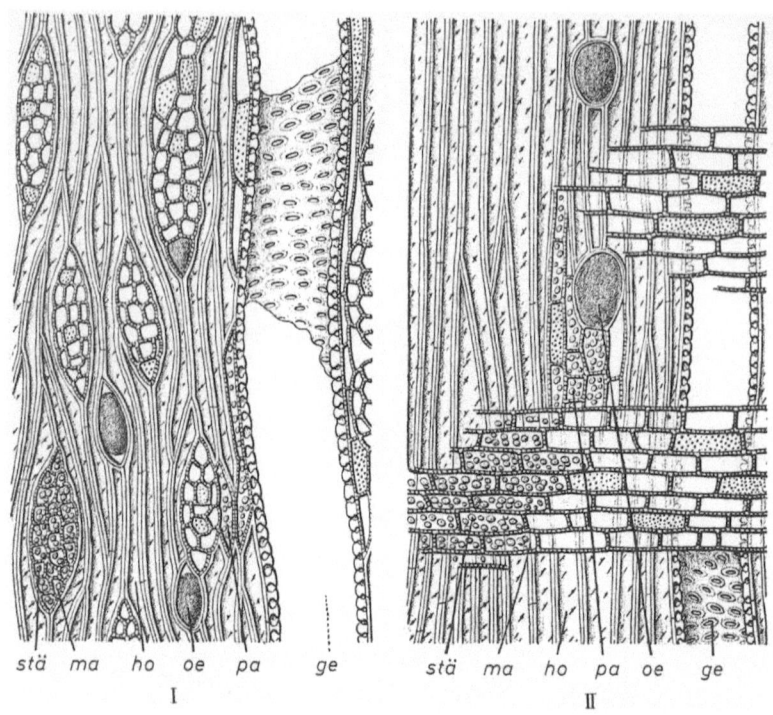

stä ma ho oe pa ge   stä ma ho pa oe ge
              I   II

Abb. 97. I Tangentialer Längsschnitt **II** Radialer Längsschnitt durch Lignum Sassafras. *ge* = Gefäße = Tracheen; *ma* = Markstrahlen; *pa* = Holzparenchymzellen; *ho* = Holzfasern; *stä* = Stärke; *oe* = Ölzellen. (Nach GILG)

Anordnung der Leitbündel

I a) Bei jungen Dicotyledonen und Gymnospermen sind die offen kollateralen Leitbündel auf dem Querschnitt durch eine Sproßachse in der Regel **auf einer Kreislinie angeordnet** (Abb. 98).

b) Bei Dicotyledonen und Gymnospermen, deren Sproßachse bereits ein sekundäres Dickenwachstum erfahren hat, findet sich innerhalb des Cambiumringes ein mehr oder weniger geschlossener Holzkörper und im Zentrum des Organs ein mehr oder weniger ausgeprägtes **Mark** oder eine Markhöhle (Abb. 99).

II Bei Monocotyledonen sind die entweder geschlossen kollateralen oder leptozentrischen (mit Außenxylem) Leitbündel auf dem Querschnitt durch eine Sproßachse **verstreut angeordnet** (Abb. 98).

Als Drogen begegnen uns sowohl oberirdische Sproßachsen (Luftsproß) als auch unterirdische Sproßachsen. Ihr anatomischer Bau ist im Prinzip der

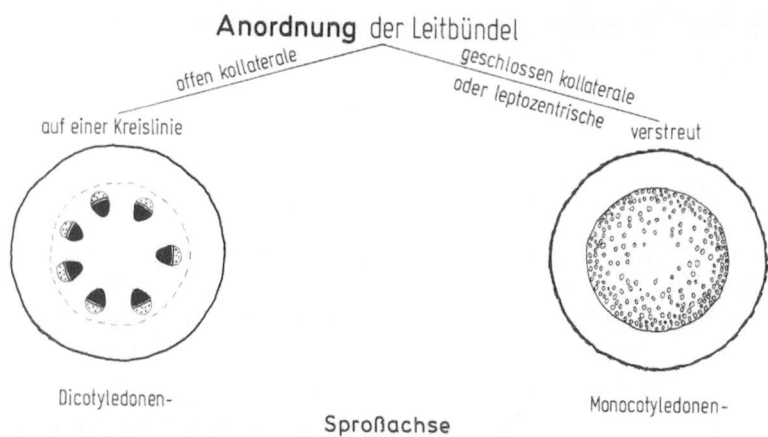

Abb. 98. Anordnung der Leitbündel auf dem Querschnitt durch die Sproßachse im Primärzustand (ohne sekundäres Dickenwachstum) (Original)

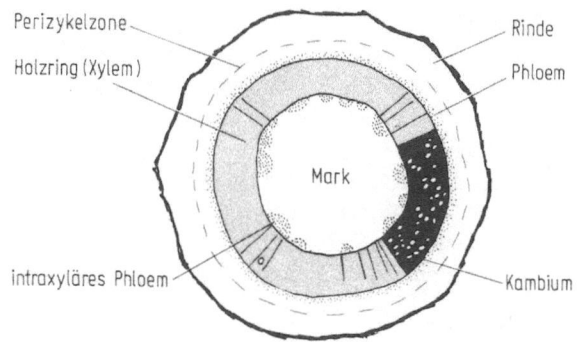

Abb. 99. Querschnitt durch eine Dicotylensproßachse mit sekundärem Dickenwachstum (Original)

gleiche; feinere Unterschiede sind durch verschiedenartige physiologische Funktionen bedingt.

In erster Linie dient die Sproßachse der Stoffleitung zwischen der Wurzel und den Blättern. Sie findet in den diversen Leitbündeln statt (s. oben).

Bei oberirdischen Sproßachsen, die aufrechtstehend dem Wind ausgesetzt sind, ist häufig Festigungsgewebe zu finden. Die mechanische Beanspruchung erfordert eine erhöhte Biegungsfestigkeit eines Stengels oder Baumstammes. Aus diesem Grunde sind sklerenchymatische Elemente in der Regel in der Peripherie des Organs lokalisiert: in der Rinde („Rindenfa-

sern"), im Perizykel („perivasculare Fasern" oder ein perivascularer Sklerenchymhohlzylinder = „Perizykelbast") oder im Phloem („Phloemfasern"). In allen diesen Bereichen können auch Steinzellen auftreten.
Bei den unterirdischen Sproßachsen ist eine derartige mechanische Beanspruchung nicht gegeben, in ihnen ist wenig Festigungsgewebe anzutreffen. Dagegen fällt unterirdischen Sproßachsen häufig die Aufgabe der Reservestoff-Speicherung zu. Dann herrscht mengenmäßig Speicherparenchym vor.

Oberirdische Sproßachsen begegnen uns in den **Stengelanteilen von Herba-Drogen,** das sind die getrockneten oberirdischen Teile krautiger Arzneipflanzen. Beispiele: Herba Adonidis (Adonisröschen), Herba Meliloti (Honigklee), Herba Ephedrae. Eine Droge, die nur aus Stengelteilen besteht, heißt „Stipites" (z. B. St. Dulcamarae = Bittersüß).

Cortices (s. 6.2) und **Ligna** (s. 6.2) sind Teile von Sproßachsen (sofern sie nicht Teile von Wurzeln sind).

Unterirdische Sproßachsen sind:
1. Wurzelstöcke oder **Rhizome,** z. B. Rhizoma Zingiberis (Ingwer), Rhizoma Calami (Calmus).
2. Sproßknollen z. B. **Tubera** Colchici, Kartoffeln (von *Solanum tuberosum*), Topinambur = Süßkartoffel von *Helianthus tuberosus*. Während diese Knollen sich in einer einzigen Saison entwickeln, hat das Alpenveilchen z. B. eine Hypocotyl-Dauerknolle.
3. **Ausläufer,** die einen bestimmten Anteil mancher „Radix"-Drogen darstellen, z. B. Radix Liquiritiae (Süß„holz")
4. der **Teil von „Radix"-Drogen** (vgl. 6.1 bzw. 4.3.3), der nicht zur Wurzel, sondern zur Sproßachse gehört, so der obere Teil des Speicherorgans von Rübengeophyten, z. B. Radix Gentianae (Enzianwurzel).

Zusammenfassung

Der typische Cormus der Höheren Pflanzen ist in Wurzel und Sproß gegliedert.
Der Sproß besteht aus der Sproßachse und den Blättern.

Sproßachse
Als Drogen werden sowohl oberirdische als auch unterirdische Sproßachsen verwendet (sowie Teile von Sproßachsen). Ihr anatomischer Bau ist im Prinzip der gleiche:
Bei Monocotyledonen
   sind die Leitbündel auf dem Querschnitt verstreut angeordnet,
bei jungen Dicotyledonen und Gymnospermen
   in der Regel auf einer Kreislinie.
Bei Dicotyledonen und Gymnospermen, deren Sproßachse bereits ein se-

kundäres Dickenwachstum erfahren hat, findet sich innerhalb des Cambiumringes (= Meristem oder Bildungsgewebe, von dem das sekundäre Dickenwachstum ausgeht) ein mehr oder weniger geschlossener Holzkörper, im Zentrum des Organs ein mehr oder weniger ausgeprägtes Mark oder eine Markhöhle.

Der Bau des einzelnen Leitbündels ist bei Dicotyledonen und Gymnospermen offen kollateral, d. h. zwischen Holz- und Siebteil liegt das Cambium,

bei Monocotyledonen a) geschlossen kollateral, d. h. Holzteil und Siebteil grenzen unmittelbar aneinander, oder b) konzentrisch mit Außenxylem.

Sonderfall, für manche Pflanzenfamilien taxonspezifisches Merkmal: Siebteile verschiedener Größe liegen in unregelmäßigen Abständen in der Peripherie des Markes eines Dicotylensprosses (der schon ein sekundäres Dickenwachstum hinter sich hat) = markständiges oder *intra*xyläres Phloem. (Bei der jungen Pflanze sind in diesen Fällen die Leitbündel bikollateral gebaut.) Sind Siebteile hingegen in das Xylem eingestreut, so spricht man von *inter*xylärem Phloem.

6.2 Arzneilich verwendete Wirkstoffe sind oftmals in ihrem Vorkommen nicht regelmäßig über ein ganzes Organ verteilt, sondern in bestimmten Gewebepartien angereichert. Je nach Wirkstoffvorkommen bei verschiedenen Arzneipflanzen finden daher als „Drogen" einmal alle Sproßteile Verwendung (z. B. Herba), ein andermal nur ein bestimmtes Organ und schließlich nur bestimmte Organ*teile*. Bei Holzgewächsen, die bereits ein sekundäres Dickenwachstum erfahren haben, wird häufig nicht die ganze Sproßachse (oder die ganze Wurzel) arzneilich verwendet, sondern entweder der Teil, der außerhalb des Cambiums liegt als „Cortex"- oder der Teil innerhalb des Cambiums als „Lignum"-Droge.

6.2 Ligna-Drogen
4.3.3

Ein „Lignum" ist – bei Holzgewächsen mit sekundärem Dickenwachstum – der Teil der Sproßachse oder der Wurzel, der innerhalb des Cambiums liegt.

Vieljährige oberirdische Sproßachsen von Holzgewächsen bestehen innerhalb des Cambiums fast ausschließlich aus sekundärem Xylem, abgesehen von einem sehr schwachen Markzylinder und verschwindend wenig primärem Xylem, der „Markkrone". Das sekundäre Holz ist charakterisiert durch zwei einander durchdringende Systeme, ein vertikales oder axiales aus Leitgewebe und ein querverlaufendes, das Markstrahlsystem. Die lebenden Zellen der Markstrahlen und die axial orientierten Holzparenchymzellen bilden eine funktionelle Einheit. Bau, Höhe und Breite der Markstrahlen spielen in der Drogendiagnose eine Rolle. (Vgl. Abb. 97) Der jüngste Teil des Xylems ist das aktive **Splintholz**. Ihm steht das inaktive **Kernholz** mit totem Parenchym gegenüber. Öle, Gummi, Harze, Gerbstoffe, Aromastoffe, Farbstoffe können im Kernholz abgelagert werden, imprägnieren die Zellwände, füllen aber oftmals auch das Lumen aus. Ob und in welchem Maße ein deutlich ausgeprägtes Kernholz vorhanden ist, ist sehr variabel (daher auch diagnostisch verwertbar). *Jahresringe* lassen auf das Alter eines Baumstammes schließen. Sie kommen durch die Periodizität der Cambiumtätigkeit zustande (in unseren Breiten durch den Wechsel der Jahreszeiten bedingt): im Frühjahr werden weitlumige Gefäße gebildet (Frühholz), im Sommer englumige (Spätholz).

Gymnospermenholz ist einfacher, ,,homogener" gebaut. Es besitzt keine Tracheen (Ausnahme: Gnetatae), wenig Parenchym, keine Holzfasern, nur Tracheiden, im Spätholz Fasertracheiden (Abb. 100).

Angiospermenholz dagegen ist ,,komplexer". Für die Diagnose verwertbare Kriterien sind:

a) Verteilung von Tracheen im Gewebe: zerstreutporig − ringporig
b) Markstrahltypen: homozellulär − heterozellulär
c) Verteilung des Holzparenchyms: Anordnung ohne Beziehung zu den Gefäßen oder auf die Gefäße bezogen
d) Perforationstyp der Gefäße (vgl. Abb. 84, 85)

Es gibt auch eine Möglichkeit, Gymnospermenholz und Angiospermenholz auf histochemischem Wege zu unterscheiden: Reaktion nach MÄULE (Karmesinrotfärbung durch Permanganat und Ammoniak). Mit ihr werden nur

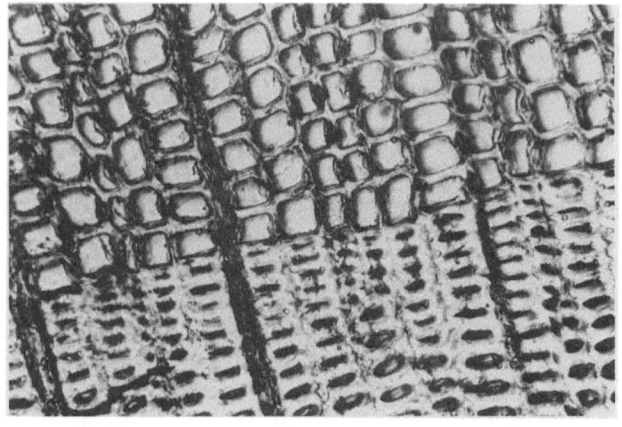

Abb. 100. Querschnitt von Lignum Juniperi (Original)

verholzte Elemente im Angiospermenholz angefärbt; deren Lignine enthalten Aldehyde vom Typ des Sinapinaldehyds. Den Gymnospermenligninen fehlt diese Komponente, sie geben die MÄULE-Reaktion nicht.

6.2 Cortex-Drogen
4.3.3

„Cortex" ist ein pharmazeutischer Fachausdruck; das Wort „Rinde" hingegen, mit dem Cortex üblicherweise übersetzt wird, ist in der Botanik anders definiert:

Der botanische Begriff „Rinde" umfaßt nur all die Gewebe, die außerhalb des Zentralzylinders liegen (vgl. Abb. 101 und Tafel 2/IV).

Eine Cortex aber ist – bei Holzgewächsen mit sekundärem Dickenwachstum – der Teil der Sproßachse oder der Wurzel, der außerhalb des Cambiums liegt.

Der dem Zentralzylinder entstammende Teil der Cortex wird in der Praxis der Drogenanalyse als „Innenrinde" bezeichnet, die eigentliche Rinde (s. oben) hingegen als „Außenrinde".

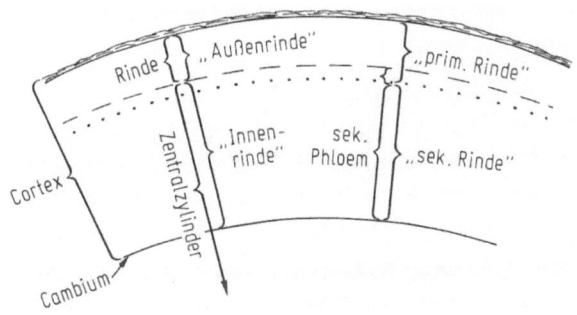

Abb. 101. Schema einer Cortex-Droge (Original)

Mengenmäßig überwiegen in einer Cortex meist die Gewebe, die erst im Laufe des sekundären Dickenwachstums entstanden sind, also das sekundäre Phloem, in der Praxis der Drogenanalyse auch als „sekundäre Rinde" bezeichnet – im Gegensatz zur „primären Rinde", die schon primär, vor Einsetzen des sekundären Dickenwachstums vorhanden war, also alle Teile außerhalb des sekundären Phloems umfaßt. „Außenrinde" und „primäre

Rinde" einerseits, bzw. „Innenrinde" und „sekundäre Rinde" andererseits entsprechen einander weitgehend, da das primäre Phloem und u. U. vorhandene periphere Partien des Zentralzylinders infolge des radialen mechanischen Drucks im Gefolge des sekundären Dickenwachstums nur geringen Raum einnehmen.

In der Praxis der Drogenanalyse wird man dann von „Außenrinde und Innenrinde" sprechen, wenn deren Grenzzone besonders deutlich markiert ist, beispielsweise durch Festigungsgewebe in der Perizykelzone. Bei manchen species findet sich hier ein sog. „gemischter mechanischer Ring" aus perivascularen Fasern und Steinzellen (Drogenbeispiele: Cortex Quercus, Cortex Cinnamomi). Ist an einem Untersuchungsobjekt diese Grenzzone nicht deutlich ausgeprägt, dagegen nur zu sehen, wo die primären Markstrahlen endigen — und mit ihnen das sekundäre Phloem —, so wird eine Gegenüberstellung von „primärer" und „sekundärer" Rinde bevorzugt. Von praktischer Bedeutung für die Drogendiagnose sind: Der Bau der Markstrahlen, Form und Lokalisation von Sklerenchymfasern [Rindenfasern, perivasculare Fasern (= Perizykelfasern), Phloemfasern], Steinzellen. Ferner u. U. Plattencollenchym, Exkreträume, Milchröhren, Ölzellen, Schleimzellen, Kristalleinschlüsse, besondere Korkformen, evtl. auch Keratenchymkomplexe. Für die Diagnose von Bedeutung sind niemals bestimmte Einzelmerkmale, sondern immer die *Merkmalkombination*.

6.1 Die Wurzel — Radix-Drogen
4.3.3

Die Drogenbezeichnung „Radix" deckt sich nicht immer mit dem morphologischen Begriff „Wurzel": Es gibt eine Reihe von sog. Radix-Drogen, die morphologisch gesehen Rhizome sind mit den dazugehörigen Wurzeln (z. B. Radix Valerianae, Radix Primulae) oder von Rübengeophyten stammen (z. B. Radix Gentianae); solche Drogen sind also nur z. T. Wurzeln, zum anderen Teil unterirdische Sproßachsen.

6.1 Der morphologisch-anatomische Bau der echten Wurzel

Bricht man eine Wurzel quer durch, so kann man schon mit freiem Auge meist eine Gliederung in einen zentralen und einen peripheren Teil erkennen, die häufig auch durch ihre Farbe unterschieden sind. Diese schon makroskopisch auffallende „Gliederung" kann aber zwei grundverschiedene Ursachen haben, wie eine mikroskopische Untersuchung zeigt:

I. Bei allen **jungen Wurzeln** ist der deutlich sichtbar abgehobene zentrale Teil der Wurzel der Zentralzylinder.
Der periphere Teil ist die Rinde. Die „Grenzlinie" bildet die innerste Rindenschicht, die Endodermis. Im Zentralzylinder aller jungen Wur-

zeln befindet sich ein radiäres Leitbündel* (vgl. Abb. 102). In der Wurzel kann von einer „Anordnung der Leitbündel" nicht die Rede sein, da sie nur ein einziges Leitbündel besitzt (auch wenn in diesem mehrere Xylem- und Phloemteile vereint sind).
Das radiäre Leitbündel der Wurzel befindet sich im Zentrum des Organs (und erfüllt den Zentralzylinder). Die Holzstrahlen treffen sich meist nicht in der Mitte, so daß sich im Zentrum oft Grundgewebe befindet (nicht verwechseln mit dem „Mark" in Dicotylen-Sproßachsen!).
Der prinzipielle Aufbau bei Wurzeln im Primärzustand ist also der gleiche, egal ob Monocotylenwurzeln oder Dicotylenwurzeln vorliegen. Der Unterschied im anatomischen Bau dieser beiden Typen ist nur ein quantitativer: Das Leitbündel der Monocotylenwurzeln ist polyarch; das der Dicotylenwurzeln im Primärzustand oligoarch.

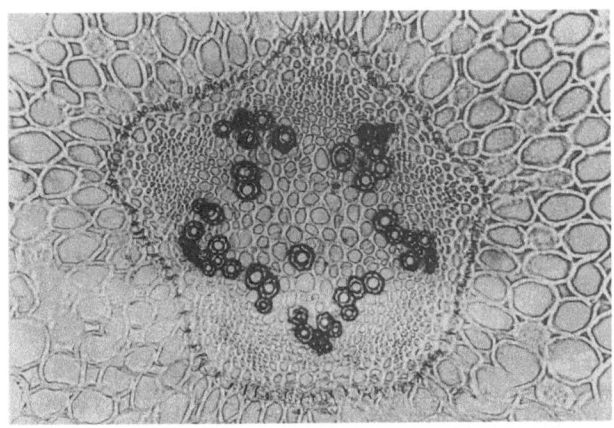

Abb. 102. Querschnitt durch eine junge (Dicotylen-) Wurzel (Original)

II. Bei **Dicotylenwurzeln mit sekundärem Dickenwachstum** hingegen stellt die „Grenzlinie" zwischen dem makroskopisch deutlich sichtbar abgehobenen zentralen Teil der Wurzel und dem peripheren Teil das Cambium dar: der Cambiumring umschließt einen geschlossenen Holzkörper, der in seiner Hauptmasse durch die Tätigkeit eben dieses Cambiums erst gebildet wurde (sekundäres Xylem), im Mittelpunkt des Holzkörpers findet sich noch das primäre Holz (primäres Xylem). Außerhalb des Cambiumringes befindet sich das vom Cambium im Laufe

---

* Manche Autoren interpretieren das radiäre Leitbündel als „Stele" der Wurzel. Vergleiche „Stelärtheorie" in der weiterführenden Literatur.

des sekundären Dickenwachstums gebildete sekundäre Phloem. Die primären Siebteile sowie die Rinde sind ganz peripher gelegen, in der Mehrzahl der Fälle sind sie bereits abgestoßen: Bei den meisten Wurzeln bildet sich das Phellogen (= Korkcambium) in der Perizykelzone aus.

Der anatomische Bau eines Pflanzenorgans läßt sich am besten von seiner **Funktion** her verstehen. Die Wurzel dient — in ihren jüngsten Abschnitten — der *Absorption* von Wasser und Salzen (vgl. Rhizodermis 5.3), im übrigen dient sie der *Verankerung* der Pflanze im Boden, der *Stoff-Leitung* und der *Stoff-Speicherung*.

Die **Verankerung der Pflanze im Boden** erfordert ein Organ mit hoher „Zugfestigkeit". Das erklärt, daß bei Wurzeln Zellstrukturen, die der Festigung dienen, in der Regel im Zentrum lokalisiert sind (im Gegensatz zur oberirdischen Sproßachse mit peripherem Festigungsgewebe).

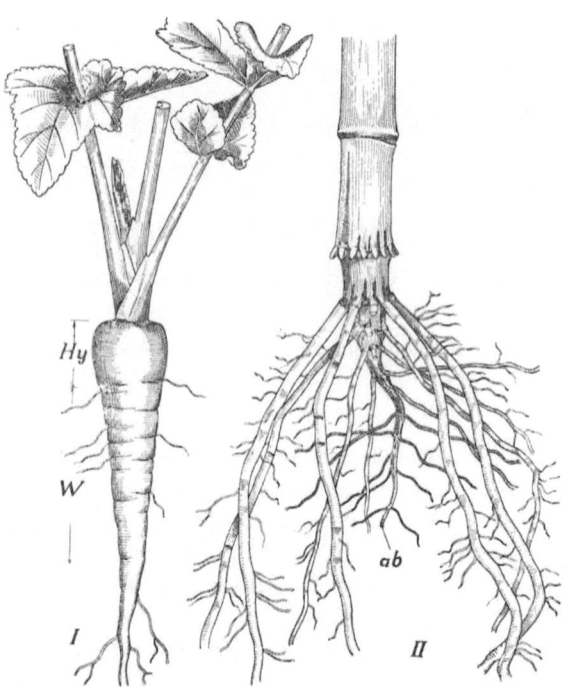

Abb. 103. I allorrhize und II homorrhize Bewurzelung bei Dicotylen (I) und Monocotylen (II). Bei II ist die Primärwurzel bereits abgestorben (ab). *Hy* = Hypocotyl, *W* = Hauptwurzel. (Nach RAUH)

Der **Stoff-Leitung** dienen das Xylem und Phloem sowie für den Transport in horizontaler Richtung auch das „Markstrahl"parenchym.
Die Mehrzahl der Radix-Drogen der Arzneibücher sind Dicotylenwurzeln mit sekundärem Dickenwachstum. Die Bewurzelung der Dicotylen (und Gymnospermen) ist **allorrhiz** (vgl. Abb. 103): die Primärwurzel entwickelt sich zu einer Pfahlwurzel, von ihr gehen Seitenwurzeln ab. Bei perennierenden Arten gehen die Pfahlwurzel und die älteren Seitenwurzeln zu sekundärem Dickenwachstum über. In diesem Zustand dienen die Wurzeln der Stoff- und Wasserleitung und als Speicherorgan sowie zur Verankerung der Pflanze im Boden. Beim sekundären Wurzelkörper findet die **Speicherung von Reservestoffen** in den verschiedenen parenchymatischen Zellen des Xylems und Phloems statt. Eine spezielle Anpassung an Speicherfunktionen ist an der Entwicklung fleischiger Gewebe in bestimmten Abschnitten des Wurzelsystems zu erkennen. Häufig werden das Hypocotyl (= Sproßachse zwischen Wurzel und Keimblättern) und die anschließende Basis der Pfahlwurzel gemeinsam zu einem fleischigen Organ umgewandelt.
Es gibt Wurzeln, die durch Stauchung oder Kontraktion die Pflanze im Boden verankern: Während eines bestimmten Entwicklungsstadiums wird durch Wurzelkontraktion die Sproßspitze zum Bodenniveau oder gar unter die Erdoberfläche gezogen, so daß sie in eine für das Wachstum und die Entwicklung von Adventivwurzeln (als Ergänzung des Wurzelsystems) optimale Umgebung gebracht wird. Eine solche Wurzelkontraktion ist bei krautigen, aber perennierenden (= mehrjährigen) Dicotyledonen und Monocotyledonen weit verbreitet. (Kontraktionen kommen bei Pfahlwurzeln, Seitenwurzeln und Adventivwurzeln vor).
Solche für die Kontraktion spezialisierte Wurzeln oder Wurzelabschnitte weisen histologische Besonderheiten auf: Sie sind relativ wenig verholzt, haben sehr viel Parenchym und erscheinen im allgemeinen wenig differenziert (Abb. 104). Die bereits ausgesteiften, starren Gefäße der Wurzel, insbesondere die zentralen, ältesten Gefäßelemente werden bei diesem Kontraktionsprozeß − unelastisch wie sie sind − wellenförmig verbogen. Das ist besonders deutlich bei der Droge Radix Gentianae zu beobachten. Ihre Stammpflanze *Gentiana lutea* ist ein sog. Rübengeophyt. Eine Pflanze, die zu den „Geophyten" zählt, ist folgendermaßen charakterisiert: Nur unterirdische Sproßachsenteile dauern aus. Die Erneuerungsknospen sitzen unter der Erdoberfläche an Erdsprossen. Das rübenförmige Speicherorgan der Pflanze besteht nur im unteren Abschnitt aus der Wurzel, der obere Teil der Rübe gehört zur Sproßachse. Ein Querschnittsbild zeigt, durch welchen Abschnitt der Querschnitt geführt wurde: **die Wurzel hat im Gegensatz zur Sproßachse kein Mark!**

Dicotylenwurzeln mit sekundärem Dickenwachstum können sehr unterschiedlich gebaut sein. Verschiedene Drogen demonstrieren oftmals ganz verschiedene **Variationsmöglichkeiten** eben dieses einen — im Grundsätzlichen gleichen — Bautyps. Radix Ipecacuanhae mit dem **kompakten,** sklerotisierten Holzkörper im Kern des Organs (Abb. 105) stellt das eine Extrem dar; der **schwammige,** umfangreiche Holzkörper von Radix Gentianae (Abb. 104) mit seinen Massen an Speichergewebe, in das die Gefäße nur noch sporadisch eingestreut erscheinen, steht am entgegengesetzten Ende der Skala der Möglichkeiten. Radix Levistici hingegen repräsentiert in etwa den „Normaltyp" (Vgl. Tafel 2/III). Einheitlichkeit im Prinzipiellen, Formenvielfalt im Einzelnen ist geradezu ein Charakteristikum biologischer Objekte.

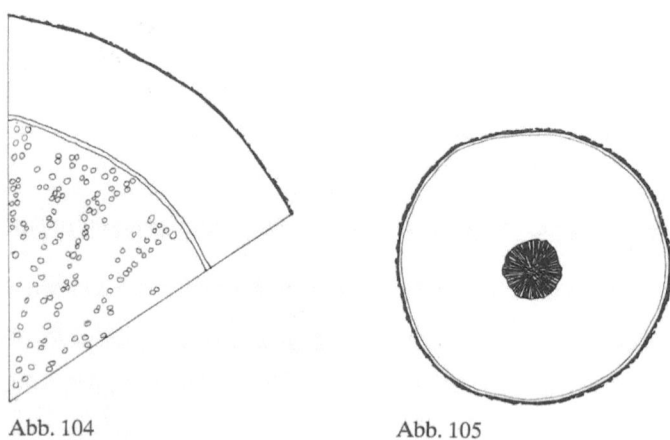

Abb. 104   Abb. 105

Abb. 104. Lockerer Holzkörper einer Dicotylenwurzel mit sekundärem Dickenwachstum mit viel Speicherparenchym zwischen den Gefäßen (Original)

Abb. 105. Kompakter Holzkörper einer Dicotylenwurzel mit sekundärem Dickenwachstum (Original)

6.3 Das Blatt — Folia-Drogen
4.3.3

Folia-Drogen sind Laubblätter oder Teile von Laubblättern. Morphologisch gesehen besteht eine Blattanlage aus einem Oberblatt und einem Unterblatt. (Diese beiden Begriffe sind nicht zu verwechseln mit der Oberseite oder der Unterseite eines Blattes!) Im Gegensatz zu Niederblättern oder Hochblättern sind Laubblätter durch die betonte Entwicklung des Oberblattes gekennzeichnet.

Aus dem *Oberblatt* entsteht die **Blattspreite**
und häufig der **Blattstiel**

Aus dem *Unterblatt* entwickeln sich der **Blattgrund**
und — soweit vorhanden — **Nebenblätter**

A) Der **Blattgrund** des Laubblattes ist bei vielen Pflanzenfamilien unscheinbar. Ist er hingegen als **Blattscheide** ausgebildet, so ist er als besonderes taxonspezifisches Merkmal hervorzuheben: Die Apiaceae = Umbelliferae haben eine oftmals blasig erweiterte Blattscheide (z. B. der Fenchel), die Blattscheide der Poaceae = Gramineae ist dem Blattstiel eng angeschmiegt (z. B. Getreide, Gras) (Abb. 106). Eine fleischige Blattscheide ist die Zwiebelschuppe, etwa bei der Droge Bulbus Scillae.

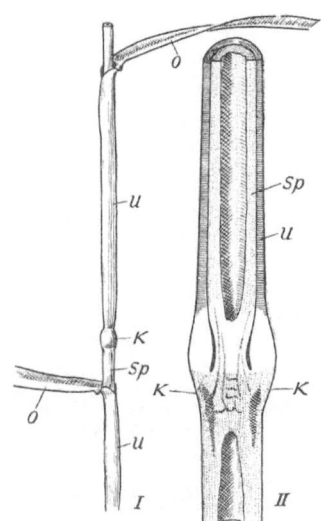

Abb. 106. I Stück eines Getreidehalmes mit dem Knoten *K*. *u* = scheidenförmiges Unterblatt, *o* = Oberblatt. **II** Längsschnitt durch einen Knoten. Das embryonale wachstumsfähige Gewebe ist nicht punktiert. *Sp* = Sproßachse. (Nach RAUH)

B) Das Vorhandensein von **Nebenblättern** (= Stipeln) ist auch für bestimmte Pflanzenfamilien taxonspezifisch, z. B. für die Rosaceae. Beim Stiefmütterchen und unseren Labkräutern (Galium-Arten) nehmen die Nebenblätter das Aussehen von Laubblättern an. Kommt es zu Verwachsungen innerhalb eines Wirtels (= Gamophyllie) so resultieren Interfoliarstipeln, bzw. Interpetiolarstipeln wie z. B. beim Hopfen, der zwischen zwei Laubblättern, die einander gegenüberstehen scheinbar nur ein Nebenblatt aufweist, dessen Spitze aber etwas eingeschnitten ist, was auf die Verwachsung von ursprünglich zwei Nebenblättern hinweist.

Eine besondere Ausgestaltung haben die Nebenblätter bei den Polygonaceae erfahren; hier sind sie zu einer Stipular-Röhre verwachsen, die die Achse oberhalb des Blattansatzes einschließt (im Gegensatz dazu umgreift die Blattscheide die Achse unterhalb des Oberblattes). Die Stipularröhre der Polygonaceae heißt **Ochrea** = Tute (vgl. Tafel 3/IV).

C) Die **Blattspreite** (= Lamina) zeigt in ihrer Ausgestaltung eine große Formenmannigfaltigkeit. Sie ist entweder
  a) *ungeteilt* — *ganzflächig*
  allerdings kann diese Fläche durch Lappung, Kerbung und Buchtung eine gewisse Gliederung aufweisen.
  oder
  b) *geteilt* — in verschiedener Weise *gefiedert* (Abb. 107).
  An der Hauptachse, der Rhachis oder Spindel, sitzen einzelne Seitenfiedern als selbständige Blättchen.
  Wiederholt sich an diesen Seitenfiedern 1. Ordnung die gleiche Segmentierung und ebenso an denen 2. Ordnung, so spricht man von doppelt, bzw. mehrfach gefiederten Blättern (z. B. Kümmel) (Stipellen sind kleine nebenblattartige Bildungen an der Basis von Fiederblattsegmenten (s. *Cassia senna*).

  α) Bei *pinnaten* Fiederblättern ist die Rhachis verlängert, sodaß das Aussehen an eine „Feder" erinnert. Endet das Blatt mit einer Endfieder, so heißt es *unpaarig* gefiedert. Ist die Endfieder verkümmert (*Vicia faba* = Saubohne), so ist das Blatt *paarig* gefiedert. Stehen zwischen den größeren Seitenfiedern kleinere von ähnlichem Aussehen (z. B. bei vielen Rosaceae und Solanaceae), so ist das Blatt *unterbrochen* gefiedert.
  β) Ist die Entwicklung der Rhachis gehemmt, so resultieren *digitate* (fingerförmige) Fiederblätter (z. B. Roßkastanie, Hanf).
  γ) Ist die Rhachis quer zur Längsachse der Blattanlage entwickelt, resultiert ein *pedates* (fußförmiges) Fiederblatt (z. B. Christrose).
  Die Segmentierung der Fiederblätter erfolgt entweder in basipetaler Weise: zuerst tritt die Endfieder in Erscheinung, der sich dann in absteigender Folge die Seitenfiedern anschließen (z. B. Rose, Roßkastanie, Christrose) oder in akropetaler Weise: Die Fiederausgestaltung schreitet umgekehrt von der Basis zur Spitze hin fort (z. B. *Vicia faba* = Saubohne, Kümmel).

Für die Drogendiagnose mit verwertbar sind auch die Ausgestaltung des Blattrandes (Abb. 108) (ganzrandig, gezähnt, gekerbt, gebuchtet; Behaarung) und der Blattspitze.

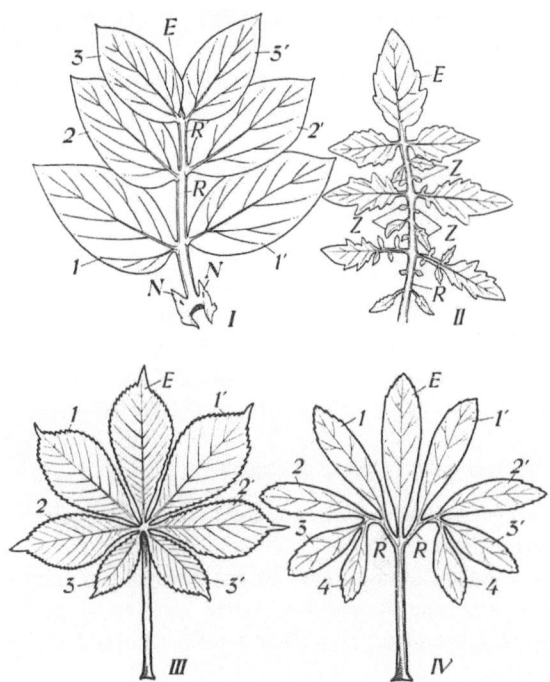

Abb. 107 I–IV. Fiederblattformen. **I, II** pinnate Fiederblätter **I** paarig **II** unpaarig gefiedert; E = Endfieder, in **I** verkümmert. **III** Digitales Fiederblatt, **IV** pedates Fiederblatt; R = Rhachis; N = Nebenblätter; Z = Zwischenfieder bei „unterbrochener" Fiederung. (Nach RAUH)

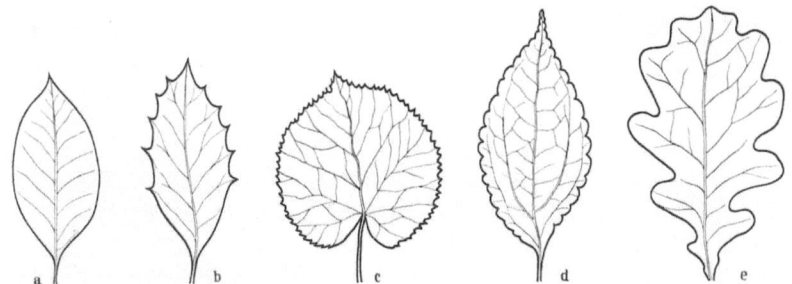

Abb. 108 a–e. Typen der Blattrandausbildung: **a** glattrandig, **b** gezähnt, **c** gesägt, **d** gekerbt, **e** gebuchtet. (Nach OEHLKERS)

Das Blatt als Ernährungsorgan hat ein ausgedehntes Transportsystem, die *Blattnervatur*. Für einzelne Verwandtschaftskreise ist es charakteristisch, daß die Blätter parallelnervig sind oder bogen-, streifennervig, fieder- oder netznervig; ferner ob eine geschlossene oder offene Nervatur vorliegt.

D) Fehlen oder Vorhandensein eines **Blattstieles** (= Petiolus) sowie Bau und Anordnung seiner Leitbündel stellen zusätzliche Merkmale dar.

Anatomische Betrachtung

Das Blattgewebe ist vorwiegend parenchymatisch. Die Betrachtung eines Blattquerschnittes unter dem Mikroskop zeigt: das Mesophyll ist von einer oberen und einer unteren Epidermis begrenzt.

Die Leitbündel sind kollateral, und zwar geschlossen (das Xylem der Blattoberseite zugekehrt, das Phloem der Blattunterseite), oft von einer sklerenchymatischen Scheide umgeben.

Das **Mesophyll** besteht aus Palisadenparenchym und Schwammparenchym (Abb. 109).

Das **Palisadenparenchym** ist aus schlauchförmigen Zellen aufgebaut. Es ist ein Assimilationsgewebe, daher sehr reich an Chloroplasten. In diese schlauchförmigen Zellen kann das Licht tief eindringen, ohne gebrochen zu werden.

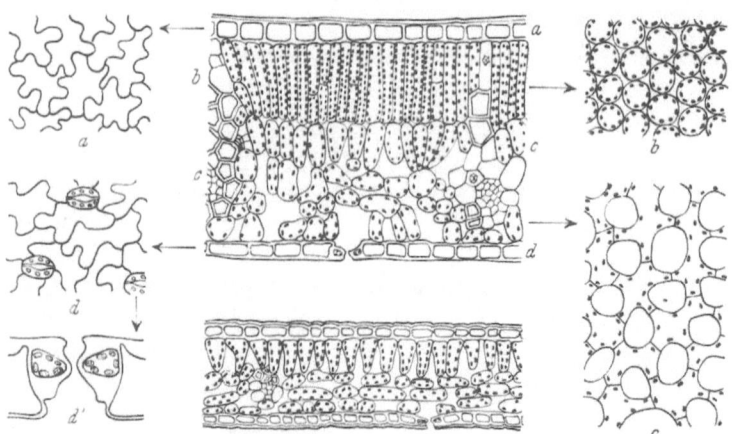

Abb. 109. Blattquerschnitte und Aufsichtsbilder. a = obere Epidermis; b = Palisadenparenchym; c = Schwammparenchym; d = untere Epidermis mit Spaltöffnungen; d' = Querschnitt durch eine Spaltöffnung in stärkerer Vergrößerung. (Nach HUBER)

Das **Schwammparenchym** führt weniger Chloroplasten. Es hat oft ein ausgeprägtes Interzellularensystem, dem eine physiologische Bedeutung zukommt. Durch die starke Aufgliederung der Interzellularen kommt es zu einer großen inneren Oberfläche des Mesophylls, an der sich ein lebhafter Gasaustausch vollziehen kann (vgl. Photosynthese, Transpiration).

Das „normale" Laubblatt hat einen **bifacialen** (d. h. „zwei-gesichtigen") Bau, auch dorsiventral (d. h. „mit Rücken- und Bauchseite") genannt. Das Palisadengewebe liegt an der Blattoberseite, das Schwammparenchym an der Blattunterseite.

Führt das Blatt sowohl an der Blattoberseite als auch an der Blattunterseite Palisadengewebe, dazwischen Schwammparenchym, so nennt man diesen Bau **äquifacial** (d. h. „gleichgesichtig") oder isolateral (d. h. „gleichseitig"). Dieser Bau ist bei Blättern anzutreffen, die sich bei starker Sonneneinstrahlung senkrecht stellen, so daß das dann von der Seite einstrahlende Licht Blattoberseite und Blattunterseite gleichermaßen trifft (siehe oben unter Palisadenparenchym).

In der Aufsicht auf das Blatt erscheinen die Palisadenzellen als kleine Kreise, das Schwammparenchym ist häufig durch ± große Interzellularen charakterisiert, oftmals sind seine Zellen auch armartig verzweigt. Man kann also auch ohne Anfertigung eines Blattquerschnittes durch Aufsicht auf die Blattunterseite feststellen, ob ein Blatt bifacial oder äquifacial gebaut ist.

Besonderheiten im Bau des Blattmesophylls: Wirkt ein Blatt in der Durchsicht punktiert, so befinden sich im Mesophyll meist *Exkreträume* (vgl. Abb. 79) (z. B. *Hypericum „perforatum"*). Es können auch *Ölzellen* (vgl. Abb. 75) oder Schleimzellen auftreten. Diagnostisch besonders gut verwertbar sind verschiedenartige *Kristalleinschlüsse* (vgl. Abb. 12) (z. B. Solanaceenblätter). Manche Blätter enthalten in ihrem Mesophyll Idioblasten (z. B. *Sklereiden* bei Folia Hamamelidis oder Folia Theae).

Für die Drogendiagnose bedeutsamer als der unterschiedliche Bau des Blattmesophylls ist aber die Ausgestaltung der **Epidermis.**

Die Epidermiszellen führen keine Chloroplasten mit Ausnahme der Schließzellen ihrer Spaltöffnungen. Die **Stomata,** wie die Spaltöffnungen mit dem Fremdwort genannt werden, sind meist besonders zahlreich auf der Blattunterseite anzutreffen. Sie dienen dem Gasaustausch und der (stomatären) Transpiration (d. h. Wasserabgabe). Der verschiedenartige Bau der Spaltöffnungen ist für bestimmte Taxa charakteristisch.

Übersicht über die Haupttypen der bei den Dicotyledonen vorkommenden Spaltöffnungen

Anisocytisch (= Cruciferen*-Typ) wird eine Spaltöffnung genannt, wenn sie — wie der Name sagt (griech. an = nicht, isos = gleich, kýtos = Zelle) — von ungleichen Zellen umgeben wird. Meist werden die beiden Schließzellen von drei Nebenzellen umgeben, von denen eine deutlich kleiner ist als die beiden anderen.

Beispiel: Folia Belladonnae (Abb. 110 I).

Paracytisch (= Rubiazeen*-Typ) wird eine Spaltöffnung genannt, wenn sie — wie der Name sagt (griech. pará = längs, daneben, kýtos = Zelle) — Nebenzellen aufweist, die neben den Schließzellen parallel zur Längsachse des Spaltes liegen.

Beispiele:
Folia Sennae (z. T.) (Abb. 110 II a), Herba Asperulae (Abb. 110 II b)

Diacytisch (= Caryophyllazeen*-Typ) wird eine Spaltöffnung genannt, wenn sie — wie der Name sagt (griech. dia = durch, kýtos = Zelle) — von einem Paar von Nebenzellen umschlossen wird, deren Trennwand quer zum Spalt, also senkrecht auf die Schließzellen steht.

Beispiel: Folia Menthae piperitae (Abb. 110 III)

Anomocytisch (= Ranunculazeen*-Typ) wird eine Spaltöffnung genannt, wenn sie — wie der Name sagt (griech. a-nomos = ohne Gesetz, kýtos = Zelle) — nicht von Nebenzellen umgeben wird, die nach einem bestimmten Gesetz gebaut sind, sondern von einer begrenzten Zahl von Zellen, die sich weder in Größe noch Form von den übrigen Epidermiszellen unterscheiden. Dieser Typ ist sehr mannigfaltig.

Beispiel: Folia Farfarae (Abb. 110 IV)

Bei der Diagnose von Drogen lassen sich die genannten Typen der Spaltöffnungen mit heranziehen.

Dabei sollte man sich allerdings immer darüber im klaren sein, daß man es mit keinem absolut starren Schema zu tun hat, sondern auch Übergangsformen auftreten, ja sogar oft ein Blatt nebeneinander verschiedene Formen von Spaltöffnungen aufweisen kann.

Ein besonders wichtiges Hilfsmittel in der Drogendiagnose ist aber die Tatsache, daß einzelne Epidermiszellen ganz charakteristische Umwandlungen erfahren können zu Haaren von mannigfaltigsten Formen (Abb. 111).

---

* Diese Namen wurden von den Familien genommen, in denen der jeweilige Typ gut durch Beispiele belegt ist oder in denen er zuerst beobachtet wurde. Er kommt aber darüberhinaus auch in vielen anderen Familien vor.

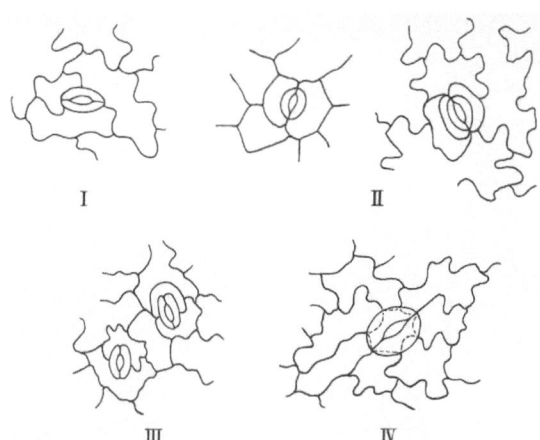

Abb. 110 I–IV. Stomata-Typen: **I** = anisocytisch, **II** = paracytisch, **III** = diacytisch, **IV** = anomocytisch (Original)

Es gibt **Deckhaare,** die das Blatt mechanisch schützen, z. B. auch gegen zu starken Wasserverlust, und **Drüsenhaare,** die verschiedene Exkrete, meist Ätherische Öle synthetisieren, sezernieren und speichern (vgl. Abb. 71, 72 und 73, 74 sowie Tafel 2/I). Ob das einzelne Haar ein- oder mehrzellig ist, dick- oder dünnwandig, verzweigt oder unverzweigt, diese Unterschiede im Bau sind taxonspezifisch. Ökologisch bedingt hingegen ist die Dichte der Behaarung.

Für die Drogendiagnose verwertbar ist auch der Bau der Cuticula: ob glatt, körnig oder mit charakteristischer Fältelung, ob dünn oder dick (wie z. B. bei Xerophyten) (vgl. Abb. 64). Und schließlich können die Epidermiszellen selbst geradwandig oder ausgebuchtet, dünn- oder derbwandig oder knotig getüpfelt sein und so die Palette der Merkmale bereichern. Entscheidend für jede Diagnose ist dann die *Merkmalkombination.*

Zusammenfassung

Folia-Drogen sind Laubblätter oder Teile von Laubblättern.
Für die Drogendiagnose am wichtigsten ist die Blattspreite.
Bei der mikroskopischen Analyse der Blattspreite sind für die Diagnose verwertbar:
1. Die Ausgestaltung des Blattmesophylls
    Typ a: bifaciales (= dorsiventrales) Blatt
    Typ b: äquifaciales (= isolaterales) Blatt

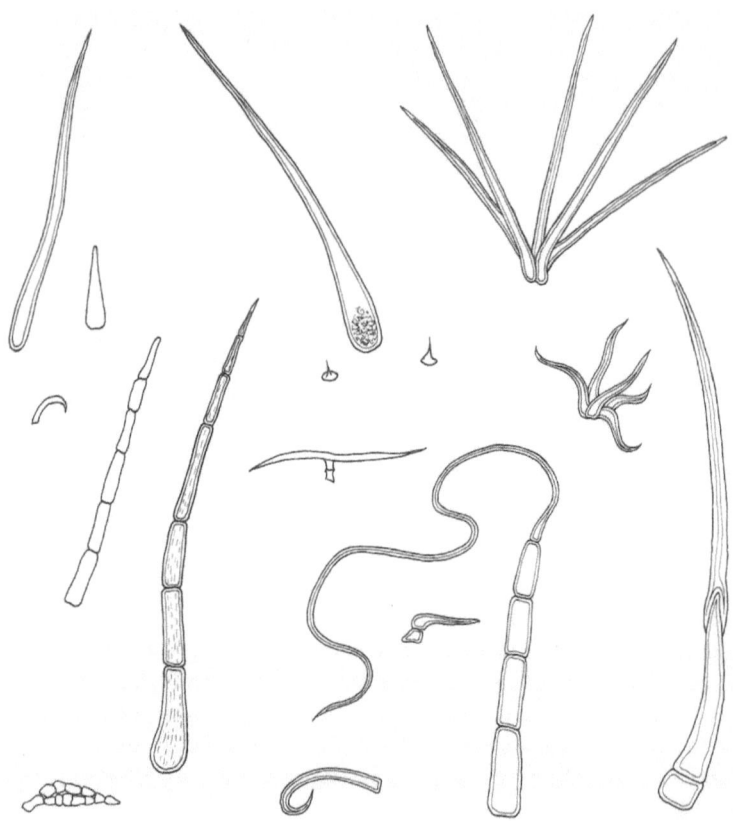

Abb. 111. Unterschiedliche Haar-Typen (Original)

2. Die Ausgestaltung der Epidermis
    I. Stomata
    II. Haare
        a) Deckhaare
        b) Drüsenhaare
3. Besonderheiten *im Bau der Epidermis* und im Bau des *Blattmesophylls*
    Cystolithenführende Idioblasten (vgl. Abb. 112). (Als Idioblasten bezeichnet man Zellen, die nach Bau und Inhalt vom umgebenden Gewebe abweichen. Cystolithen: zentripetale, auf eine kleine Wandstelle beschränkte Verdickungen der Zellwand, in die sehr viel Calciumcarbonat eingelagert ist).

Idioblasten anderer Art, z. B. Kristallzellen, Ölzellen, Sclereiden
Ätherisches Öl in Ölräumen
(taxonspezifisches Merkmal z. B. bei Myrtaceae, Rutaceae)

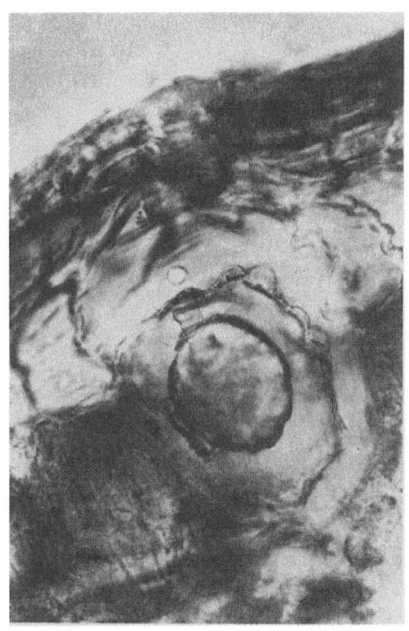

Abb. 112. Cystolith im Blatt
(Familie Moraceae) (Original)

6.4 Die Blüte – Flores-Drogen – Blütenstände
4.3.3

Der Sproß gliedert sich in die Sproßachse und das Blatt. Das Blatt kann sehr verschiedenartig ausgeformt sein, zum Beispiel als Laubblatt, als Niederblatt, als Hochblatt. Eine ganz bestimmte Umwandlung, die das Blatt erfahren kann, ist die zum generativen Fortpflanzungsorgan, ist seine Metamorphose zur Blüte; daher lautet die Definition:

Eine Blüte ist ein gestauchter Sproß mit begrenztem Längenwachstum, dessen Blätter eine Metamorphose erfahren haben

Gelegentlich auftretende „Blütenverlaubungen" weisen auf enge Beziehungen zu den Laubblättern hin (vgl. Abb. 113 und Abb. 114).

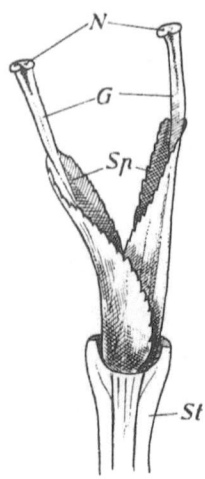

Abb. 113. Verlaubte Fruchtblätter einer gefüllten Blüte von Prunus paniculata. Alle übrigen Blütenorgane sind entfernt, der Blütenstiel *St* längs durchschnitten. Die beiden Fruchtblätter besitzen eine deutlich ausgebildete Narbe *N*, einen Griffel *G*. Nur der Fruchtknotenbauch ist laubig (Sp) entwickelt. (Nach RAUH)

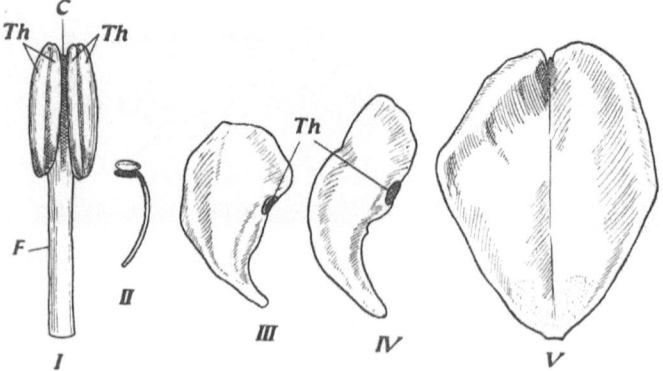

Abb. 114. I Staubblatt schematisch. *F* Filament, *C* Connektiv, *Th* die beiden Thecen. **II–V** Staubblattverlaubungen bei der Rose. **II** normales Staubblatt. **III–IV** verlaubte Staubblätter. **V** normales Blütenblatt. (Nach RAUH)

Steht jemand zum ersten Mal vor der Aufgabe, eine Blüte zu analysieren, so sieht er sich einer Reihe von Fachausdrücken gegenübergestellt. Da sind zunächst historisch gewachsene Namen, die ihre Wurzel im äußeren Erscheinungsbild bestimmter Blütenteile haben [„Blütenstaub", „Staub"-blatt, Pollen-„korn", Frucht-„knoten"] oder in ihrer Funktion [„Androeceum" für die ♂ (gr. Andros = Mann) und „Gynoeceum" für die ♀ (gr. Gynaekeion = Frauengemach) Blütenorgane].

Daneben finden sich neuere Namen, die auf

Homologie – Beziehungen zwischen ursprünglicheren Pflanzen und den Blütenpflanzen

hinweisen. Sie werden erst verständlich bei Kenntnis des Lebenscyclus dieser Organismen.

Wir können nämlich häufig im Pflanzenreich einen Wechsel verschiedener Entwicklungsphasen beobachten. Bei der Entwicklung der Einzelpflanze folgt einer geschlechtlichen (haploiden) Generation, die Geschlechtszellen oder „Gameten" (= Eizellen und Samenzellen) ausbildet und **Gametophyt** heißt, stets eine ungeschlechtliche (diploide) Generation; sie heißt **Sporophyt**, da sie sich durch die Abgliederung einzelliger Gebilde, „Sporen" genannt, auf ungeschlechtliche Weise vermehrt. Aus einer Spore mit ihrem einfachen Chromosomensatz bildet sich ein haploider Gametophyt = **Haplont**. Aus der Verschmelzung von Ei- und Samenzelle, die mit einer Vereinigung zweier kompletter Chromosomensätze einhergeht, erwächst ein diploider Sporophyt = **Diplont**. Bei der Sporenbildung findet die Meiose (= Reduktionsteilung) statt: in zwei unmittelbar aufeinanderfolgenden Zellteilungen wird der doppelte Chromosomensatz wieder „reduziert". Ohne diese „Reduktionsteilung", die zu vier Sporen mit je einem einfachen Chromosomensatz führt, würde die Chromosomenzahl durch den Befruchtungsvorgang im Laufe der Zeit permanent ansteigen.
Dieser Wechsel von Sporophyt und Gametophyt innerhalb eines Lebenscyclus wird als **Generationswechsel** bezeichnet (vgl. 2.2.5).
Bei den Blütenpflanzen ist der Gametophyt stark reduziert und zeitlebens in den Sporophyten eingeschlossen, von dem er auch ernährt wird. So ist bei ihnen der Generationswechsel sehr unauffällig und blieb lange unerkannt. Anders ist das bei den Sporenpflanzen.
Der Wurmfarn ist hierfür ein Beispiel. Bei ihm tragen die Laubblätter (Farnwedel) auf ihrer Unterseite kleine Gruppen von kapselförmigen Sporenbehältern = Sporangien (Tafel 6/I), die ausgereift viele einzellige Sporen entlassen. Die Farnpflanze ist also der Sporophyt = Diplont. Die Farnspore, infolge der Reduktionsteilung haploid, wächst zu dem nur linsengroßen herzförmigen Gametophyten = Prothallium (Abb. 115) heran. Auf seiner Unterseite trägt es die Behälter für die weiblichen und männlichen Geschlechtszellen: in den flaschenförmigen „Archegonien" befindet sich je eine Eizelle, in den rundlichen „Antheridien" zahlreiche „Spermatozoidmutterzellen", aus denen die begeißelten ♂ Geschlechtszellen = Spermatozoiden ausschlüpfen. Die Befruchtung ist nur möglich, wenn das Prothal-

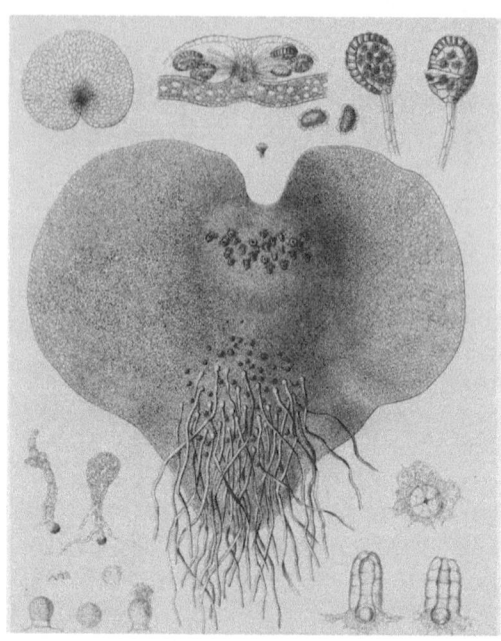

Abb. 115. Gametophyt (Prothallium) von Dryopteris filix-mas. (Aus KÖHLER)

lium mit Wasser benetzt ist: die Spermatozoiden schwimmen zu den Archegonien. Bei der Befruchtung verschmilzt der Kern eines Spermatozoids mit dem Kern der Eizelle. Die befruchtete Eizelle = Zygote entwickelt sich zum Embryo und schließlich zum „Farn". Es gibt auch Farne, die nicht nur eine Sorte von Sporen ausbilden, sondern sog. Mikrosporen (aus denen sich Gametophyten nur mit Antheridien entwickeln) und sog. Megasporen = Makrosporen (aus denen sich Gametophyten nur mit Archegonien entwikkeln), s. Schema, S. 211.

Bei den Blütenpflanzen ist das Pollenkorn der Mikrospore homolog, der sog. Embryosack innerhalb der Samenanlage ist der Megaspore = Makrospore homolog.

Während beim Farn der Gametophyt noch eine selbständige Pflanze ist, entwickelt sich bei den Nadelhölzern (Gymnospermae) der **Embryosack**

Homologie-Beziehungen zwischen heterosporen Farnen und Blütenpflanzen ▶

G = Gymnospermen, A = Angiospermen.
Fettdruck: diploide Phase = Diplont = Sporophyt
Normaldruck: haploide Phase = Haplont = Gametophyt

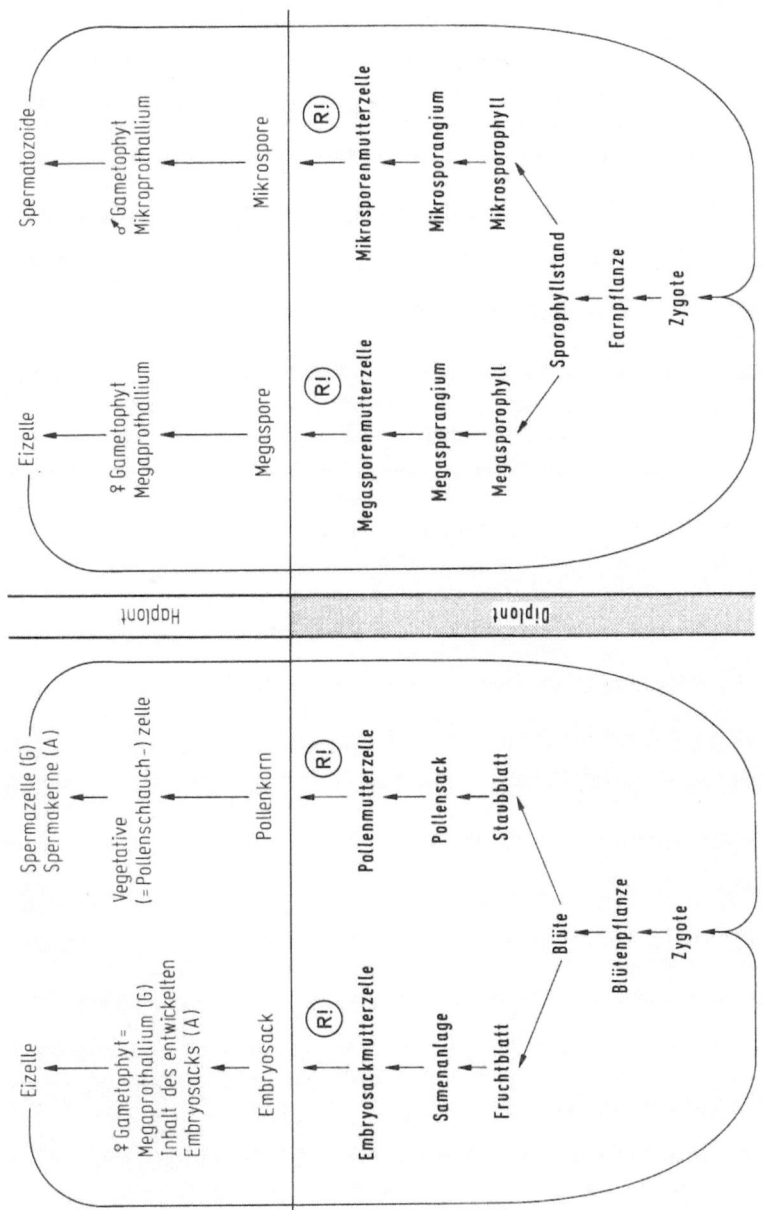

zum ♀ Prothallium = Megaprothallium = Makroprothallium innerhalb der Samenanlage. Es bildet mehrere Archegonien mit je einer Eizelle aus. Im reifen Samen kommt ihm die Funktion eines Nährgewebes zu und es heißt **„primäres Endosperm"** (der Gymnospermen). Das ♂ Prothallium ist noch stärker reduziert. Die Mikrospore = das **Pollenkorn** bildet lediglich eine vegetative (= Pollenschlauch-)Zelle und eine kleinere generative (= Antheridium-)Zelle. Die vegetative Zelle wächst zum Pollenschlauch aus, der durch den Hals des Archegoniums eindringt und die Spermakerne (von der Antheridiumzelle gebildet) in die Eizelle übertreten läßt. Einer davon verschmilzt mit dem Eikern.

Das Mikroprothallium der Bedecktsamigen schließlich besteht nur noch aus der generativen Zelle oder Antheridiumzelle, die von der vegetativen Zelle des Pollenkorns umschlossen wird. Nach Auswachsen des Pollenschlauches teilt sich die generative Zelle in die beiden Spermazellen = „Spermakerne". Die generative Zelle ist der alleinige Rest des Antheridiums, so stark ist die Reduktion des ♂ Gametophyten. In der jungen Samenanlage ist eine besonders große Zelle, die sog. Embryosackmutterzelle. Aus ihr entstehen durch Reduktionsteilung vier haploide Zellen, von denen nur eine überlebt = „Embryosack". Die Entwicklung des Embryosacks aus der Embryosackmutterzelle mit dem haploiden primären Embryosackkern entspricht der Bildung des ♀ Prothalliums bei den Nacktsamern. Archegonien werden bei den Bedecktsamern nicht mehr gebildet. Durch mehrfache Teilung des Embryosackkernes und freie Zellbildungen resultieren schließlich die Eizelle (und fünf weitere Zellen) sowie zwei Kerne, die sich zum „sekundären Embryosackkern" vereinigen, der infolgedessen diploid ist. Bei der Befruchtung übernimmt auch hier der Pollenschlauch den Transport der beiden Spermakerne, er muß dazu von der Narbe in den Fruchtknoten hineinwachsen. Im Embryosack verschmilzt der eine Spermakern mit dem Eikern, der andere mit dem sekundären Embryosackkern = „doppelte Befruchtung" der Angiospermen (!). Dadurch resultiert neben der diploiden Zygote (= befruchtete Eizelle) der triploide (!) Endospermkern, aus dem sich das Endosperm (der Angiospermen) bildet.

Eine „Blüte" läßt sich demnach nicht nur definieren als ein „gestauchter Sproß mit begrenztem Längenwachstum, dessen Blätter eine Metamorphose erfahren haben", sondern aus dem oben Dargelegten wird auch eine andere übliche Formulierung der Definition „Blüte" verständlich:

Der fertile Teil einer Blüte ist ein Sproß begrenzten Wachstums, der mit Sporophyllen besetzt ist.

Der geschlechtlichen Fortpflanzung dient nur ein Teil der Blüte: a) das **Gynoeceum** im Zentrum der Blüte, das ist die Gesamtheit der Fruchtblätter (vgl. Abb. 113); die Fruchtblätter tragen die Samenanlagen. b) das **Androe-**

ceum, das sich an das Gynoeceum nach außen hin anschließt (bei zwittrigen Blüten). Als Androeceum bezeichnet man die Gesamtheit der Staubblätter (vgl. Abb. 114).

Dieser fertile Teil der Blüte – bei eingeschlechtigen Blüten besteht er entweder nur aus dem Gynoeceum oder nur aus dem Androeceum, nur zwittrige Blüten besitzen Gynoeceum und Androeceum – wird in der Regel von der Blütenhülle = **Perianth** umschlossen.

Das Perianth kann aus **Kelchblättern** = **Sepalen** und **Kronblättern** = **Petalen** (= Corolle) bestehen. Ein solches Perianth nennt man heterochlamydeisch (gr. Chlamys = Mantel, also „verschieden-mantelig").

Ist die Blütenhülle hingegen nicht in Kelch und Krone gegliedert, ist sie also „gleich-mantelig", so heißt sie homoiochlamydeisch.

Besteht sie aus einem einzigen Blattwirtel, so nennt man sie **Perigon,** ihre Blätter **Tepalen.** (Beispiel: *Clematis alpina.*)

Ein homoiochlamydeisches Perianth, das aus mehreren Wirteln besteht, heißt Pseudoperigon (Beispiel: *Sassafras albidum,* Tafel 6/II).

Blüten, denen eine Blütenhülle fehlt, die also „ohne Mantel" sind, heißen a-chlamydeisch.

Ist eine Blüte ein gestauchter Sproß, dessen Blätter eine Metamorphose erfahren haben, so ist der Teil der Sproßachse, an dem diese umgewandelten Blätter sitzen, der **Blütenboden** (= Receptaculum). Je nach der Ausgestaltung dieses vergrößerten Achsenteiles resultiert (s. Abb. 116) eine

(a) **hypogyne** Blüte mit **oberständigem Fruchtknoten** [Beispiele *Papaver, Sinapis, Helleborus*] oder eine

(b) **perigyne** Blüte mit **mittelständigem Fruchtknoten** [bei perigynen Blüten verwächst der schüssel- oder becherförmige Blütenboden nicht mit dem Fruchtknoten. Beispiel: Flores Pruni spinosae] oder eine

(c) **epigyne** Blüte mit **unterständigem Fruchtknoten** [in diesem Falle umwächst die Blütenachse den Fruchtknoten und hebt die Blütenhülle sowie die Staubblätter empor. Beispiele: Compositenblüten, Flores Caryophylli, Flores Crataegi.]

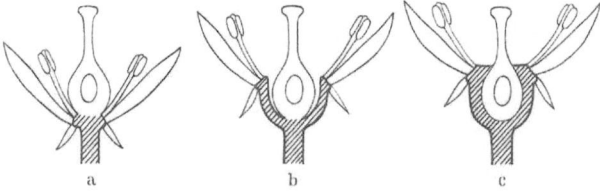

Abb. 116. a = oberständiger, **b** = mittelständiger, **c** = unterständiger Fruchtknoten; die Blüte ist bei **a** hypogyn, bei **b** perigyn, bei **c** epigyn. (Nach OEHLKERS)

Die **Kelchblätter** = **Sepalen** ähneln den Laubblättern noch am meisten; sowohl äußerlich als auch in ihrem anatomischen Bau. Es sei denn, sie haben eine spezifische Umwandlung erfahren: entweder zu einem Schauapparat (Beispiel: *Daphne mezereum* = Seidelbast, *Calluna vulgaris* = Besenheide, Flores Koso) oder zu einem Verbreitungsorgan für die reifen Früchte (Beispiel: Pappus der Compositen).

Bei den **Kronblättern** = **Petalen** ist das Mesophyll stark reduziert. Die dünnwandigen Epidermiszellen haben häufig mit Leisten versehene wellig gebogene Seitenwände und sind oftmals papillös emporgewölbt. Die Cuticula ist oft gestreift. Die Gesamtheit der Kronblätter wird auch Corolle (= Blumenkrone = Blütenkrone) genannt.

Die **Staubblätter** = **Stamina** (Abb. 114, 117) gliedern sich meist in den *Staubfaden* = *Filament* und die *Staubbeutel* = *Anthere*. Das sterile, mit dem Filament verbundene Mittelstück heißt *Connektiv* und trägt die sog. *Thecen*. Die meisten Staubblätter haben zwei Thecen oder Antherenhälften (= dithezisch). Es gibt aber auch Staubblätter mit nur einer Thece (= monothezisch), z. B. Flores Malvae. Jede Thece besteht in der Regel aus zwei *Pollensäcken*. Die Thecen können dem Filament anliegen und angewachsen sein *(adnat)* oder sie sind beweglich (nur an einem Punkt) angeheftet *(versatil)*. Die Zellschicht unterhalb der Epidermis des Pollensackes besitzt in der Regel verschiedenartig gebaute Verdickungsleisten und heißt **Endothezium** = „Faserschicht". Zur Reifezeit des Pollens kommt es durch Wasserverlust in dieser Zellschicht zu einem Kohäsionsmechanismus, der schließlich an vorgebildeten Stellen zum Aufreißen des Pollensacks führt (s. Abb. 118). Beim Anulus gewisser Farnsporangien liegt ein ähnlicher Mechanismus vor. Der Feinbau des Endotheziums variiert von Droge zu Droge, ebenso der Öffnungsmechanismus der Anthere (Beispiel: bei den Lauraceae öffnen sich die Pollensäcke mit Klappen). Besonders gut brauchbar für die mikroskopische Analyse von Flores- und Herba-Drogen sind die **Pollenkörner.** Sie variieren einmal sehr stark in der Größe (vgl. z. B. Flores Malvae und Flores Chamomillae), dann aber auch in der Ausgestaltung ihrer Außenhaut = Exine. Sie besitzt vorgebildete Austrittstellen für den Pollenschlauch, sog. Keimporen oder Keimspalten. Deren Form und Anzahl variiert sehr stark und ist ein wesentliches Merkmal, ist taxonspezifisch. Außerdem besitzt die Exine oft mannigfache Verdickungen, die einen großen Formenreichtum bedingen (s. Abb. 119). (Pollenkörner bestehen bei Angiospermen aus zwei, bei Gymnospermen aus vier Zellen.)
Sterile Staubblätter heißen *Staminodien*. Sie können verschiedenartige Aufgaben übernehmen (z. B. als Honigblätter ausgebildet sein und Nektar absondern, oder kronblattartiges Aussehen annehmen), und darauf gründet ihre Formenmannigfaltigkeit.

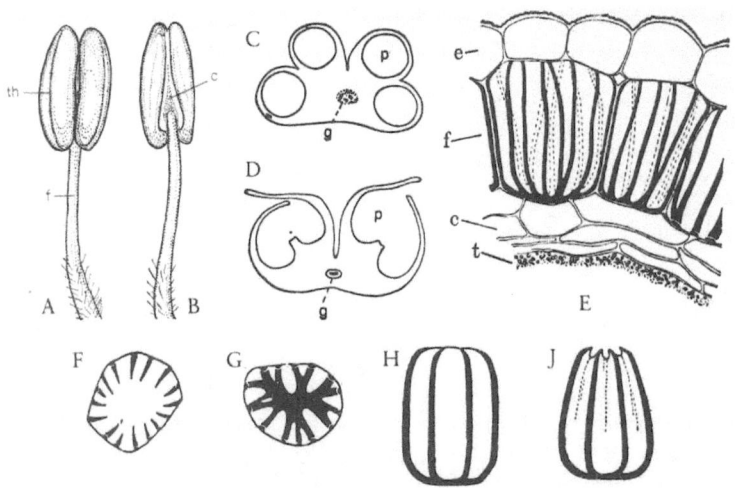

Abb. 117. A– B Staubblatt von vorn und von hinten, mit Filament (*f*), 2 Thecen (*th*) und Connektiv (*c*) **C–D** Querschnitte durch Antheren mit noch geschlossenen und bereits geöffneten Pollensäcken (*p*) sowie Leitbündel (*g*). **E** Querschnitt durch die Antherenwand mit Epidermis (*e*), Faserschicht (*f*) = Endothezium, einzelne Faserzelle von oben (**F**) und von unten (**G**) (150 ×). **H–J** Schema einer Faserzelle vor und während des Schrumpfens. (**A–B** nach A. F. W. SCHIMPER; **C–D** nach STRASBURGER; **E–J** nach FIRBAS, aus STRASBURGER)

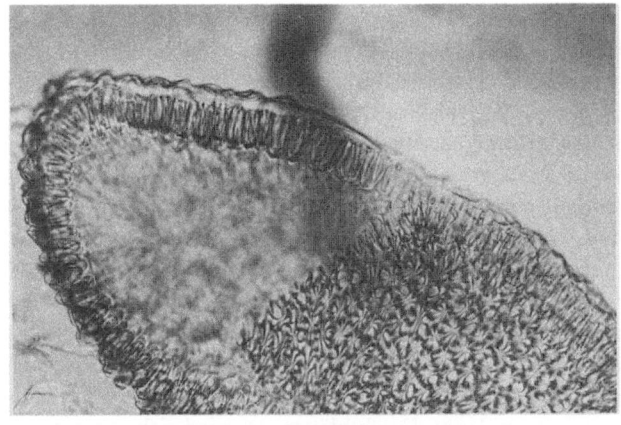

Abb. 118. Anthere, Wand z. T. entfernt, so daß das Endothezium auch in Seitenansicht zu sehen ist. (Original)

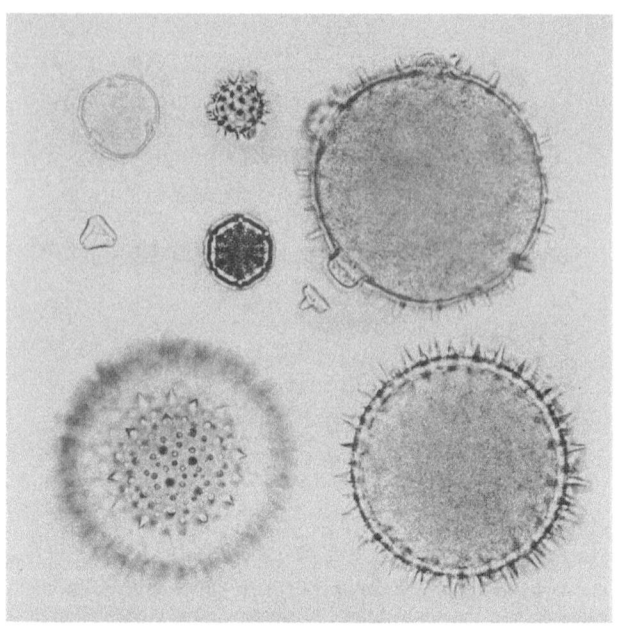

Abb. 119. Pollenkorn-Typen (Original)

Die Gesamtheit der Fruchtblätter heißt **Gynoeceum**. Das Gynoeceum der Angiospermen wird aus den **Fruchtblättern** = **Karpellen** gebildet. Der Name Frucht„blatt" weist darauf hin, daß das Karpell durch Metamorphose eines Blattes entstanden ist. Manchmal ist in einer Blüte auch eine sogenannte „Verlaubung" beobachtbar, eine „Mißbildung", bei der die ursprüngliche Laubblattform wieder teilweise zur Ausbildung gelangte (s. Abb. 113). Im Normalfall sind die Karpelle aber mehr oder weniger schlauchförmig ausgebildet, man muß sich also die Blattränder miteinander verwachsen vorstellen. Die schlauchförmigen Karpelle umhüllen die Samenanlagen, so daß die Samen bedeckt sind; daher der Name „Angiospermae" (gr. angio = Gefäß) für die Pflanzen, bei denen die Samen in einem „Gefäß" sind, nicht „nackt" wie bei den Gymnospermen.

Wachsen mehrere Fruchtblätter einer Blüte zu einem Fruchtknoten zusammen, so spricht man von einem *coenocarpen* Gynoeceum; bildet dagegen jedes einzelne Karpell für sich allein einen Fruchtknoten, so heißt ein solches Gynoeceum *chorikarp* = *apokarp* (Abb. 120). Hat ein apokarpes Gynoeceum mehrere Fruchtblätter, so wird sich aus einer solchen Blüte im Zustand der Samenreife zwangsläufig eine „Sammelfrucht" bilden. Ein coenokarpes Gynoeceum heißt auch *Stempel* = *Pistill*, sein fertiler Basalteil

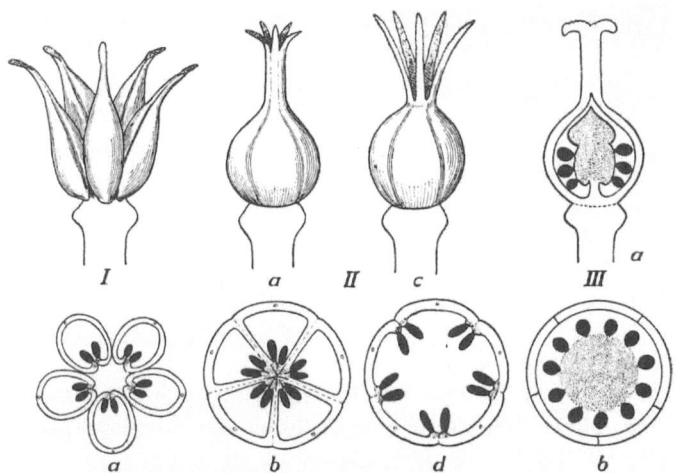

Abb. 120. Ausbildung des Gynoeceums. I, I a apokarpes, II coenokarpes Gynoeceum. II a synkarper Fruchtknoten mit zentralwinkelständiger Placentation (II b), II c parakarper Fruchtknoten mit parietaler Placentation (d). III Fruchtknoten mit Zentralplacenta, a längs, b quer durchschnitten. Placentagewebe punktiert, Samenanlagen schwarz. (Nach RAUH)

ist der *Fruchtknoten* = *Ovar*. Auf diesem sitzt, ebenso beim apokarpen Gynoeceum, die *Narbe,* die häufig vom Fruchtknoten noch durch einen *Griffel* getrennt ist. Bei manchen Blüten befindet sich zwischen Androeceum und Gynoeceum ein Auswuchs des Blütenbodens, ein scheibenförmiges Gebilde, das dieser seiner Form den Namen *Diskus* verdankt.

Die Anheftung der Samenanlagen an das Fruchtblatt heißt **Placentation,** die Anheftungsstelle heißt Placenta.

Bei *marginaler* Placentation sitzen die Samenanlagen an den Rändern des Fruchtblattes, bei der (weniger häufigen) *laminalen* Placentation auf der Fläche des Fruchtblattes (Abb. 121).

Die Verwachsung der Fruchtblätter im coenocarpen Gynoeceum kann auf zweierlei Weise erfolgen: Beim

(1) *parakarpen* (parakarp—coenokarpen) Gynoeceum sind die Fruchtblätter nur mit ihren Rändern verwachsen, so daß eine einzige Höhlung entstanden ist und die Placenten wandständig = parietal sind (Abb. 120).

(2) *synkarpen* (synkarp—coenokarpen) Gynoeceum sind die Fruchtblätter mit ihren Randpartien nach innen eingeschlagen und nicht nur mit ihren Rändern, sondern darüberhinaus über eine ganze Strecke der

anschließenden Blattflächen miteinander verwachsen. Dadurch erhält der Fruchtknoten Fächer (= Loculi), die sie trennenden Wände heißen Scheidewände oder Septen. Bei marginaler Placentation eines solchen Fruchtknotens resultieren dann „zentralwinkelständige" Placenten. Eine Sonderform ist die sogenannte Zentralplacenta, die vom Grund des Fruchtknotens frei in dessen Höhlung hineinragt (Abb. 120).

Die unterschiedliche Ausgestaltung des Gynoeceums wie überhaupt der ganzen Blüte ist gruppenspezifisch. Der Blütenbau ist daher nicht nur ein wesentliches Merkmal für Systematik und Taxonomie, sondern auch für die Prüfung von Arzneidrogen auf Identität und Reinheit. Das gilt für Flores- und Herba-Drogen ebenso wie — im Zustand der Samenreife — für Fructus- und Semina-Drogen.

Anzahl und Anordnung der einzelnen Blütenglieder zueinander werden durch „**Blütendiagramme**" dargestellt, in abgekürzter Schreibweise durch „**Blütenformeln**" (vgl. Abb. 122).

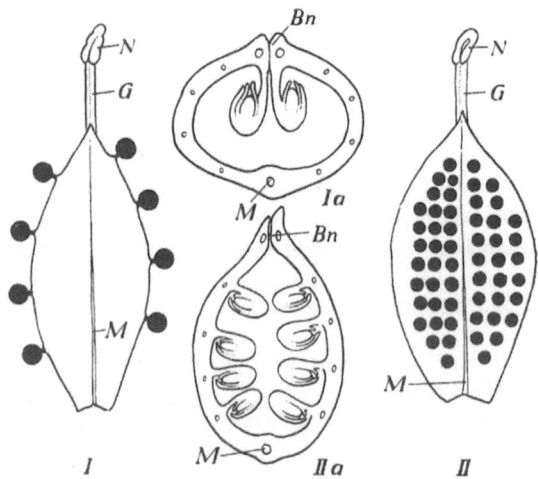

Abb. 121 I u. II. Schema der Placentationsverhältnisse. I marginale, II laminale Placentation. Die Fruchtblätter sind in der Bauchnaht Bn geöffnet und ausgebreitet gedacht. Samenanlagen schwarz, N Narbe, G Griffel, M Mittelnerv. **I a, II a** Querschnitte durch die Fruchtblätter (*I a* nach TROLL, aus RAUH)

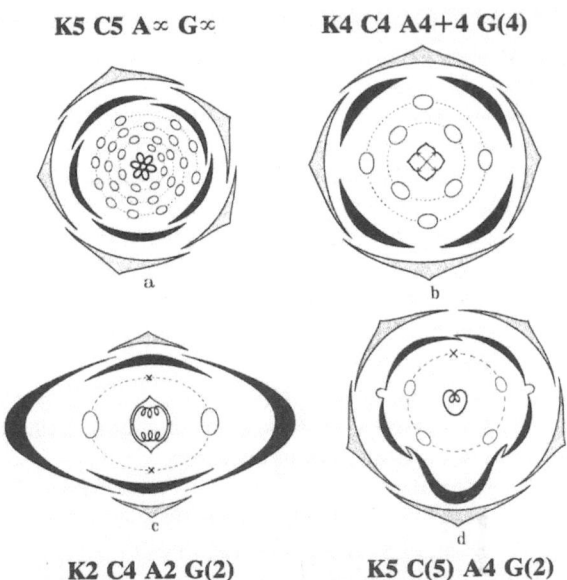

Abb. 122 a–d. Beispiele für Blütendiagramme und Blütenformeln: **a** Spiralige Anordnung des Staubblattkreises (Ranunculacee) **b** cyclische Anordnung aller Blattkreise in der Blüte (Onagracee), **c** bilateralsymmetrische Blüte (Dicentra), **d** dorsiventrale Blüte (Scrophulariacee). (Nach OEHLKERS)

Zusammenfassung

Flores-Drogen

Bei der Diagnose von Blütendrogen, insbesondere in Pulverform, kommt dem Bau der Staubblätter mit die größte Bedeutung zu. Einmal ist die oft sehr charakteristische und mannigfaltige Ausgestaltung der Pollenkörner diagnostisch gut verwertbar, zum anderen auch der eigenartige Bau des Endotheziums.

Als „Flores-Drogen" werden nicht nur Einzelblüten bezeichnet, sondern manchmal auch nur Teile von Blüten oder Blütenstände.

6.4 Blütenstände (Abb. 123).
4.3.2

Der Sproß (er gliedert sich in die Sproßachse und die Blätter) kann verschieden verzweigt sein.
Die Sproßsysteme der Samenpflanzen, die der Blütenbildung dienen, erfahren eine Metamorphose; es resultieren Blütenstände.

Die Art der Verzweigung des Sprosses ist ein wichtiges systematisches Merkmal. Zwei grundsätzlich verschiedene Verzweigungstypen stehen einander gegenüber:

die **dichotome (= gabelige) Verzweigung (Dichocladium)** und
die **seitliche Verzweigung (Holocladium).**

Bei Samenpflanzen gibt es nur Holocladien, daher weisen auch Blütenstände (= Infloreszenzen) immer nur seitliche Verzweigung auf, sie sind also Holocladien, deren Verzweigungen je mit einer Blüte enden.

Für den Bau von Holocladien gibt es zwei Möglichkeiten:

(I) Der Sproß weist eine durchgehende Hauptachse auf.
   Paradebeispiel für ein solches
   Monopodium
   ist der „Tannenbaum"

(II) Der Hauptsproß stellt seine Entwicklung ein, entweder durch Absterben oder durch Blütenbildung:
   Sympodium
   (a) Setzt *ein* Seitentrieb das Wachstum fort und es bildet sich so eine scheinbare Hauptachse, so resultiert ein „Sympodium" im engeren Sinne, genannt
   Monochasium
   Beispiel: Blühende Zweigenden der Roßkastanie
   (b) Setzen gleichzeitig *zwei* Seitentriebe das Wachstum fort, so resultiert ein
   Dichasium
   Beispiel: Nelke
   (c) Wird die Fortsetzung des Wachstums von *mehreren* Seitentrieben gleichzeitig besorgt, so resultiert ein
   Pleiochasium
   Beispiel: Wolfsmilch

Der Bau der Infloreszenzen ist ein bedeutendes systematisches Merkmal. Das trifft besonders dann zu, wenn der Betrachtung die natürliche Gliederung zugrunde gelegt wird und nicht nur ein bloß beschreibendes „Künstliches System", wie es seit langem auch für die Infloreszenzen existiert. Es ist das Verdienst des bedeutenden Pflanzenmorphologen Wilhelm TROLL, durch seine Arbeiten Licht in die verwirrende Formenmannigfaltigkeit der Blütenstandsformen gebracht zu haben.

Die natürliche Gliederung zieht die Gesamtorganisation der blühenden Sprosse in Betracht und berücksichtigt die Stellung, welche die Blüten darin einnehmen.

Dieses Gesamt-Verzweigungssystem, das die ganze Blühregion umfaßt, wird
Synfloreszenz
genannt.

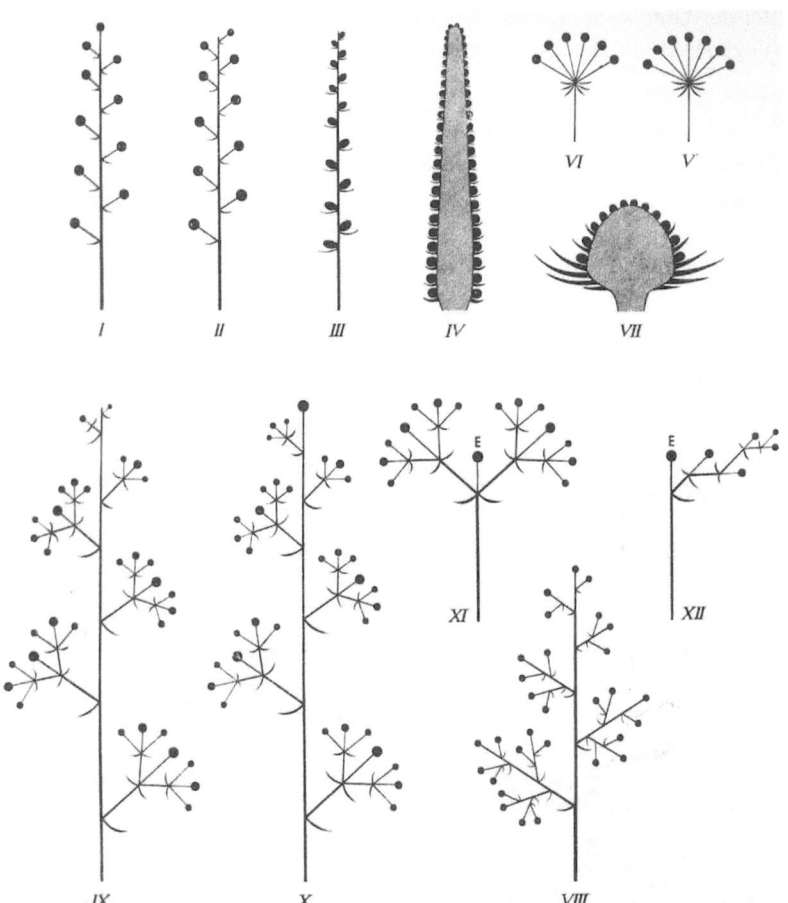

Abb. 123. Blütenstandsformen, schematisch. *I* und *II* geschlossene bzw. offene Traube; *III* Ähre; *IV* Kolben; *V* und *VI* geschlossene bzw. offene Dolde; *VII* Köpfchen; *VIII* Rispe; *IX* und *X* offener bzw. geschlossener Thyrsus; *XI* und *XII* Cymoid von dichasialem *(XI)* und von wickeligem Bau *(XII)*. E in *XI* und *XII* die primäre, d. h. die die Hauptachse beschließende Terminalblüte. (Nach TROLL)

Bei der Untersuchung von Blütenständen sind zwei verschiedene Betrachtungsweisen miteinander zu kombinieren:

(A) Wie ist die **Ausbildung der Scheitelregion?**

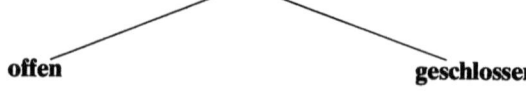

offen   **geschlossen**

d. h. Hauptachse endet (mit einem Spitzenrudiment) blind

d. h. Hauptachse schließt mit einer Blüte ab: „Gipfel- oder Terminalblüte" (blüht vor den benachbarten Lateralblüten auf)

z. B.: Brassicaceae
(= Cruciferae)
Scrophulariaceae
Lamiaceae

z. B.: Caryophyllaceae
Borraginaceae
Solanaceae

(B) Welcher Typ der **Verzweigung** (= Ramification) liegt vor?

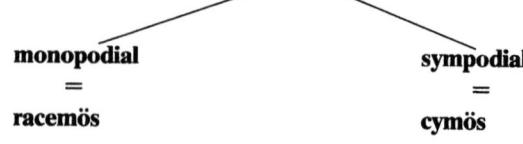

monopodial   **sympodial**
=   =
racemös   **cymös**

[Blütenstände im ganzen immer Monopodien!]   [nur bei Teilblütenständen]

Siehe Abb. 123, S. 221.

Bei Blüten und Partialinfloreszenzen kann es auch noch zu Verlagerungen und Verwachsungen kommen, zu sog.
Metatopien (Abb. 124)

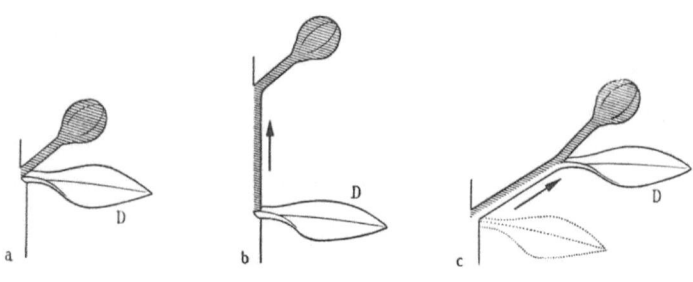

Künstliches System der Infloreszenzen (nur beschreibend)

(A) Einfache Infloreszenzen (= „Botryum"), bei denen die Verzweigungen aus bloßen seitlichen Blüten bestehen (Verzweigung gelangt nicht über den 1. Grad hinaus)

Traube: gestielte Blüten

Dolde (= „Umbella" = „Sciadium"): „Traube" mit gestauchter Achse

Ähre: sitzende Blüten

Köpfchen: „Ähre" oder „Kolben" mit gestauchter Achse

Kolben: „Ähre" mit verdickter Achse

(B) Komplexe Infloreszenzen
  a) Partialinfloreszenz racemös: (racema = Traube)
     Rispe, Doppeltraube, Doppeldolde
  b) Partialinfloreszenz cymös: (Cymöse Infloreszenzen = „Cymen")
     Thyrsus
     Cymoid (= ein Thyrsus, bei dem nur die der Gipfelblüte unmittelbar vorausgehenden Partialinfloreszenzen ausgebildet werden)
     die cymöse (= sympodiale) Verzweigung der Partialinfloreszenzen führt bei zwei transversalen Vorblättern (s. Abb. 125) zur Ausbildung eines *Dichasiums;*

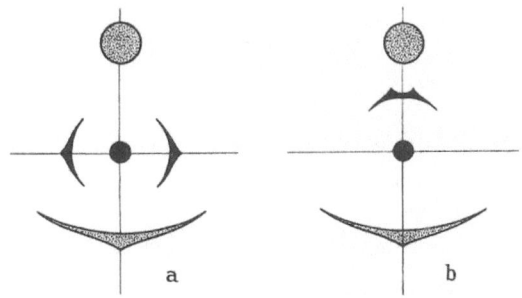

Abb. 125 a u. b. Diagramm der Vorblattstellung bei Dicotylen (**a**): transversal und Monocotylen (**b**): adossiert. Hauptachse und Tragblatt punktiert, Vorblätter und Achselsproß schwarz. (Nach OEHLKERS)

◀ **Abb. 124 a–c.** Metatopien: Schematische Darstellung des Zustandekommens der Concauleszenz und der Recauleszenz. **a** typisches Verhalten **b** Concauleszenz **c** Recauleszenz. D = Tragblatt der Blüte. Die Pfeile geben die Verlagerungsrichtung der axillären Blüte bzw. ihres Tragblattes an. (Nach TROLL)

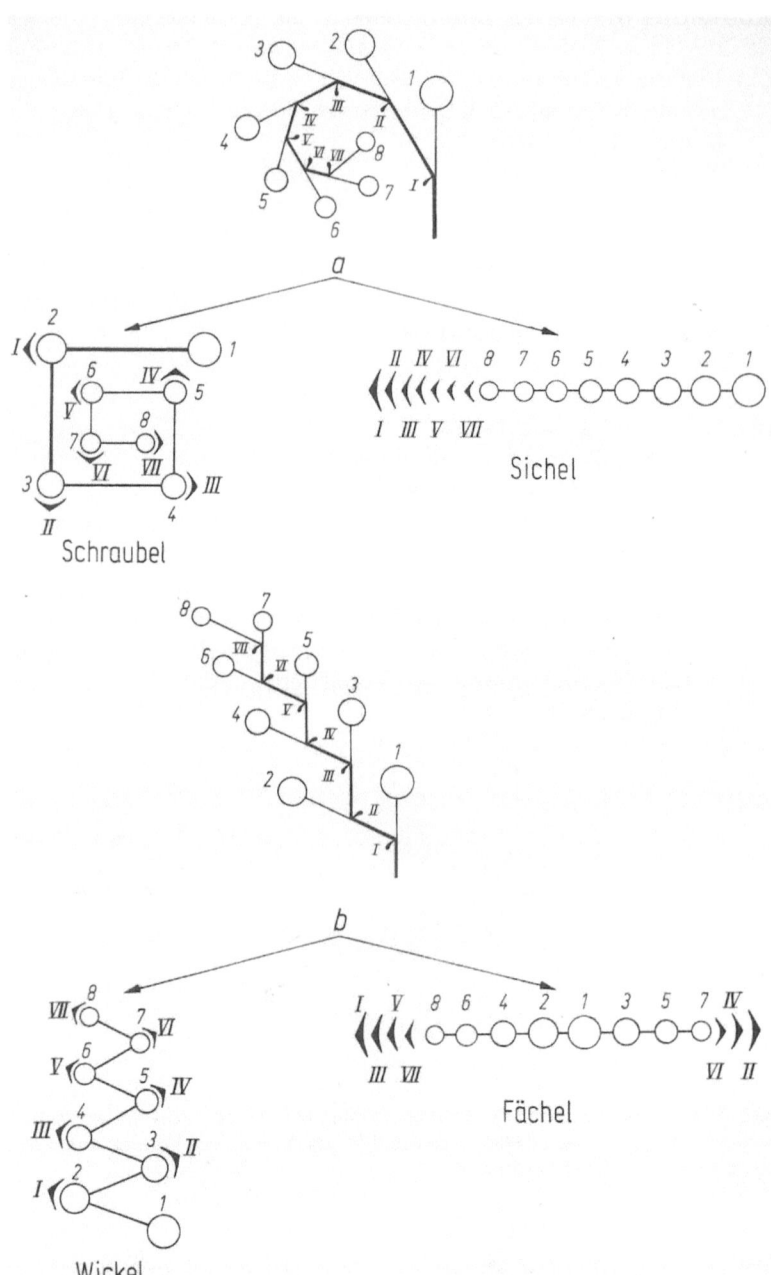

Abb. 126 a u. b. Cymöse Blütenstände in monochasialer Ausbildung. (**a** und **b** nach HEGI, aus OEHLKERS, verändert)

ist hingegen nur ein Vorblatt „fertil" oder ist überhaupt nur ein adossiertes Vorblatt (s. Abb. 125 b) vorhanden, so resultiert ein *Monochasium*. Für seine Ausgestaltung gibt es vier Möglichkeiten (s. Abb. 126).

(a) alle Seitenachsen stehen auf derselben Seite, jede Seitenachse quer zur relativen Hauptachse; die Sympodialglieder gehören jeweils derselben Seite an, so daß eine Schraubenlinie entsteht:
 1. **Schraubel** (z. B. *Hypericum*)
 2. **Sichel** (z. B. *Juncus*), hier fallen sämtliche Verzweigungen in die Mediane des adossierten (s. Abb. 125 b) Vorblattes, also in eine einzige Ebene

(b) die Seitenachsen stehen nicht auf derselben Seite, sondern abwechselnd nach links und nach rechts, so daß eine zickzackförmige Sproßverkettung entsteht:
 3. **Wickel** (z. B. *Symphytum* [hier außerdem Conkauleszenz])
 4. **Fächel** (z. B. *Iris*), hier fallen sämtliche Verzweigungen in die Mediane des adossierten Vorblattes, also in eine einzige Ebene

Einfache Infloreszenzen können Verarmungsformen von komplexen sein.

Natürliches System der Infloreszenzen

Eine Synfloreszenz kann in zweierlei Weise aufgebaut sein hinsichtlich des Endabschnittes des Blütenstandes:

I Besteht der Endabschnitt aus einer einzigen, in terminaler Position sich vorfindenden Blüte (= Terminalblüte), so liegt ein monoteles System oder **Monotelie** vor (Abb. 127).

II Besteht er aus einer Mehr- bis Vielzahl seitlicher Blüten, so spricht man von einem

polytelen System oder von **Polytelie** (Abb. 128).

In beiden Fällen kann dem Endabschnitt des Blütenstandes eine Bereicherungszone vorausgehen, die aus Seitensprossen = Paracladien besteht, die das Verhalten des Hauptsprosses wiederholen (auch diese können erneut Paracladien erzeugen, und es kann so zur Bildung von Paracladien zweiten und höheren Grades kommen).

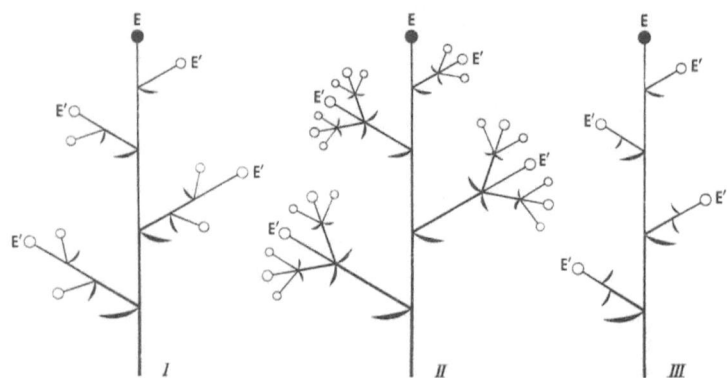

Abb. 127 I–III. Monoteler Synfloreszenzbau schematisch. **I** paniculate Form (Rispe); **II** thyrsische Form (Thyrsus); **III** Botryoid. E Terminalblüte der Hauptachse; E' Terminalblüten der Paracladien. (Nach Troll)

I Monotele Synfloreszenzen stellen naturgemäß immer ein *„geschlossenes"* System dar.

Wenn die Entfaltung der Paracladien unterdrückt wird, resultiert **Uniflorie** (= Einblütigkeit).

Sind die Paracladien racemös verzweigt, so resultiert die **Rispe.**

Sind die Paracladien cymös verzweigt, so resultiert ein (geschlossener) **Thyrsus.**

Hat ein Thyrsus nur ein oder zwei Paracladien, so nennt man ihn Cymoid.

Ist eine Rispe oder ein Thyrsus zu einer Traube reduziert, so spricht man von einem Botryoid (= traubenartig); ist seine Hauptachse gestaucht, so heißt er Sciadioid (= doldenartig), d. h. es liegt eine (geschlossene) Dolde vor.

Die geschlossene Traube und die geschlossene Dolde sind also Reduktionsformen von Rispe oder geschlossenem Thyrsus.

(Die einzelnen Begriffe der Infloreszenzbeschreibung, wie sie vom künstlichen System der Infloreszenzen her bekannt sind, gehen also in die natürliche Gliederung der Blütenstände ein, sie dienen zu deren näherer Charakterisierung.)

Hauptfloreszenz wird die Floreszenz genannt, die die Hauptachse beschließt,

Cofloreszenzen jene, in die die Paracladien ausgehen.

II Polytele Synfloreszenzen stellen naturgemäß immer ein *„offenes"* System dar.

Die einzelne Floreszenz kann eine (offene) **Traube** (z. B. bei Capsella bursa-pastoris) oder eine (offene) **Dolde** sein.
Komplexere Floreszenzen tragen statt Einzelblüten Partialfloreszenzen cymöser Prägung, in diesem Fall resultiert ein (offener) **Thyrsus**.

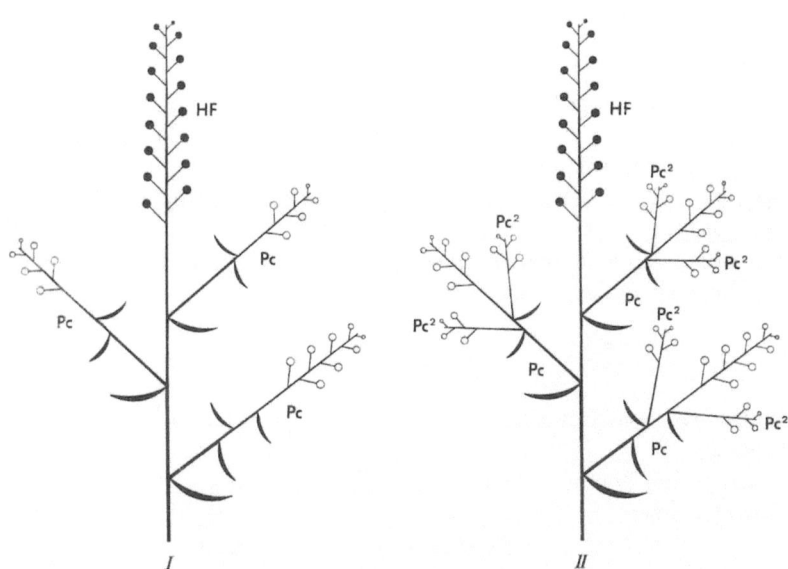

Abb. 128 I u. II. Polyteler Synfloreszenzbau, schematisch, *HF* Hauptfloreszenz; *Pc* Paracladien, in **II** aus den Achseln ihrer Vorblätter verzweigt. (Nach TROLL)

Zusammenfassung:
Natürliches System der Infloreszenzen

I **Monotele** Synfloreszenzen   **(geschlossen)**
   1. paniculate Form (rispige Form)
     a) Rispe
     b) Traube   Dolde   *(b = Reduktion)*
   2. thyrsische Form:
     a) Thyrsus
     b) Cymoid (nur 2 oder 1 Paracladien)
     c) Traube   Dolde   *(c = Reduktion)*

II **Polytele** Synfloreszenzen   **(offen)**

Die Unterscheidung zwischen monotelem und polytelem Synfloreszenzbau deckt sich weitgehend mit der natürlichen Klassifikation, z. B. weisen die Liliatae = Monocotyledoneae nur polytele Synfloreszenzen auf (diese ganze Klasse verhält sich einheitlich), ferner die Brassicaceae, Malvaceae, Lamiaceae, Scrophulariaceae. Monotele Synfloreszenzen haben dagegen die Caryophyllaceae, Tiliaceae, Borraginaceae, Solanaceae.

Manche Familien sind nicht einheitlich, so die Papaveraceae und Campanulaceae.

Der Synfloreszenzbau ist besonders im Bereich der Familien von großer Bedeutung für die Taxonomie.

Sogenannte „Rumpf-Synfloreszenzen" werden nur von Paracladien repräsentiert, bei ihnen ist die Scheitelregion nicht ausgebildet. Das Ergebnis ist bei polytelen Synfloreszenzen die „Doppeltraube" (ein nur deskriptiver Begriff), z. B. bei Fabaceae = Papilionaceae oder die „Doppeldolde" z. B. bei Apiaceae = Umbelliferae.

Bei monotelen Synfloreszenzen resultiert sekundäre Offenheit (Ableitung der Polytelie von der Monotelie).

Einige praktische Beispiele von Arzneipflanzen, bzw. Drogen zur Verdeutlichung:

Geschlossene Traube:	*Berberis vulgaris*	Berberitze
Offene Traube:	*Digitalis*	Fingerhut
	Brassica	Senf
Doppel-Traube:	Papilionaceae	
Ähre:	*Plantago*	Wegerich
	Oenothera	Nachtkerze
Kolben:	*Acorus calamus*	Kalmus
	Zea mays	Mais
Geschlossene Dolde:	*Chelidonium majus*	Schöllkraut
Offene Dolde:	*Primula*	Primel
Doppel-Dolde:	*Foeniculum*	Fenchel
Köpfchen:	*Matricaria chamomilla*	Kamille
Rispe:	*Syringa*	Flieder
	Vitis	Wein„traube"
	Poa	Rispengräser
Schirm-Rispe:	*Sambucus nigra*	Holunder
Offener Thyrsus:	*Lamium album*	Taubnessel
	Aesculus	Roßkastanie
Geschlossener Thyrsus:	*Symphytum*	Beinwell
	Linum usitatissimum	Lein (Paracladien Wickel)

Cymoid
   von dichasialem   *Fragaria vesca*   Erdbeere
   Bau (Dichasium)   *Centaurium erythraea*   (der Terminalblüte
                                                  benachbarte Para-
                                                  cladien, sonst
                                                  „Doppelthyrsus",
                                                  „Trugdolde")
                        Tilia   Linde
   von monochasialem
   Bau (Wickel)   *Symphytum*   Beinwell
      (Schraubel)   *Hypericum perforatum*   Johanniskraut
                                                  („Trugdolde")
      (Fächel)   *Iris*   Schwertlilie
      (Sichel)   *Juncus*   Simse
   (die „Trugdolde" des Baldrian, *Valeriana off.*, weist dichasiale Wikkel auf)

6.5 Die Frucht — Fructus-Drogen
(4.3.3)

Eine Frucht ist eine Blüte im Zustand der Samenreife
   oder, etwas enger gefaßt:
Eine Frucht ist ein nach der Befruchtung weiterwachsendes Gynoeceum

Die verschiedenen Frucht-Typen sind systematisch wichtige Merkmale, insbesondere auch zur Abgrenzung kleinerer Taxa (z. B. Gattungen) voneinander (s. Abb. 129, 130 und Tab. 1).

Tabelle 1

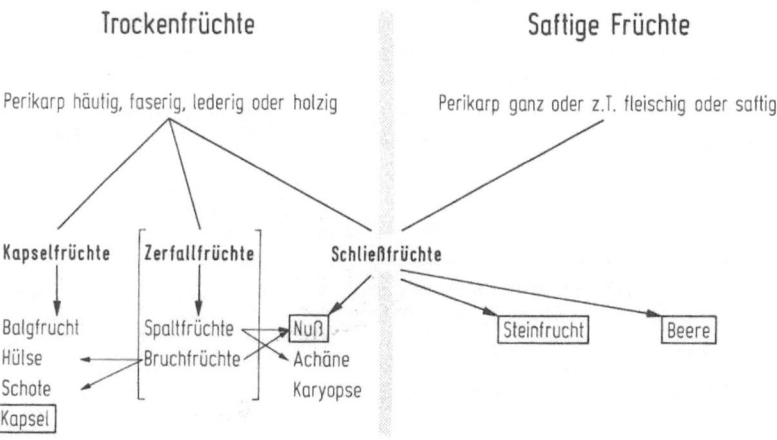

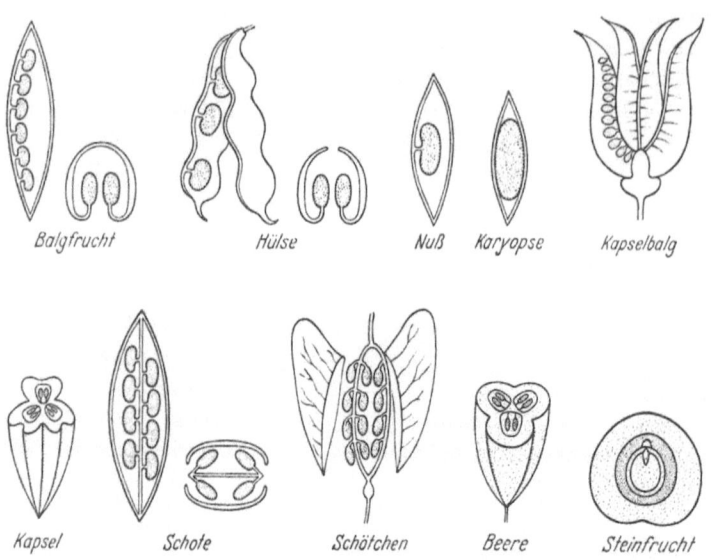

Abb. 129. Die verschiedenen Frucht-Typen (schematisch). (Nach OEHLKERS)

Die **Balgfrucht** oder der **Balg** ist von einem einzigen Fruchtblatt gebildet, das bei der Fruchtreife an der Bauchnaht, also an der Verwachsungsstelle seiner Blattränder, aufspringt. Die Balgfrucht zählt also zur großen Gruppe der „Springfrüchte" die sich bei der Fruchtreife öffnen und so die Samen freigeben. In diesen Fällen ist also der Samen die Verbreitungseinheit. (Beispiel: *Aconitum napellus*)
Als ein Sonderfall einer Sammel-Balgfrucht ist die Apfelfrucht aufzufassen, genauer das Kerngehäuse des Apfels. Diese Sammel-Balgfrucht ist von fleischig gewordenen Teilen der Blütenachse umwachsen und bildet mit diesen zusammen ein Ganzes, eben den Apfel.
Derartige Früchte, die nicht aus dem Gynoeceum allein hervorgegangen sind, werden Scheinfrucht genannt.

Die **Hülse** ist ebenso wie der Balg aus nur einem Fruchtblatt gebildet, öffnet sich aber im Gegensatz zu ihm an Bauch- und Rückennaht, also zusätzlich auch in der Mediane (= Mittellinie) des Fruchtblattes.
(Beispiel: „Folliculi" Sennae = Sennes„schoten", die keine „Schoten" sind und auch keine „Folliculi", denn Follikel = Balg. Ferner unsere Hülsenfrüchte wie Bohne, Erbse)

Die **Schote** besteht bei den Brassicaceae aus zwei seitlichen, großen sterilen und zwei sehr schmalen, fertilen Fruchtblättern. Diese fertilen Fruchtblätter bilden mit ihren Placentarleisten einen Rahmen (= Replum), in den eine häutige falsche Scheidewand eingespannt ist. Das Replum bleibt stehen, wenn diese Springfrucht bei der Reife zerfällt, d. h. wenn die großen seitlichen Fruchtblätter sich als Klappen lösen (Beispiel: das dekorative „Silberblatt" ist die häutige Scheidewand von *Lunaria rediviva,* einem Kreuzblütler unserer Gärten). In der Regel besteht die Schote aber nur aus zwei Fruchtblättern, deren Placentarleisten das Replum ohne falsche Scheidewand bilden (Beispiel: *Chelidonium majus* = Schöllkraut).

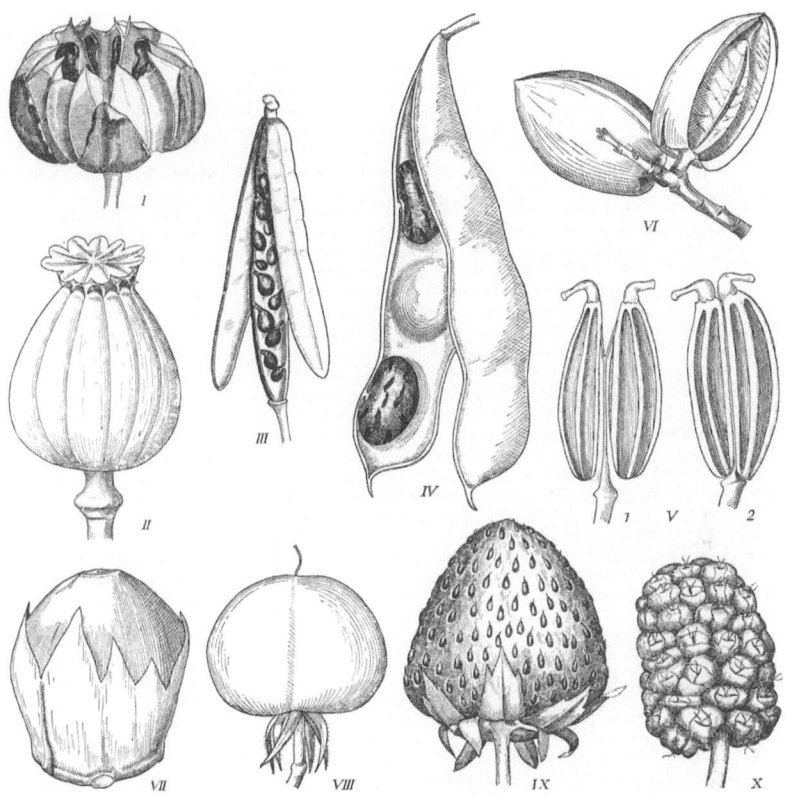

Abb. 130 I–X. Fruchtformen. **I** Kapsel des Springleins (Linum usitatissimum var. humile). **II** Porenkapsel des Schlafmohns (Papaver somniferum). **III** Schote des Kohls (Brassica). **IV** Hülse der Feuerbohne (Phaseolus multiflorus). **V** Spaltfrucht des Kümmels (Carum carvi), *1* im reifen, *2* im unreifen Zustand. **VI** Steinfrucht der Mandel (Amygdalus communis). **VII** Haselnuß (Corylus avellana). **VIII** Beere der Tomate (Lycopersicon esculentum). **IX** Sammelfrucht der Erdbeere (Fragaria). **X** Fruchtstand der Maulbeere (Morus nigra) (Nach RAUH)

Die Schote ist eine Sonderform der **Kapsel**. Die Kapsel ist eine Springfrucht, die aus einem coenokarpen Gynoeceum hervorgeht und sich bei der Reife öffnet ohne (!) zu zerfallen.
Die Öffnung der Kapsel kann an verschiedenen Stellen erfolgen. Beispiele für die
Deckelkapsel: *Hyoscyamus niger*
Porenkapsel: *Papaver somniferum*
Septizid oder wandspaltig heißt eine Kapsel, die an den Scheidewänden der Karpelle, den sog. Septen, aufspringt:
Colchicum autumnale
Digitalis
Datura stramonium
Hypericum perforatum
Gentiana lutea
Loculicid oder fachspaltig heißt eine Kapsel, die in der Mediane (= Mittellinie) der einzelnen Fruchtblätter aufspringt; die einzelnen Fächer eines synkarpen Fruchtknotens heißen „Loculi", die Spaltenkapsel = loculicide Kapsel springt in der Mitte eines solchen Faches auf. Beispiele:
Gossypium
Aesculus hippocastanum
Viola tricolor
(Vgl. Abb. 131)

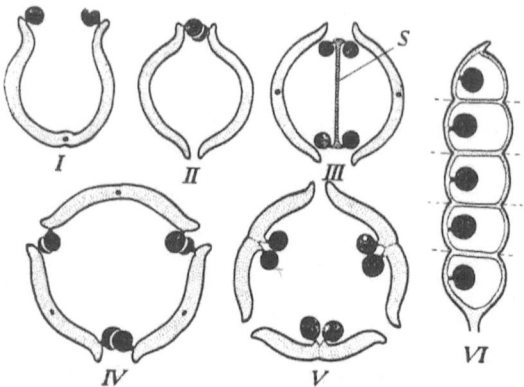

Abb. 131 I–VI. Öffnungsweise der Öffnungsfrüchte. **I** Balg, **II** Hülse, **III** Schote mit falscher Scheidewand *S*, **IV** septicide, **V** loculicide Kapsel. (Der Kapsel ist ein parakarper Fruchtknoten zugrunde gelegt.) **VI** Gliederhülse, deren Zerfall in den gestrichelten Linien erfolgt. (Der Übersichtlichkeit wegen sind die Samen im Verhältnis zur Fruchtknotenhöhle zu klein gezeichnet.) (Nach Rauh)

Die **Nuss** ist eine Schließfrucht, ihr Perikarp (= Fruchtwand) ist in seiner Gesamtheit versteint, d. h. sklerotisiert. Beispiele:
Corylus avellana (Haselnuß)
Die **Karyopse** ist eine Spezialform der Nuß, bei der Fruchtwand und Samenschale verwachsen sind; sie geht aus einem oberständigen Fruchtknoten hervor. Beispiele: alle Getreide„körner"
Die **Achäne,** ebenso eine Spezialform der Nuß, geht aus einem unterständigen Fruchtknoten hervor.
Beispiele: Fructus Cardui mariae — *Silybum marianum*
Doppelachäne: Fructus Foeniculi

Die **Beere** ist eine Schließfrucht mit saftigem Perikarp. Beispiele:
Heidelbeere = Fructus Myrtilli — *Vaccinium myrtillus*
Toll„kirsche" — *Atropa belladonna*
Paprika„schote" — *Capsicum annuum*
Tomate
Zitrone u. a. *Citrus*-Früchte

Die **Steinfrucht** steht in der Ausgestaltung ihres Perikarps zwischen Nuß und Beere: auf ein trockenes, bzw. versteintes Endokarp folgt nach außen hin ein saftiges Mesokarp und ein häutiges Exokarp. Beispiele:
Olive — *Olea europaea*
Walnuß — *Juglans regia*
Pfeffer — *Piper nigrum*
Kirsche, Pfirsich, Aprikose, Pflaume
Eine Sammelsteinfrucht ist die Him„beere".

Ein Steinfrucht—**Fruchtstand** ist die Feige — *Ficus carica.*
Ein Nuß-Fruchtstand ist die Maul„beere" — *Morus.* (Gleichzeitig handelt es sich um Scheinfrüchte, da die fleischige Hülle aus dem Perianth hervorgeht.)
Ein Beeren-Fruchtstand ist die Ananas — *Ananas sativa.*

Der Samen — Semina-Drogen

Ein Samen ist eine junge Pflanze in einem vorübergehenden Ruhezustand

Die junge Pflanze ist der Keimling, die Keimpflanze, der **Embryo**. Er besteht aus dem Würzelchen, einer kurzen Sproßachse, dem Hypocotyl, und einem oder zwei Keimblättern = Cotyledonen.
Der Keimling wird von einer **Samenschale** (= Testa) umgeben. Jeder Embryo braucht bei der Keimung Reservestoffe. Entweder er speichert die

Reservestoffe selbst, dann schwellen seine Cotyledonen zu Speicherorganen an. Oder aber der Same entwickelt ein besonderes **Nährgewebe.** Das kann verschiedenen Ursprungs sein:
Entwickelt sich der Nucellus (= Megasporangium d. Spermatophyta) der Samenanlage zu einem Nährgewebe, das einen großen Teil des Sameninneren ausfüllt, so heißt dieses Nährgewebe **Perisperm.** Dieser Fall ist auf wenige botanische Verwandtschaftskreise beschränkt (z. B. Piperaceae, Zingiberaceae).
Meistens übernimmt bei den Samen der Angiospermae (= Magnoliophytina) die Speicherung der Reservestoffe deren sogenanntes sekundäres **Endosperm.** Es entsteht bei der doppelten Befruchtung durch Verschmelzung des sekundären Embryosackkernes der Samenanlage mit dem zweiten generativen Kern des Pollenschlauches und ist daher triploid.
Manche Samen speichern Reservestoffe sowohl im Endosperm als auch in den Cotyledonen (Beispiele: Semen Lini, Semen Strophanthi). Bei der Prüfung von Drogen auf Identität und Reinheit spielt die richtige Deutung von im Mikroskop beobachteten Samenfragmenten eine wichtige Rolle. Für die Drogen-Diagnose besonders gut brauchbar ist der Bau der **Samenschale,** zum anderen das „Muster" der vorhandenen Reservestoffe sowie die Art ihrer Speicherung.
Bei Pflanzen, deren Früchte sich öffnen, ist der Same die Verbreitungseinheit, die Samenschale übernimmt hier allein den mechanischen Schutz des Embryos. Der Festigung der Samenschale dient in der Regel eine sogenannte *Hartschicht.* Die Lokalisation einer derartigen Hartschicht innerhalb der Samenschale sowie ihr Bau stellen oftmals taxonspezifische Merkmale dar, und das erlaubt in manchen Fällen Rückschlüsse auf die Herkunft von Samen, bzw. Samenfragmenten. Hierfür einige Beispiele:
Bei den Leguminosen = Fabales besteht die Epidermis der Samenschale aus dickwandigen Palisadenzellen (das sind senkrecht zur Oberfläche des Samens langgestreckte Zellen), die anschließende Zellreihe aus sog. Trägerzellen, die durch besondere Wandverdickungen ausgezeichnet sind. Dieser Bauplan ist allen Vertretern dieses sehr großen Verwandtschaftskreises eigen.
Eine palisadenartig ausgebildete Hartschicht weist auch die Samenschale der Cruciferen = Brassicaceae auf; hier ist aber eine tiefer liegende Zellschicht der Samenschale so geformt, nicht die Epidermis, die aus Schleimzellen besteht.
Eine besonders stark ausgeprägte Schleimepidermis hat Semen Lini, (Abb. 132 und Tafel 2/II), auch der Samen einiger *Plantago*-Arten (Samen ägyptischer *Plantago*-Arten (z. B. *P. ovata*: Decoctum Ispaghulae) werden daher auch als Abführmittel verwendet).
Die Ausbildung einer Schleimepidermis hat für die Pflanze eine physiologische Bedeutung: Sie dient bei der Keimung der Befestigung des Samens an

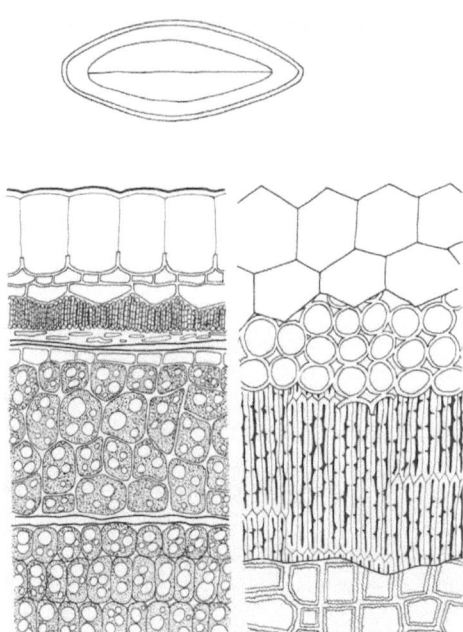

Abb. 132. Semen Lini. Lehrtafel: Oben Übersicht, links Querschnitt, rechts Aufsicht auf Schleimepidermis, Ringzellschicht, Hartschicht und Pigmentschicht der Samenschale

den Bodenpartikeln. Bei manchen Samen wachsen die Epidermiszellen zu Haaren aus, z. B. Semen Strychni.

Ganz typisch ausgebildete Samenschalen begegnen uns bei den Solanaceae: Seiten- und Innenwände der Epidermiszellen sind unregelmäßig wulstig verdickt, in Aufsicht auf die Samenschale ergibt sich ein Bild, das an „Gekröse" erinnert, zumal die Zellen von wellig-buchtigem Umriß ineinander verzahnt sind.

Die Epidermis von Samenschalen kann überhaupt sehr vielgestaltig sein (vergleiche z. B. Semen Strophanthi, Fructus Myrtilli).

Häufig enthalten Samenschalen eine *Pigmentschicht.* (Vergleiche Semen Lini, Semen Sinapis.)

Bestimmte Zellschichten können auch spezifisch ausgestaltet sein (vergleiche die *Ölzellenschicht* bei den Samen von Fructus Cardamomi! Abb. 133).

Diagnostisch-analytisch wertvoll ist aber nicht nur der Bau der Samenschale, sondern auch die unterschiedliche Ausgestaltung des **Nährge-**

webes (Abb. 134). In Drogenpulvern gibt sich Nährgewebe von Samen meist durch das Auftreten heller, milchglasartig opaleszierender Stücke zu erkennen.

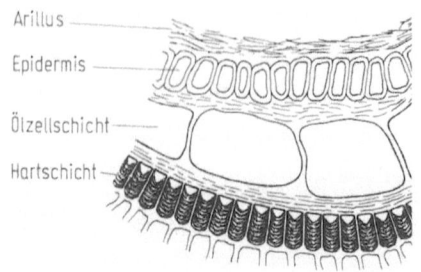

Abb. 133. Samenschale von Fructus Cardamomi (Original)

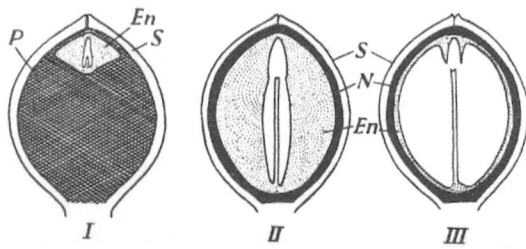

Abb. 134. Verschiedene Typen der Reservestoff-Speicherung in Samen. **I** Samen mit Perisperm, doppelt schraffiert (Piper nigrum), **II** mit Endosperm *En* punktiert, **III** mit Speicherembryo, *S* Samenschale. Das degenerierende Nucellusgewebe *N* schwarz (erweitert nach TROLL, aus RAUH)

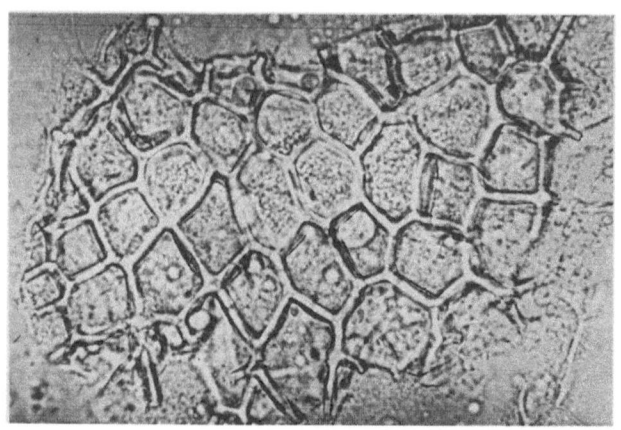

Abb. 135. Aleuronschicht (= „Kleberschicht") eines Getreidekorns in Mehl (Original)

Eiweiß wird entweder in amorpher Form oder in Form von **Aleuronkörnern** gespeichert. Aleuronkörner gibt es nur in Samen, in keinem anderen Pflanzenteil! (Vgl. 6.9) Bei Getreidekörnern ist die äußerste Schicht des Endosperms als Aleuronschicht (= „Kleberschicht") ausgebildet. Sie ist bei der Untersuchung von Mehlen diagnostisch verwertbar (s. Abb. 135). Beim Backvorgang bewirkt die Kleberschicht, daß das Gebäck „zusammenhält". Maiskörnern fehlt die **Kleberschicht,** daher war „Maisbrot", wie es aus Not in der Hungerzeit des 1. Weltkrieges gebacken wurde, „brockig", hielt nicht gut zusammen.

Die Aleuronkörner im Endosperm der Umbelliferen = Apiaceae umschließen je eine winzige Oxalatrosette. Sie sind für das charakteristische (und analytisch gut verwertbare) Erscheinungsbild des „Umbelliferenendosperm" mit verantwortlich.

Kohlenhydrate werden vom Samen meist in Form von Stärke gespeichert. Für manche Samen ist die Speicherung von **Hemicellulosen** (Reservecellulosen) charakteristisch. Sie präsentieren sich als Wandverdickungen der Endospermzellen und sind daher im Mikroskop leicht nachweisbar; Ausmaß der Verdickung und Art der Tüpfelung sind analytisch verwertbar (Beispiel: Semen Colchici und Kaffee) (Abb. 136).

Manche Samen entwickeln ein **Schleimendosperm** (Beispiele: Samen von Ceratonia siliqua, Semen Foenugraeci).

Fette Öle treten meist vikariierend mit Stärke auf; so sind ölreiche Samen meist stärkefrei, während Eiweiß immer, wenn auch in wechselnden Mengen, vorhanden ist. (Beispiele: Semen Lini, Samen der Brassicaceae = Cruciferae; [Olivenöl hingegen stammt in erster Linie aus dem fleischigen Mesokarp der Steinfrüchte (= Oliven) des Ölbaumes, Olea europaea])

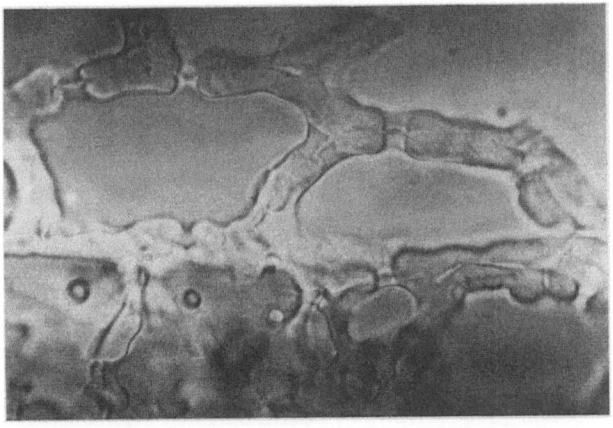

Abb. 136. Durch Reservezellulose (Hemicellulosen) verdickte und getüpfelte Zellwände im Endosperm von Semen Colchici (Original)

Zusammenfassung

Zu den „Semina-Drogen" zählen nicht nur Samen, sondern auch geschälte Samen oder sogar nur der nackte Embryo; Teile von Samen können andere Drogen liefern (z. B. Gossypium, Macis).
Ein Same ist folgendermaßen definiert:

Ein Samen ist eine junge Pflanze im Ruhezustand, die von einer Samenschale geschützt wird; die Keimpflanze kann noch von Nährgewebe umgeben sein, manche Samen speichern aber die Reservestoffe im Embryo selbst.

Als Nährgewebe fungiert entweder Endosperm und/oder Perisperm.
An der Droge (dem reifen Samen) ist nicht mehr ablesbar, welcher Herkunft das Nährgewebe ist [ob aus dem Nucellus entstanden = *Perisperm* oder durch Befruchtung des sekundären Embryosackkerns = triploides *Endosperm* der Angiospermen].
Die Art der Reservestoffspeicherung ist für bestimmte botanische Verwandtschaftskreise taxonspezifisch, z. B.:

1. in den Cotyledonen Leguminosae (z. T.), Cruciferae
2. im Endosperm Liliaceae, Umbelliferae
und viele andere Familien
3. in den Cotyledonen und
im Endosperm Linaceae, Apocynaceae
4. im Perisperm Zingiberaceae, Piperaceae

An Reservestoffen begegnen uns Eiweiß, Kohlenhydrate und Fette. Eiweiß (*Aleuron* — amorph oder kristallin) ist in Samen *immer* vorhanden.
Kohlenhydrate und Fette kommen teils nebeneinander vor, teils dominiert die eine oder andere Stoffgruppe.
Fette begegnen uns meist in Form von fetten Ölen.
An Kohlenhydraten haben Bedeutung
  a) Stärken (in den Plastiden)
  b) Hemicellulosen (d. Zellwand)
Für die Drogendiagnose von besonderer Bedeutung ist aber die Formenmannigfaltigkeit in der Ausgestaltung der **Samenschale.**
(A) Bei den Pflanzen, bei denen der Same die Verbreitungseinheit ist, ist die Samenschale sehr ausgeprägt und ihre Bauart liefert bereits Hinweise dafür, aus welchem botanischen Verwandtschaftskreis eine Droge kommen kann. Dieser Fall wird bei Semina-Drogen die Regel sein.
(B) Bei Pflanzen, bei denen die ganze Frucht die Verbreitungseinheit darstellt (Schließfrüchte), übernimmt den mechanischen Schutz des Embryos oftmals die Fruchtwand (z. B. Nüsse, Steinfrüchte) und die Samenschale ist dann meist stark reduziert.

ad
(A) In der Samenschale treten immer wieder bestimmte Typen von Zellschichten auf:
   a) eine „*Hartschicht*", die dem mechanischen Schutz dient; ihre Zellen sind meist sklerotisiert, ihre Form ist stark variabel, oftmals aber sind sie senkrecht zur Samenoberfläche langgestreckt (Palisadenzellen);
   b) eine *Pigmentschicht*
   c) eine *Schleimzellenschicht*
   d) eine Zellschicht, die Kristalle führt
   d) eine Exkretzellenschicht
   neben Zellformen, die weniger charakteristisch sind.

In einer Samenschale sind nun meist nicht alle diese Typen gleichzeitig anzutreffen, einmal der eine, einmal der andere Typ, auch die Kombination der Typen variiert, ebenfalls ihre Reihenfolge von der Epidermis nach innen zu.

4.3.1 Embryo und Keimpflanze

Die befruchtete Eizelle umgibt sich mit einer Cellulosewand und bildet durch eine Reihe von Zellteilungen den Proembryo. Aus seinen vorderen Zellen entsteht durch weitere Teilungen der Embryo, die anderen Zellen entwickeln sich zum Embryoträger (Suspensor). Der Embryo bildet durch Differenzierung an dem der Mikropyle zugekehrten Pol die Keimwurzel (Radicula), am entgegengesetzten Pol den Sproßvegetationspunkt und die beiden Keimblätter (Cotyledonen). Dicotyledonen haben zwei, Monocotyledonen eins, der Embryo der Coniferen hat mehrere Keimblätter.

Der Same ist die charakteristische Verbreitungseinheit der „Samenpflanzen" = Spermatophyta. Bei seiner Keimung (nach einer Ruhepause) setzt der Embryo seine Entwicklung fort. Die Keimwurzel wächst aus der Mikropyle heraus und verankert den Samen im Erdreich. Bei der „epigäischen" Keimung durchbrechen die Cotyledonen mit dem jungen Keimling die Bodenoberfläche und ergrünen. Bei der „hypogäischen" Keimung hingegen verbleiben die zu Speicherorganen umgebildeten Cotyledonen unter der Erde im Samen. In diesem Falle streckt sich das Hypocotyl (der Sproßachsenteil zwischen Wurzel und Keimblättern) nicht.

7 Gliederung des Pflanzenreiches unter Berücksichtigung pharmazeutisch wichtiger Pflanzenfamilien

Es handelt sich um eine „Systematik der Arzneipflanzen". Die Geschichte der **„Arzneipflanzen"** ist eng mit der Geschichte der Menschheit verknüpft. Durch Jahrhunderte, ja Jahrtausende war der Mensch bei Krankheiten auf den Arzneipflanzenschatz seines Lebensraumes angewiesen. Und es ist erstaunlich, mit welcher Treffsicherheit, mit welch hervorragender Beobachtungsgabe schon lange vor der Aera irgendwelcher naturwissenschaftlicher Forschung bestimmte Arzneipflanzen gezielt mit richtiger Indikation eingesetzt wurden. Und die Erfahrung lehrte, daß ganz bestimmte Verwandtschaftskreise besonders reich an physiologisch wirksamen Arten, an Heilpflanzen, waren und sind. Diese „pharmazeutisch wichtigen Pflanzenfamilien" werden bei den folgenden Betrachtungen herausgestellt.

Systematik

7.1 Der botanischen Systematik obliegen zweierlei Aufgaben: Mit dem Wort Systematik wird unwillkürlich die Vorstellung von einem „Ordnungsprinzip" assoziiert, das eine Gliederung des Pflanzenreiches ermöglicht. Das stimmt, aber damit sind die Aufgaben der botanischen Systematik keineswegs erschöpft. Ihr Ziel ist nicht nur das Systematisieren, das Schaffen eines möglichst klaren Überblickes — sie ist auch und zuerst Grundlagenwissenschaft.

7.1 ad **(1) Grundlagenwissenschaft** — **Prinzipien der botanischen Systematik**

7.1.1 Bei der großen Formenfülle innerhalb des Pflanzenreiches sind verwandtschaftliche Zusammenhänge unübersehbar: Wir beobachten Ähnlichkeiten und Verschiedenheiten, die unterschiedlich stark ausgeprägt sind.
Ähnliche Individuen bilden eine Sippe höherer oder niederer Rangordnung, abhängig von dem Ausmaß der Ähnlichkeiten und Verschiedenheiten.

Sippen sind Organismengruppen unterschiedlicher Rangordnung

Eine Sippe höherer Rangordnung wären etwa die Laubbäume, die von den Nadelbäumen abgegrenzt sind. Innerhalb der Gruppe der Laubbäume sind die Birken von den Kastanien abgegrenzt, innerhalb der Sippe der Birken läßt sich die Sippe der Moorbirken von den Hängebirken abgrenzen. Der Verwandtschaftsgrad und damit auch die Ähnlichkeit zwischen zwei verschiedenen Birken-Arten (Sippen niederer Rangordnung) ist natürlich größer als die Ähnlichkeit zwischen der Gattung der Birkengewächse und der Gattung der Kastanien.

Es stellt sich die Frage I : Wie sind die einzelnen Sippen untereinander verwandt, in welcher Art und Weise stammen sie voneinander ab? Welche Keimbahnzusammenhänge („Blutsverwandtschaften") existieren?
Diese Fragen untersucht die **Abstammungslehre.**

Frage II lautet: Welche Prozesse sind bei dieser historischen Entwicklung abgelaufen, welchen Gesetzmäßigkeiten gehorchte diese Entwicklung? Die Frage nach den Gründen, nach den *prinzipiellen* Ursachen der stammesgeschichtlichen Entfaltung sucht die **Evolutionsforschung** zu beantworten.

Diese beiden Forschungszweige, Abstammungslehre und Evolutionsforschung, haben *ein* Ziel.

7.1.1 Das Ziel: Die Aufklärung der Stammesgeschichte des Pflanzenreiches

7.1.2 Der Weg: Versuch einer Rekonstruktion stammesgeschichtlicher Entwicklungsreihen (Progressionen)

Während die Evolutionsforschung die *prinzipiellen* Ursachen der stammesgeschichtlichen Entfaltung erforscht, untersucht die **Phylogenetik** den *konkreten* Einzelfall, sie stellt die Frage: Wie hat sich eine *bestimmte* Sippe entwickelt, wie verläuft *ihre* Ahnenkette bis zum heutigen Stande hin? Die Phylogenetik sucht die stammesgeschichtlichen Entwicklungsreihen zu rekonstruieren.

Die **Systematik** im engeren Sinne befaßt sich mit der Abgrenzung der *heute* bestehenden Sippengemeinschaften. Sie liefert eine „Momentaufnahme" dieses dynamischen Geschehens, sie erfaßt den *gegenwärtigen* Entwicklungsstand.

7.1 ad (2) Praktische Aufgaben der botanischen Systematik — Schaffung eines Ordnungsprinzips.

Eine Verständigung über all diese Fragen und eine Übersicht über die ungeheure Formenfülle der Lebewesen ist nur möglich bei Anwendung eines strengen Ordnungsprinzipes mit absolut einheitlicher und internationaler verständlicher Nomenklatur. Diese Voraussetzungen werden von der **Taxonomie** geschaffen. Denn eine wissenschaftliche Diskussion über theoretische Fragen und Zusammenhänge wird erst in dem Augenblick möglich, in dem alle Gesprächspartner unmißverständlich wissen, wovon, von welcher Sippe, überhaupt die Rede ist. Durch die Taxonomie wird dem Untersucher ein Ordnungsschema geboten, das ihn in die Lage versetzt, sich in der ungeheuren Formenfülle des Pflanzenreiches zurechtzufinden.

7.1.1 Abstammungslehre

Bei einer frühen Abzweigung der Keimbahnen treten große Merkmals-Unterschiede auf, die Ähnlichkeit ist vergleichsweise gering.

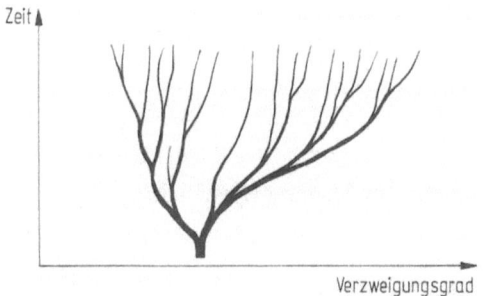

Abb. 137. Schema eines „Stammbaumes"

Bei einer späten Abzweigung der Keimbahnen sind kleinere Merkmals-Unterschiede zu beobachten, die Ähnlichkeiten sind größer; es sind erst in jüngerer Zeit Kreuzungsbarrieren aufgetreten.

 Eine **Population** ist eine Fortpflanzungsgemeinschaft, verbunden durch Keimbahnen.

Im Zuge der Phylogenie oder Stammesgeschichte werden die divergierenden Abstammungsgemeinschaften (Sippen) schließlich durch unüberbrückbare Kreuzungsbarrieren voneinander getrennt.
Ontogenie = Die Entwicklung eines einzelnen Individuums
Hologenie = Der gesamte Entwicklungsvorgang, zerlegbar in eine Vielzahl von Ontogenien
 Abwandlung der Ontogenien im Laufe der Hologenie = Phylogenie oder Evolution;

Phylogenie = Entwicklung der Art aus einfacheren Lebensformen im Laufe der Stammesgeschichte.

Den Grundstein für die Abstammungslehre legte DARWIN 1859 mit seiner „Deszendenztheorie".

Vor ihm war die „Konstanz der Arten" postuliert worden. DARWIN betrachtete als Vorstufe der Artbildung die infraspezifische Variabilität und als deren Ursachen:
1. Mutation und Rekombination
2. Selektion und Isolation

Der „Darwinismus" vertritt die Auffassung, es komme zunächst zu einer richtungslosen Variation von Merkmalen, dann setze die Selektion ein. Dagegen vertrat der „Lamarckismus" (LAMARCK 1744–1829) die Ansicht, zuerst paßten sich die Lebewesen an die Umwelt an und erst dann komme es zur Vererbung solcherart erworbener Eigenschaften.

Wie läßt sich die Abstammungslehre beweisen? Beweise liefert

A die *Paläobotanik*

Ihre Funde können sogenannte „missing links" darstellen, beisteuern und somit helfen, die Ahnenkette des hypothetischen Stammbaumes zu ergänzen. Ein Beispiel hierfür ist eine sensationelle Entdeckung aus dem Jahre 1960: Man fand damals die sogenannten „Progymnospermae" aus dem Devon (und Carbon). Sie stellen ein Bindeglied dar zwischen den nicht klar in Achsen-, Blatt- und Wurzelbereich gegliederten Psilophyten (= Urfarne) und den jüngeren, in die Grundorgane differenzierten Spermatophyten (= Samenpflanzen).

B die *Molekularbiologie und Physiologie*

Grundlebensvorgänge sind bei allen Organismen sehr ähnlich, z. B.
Bau und Funktion der Desoxyribonukleinsäure (DNA), der genetische Code, die Eiweißsynthese,
Bau und Funktion der Enzymsysteme bei Atmung und Photosynthese.

C die *vergleichende Morphologie, Anatomie, Cytologie*

Es existiert ein *gemeinsamer Bauplan* auch bei unterschiedlich angepaßten Sippen (z. B. Generationswechsel bei Cormophyten, S. 209, 211). Das wird sichtbar bei

a) homologen Merkmalsreihen (z. B. Scrophulariaceenblüten)
b) Atavismen (= Rückschlägen zu ursprünglicheren Merkmalen)
c) Rudimenten (= Rückbildungen, verkümmerten Organen).

1.4 Bei der Erscheinung der **Homologie** handelt es sich um *ursprungsgleiche* Organe, die aus einer gemeinsamen Grundform hervorgegangen sind. Z. B. entwickeln sich die Dornen der Berberitze aus Blattanlagen. In diesem Falle ist der Dorn einem Blatt *homolog*.

Bei dem Phänomen der **Analogie** handelt es sich hingegen um *funktionsgleiche* Organe, die aber auf ungleichwertige Ausgangsformen zurückführbar sind. So ist der Dorn der Schlehe einem Sproß homolog, geht also auf eine andere Ausgangsform zurück als der Dorn der Berberitze (der einem Blatt homolog ist).

Beide Dornen aber, der Dorn der Berberitze und der Dorn der Schlehe sind einander *analog* (beide „stechen"!). Man kann auch sagen, sie sind „konvergent" entstanden.

Dieses Phänomen heißt **Konvergenz.** Dazu ein Beispiel: Unsere Kartoffel ist eine sogenannte „Sproß-Knolle", das ist ein knollenförmig angeschwollenes unterirdisches Speicherorgan der Pflanze, das einem Sproß homolog ist. Die Droge Tubera Salep stellt das unterirdische Speicherorgan bestimmter Orchideen dar, das ebenfalls knollenförmig angeschwollen ist. Es ist aber eine sogenannte „Wurzelknolle", die einer Wurzel homolog ist.

Beide Knollen sind aber einander analog, beide dienen als Speicherorgane und stellen so ein Beispiel dar für die Erscheinung der Konvergenz.

7.1.1 Einen weiteren Beweis für die Abstammungslehre liefert

D die *Systematik* im engerem Sinne (vgl. „Momentaufnahme"). Sie zeigt die Dynamik der stammesgeschichtlichen Sippendifferenzierung auf. Es lassen sich Übergangsstadien beobachten, abgestufte Kreuzbarkeit etc.

E *Floristik und Arealkunde*
z. B. das Auftreten endemischer Arten (90%) auf Hawaii (das nie mit anderen Kontinenten verbunden war).

F *Cytogenetik*
z. B. durch künstliche Herstellung von polyploiden Populationen (z. B. Weizen) und damit einer Wiederholung, bzw. Nachahmung des natürlichen Artbildungsprozesses.

7.1.1 Evolutionsforschung

Sie forscht nach den *Ursachen der Variation*.
Eine Variation von Merkmalen kann bedingt sein
1. ontogenetisch (diese Variation läßt sich durch die Untersuchung gleichartiger Entwicklungsstadien ausschalten) und
modifikativ (nicht erblich), durch unterschiedliche Umweltbedingungen.
(Ontogenetisch und modifikativ bedingte Variationen sind für die Evolutionsforschung unwesentlich.)
2. durch *Mutation* (vgl. 2.4),
sie ist die Grundlage jeder Evolution.
3. durch *Rekombination und Fortpflanzung* (vgl. 2.1).

Durch den Vorgang der *Selektion* werden konkurrenzfähige und vermehrungstüchtige Organismen ausgelesen und prägen dann das Bild der Population. Der letzte Schritt der Differenzierung ist die ökologische, geographische *Isolation*, die Ausbildung von sogenannten Endemismen. Hierfür kommen zwei Ursachen in Frage: Entweder sind die Lebensbedingungen in ganz bestimmten geographischen Arealen für die neugebildete Sippe besonders günstig, ergo ist sie dort konkurrenzfähiger als anderswo; oder aber die neugebildete Sippe mußte auf einen bestimmten Raum begrenzt bleiben, etwa eine Insel, einen hohen Berg. Die ökologische und geographische Differenzierung (Isolation) ist vielfach bereits eine sehr wesentliche erste Phase des Evolutionsvorganges. Von *Mikroevolution* spricht man bei Vorgängen der Differenzierung und Divergenz von Populationen und Rassen bis in den Art-Bereich hinein.

Makroevolution wird die Ausbildung größerer, umfassender Verwandtschaftsgruppen (etwa im Range von Gattungen und darüber) genannt.

Hinsichtlich der Auswirkungen von Mutation, Rekombination, Selektion und Isolation herrscht prinzipielle Übereinstimmung innerhalb und außerhalb des Artbereichs, d. h. bei Taxa unterschiedlicher Rangordnung.

Zusammenfassung:

Mutationen liefern das „Rohmaterial",

durch Kreuzungen, Hybridisierung und Rekombination, erfolgt eine Organisation und Mobilisierung der Variation,

die Selektion schafft konkurrenzstarke und fortpflanzungstüchtige Biotypen,

die Isolation verhindert das Einschmelzen dieser differenzierten Formen durch hybridogene Einflüsse: es kommt dann zur endgültigen Divergenz mit den entsprechenden Kreuzungsbarrieren.

„Verwandtschaft" bedingt Ähnlichkeiten, aber Rückschlüsse auf den Verwandtschaftsgrad sind erst möglich unter Berücksichtigung und Vergleich möglichst vieler Merkmale: *Merkmalskombination*. Dabei spielt der Begriff der „*Wertigkeit*" *eines Merkmals* eine entscheidende Rolle, das heißt seine „Aussagekraft".

7.1.2 Wesentlich ist die Verfolgung sogenannter „gerichteter (homologer) Merkmalsreihen" = **Progressionen.**

Beispiele für Progressionen:

a) ursprüngliche Merkmale
   ↓
b) abgeleitete Merkmale

1. a) Radiärer Blütenbau
   ↓
   b) Zygomorpher Blütenbau

2. a) Schraubige Anordnung der Blütenglieder,
    (Konsequenz: Chorikarpie = Apokarpie)
    ↓
  b) Wirtelige Anordnung der Blütenglieder (Coenokarpie)

3. a) Primäre Polyandrie
    ↓
  b) 2 oder 1 Staubblattkreis (Diplostemonie → Haplostemonie)

7.1.2 Phylogenetik

Solche gerichtete Merkmalsreihen (= Progressionen) stellen wesentliche Forschungsunterlagen dar für die Phylogenetik — neben Fossilien, der Untersuchung von Sippenarealen und cytogenetischen Methoden (experimentelle Imitation der Sippenentstehung). Die Phylogenetik befaßt sich mit dem konkreten Ablauf und dem Ergebnis der verwandtschaftlichen Entfaltung. Sippenphylogenie ist allerdings schwieriger als Merkmalsphylogenie. Die Rekonstruktion stammesgeschichtlicher Entwicklungsreihen ist die Voraussetzung für die Aufstellung eines **„natürlichen Systems"**. Rückschlüsse auf weit in die Vergangenheit zurückreichende Verwandtschaftsbeziehungen, auf Vorgänge der Sippenbildung und damit die Stammesgeschichte der Lebewesen sind nicht möglich aufgrund der Beobachtung von Ähnlichkeiten oder Verschiedenheiten in Einzelmerkmalen. Erst Berücksichtigung und Vergleich möglichst vieler Merkmale (die die „numerische Systematik" mit modernen technischen Hilfsmitteln statistisch zu erfassen versucht) sowie bestimmte Merkmalskombinationen ist Systematik.

Taxonomie

Die Taxonomie beschreibt und klassifiziert Sippen (= Taxa). Die Gruppierungen der Taxonomie sollen so weit wie möglich die natürlichen systematischen Verwandtschaftsverhältnisse wiedergeben. Im Idealfall wäre das natürliche System ein phylogenetisches System. Die heute benutzten Systeme schließen einen Kompromiß.

7.2 Terminologie

7.2.1 Wenn eine Sippe in dieses abstrakte hierarchische System eingegliedert ist einer bestimmten **Kategorie** zugeordnet ist, dann wird sie zum **Taxon,** z. B.:

Kategorien:	Taxa:
Reich (regnum)	Eukary**onta**
Unterreich (subregnum)	Cormo**bionta**
Abteilung (phylum)	Spermato**phyta** (= Samenpflanzen)
Unterabteilung (subphylum)	Magnolio**phytina** (= Angiospermae)
Klasse (classis)	Magnoli**atae** (= Dicotyledoneae)
Unterklasse (subclassis)	Magnoli**idae** (= Polycarpicae)
Überordnung (superordo)	Magnoli**anae**
Ordnung = Reihe (ordo)	Magnoli**ales**
Familie (familia)	Magnoli**aceae**
Gattung (genus)	Magnolia
Art (species)	Magnolia grandiflora L.

Die Anwendung des Kategorie-Begriffs auf eine bestimmte Sippe ergibt das Taxon. Die jeweilige Endung bezeichnet die Rangstufe, z. B. -atae = Klasse, -ales = Ordnung.

Taxon = eine taxonomisch eingestufte Sippe beliebiger Rangordnung

Art: Untere Sippeneinheiten (also Abstammungsgemeinschaften), welche sich von allen anderen Sippeneinheiten durch konstante, erbliche Merkmale unterscheiden und aufgrund reproduktiver Isolation abheben.

7.2.2 Nomenklatur

Die Nomenklatur befaßt sich mit der Festlegung des gültigen Namens einer bekannten Pflanze unter Zugrundelegung des International Code of Botanical Nomenclature, Utrecht 1978, d. h. gemäß den international vereinbarten Nomenklatur-Regeln.

Der lateinische Name einer Pflanze setzt sich aus dem Gattungs- und Artnamen zusammen. Diese **binäre Nomenklatur** hat LINNÉ, der species und genera diagnostizierte, in seinem Werk „Species plantarum" (1753) erstmalig einheitlich angewandt.

Der *Gattungsname* ist ein Hauptwort im Singular und wird immer groß geschrieben. Er ist immer griechisch oder lateinisch; leitet er sich aus einer anderen Sprache her, so wird er latinisiert. (Viele Gattungsnamen hat LINNÉ von DIOSCURIDES übernommen.)

Der *Artname* ist oftmals ein Eigenschaftswort, charakterisiert oft eine bestimmte Eigenschaft der Art. Er wird klein geschrieben und hat die lateinische Endung, die dem Geschlecht des Gattungsnamens entspricht; z. B. *Piper nigrum, Colchicum autumnale.* Der Artname kann auch Bezug nehmen auf den Standort der Pflanze oder ihre Herkunft; z. B.: *Pinus palustris, Urginea maritima, Hydrastis canadensis,* oder sich auch auf einen Eigennamen beziehen, z. B.: *Rhamnus purshianus.* Manchmal soll im Artnamen auch der Vergleich mit etwas Bekanntem ausgesprochen werden, man hängt an das in Frage kommende Hauptwort die griechische Endung -iodes, -iodeus, -ides oder -odes (= ähnlich) an; *Verbascum phlomoides* (phlomis — ähnlich/phlomos, phlomis von phlox = Flamme). Der Artname kann auch ein Hauptwort sein, das als Apposition beim Gattungsnamen steht (im selben Fall) und ein anderes Geschlecht haben kann; z. B. *Artemisia absinthium.* Ist der Artname von einem Eigennamen abgeleitet, dann steht dieser im Genitiv, z. B. *Manihot Glaziovii* nach GLAZIOU, oder endet auf -ionus (a, um). Ein Artname im Genitiv pluralis ist z. B.: *Convolvulus sepium,* die Winde „der Zäune".

Bei der Benennung von Pflanzen gilt das **Prioritätsprinzip,** d. h. derjenige Name hat Gültigkeit, welcher der betreffenden systematischen Einheit zuerst gegeben und gültig veröffentlicht wurde. Berücksichtigt wird hierbei die Zeitspanne von LINNÉ bis zur Gegenwart. Der abgekürzte Name des Botanikers, welcher eine Pflanze benannte, wird diesem Pflanzennamen angehängt. Unsere Heckenrose wurde beispielsweise von LINNÉ *Rosa canina* genannt, der **„Autorname"** ist in diesem Falle also LINNÉ und man schreibt *Rosa canina* L. Ein anderes Beispiel: Die Stammpflanze von Bulbus Scillae wurde von LINNÉ der Gattung *Scilla* zugeordnet und *Scilla maritima* L. genannt; heute heißt diese Pflanze dagegen *Urginea maritima* (L.) BAKER, da Baker die Meerzwiebel zur Gattung *Urginea* stellt anstatt zur Gattung *Scilla.* In diesem Falle ist der Autorname BAKER und LINNE der sogenannte „Klammerautor".

Der Autorname hilft Verwechslungen und Mißverständnisse durch *Synonyme* oder *Homonyme* zu vermeiden.

7.1.3 Grundzüge der vermutlichen stammesgeschichtlichen Zusammenhänge zwischen großen Verwandtschaftsgruppen (Abteilungen)

Die Abbildung 138 zeigt schematisch in ganz grober Vereinfachung folgendes:
Aus bestimmten Prokaryonta gingen Algen hervor. Während sich einige Algen-Formen vermutlich zu Pilzen entwickelten (die tatsächliche phyloge-

netische Herkunft der Pilze liegt nach wie vor im Dunklen), entstanden aus Grünalgen die ersten Cormophyten, nämlich Pteridophyta (= Farnpflanzen). Von ihnen führt ein Seitenzweig zu den Bryophyta (= Moose), eine andere Entwicklungsreihe zu den Spermatophyta (= Samenpflanzen).

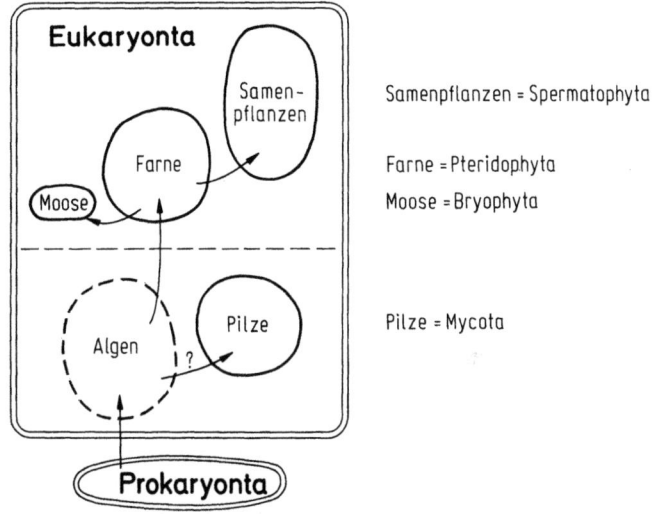

Abb. 138. Vermutliche stammesgeschichtliche Zusammenhänge zwischen großen Verwandtschaftsgruppen (grob vereinfacht) (Original)

7.3 Prokaryonta

7.3.1 Allgemeine Charakterisierung

Hierher gehören neben den **Bakterien** noch die Blaualgen.

Bakterien, diese äußerst kleinen Lebewesen ($\pm$ 1 µm groß), sind praktisch „allgegenwärtig". Unter dem Lichtmikroskop sind sie nur mit Hilfe des Ölimmersions-Objektivs gut zu beobachten.
Noch kleiner (mit dem Lichtmikroskop nicht mehr nachweisbar: 10 bis meist etwa 100 nm) sind **Viren** (Abb. 139). Das sind aber nur supramolekulare Strukturen, keine „Organismen". Etliche bestehen allein aus Nucleoproteiden, d. h. aus einem Stückchen Protein-gebundener genetischer Information („entartete Gene"); andere enthalten darüber hinaus Lipide und Kohlenhydrate. Es gibt DNA-Viren (z. B. Pocken-Virus; T-Phagen, vgl. 2.2.9) und RNA-Viren (z. B. Erreger der Kinderlähmung). Aber kein einziges Virus besitzt einen eigenen Stoffwechsel, vermag seine eigenen Proteine zu synthetisieren. Hierzu benötigt es den biochemischen Apparat einer Wirtszelle; nur mit deren Hilfe kann es überleben und sich vermehren. Bakterienspezifische Viren heißen **Bacteriophagen. Rickettsien** hingegen, obligat intrazelluläre Parasiten, zählen noch zu den Bakterien, sind also Organismen. *Rickettsia prowazeki* verursacht Fleckfieber.
Die Vermehrung der Prokaryonten, dieser Einzeller ohne Zellkern, erfolgt durch einfache Spaltung („Schizo-phyta"). Ihre *Vermehrungsintensität* ist erheblich: Man hat errechnet, daß ein einziges Bakterium innerhalb von 8 Tagen eine Zellmasse produzieren könnte, die das Volumen der Erdkugel überträfe, sofern hemmende äußere Faktoren fehlten.
Die *Zellform* der Bakterien ist entweder eine Kugel (Coccus) oder ein gestreckter (Stäbchen) oder gekrümmter Zylinder (Spirillum). Auch die Form der „Zellkolonien" (vgl. Coenobien unter 4.1) ist für die jeweilige Gattung bezeichnend (z. B. Streptococcus). Ein besonderes Merkmal zeichnet die Bacillaceae aus: sie sind „Sporenbildner", d. h. sie sind zur Bildung sehr resistenter Endosporen befähigt. Diese Tatsache stellt Sterilisations-

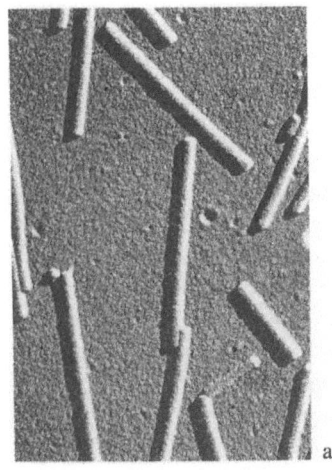 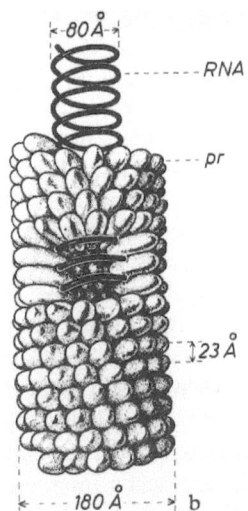

Abb. 139 a u. b. Virus **a** und Modell **b**, *pr* = Proteinuntereinheiten, Vergrößerung von **a** 65000-fach (Aufnahme FRANK), **b** schematisch. 1 Å = 0,1 nm. (Nach FRANKLIN, CASPAR und KLUG aus NULTSCH) (Aus SCHLEGEL)

Probleme (siehe auch „fraktionierte Sterilisation", bei der den Sporen immer wieder „Zeit gelassen" wird, in die „angreifbare" Nicht-Dauerform überzugehen). Weitere morphologische Merkmale sind das Vorhandensein von *Geißeln* inclusive deren Inserierung (vgl. 4.1) sowie die GRAM-*Färbung* (vergleiche den Bau der Bakterienzellwand 1.3.1).
Im Gegensatz zur geringen morphologischen Differenzierung steht eine enorme *stoffwechselphysiologische Vielseitigkeit und Anpassungsfähigkeit.* Manche Gruppen können unter Luftabschluß leben *(anaerob).* Die meisten Bakterien ernähren sich *heterotroph* (vgl. 3.2.5), zur Photosynthese oder Chemosynthese sind nur wenige Arten befähigt (vgl. 3.2.3). Bei ihrer Photosynthese wird aber niemals molekularer Sauerstoff freigesetzt (im Gegensatz zu Blaualgen).
Bakterien fällt eine wichtige Rolle zu beim *Abbau organischer Materie.* Pflanzenrückstände (die Vegetationsdecke) bestehen zu 40–70% aus Cellulose. Cellulolytische Mikroorganismen scheiden Depolymerasen als Exoenzyme aus. Manche bauen Cellulose bis zu Glucose oder dem Disaccharid Cellobiose ab. In gut durchlüfteten Böden wird Cellulose von aeroben Mikroorganismen abgebaut, unter anaeroben Bedingungen von Clostridien. (Holz wird in erster Linie von Pilzen abgebaut.) (Aufgrund der Symbiose mit der den Pansen bewohnenden Mikroflora – die dort ebenfalls Cellulose abbaut – sind Wiederkäuer protein-autark.) Bakterien sind unent-

behrlich für die Erhaltung des biologischen Gleichgewichts und für den *Kreislauf der Stoffe*. Beim Mineralisationsprozeß wird nicht nur Kohlenstoff zurückgeführt, sondern auch die übrigen Bioelemente, die in Pflanzen und Tieren vorkommen. Nicht nur CO_2 ist begrenzender Faktor für das Pflanzenwachstum, sondern noch mehr Stickstoff und Phosphor. Über Nitrifikation und Stickstoffbindung vergleiche 3.2.3.

Das an Steinmauern von Dunggruben ausblühende Salz ist Salpeter („sal petrae"), der bei der Kompostierung von Stall-Dung gebildet wird. Die symbiontische N_2-Bindung ist als „Gründüngung" im Zuge des Fruchtwechsels (z. B. Klee, Bohnen) landwirtschaftlich genutzt worden.

Bakterien dienen dem Menschen aber auch als *„Nutzpflanzen"*, sind sie doch zu ganz spezifischen Syntheseleistungen fähig. Solche species werden in technischem Maßstab gezüchtet (industrielle Mikrobiologie). Eubacteriales spielen hier als Milchsäure-, Essigsäure- und L-Glutaminsäure-Bildner eine Rolle, auch als Produzenten von Enzymen. Von besonderem pharmazeutischen Interesse ist die Bildung von *Dextranen* (= Polyglucane aus Glucose in 1,6-Verknüpfung, Querverknüpfung 1,3-) durch *Leuconostoc mesenteroides*. Sie sind Bestandteil von Blutersatz-Flüssigkeit, zum anderen gewinnen sie als „Sephadex" für die Gelfiltration immer größeres Interesse im phytochemischen Labor. Von besonderer Aktualität ist aber die Bildung von **Antibiotika** durch Mikroorganismen. **„Antibiose"** ist zunächst ein biologisches Grundphänomen, das in jeder Handvoll Erde stattfindet, ohne daß es den Menschen vorerst näher interessiert hätte. Erst die Beobachtung, daß bestimmte Mikroorganismen Stoffe zu produzieren vermögen, die „gegen das Leben" (= anti bios) gefürchteter Krankheitserreger gerichtet sind, gegen sie „antibiotisch" wirken, gab dem Menschen die Möglichkeit, die „Antibiotika" in die Medizin einzuführen.

Mangels nennenswerter morphologischer Unterschiede fußt das — größtenteils „künstliche" — System der Bakterien auf biochemischen Merkmalen und Unterschieden hinsichtlich der Antigen-Eigenschaften (vgl. 1.3.1) (serologische Merkmale). Auch gibt es nicht nur *einen* Mureïnsacculus, sondern Unterschiede im Mureïnskelet sind ebenfalls ein taxonspezifisches Merkmal. Morphologische Unterschiede kommen erst in höheren Kategorien (ab Familien aufwärts) zum Tragen. Es gibt Gattungsnamen, die nach physiologischen Gesichtspunkten *(Nitrosomonas)*, nach Krankheiten *(Pneumococcus)*, nach Nahrungsstoffen *(Amylobacter)* definiert werden. Die Klassifikation folgt praktischen Gesichtspunkten. Stamm (Reinkultur eines isolierten Bacteriums), species, genus, Familie.

3.2 Bacteriophyta = Bakterien

3.2 Eubacteriales

sind stäbchen- oder kugelförmige, peritrich begeißelte Bakterien (Abb. 140, 141).

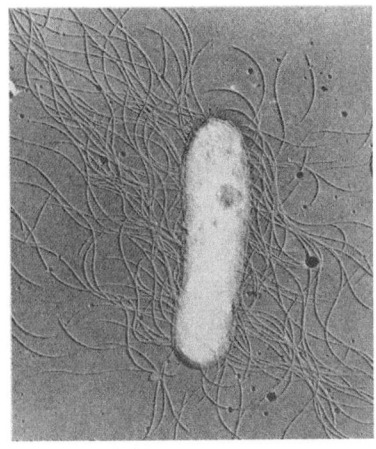

Abb. 140. Peritrich begeißelte Bakterienzelle, Vergrößerung 9500-fach (Aufnahme FRANK, aus SCHLEGEL)

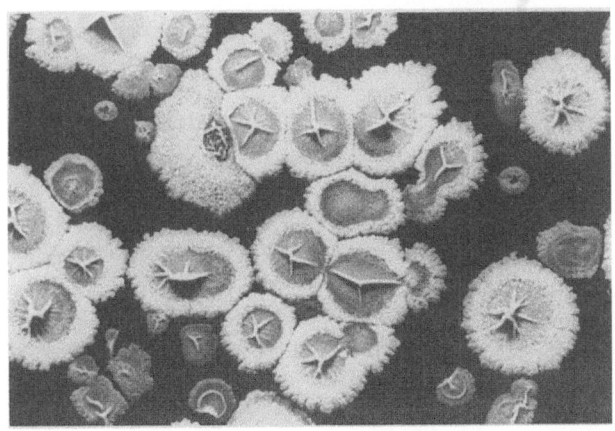

Abb. 141. *Bacillus mesentericus*–Kolonien auf Agar (Aufnahme E. W. SCHMIDT)

Kokken, gram-positiv: *Streptococcus* (Angina)
Staphylococcus (Eiterbakterien)
Pneumococcus (Pneumonie)
Stäbchen, nicht Sporen bildende, gram-negativ:
Enterobakterien (enteron = Darm)
Escherichia coli, das bekannte „Versuchskaninchen" der Molekularbiologie, ist für den Menschen ein wichtiger Vitamin K-Lieferant.
Salmonella typhi (Erreger des Typhus)
Shigella dysenteriae (Ruhr)
Bacilli (sporenbildende Stäbchen), gram-positiv:
Bacillus anthracis wurde 1876 von Robert KOCH als erster bakterieller Krankheitserreger (Milzbrand) identifiziert.
Bacillus subtilis = Heubacillus liefert Peptidantibiotika.
anaerob:
Clostridium tetani (Erreger des Tetanus)
Clostridium botulinum löst Botulismus aus; sein Toxin ist bereits in einer Dosis von 0,1 µg per os tödlich!
Gekrümmte Stäbchen
aerob: *Vibrio cholerae* (Cholera)

7.3.2 Actinomycetales = Strahlen„pilze"

sind stäbchenförmige, unbewegliche Zellen. Der irreführende Name Strahlen„pilze" rührt daher, daß sie unter Kulturbedingungen Verzweigungen bilden können, die in ihrem Aussehen an Pilzmycelien erinnern. Sie sind mit den gram-positiven Eubakterien durch eine nahezu lückenlose Reihe von Übergangsformen verbunden:
Corynebacterium diphtheriae (Diphtherie), gram-positiv,
(coryne = Keule) und das „säurefeste"
Mycobacterium tuberculosis (Abb. 142)
(„Tuberkelbacillus"), gram-positiv
Mycobacterium leprae (Lepra = „Aussatz"), gram-positives Mycobacterium bildet nur in jungen Kulturen Verzweigungen, sonst sporenloses gram-positives Stäbchen.
Die Actinomycetales sind aerobe Bodenbakterien, von denen manche auch zu Wurzelsymbiosen fähig sind (in *Alnus, Hippophaë, Elaeagnus*), den Leguminosen-Knöllchen analoge „Rhizothamnien" bildend. Ihr Mycel besteht aus einer einzigen, querwandlosen, reich verzweigten äußerst zarten Zelle mit zahlreichen Nucleoiden.
Actinomyces bovis: „Strahlenpilz"-Krankheit

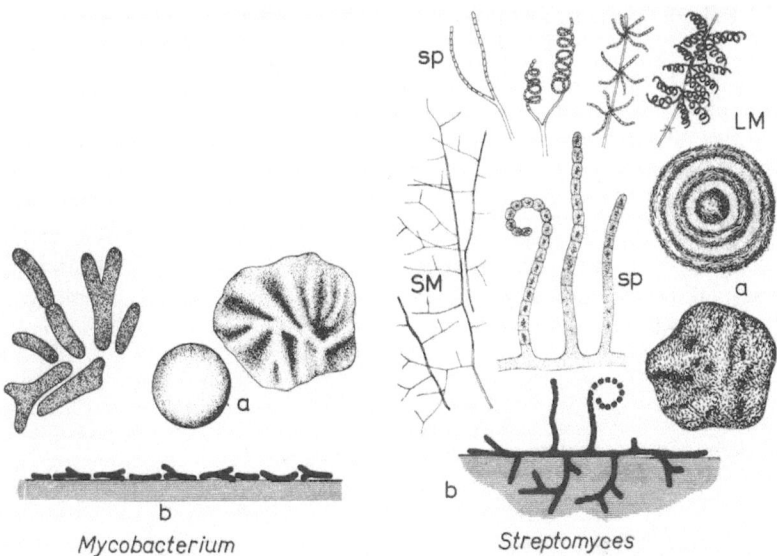

Abb. 142 a u. b. *Mycobacterium* und *Streptomyces*. **a** typische Wuchsform des Substratmycels (*SM*) und Luftmycels (*LM*); Sporophoren (*sp*). **b** Querschnitt durch die bewachsene Agaroberfläche. (Aus SCHLEGEL)

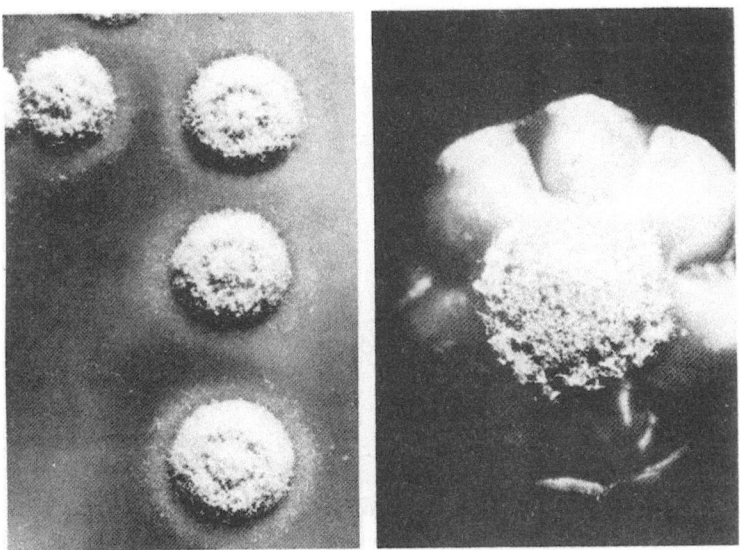

Abb. 143. Kolonieformen von Streptomyceten (Aufnahmen HIRSCH, aus SCHLEGEL, 1976)

Bei der Gattung *Streptomyces* ist das Luftmycel stark entwickelt und enthält „Sporophoren", die Conidien abschnüren (s. Abb. 142, 143).
Der Geruch frisch gepflügter Felder im Frühjahr geht auf Streptomyceten zurück. Sie bauen auch Cellulose und Chitin ab.
Am bekanntesten wurden in der Pharmazie die Actinomycetales durch die **Antibiotika** aus *Streptomyces*-Arten: **Streptomycin** *(S. griseus)*, Chloromycetin [= Chloramphenicol] *(S. venezuelae)*, **Tetracycline** u. a. Die von Actinomycetales produzierten Antibiotika sind von unterschiedlicher chemischer Struktur: Aminoglykoside (z. B. Streptomycin), Oligosaccharide (z. B. Neomycin), Polyene (z. B. Nystatin), Makrolide (z. B. Erythromycin). (Schema 35)

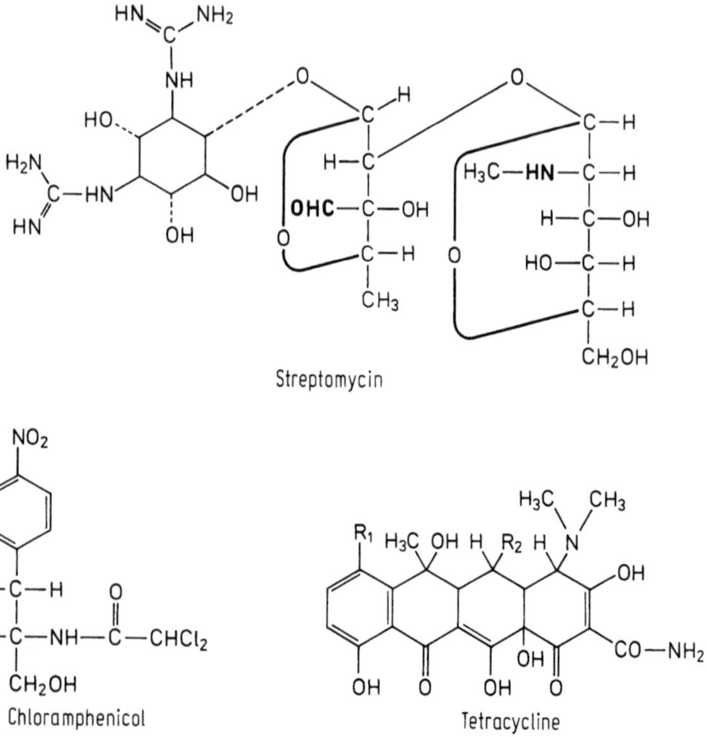

Streptomycin

Chloramphenicol

Tetracycline

Schema 35

7.5.1 An **Kultivierungsmöglichkeiten** für Mikroorganismen gibt es im Prinzip die „Oberflächenkultur" und die „Submerskultur". In einer derartigen Flüssigkeitskultur ist eine Belüftung erforderlich. Die nötige Versorgung mit Sauerstoff ist nur bei einer großen Phasengrenzfläche gegeben. Sie ist erreichbar 1. durch Kultur in flacher Schicht, 2. Bewegung der Flüssigkeit durch Schütteln, 3. Durchströmen der Flüssigkeitssäule mit Luft unter Druck, 4. mechanisches Rühren u. a. m.

In Submerskulturen aerober Mikroorganismen wird häufig intensive Belüftung mit mechanischer Rührung kombiniert.

In statischer Kultur ändern sich die Kulturbedingungen ständig. Das läßt sich umgehen durch „kontinuierliche Kultur", bei der laufend neue Nährlösung zugeführt und in gleichem Maße Mikroorganismensuspension abgeführt wird.

Eukaryonta

7.4 Algen

7.4.1 Allgemeine Charakterisierung

Unter dem Namen „Algen" werden sehr verschiedenartige Organismen gruppen zusammengefaßt. Die „Algen" sind demnach kein Taxon, ver gleichbar etwa der Abteilung der Spermatophyta oder der Abteilung de Pteridophyta (wie es die Bezeichnung „Phycophyta" vortäuschen könnte) Zu den sog. Algen gehören eine Reihe selbständiger Abteilungen (z. B Chlorophyta, Phaeophyta u. a.), zwischen denen immense Unterschiede be stehen.

7.4.1 Algen sind Eukaryonten, ihre Zellen besitzen also im Gegensatz zu der Bacteriophyta bereits einen Zellkern. Sofern sie mehrzellig sind, bilden si einen „Thallus", d. h. einen Pflanzenkörper, der nicht in Wurzel, Sproß und Blätter gegliedert ist wie der „Cormus" der Höheren Pflanzen. Algen (und Pilze) werden daher auch „Thallophyten" (vgl. 4.2) genannt. Manche Au toren fassen Algen, Pilze und Protozoa unter der Bezeichnung **„Proto bionta"** zusammen [„Cormobionta" hingegen sind die Sproßpflanzen „Zoobionta" die vielzelligen Tiere]. Algen sind autotrophe Wasserpflanzen mit z. T. anderen Photosynthesepigmenten als die Spermatophyta (Chloro phyll b haben z. B. nur die Grünalgen).
Ein Thallus ist ein Zellverband mit ± ausgeprägter Arbeitsteilung; die Ge webedifferenzierung im Thallus ist aber geringer als im Cormus. Die For menmannigfaltigkeit reicht vom unverzweigten Zellfaden → verzweigte Fadenthallus → Flechtthallus → bis hin zum Gewebethallus, der bereits au einem echten Gewebe besteht. Die höchste Entwicklungsstufe erreiche Algen mit einer Gliederung in Thallusabschnitte, die Wurzel („Rhizoid") Stengel („Cauloid") und Blättern („Phylloid") analog sind. Die *Zellwänd* mancher Algen sind reich an **Schleim**stoffen. Darauf basiert in erster Lini ihre Verwendung als „Nutzpflanzen":
Carrageen ist eine Schleimdroge aus Rotalgen.

Agar stellt den gereinigten Zellwandschleim anderer Rotalgen dar (s. 7.4.2)
Alginsäure ist ein Zellwandpolysaccharid, das sich als Schleimsubstanz in den Interzellularen von Braunalgen ansammelt (s. 7.4.2).

4.2 Auswahl einiger Taxa von praktischer Bedeutung:

4.2 Rhodophyta = Rotalgen

gibt es in allen Meeren der Erde. Die meisten Rotalgen leben in der Zone der Gezeiten. Sie sind durch die Plastiden-Pigmentkombination Chlorophyll a und d plus Phycobilinproteide rot gefärbt. Das ermöglicht ihnen eine optimale Lichtausnutzung in tiefen Wasserschichten, da sie so das weniger stark absorbierte Grünlicht zur Photosynthese verwenden können. Morphologisch sind sie die am höchsten entwickelten Algen. Ihr Flechtthallus hat entweder eine Achse (Zentralfadentyp) oder mehrere Achsen (Springbrunnentyp). Ihr Generationswechsel weist ein Unicum auf. Bei ihm wechseln 3 Generationen einander ab: Gametophyt und zwei verschiedene Sporophyten. Der erste (kleine) Sporophyt (= *Karposporophyt*) bleibt auf dem Gametophyten und bildet Karposporen (= Mitosporen). Erst aus ihnen wachsen selbständige diploide Pflanzen heran: der zweite Sporophyt (= *Tetrasporophyt*), der unter Meiose Tetrasporen bildet. Aus diesen haploiden Sporen entsteht wiederum der *Gametophyt,* der mit dem Tetrasporophyten isomorph ist (*Ceramium*-Typ). Er bildet Gametangien (♀: Karpogon, meist mit Trichogyne).

Saure Schleime sind Bestandteil der Mittellamelle und der Primärzellwände. Die durch Auskochen verschiedener Rotalgen aus der Klasse der Florideophyceae (*Gelidium*-Arten, *Gracilaria, Eucheuma* u. a.) gewonnene Gallerte namens „**Agar**" besteht aus Schwefelsäureestern von Polygalaktanen (verzweigt und unverzweigt: Agarose und Agaropectin). Ihr Baustein ist das Disaccharid Agarobiose aus Galaktose und 3,6-Anhydro-Galaktose. Agarnährböden finden in der Mikrobiologie Verwendung. Pharmazeutisch wird Agar als Laxans (Quellwirkung) genutzt, im Labor als Medium für Gel-Elektrophorese.

„Irländisches Moos" = **Carrageen** ist eine Schleimdroge. Stammpflanzen: *Chondrus*- und *Gigartina*-Arten (Tafel 5/I). Die Polysaccharide haben ähnliche Bausteine wie Agar, sind aber komplexer. Verwendung: In Hustentees; als Laxans; für Gele und Emulsionen.

Chrysophyta

7.4.2 Bacillariophyceae = Kieselalgen

Diplonten sind auch die Kieselalgen = Diatomeen = Bacillariophyceae. Bei Algen wird durch die Endung -phyceae die Kategorie der „Klasse" zum Ausdruck gebracht. Bei der Reduktionsteilung werden bereits (Meio-)Gameten gebildet. Als Plastidenpigment enthalten sie neben Chlorophyll a und c Fucoxanthin. Diese einzelligen Algen haben eine Eigentümlichkeit: sie lagern Kieselsäure in die Pectinzellwände ein. Das Ergebnis sind zwei Kieselschalen, die deckelartig übereinandergreifen. Sie besitzen oft sehr feine geometrische Muster (so haben z. B. die Streifensysteme von *Pleurosigma angulatum* (1) einen Abstand von 0,5 μm der einzelnen Streifen voneinander; die Diatomee *Surirella gemma* (2) hat feine Linien in einem Abstand von 0,41 μm). Diese Gegebenheit nutzt der Mikroskopiker zur *Überprüfung des Auflösungsvermögens* seines Mikroskops. So werden die Streifen des Testobjektes (1) bei Objektiv-Aperturen von 0,70–0,80 aufgelöst. Testobjekt (2) findet Verwendung zur Prüfung von Ölimmersionsobjektiven: bei der Apertur von 1,0 sind die feinen Linien jede für sich erkennbar.

Fossile Diatomeenschalen bilden als Meeresablagerungen größere Lagerstätten. Diese geologischen Schichten (Kreide, Tertiär, Diluvium) werden abgebaut, denn Diatomeenerde = Terra silicea = **Kieselgur** findet technische Verwendung, auch für chromatographische Zwecke, z. B. im phytochemischen Labor.

Phaeophyta = Braunalgen

Die Braunalgen = Phaeophyta leben fast ausschließlich in kalten Meeren. Die größeren von ihnen können 50 m und länger werden (= Riesentange). Unter dem Namen „Kelps" oder „Varec" dienten sie früher zur Gewinnung von Soda und Jod. Sie verdanken ihre Farbe und ihren Namen dem Pigment Fucoxanthin, das sie neben Chlorophyll a und c in den Plastiden führen. Sie stellen die „Tange" der Weltmeere. Ihre **sauren Interzellularschleime** bauen sich aus D-Mannuronsäure in 1,4-β-glykosidischer Verknüpfung auf und Polyguluronsäure.

Alginsäure (Na-alginat) findet nicht nur auf dem Lebensmittelsektor weite Verwendung als Verdickungsmittel z. B. für Eiscremes,
sondern auch in der Chirurgie: Ca-alginat bildet Fäden, die resorbiert werden, Lösungen von Na-alginat bilden beim Trocknen einen „Film" und dienen so als blutstillendes Mittel.

7.4.2 Laminariales (Abb. 144)

Laminaria-Arten gehören zu den höchstentwickelten Algen. An den Küsten der Nordsee krallt sich die Pflanze mit ihrem Rhizoid am Felsen fest und trägt an einem Cauloid mächtige blattartige Gebilde (Phylloid) (vgl. 4). Das Cauloid von *Laminaria hyperborea* (= *L. cloustonii*) liefert die Droge **Stipites Laminariae,** die früher als „Quellstifte" (vgl. 3.2.4) in der Gynäkologie verwendet wurden. Heute dienen *Laminaria hyperborea* und *Macrocystis pyrifera* der **Alginsäure**-Gewinnung.

Die Laminariapflanze ist der Sporophyt (vgl. 2.2.8), der aus einer Zygote zu seiner Größe von vielen Metern heranwächst. Auf sorusbedeckten Phylloidpartien entstehen durch Reduktionsteilung haploide Zoosporen. Sie wachsen zu mikroskopisch kleinen ♀ und ♂ Gametophyten (vgl. 2.2.8) heran. Der ♀ Gametophyt unterscheidet sich nur durch etwas größere Zellkerne und Chromatophoren. Unter günstigen Temperatur- und Lichtbedingungen entwickelt der ♂ Gametophyt Antheridien, die Spermatozoide entlassen und der ♀ Gametophyt Oogonien. Das Oogonium dient als Anheftungskissen für das rasch austretende Ei, das von Spermatozoiden umschwärmt wird. Nach der Befruchtung, d. h. Zygotenbildung wächst ein neuer Sporophyt heran. *Laminaria* hat also einen **heteromorphen Generationswechsel** (vgl. 2.2.8).

(Bei primitiveren Algen ist der Generationswechsel entweder isomorph oder die diploide Phase bleibt auf die Zygote beschränkt, d. h. ein Generationswechsel fehlt, diese Algen sind Haplonten.)

7.4.2 Fucales

Bei den Fucales gibt es auch keinen Generationswechsel (vgl. 2.2.8), aber hier ist der Gametophyt bis auf die Gameten reduziert:
Fucus-Arten sind daher **Diplonten.**
Fucus vesiculosus, der „Blasen"tang besitzt im Thallus luftgefüllte Schwimmblasen (Abb. 145). Die Droge **„Fucus vesiculosus"** wurde wegen ihres Jodgehaltes genutzt. Heute wird aus *Fucus*-Arten **Alginsäure** gewonnen.

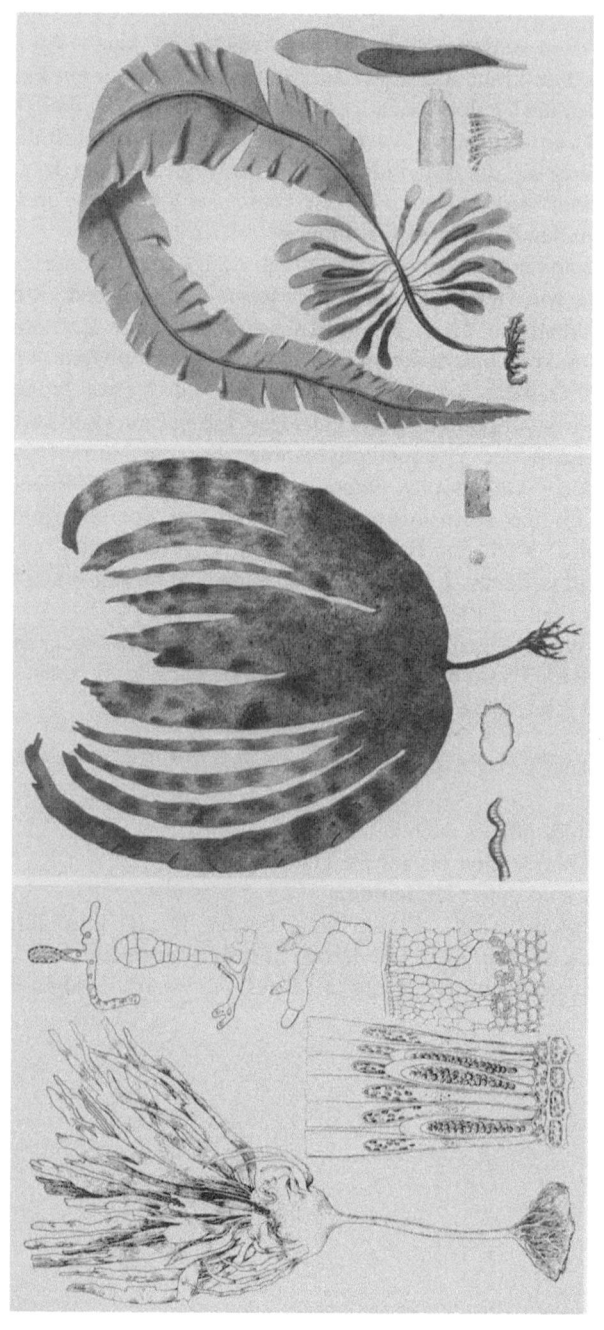

Abb. 144. I *Laminaria hyperborea* (syn. *L. cloustonii*) (nach verschiedenen Autoren, aus Fott), **II** *Laminaria digitata* (aus Turner), **III** *Alaria esculenta*. (Aus Harvey)

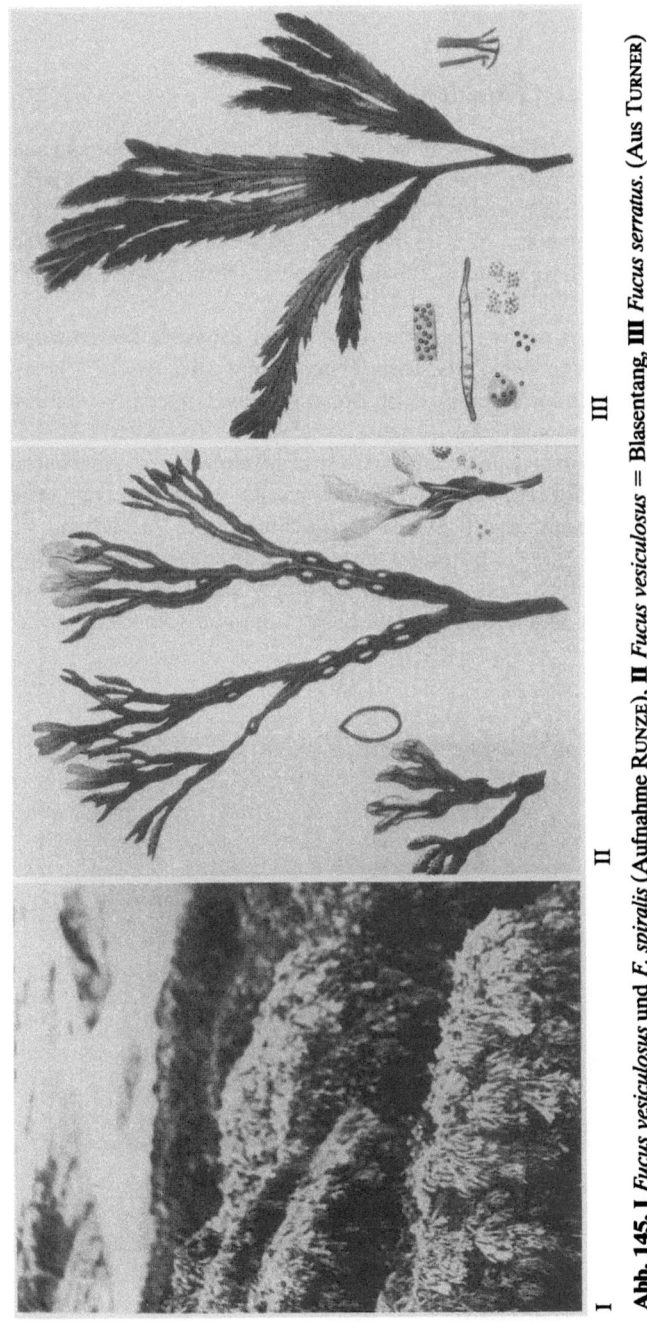

Abb. 145. I *Fucus vesiculosus* und *F. spiralis* (Aufnahme RUNZE), II *Fucus vesiculosus* = Blasentang, III *Fucus serratus*. (Aus TURNER)

7.5 Mycota* = Fungi = Pilze (Artenzahl 60000)

7.5.1 Allgemeine Charakterisierung

Die Sonderstellung der Pilze findet auch in der Terminologie einen Niederschlag: Der Name von Taxa von der Rangordnung einer Unterklasse endet mit -mycetidae, einer Klasse mit -mycetes, einer Abteilung mit -mycota, z. B. Eu-mycota, Asco-mycetes. Die Pilze nehmen im Pflanzenreich eine Sonderstellung ein hinsichtlich a) ihrer Ernährungsweise und b) ihrer Fortpflanzung.

Alle Pilze sind heterotrophe Lebewesen **(obligate Heterotrophie).** Ihren Zellen fehlen daher Plastiden. Eine weitere cytologische Eigentümlichkeit der meisten Höheren Pilze ist ihre aus *Chitin* aufgebaute Zellwand (s. 1.3). Ihr Vegetationskörper ist meist aus **Hyphen** (Zellfäden) (Abb. 146) aufgebaut. Bei ursprünglichen Formen sind sie einzellig = *unseptiert* (ergo polyenergid), bei abgeleiteten Taxa mehrzellig = *septiert*. Die Gesamtheit der Hyphen heißt **Mycel.** Dichte Verflechtung und Verklebung von Hyphen kann einen Gewebeverband vortäuschen (Plectenchym der Fruchtkörper). Durch spätere Verwachsungen können Pseudoparenchyme entstehen, wie z. B. beim „Mutterkorn", dem Sklerotium von *Claviceps purpurea*.

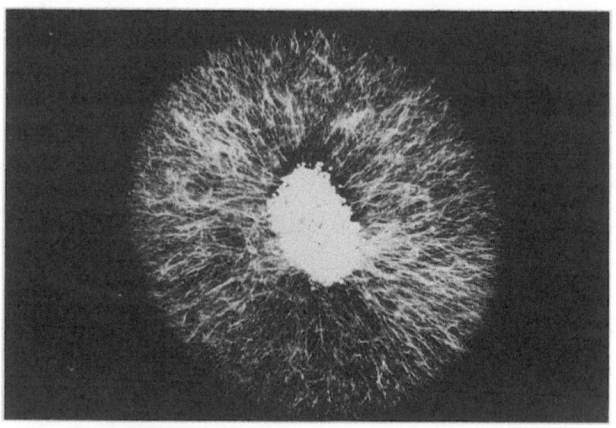

Abb. 146. Pilzhyphen. (Aufnahme E. W. Schmidt)

---

* alter Name: Mycophyta

Die vielfach vorherrschende ungeschlechtliche Vermehrung erfolgt durch verschiedene Arten von Sporen. Typischerweise findet der Geschlechtsvorgang ohne Bildung freier Geschlechtszellen statt; es kopulieren Gametangien oder unspezialisierte Hyphenzellen. Bei der geschlechtlichen Fortpflanzung ist das Auftreten einer „**Dikaryonphase**" ein besonders charakteristisches Merkmal der Höheren Pilze. Bei der Kopulation vereinigen sich zwei Zellen nicht in der Weise, daß ihre Protoplasten und ihre Zellkerne miteinander verschmelzen, sondern es verschmilzt zunächst nur das Plasma (= **Plasmogamie**), während die beiden verschiedenartigen Kerne noch getrennt bleiben, sich über viele Zellteilungen hinweg gleichzeitig (= konjugiert) teilen und sich dann erst in einer viel späteren Lebensphase des Pilzes miteinander vereinigen (= **Karyogamie**). Eine derartige Trennung von Plasmogamie und Karyogamie gibt es bloß bei den Pilzen!

Ascomycetes = Schlauchpilze

Ein **Ascus** ist ein schlauchförmiges Sporangium, das eine bestimmte Anzahl von Meiosporen (= Ascosporen) endogen erzeugt. Die Karyogamie (= Verschmelzung beider Kerne) erfolgt im Ascus und an sie schließt sich sofort die Meiose = Reduktionsteilung an. Die Ascusanlage ist demnach die Zygote der Höheren Pilze, die zum **Meiosporangium** wird. Der Vegetationskörper der Ascomyceten besteht aus haploidem Mycel, das die nur wenige Zellen umfassende Dikaryon-Phase ernährt. Auch das Plectenchym der Fruchtkörper besteht aus haploidem Mycel.
Als Nebenfruchtform entwickelt das haploide Mycel „*Conidien*" genannte Sporen, die der ungeschlechtlichen Vermehrung dienen. Beim „Gießkannen"-Schimmel sitzen auf einem kugelig angeschwollenen Träger kurze, allseitig ausstrahlende Zellen, die fortlaufend Conidien abschnüren, die kettenförmig aneinanderhaften. Beim „Pinsel"-Schimmel entstehen die ebenfalls perlschnurförmig angeordneten Conidien auf verzweigten Trägern.
Die Dikaryon-Phase bildet die ascogenen Hyphen. Sie verzweigen sich, wobei die Kerne eines Paares sich konjugiert, d. h. gleichzeitig teilen; die durch Querwandbildung entstandenen Zellen enthalten so wiederum je zwei verschiedengeschlechtige Kerne. Die Asci entstehen aus den Endzellen der ascogenen Hyphen durch „Hakenbildung": Die Zelle biegt sich hakenförmig um und von den vier Tochterkernen, die aus der konjugierten Kernteilung resultieren, befinden sich zwei verschiedengeschlechtige in der Zellspitze. Je ein weiterer wandert in den Haken beziehungsweise den Stiel, die beide durch Querwände von der Spitze abgetrennt werden. Die paarkernige Spitzenzelle stellt die Ascusanlage dar, in der nunmehr die Karyogamie stattfindet. [Die beiden Kerne der Ascusanlage haben dem-

nach Gamentenfunktion]. Die Ascusanlage wächst zum diploiden Ascus = Sporangium heran, in dem die Reduktionsteilung stattfindet unter Bildung der haploiden Ascosporen. Nach dem Verschmelzen von Haken- und Stielzelle wandert der Kern der Stielzelle in die Hakenzelle, es ergibt sich erneut eine dikaryontische Zelle, an der sich der Vorgang der Hakenbildung wiederholt, so daß successive ganze Bündel von Asci gebildet werden.

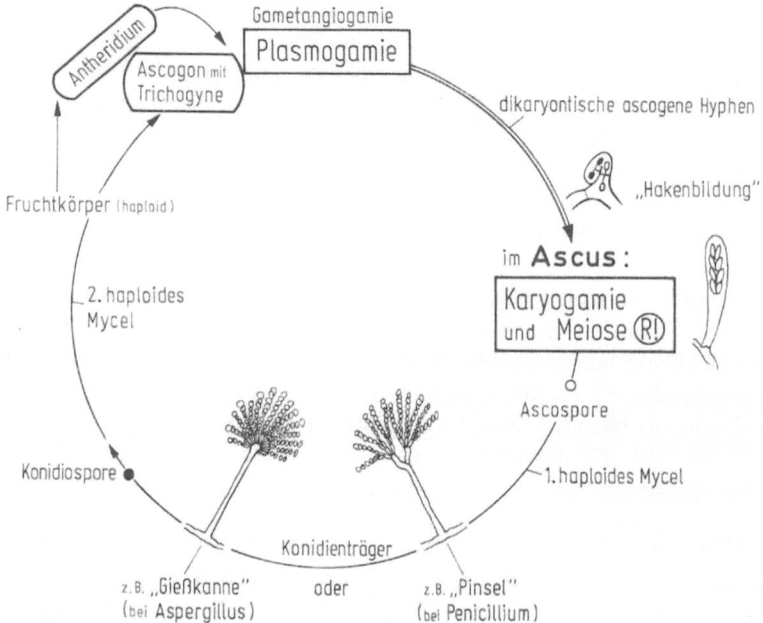

Abb. 147. Schema des Entwicklungsgangs bei Ascomyceten (Original)

Basidiomycetes = Ständerpilze

Eine **Basidie** ist ein „Sporen-Ständer", der vier getrennt stehende Sporen durch Sprossung abschnürt. Die Karyogamie erfolgt in der Basidie mit sofort anschließender Reduktionsteilung = Meiose, die zu den vier Basidiosporen führt. Die Basidienanlage ist demnach der Ascusanlage homolog und wie sie die Zygote der Höheren Pilze, die zum **Meiosporangium** wird. Die Dikaryonphase bildet den Hauptvegetationskörper, auch die Basidiomyceten-Fruchtkörper bestehen aus miteinander verflochtenen dikaryontischen Hyphen. Bei den Basidiomyceten dominiert also die Dikaryon-Phase, wenngleich auch die haploiden Hyphen, die aus den Basidiosporen in Gestalt eines haploiden Mycels auskeimen, praktisch unbegrenzt wachstumsfä-

hig sind. Bei den Holobasidiomyceten mit unseptierten Basidien existiert nur noch Somatogamie, sie besitzen keine Sexualorgane mehr (abgeleitetes Merkmal).
Durch die Verschmelzung zweier vegetativer Zellen ohne Karyogamie resultiert ein dikaryontisches Mycel. Durch sogenannte Schnallenbildung bei gleichzeitiger Teilung beider Kerne (konjugierte Kernteilung) wird erreicht, daß jede neu abgeteilte Zelle wieder ein Paar verschiedengeschlechtiger Kerne enthält. Die „Schnallen" sind den „Haken" der Ascomyceten homolog. In den Fruchtkörpern ordnen sich die basidienbildenden Hyphen zu „Hymenien" mit einer sehr großen Oberfläche. Die Endzellen der Hyphen werden zu keulenförmigen Basidien. Ein „Hutpilz" kann in einer Stunde ungefähr 40 Millionen Basidiosporen abwerfen, die durch die Luftströmung verbreitet werden. Ein vereinfachtes Schema des Entwicklungsganges bei Ascomyceten und Basidiomyceten zeigen die Abbildungen 147 und 148.

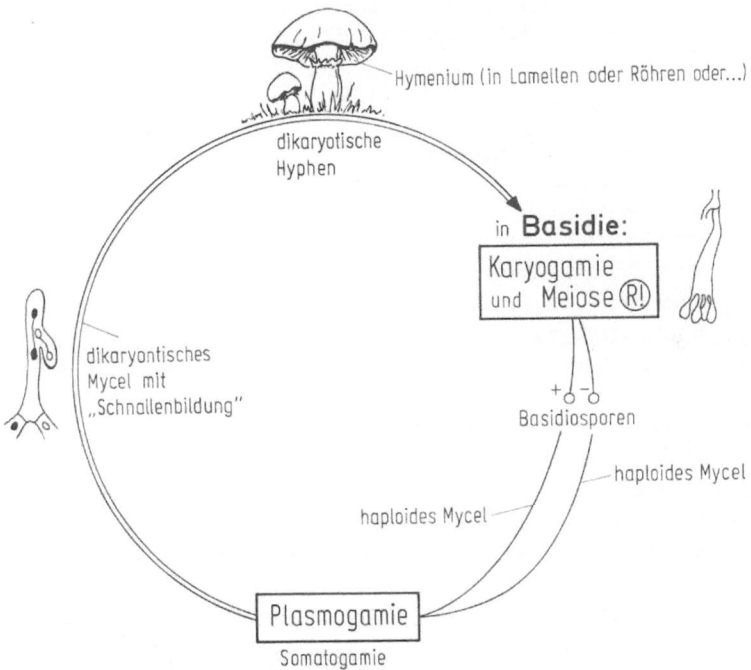

Abb. 148. Schema des Entwicklungsgangs bei Basidiomyceten (Original)

7.5.2 Auswahl einiger Taxa von praktischer Bedeutung:

Zygomycetes = Jochpilze

Mucorales

7.5.2 **Mucoraceae** werden in der Industrie als „Synthetiker" eingesetzt zur **Produktion organischer Säuren** auf dem Wege der „unvollständigen Oxidation". Durch ein Überangebot an Kohlenhydraten und das Entziehen von Spurenelementen kann es zu einer „Desorganisation des Stoffwechsels" kommen und als Folge davon zu einer Ausscheidung von Intermediärprodukten, die am natürlichen Standort der Pilze nicht zu beobachten ist. So dienen *Rhizopus*-Arten der Gewinnung von Milchsäure und Fumarsäure, die auch von der Gattung *Mucor* (Köpfchenschimmel) und anderen Mucorales produziert wird.

Der Name „Köpfchenschimmel" leitet sich von der Form der Sporangien ab, die mit ihren Sporangiosporen der asexuellen Fortpflanzung dienen. Bei der geschlechtlichen Fortpflanzung durch Gametangiogamie werden die beiden Elternhyphen durch Verschmelzung zweier Gametangien wie durch ein Joch (gr. zygos) miteinander verbunden; daher der Name „Joch-Pilze = Zygomycetes". Dieses Taxon hat noch unseptierte Hyphen.

7.5.2 Ascomycetes = Schlauchpilze

Protascomycetidae:
Die asexuelle Vermehrung erfolgt durch *Sprossung* (Abb. 149), das ist eine Abart der typischen Zellteilung: vor der Kernteilung bildet die Mutterzelle einen Auswuchs, der nach der Einwanderung des sehr kleinen Tochterkerns durch eine Trennwand abgeschnürt wird. Bei der sexuellen Vermehrung werden keine Fruchtkörper gebildet, die Zygote entwickelt sich unmittelbar zum Ascus. Es kann sich aber auch die diploide Zelle durch Sprossung
7.5.2 vermehren. **Saccharomycetaceae, Hefepilze.** Ihre Zellwand enthält wenig Chitin, sondern ein Polyglucan *(Hefegummi). Glykogen* ist Reservestoff. Die Hefen sind reich an **Vitaminen der B-Gruppe.** *Saccharomyces cerevisiae* (Bäckerhefe, Bierhefe sind physiologische Rassen) ist eine alte Kulturpflanze. Droge: **Faex medicinalis.** Als Industriehefen werden diploide und polyploide Rassen bevorzugt.

Candida albicans ist ein gefürchteter Krankheitserreger (Soor). Candida bildet keine Asci, ist aber neben der Sprossung zur Mycelbildung fähig, im Gegensatz zu den echten Hefen, die nur kurze Sproßketten aufweisen.

Als **Fungi imperfecti** werden Pilze zusammengefaßt, bei denen nur die Nebenfruchtform (ungeschlechtliche Vermehrung durch Conidien) bekannt

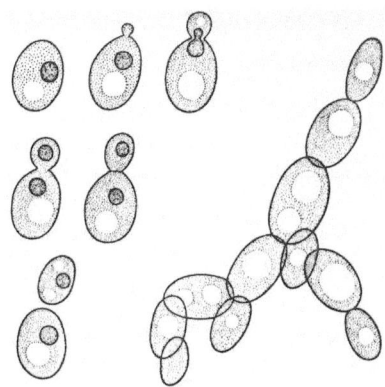

Abb. 149. Hefepilz *(Saccharomyces cerevisiae)*. Verschiedene Stadien der Sprossung; rechts eine Sproßkette. (Nach WEBER)

ist. Hierher gehören viele *Penicillium*- und *Aspergillus*-Arten sowie zahlreiche humanpathogene Pilze wie etwa *Trichophyton*, ein Erreger von Hautkrankheiten. Er zählt zu den Moniliales, deren Conidien an Trägern einzeln stehen oder zu Bündeln (Coremien) vereinigt sind.

Die Hauptfruchtform dieser Pilze gehört – soweit sie bekannt wurde – zu den Ascomycetes, bei *Penicillium*- und *Aspergillus*-Arten zu den Eurotiales.

Penicillium notatum und *P. chrysogenum* produzieren **Penicilline** (Schema 36), die zuerst bekannten **Antibiotika**. Die ähnlichen Cephalosporine stammen von *Cephalosporium*-Arten. Das gegen Pilze wirksame Antibiotikum Griseofulvin wird von *Penicillium griseofulvum* gebildet. *P. roquefortii* und *P. camemberti* hingegen führen zu wohlschmeckenden Käsesorten.

Aspergillus niger, der schwarze Gießkannenschimmel, ist als **Citronensäure**-Produzent geschätzt. Für die Substitutionstherapie werden aus ihm Amylasen und Proteasen gewonnen. *Aspergillus flavus* bildet carcinogene **Aflatoxine** (sie lassen sich chemisch vom Cumarin ableiten) (Schema 37, s. S. 272).

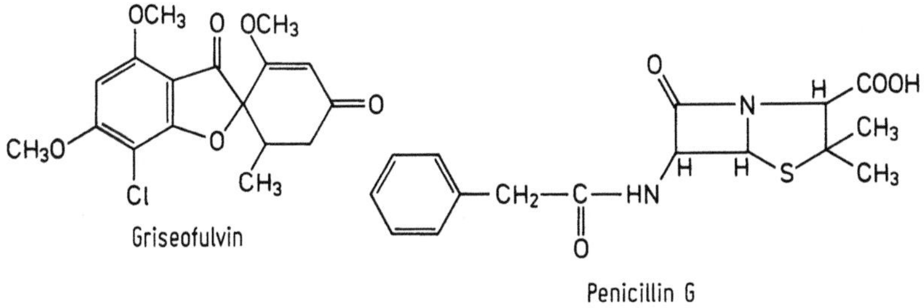

Schema 36

Euascomycetidae = Echte Ascomyceten:

7.5.2 Eurotiales

Hier befinden sich die Asci in geschlossenen Fruchtkörpern (Kleistothecien). Nur selten, unter ungünstigen Entwicklungsbedingungen bilden sich Gametangien (Sexualorgane).

Pyrenomyceten besitzen flaschenförmige Fruchtkörper (Perithecien). Zu ihnen zählt das „Versuchskaninchen" der Genetiker und Biochemiker *Neurospora*. Bei dieser Gattung übernehmen „Mikro"-Conidien die Funktion von Spermatien, Antheridien werden nicht gebildet. *Gibberella fujikuroi* produziert Gibberelline, die bei Reispflanzen, die von dem Pilz befallen sind, übermäßiges Streckungswachstum auslösen; diese Beobachtung führte zur Entdeckung dieser Wuchsstoffe (vgl. Phytohormone 3.1.1).

Abb. 149 a I–V. *Claviceps purpurea* = Mutterkorn; Secale cornutum. ▶
I Die Entwicklung des Mutterkorns, *Claviceps purpurea* (Fr.) Tul. *1* Außenansicht eines jungen Roggenfruchtknotens, an der Oberfläche (ausgenommen am Scheitel) vom gelblichweißen, gefurchten, conidienbildenden Mycel des Parasiten überzogen; am Scheitel die Fruchtknotenhaare *H* (das spätere Bärtchen) und die welkende Narbe. *2* Schnitt durch das vorhergehende Stadium; die Fruchtknotenhöhlung ist fast völlig vom kavernösen, conidienbildenden Mycelgeflecht *K* ausgefüllt; an der Basis in Gestalt eines kleinen Kornes die Anlage *S* des späteren Sklerotiums. *3* Das junge Sklerotium hat sich weiter entwickelt und das Mycelgeflecht *K* zusammengedrängt; am Scheitel einige Überreste des Fruchtknotens *F*. *4* Außenansicht des Stadiums *3*; an der Basis das heranwachsende Sklerotium, in der Mitte die Überreste des conidienbildenden Mycelgeflechtes, am Scheitel als „Mützchen" die Überreste des Fruchtknotens, des Griffels, der Narben und der Staubgefäße. *5* Halbreifes Sklerotium, das spätere „Mutterkorn", *Secale cornutum*, der Apotheken; die conidienbildenden Hyphengeflechte sind an den tiefen Furchen erkennbar geblieben. *1, 2, 4* und *5* Vergr. etwa 15; *3* etwa 30. (Nach TULASNE, 1853, aus GÄUMANN) **II** Nebenfruchtform der *Claviceps purpurea* (Fr.) Tul. Die Wülste der Pilzpseudomorphose sind von einem conidienbildenden Hymenium bekleidet. Vergr. rund 300 (Nach TULASNE, aus GÄUMANN) **III** Roggenähre mit Sklerotien der *Claviceps purpurea* (Fr.) Tul. Etwa ²/₃ nat. Gr. (Nach STOLL und BRACK, aus GÄUMANN) **IV** Schnitt durch ein Sklerotium von *Claviceps purpurea* (Fr.) Tul. *1* In den peripheren Schichten haben die Hyphen ihre Individualität verloren, so daß die Zellen wie in den Geweben Höherer Pflanzen isodiametrisch nebeneinander liegen (pseudoparenchymatischer Bau). *2* Im Mark sind die Hyphenelemente noch erkennbar (prosenchymatischer Bau). *c* Rinde. Vergr. 360. (Nach v. TAVEL, 1892, aus GÄUMANN) **V** Keimendes Sklerotium von *Claviceps purpurea* (Fr.) Tul. mit perithecienbildenden Köpfchen. Nat. Gr. Original Phot. Inst. E. T. H. (Aus GÄUMANN)

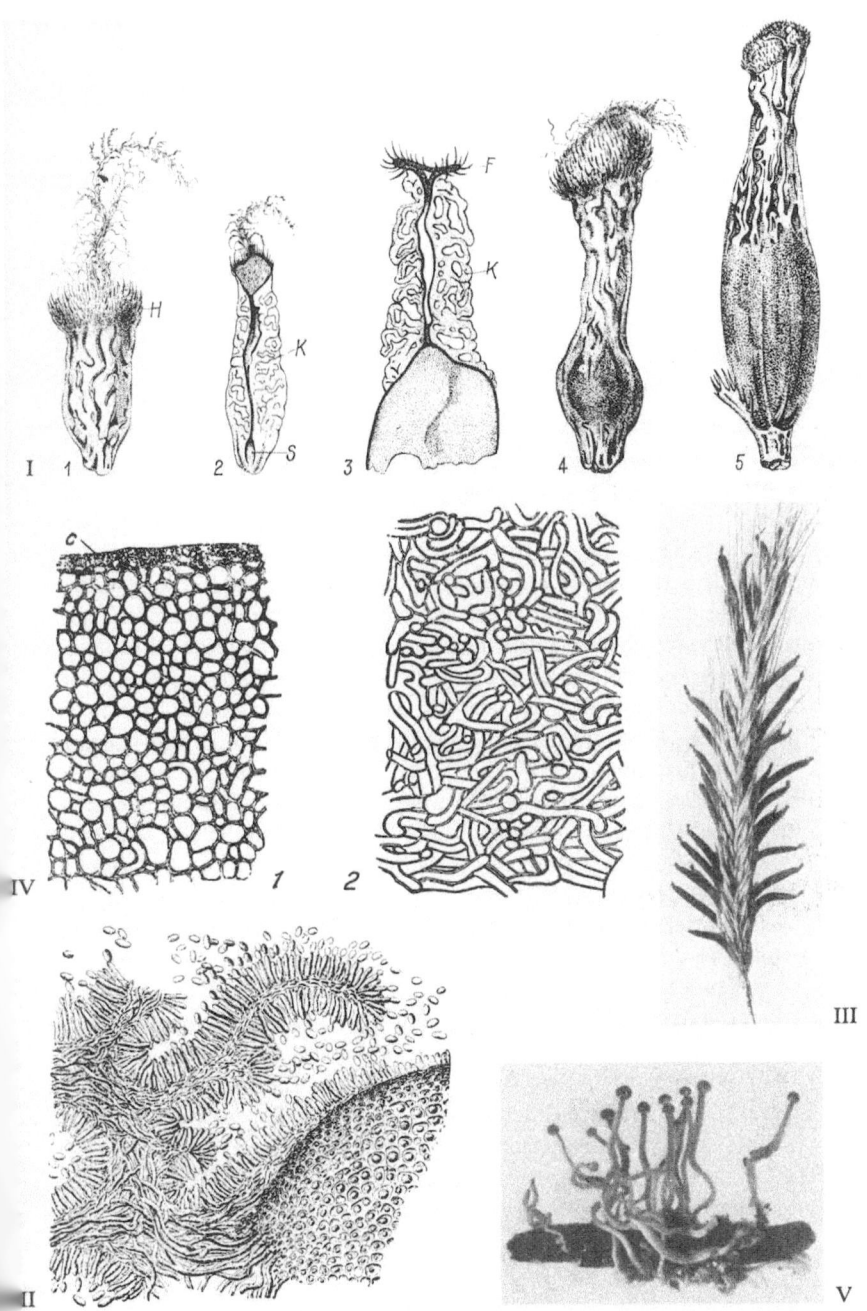

Aflatoxin B

Schema 37, vgl. S. 269

Clavicipitales:
7.5.2 Clavicipitaceae

Claviceps purpurea. Das „Sklerotium" dieses Pilzes heißt **„Mutterkorn"**: der vom Pilz befallene Roggenfruchtknoten wächst zu dieser Überwinterungsform des Pilzes aus. Im Frühjahr bildet das Mutterkorn (= **Secale cornutum**) perithecienbergende Köpfchen. Die fädigen Ascosporen befallen erneut junge Roggen-Fruchtknoten. Die hier gebildeten Conidien werden durch Insekten auf weitere Blüten übertragen, die den gleichzeitig abgeschiedenen „Honigtau" (zuckerhaltige Flüssigkeit) sammeln. Das Mycel verbraucht das Fruchtknotengewebe und verdichtet sich schließlich zum Pseudoparenchym, Plectenchym (vgl. 4) des Sklerotiums (= Mutterkorn – Secale cornutum), das aus den Ähren als schwarzviolettes, hartes, etwas gebogenes „Korn" herausragt, später zur Erde fällt und dort überwintert (s. Tafel 16/I und Abb. 149a, s. S. 270/271). Die Inhaltsstoffe dieser Droge sind toxische säureamidartige Derivate der D-Lysergsäure (vgl. Schema 19) (Mutterkornalkaloide). Ergometrin (= Ergobasin) enthält als zweiten Baustein L-(+)-2-Aminopropanol, Ergotamin hingegen einen cyclischen Peptidrest („Peptidalkaloide").

Im Mittelalter kam es durch nicht gereinigtes Brotgetreide bei starkem Auftreten des Pilzes zu Massenvergiftungen mit Gangrän („ignis sacer") oder Krämpfen, deren Ursache aber unerkannt blieb. Das partialsynthetisch gewonnene Lysergsäurediäthylamid = LSD wirkt psychotomimetisch.

Discomyceten: Schüsselförmiger Fruchtkörper (Apothecium). Seit dem Altertum sind knollige Fruchtkörper mehrerer Arten der Gattung *Tuber* als „Trüffel" geschätzte Speisepilze. Morchel *(Morchella)* und Lorchel *(Helvella),* deren Fruchtkörper in Stiel und fertilen „Hut" gegliedert sind, werden ebenfalls in der Küche verwendet.

Basidiomycetes = Ständerpilze

Phragmobasidiomycetidae:
   Hier ist die Basidie durch Querwände vierzellig. 1. Ordnung Uredinales = **Rostpilze** sind gefürchtete Krankheitserreger; sie sind obligat biotrophe Parasiten. Keine Fruchtkörper; verschiedenartige Sporenformen; Kernphasenwechsel in der Regel mit Wirtswechsel gekoppelt. *Puccinia graminis:* Getreiderost, *Puccinia malvacearum* = Malvenrost (Abb. 150 und Tafel 3/III). Malvaceen-Drogen häufig von roten Pusteln befallen = Teleutosporenlager (Teleutosporen bilden sich hier als Ausnahme direkt nach der Kernpaarung).

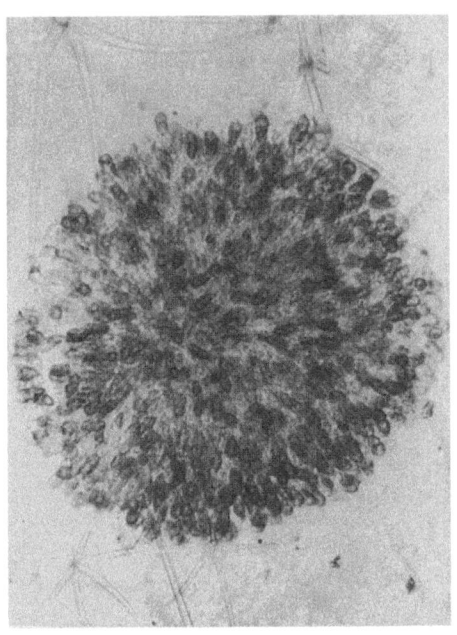

Abb. 150. Malvenrost, *Puccinia malvacearum,* Teleutosporen-Lager (Original)

   2. Ordnung Ustilaginales = **Brandpilze** sind ebenfalls Krankheitserreger Höherer Pflanzen: Getreidebrand wird durch Beizen des Saatgutes bekämpft. Das dikaryontische Mycel zerfällt in Einzelzellen = Brandsporen = Zygoten. Sie sind den Teleutosporen der Rostpilze homolog.

Holobasidiomycetidae:
   Ihr Mycel ist fast immer ausdauernd, überwintert im Boden (oder Holz), im Spätsommer entwickeln sich die Fruchtkörper.

Poriales: offene (gymnocarpe) Fruchtkörper. *Serpula (Merulius) lacrymans* = Hausschwamm, zerstört Bauholz. *Cantharellus* = Pfifferling. Dieser Speisepilz ähnelt durch die gabeligen Leisten auf der Unterseite seines kreiselförmigen Fruchtkörpers den Blätterpilzen. *Fomes* (*F. fomentarius*, der Zunderschwamm, auf Buchen, I) und *Phellinus* (*Ph. igniarius*, der Feuerschwamm, auf Bäumen, häufig auf Rosaceen, II) bilden konsolenähnliche Fruchtkörper. Die Basidien werden im Hymenium gebildet, das feine Röhren auf der Unterseite des Fruchtkörpers auskleidet. Die mittlere weiche Schicht des Fruchtkörpers von I besteht aus einem sehr saugfähigen Hyphengeflecht. Sie diente früher unter dem Namen „Fungus Chirurgorum = Wundschwamm" als Blutstillungsmittel.

Agaricales = Schwämme oder Hutpilze. Das Hymenophor (= Hymeniumträger) sitzt auf der Unterseite des gestielten Hutes und ist meist blätterig, seltener röhrig gestaltet: Blätterpilze, Röhrenpilze. Zahlreiche **Speisepilze** (Steinpilz Abb. 151, Champignon Abb. 152), aber auch **Giftpilze**, z. B. *Amanita phalloides* = Knollenblätterpilz (Abb. 153). Seine Giftstoffe Amanitin und Phalloidin sind zyklische Oligopeptide von hoher Toxicität!

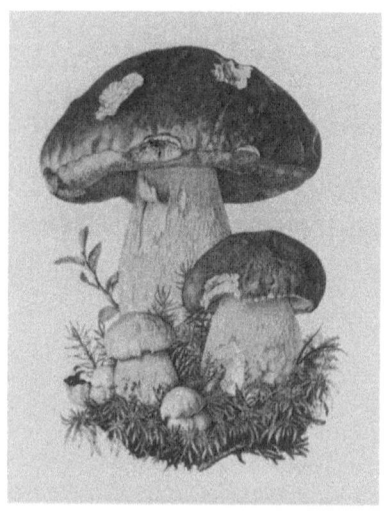

Abb. 151. Steinpilz = *Boletus edulis* (Nach CASPARI, aus POELT und JAHN)

Ein Pilz der alten Welt mit psychotropen Eigenschaften ist der Fliegenpilz = *Amanita muscaria*. Das parasympathomimetisch wirkende Muscarin (Schema 38) ist zwar toxisch, das psychotrope Prinzip ist aber Muscimol. *Psilocybe mexicana* enthält das Indolderivat **Psilocybin** (Schema 38) mit halluzinogener Wirkung.

Es fällt auf, daß **Halluzinogene** unterschiedlicher Herkunft wie z. B. Psilocybin und LSD beide Indolderivate sind.

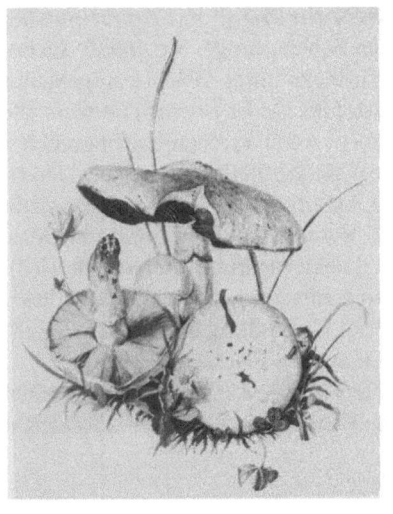
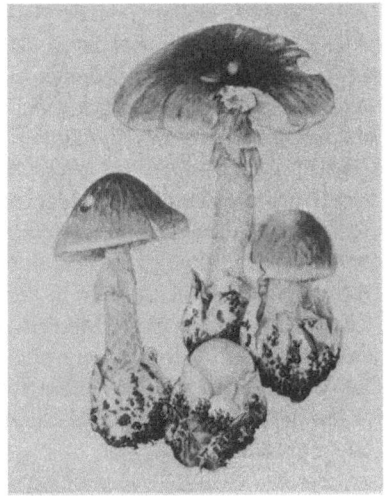

Abb. 152 Abb. 153

Abb. 152. Wiesen-Champignon = *Agaricus campester* (Nach CASPARI, aus POELT und JAHN)

Abb. 153. Grüner Knollenblätterpilz = *Amanita phalloides* (Nach CASPARI, aus POELT und JAHN)

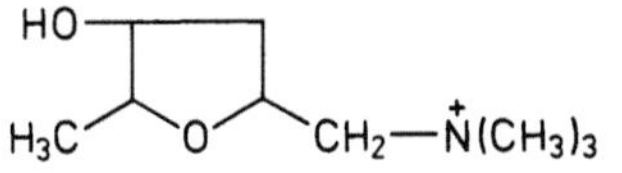

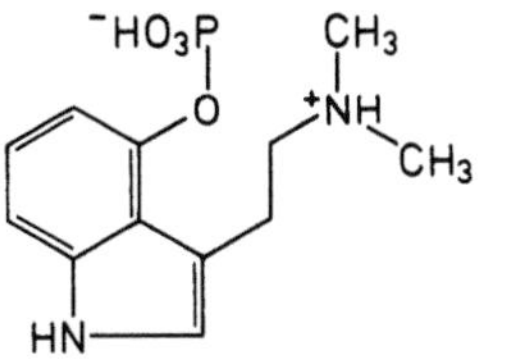

Schema 38   Muscarin   Psilocybin

Lichenes = Flechten

Eine „Zwangs"-Symbiose zwischen bestimmten Algen und Pilzen führt zu etwas ganz Neuem: den Flechten = Lichenes. Sie stellen eine neue gestaltliche wie physiologische Einheit dar. Die an der Symbiose beteiligten Pilze sind meist Ascomyceten, die Algen in der Regel einfache Grünalgen, manchmal auch Blaualgen (Cyanobakterien). In Lebensräumen, in denen sich die Organismen einzeln nicht behaupten können, treten sie in der (Flechten-)Symbiose oftmals als „Pioniere" des Lebens auf. Ihr Thallus kann krustenförmig, blattartig oder strauchig sein. Eine strauchige Form hat das etwa 10 cm hoch werdende „**Isländische Moos**" = *Cetraria islandica* (Abb. 154). „Lichen islandicus" ist eine Schleimdroge. Sie enthält Lichenin, ein aus 1–3 und 1–4–β-glykosidisch verknüpfter Glucose aufgebautes unverzweigtes Polysaccharid. Eine Krustenflechte ist *Roccella tinctoria*, die den **Lackmus**farbstoff (Indikator) liefert. Auch in chemotaxonomischer Hinsicht sind die Flechten etwas Neues; sie synthetisieren eigene „Flechtenstoffe", die wesentliche Merkmale innerhalb der Flechtensystematik darstellen. Hierzu zählen Depside (z. B. Vorstufen des Lackmusfarbstoffes, der unter Mitwirkung von NH_3 durch „Lackmusgärung" hergestellt wird), Depsidone (z. B. Stictinsäure in der Lungenflechte). Antibiotisch wirksam (lokale Anwendung in der Medizin) ist die Usninsäure, eine weitere Flechtensäure. Auch Anthrachinone sind in manchen Flechten anzutreffen.

Das Vorhandensein oder Fehlen von Flechten ist u. a. auch ein Anzeichen für das Ausmaß der Luftverschmutzung: Flechten sind gegenüber Rauchgasen empfindlich.

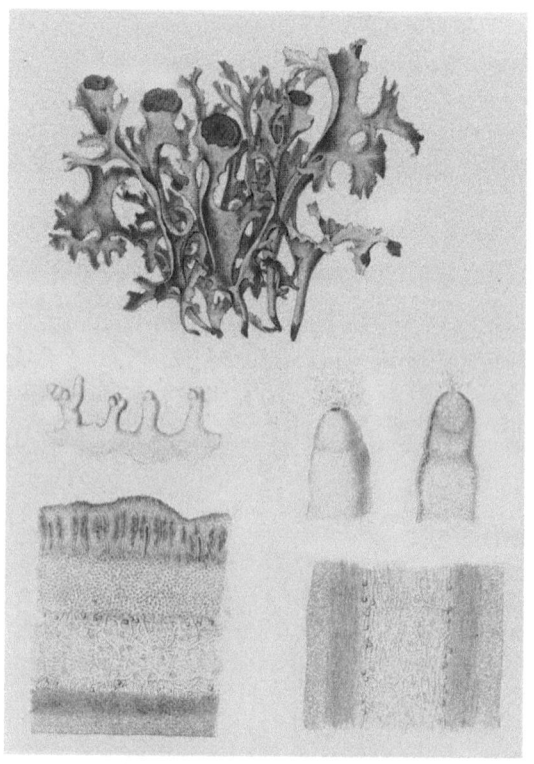

Abb. 154. *Cetraria islandica* (Isländisch „Moos" = **Lichen islandicus**). (Aus Berg und Schmidt)

Abteilung **Bryophyta = Moospflanzen.**
Die Moose stehen zwischen Thallophyten und Cormophyten: Sie entwickeln zwar Sproßachsen und Blätter, aber noch keine Wurzeln.
Die grüne Moospflanze stellt den Gametophyten dar, ist also dem Prothallium der Farne homolog. (Vergleiche im Gegensatz dazu den Generationswechsel bei Farnen und Samenpflanzen)
In ökonomischer Hinsicht sind Moose nur als Torfbildner (Hochmoore) von Interesse.

7.6 Pteridophyta = Farnpflanzen (Artenzahl: 12000)

7.6.1 Allgemeine Charakterisierung

Im Gegensatz zu den Abteilungen der Algen und Pilze (Fungi, Mycota), echten „Thallophyten", sind die Pteridophyta in Wurzel, Stamm (Stengel) und Blatt gegliedert. Sie sind also bereits echte Cormophyten. Ihr Wurzelsystem ist (im Gegensatz zu den Spermatophyta) **primär homorrhiz.** Sie haben keine Primärwurzel, die Wurzelbildung ist an die Entwicklung der Sproßachse gebunden; die Neubildung von Wurzeln ist mit dem Sproßwachstum „gekoppelt": Homorrhizie. Es existieren demnach also ausschließlich sproßbürtige Wurzeln.
Die Pteridophyten besitzen **konzentrische Leitbündel mit Innenxylem,** („hadrozentrisch") (Abb. 95). Ihr Sproß kann, zumal zu Beginn seiner Entwicklung, einen „protostelischen" Bau aufweisen („Protostele", siehe Stelärtheorie), dann liegt nur ein einziger zentraler Leitstrang vor. Meistens entwickeln Pteridophyta aber eine Netz- oder Dictyostele: auf einem Querschnitt durch eine derartige Sproßachse findet man mehrere konzentrische Leitbündel mit Außenxylem, von denen aber jedes von einer eigenen Endodermis umschlossen ist (vergleiche anatomischen Bau der Spermatophyta unter 6). Tracheen besitzen die Pteridophyta noch keine, nur Tracheiden (vgl. Anatomie 5.4).
Die Pteridophyta weisen einen **heteromorphen heterophasischen Generationswechsel** auf (vgl. Lebenscyclus des Wurmfarns. 4.3.3).

7.6.2 Auswahl einiger Taxa von praktischer Bedeutung:

Bärlappgewächse (Lycopodiatae)

Fossile Vertreter dieses Taxons wie Schuppenbäume, Siegelbäume waren an der Bildung von Steinkohlen-Flözen beteiligt.
Krautige, isospore Pflanzen sind unsere einheimischen Bärlappe, Familie

7.6.2 Lycopodiaceae

Auffällig ist ihre gabelige (= dichotome) Verzweigung. Die Sprosse sind von vielen schraubig gestellten kleinen Schuppenblättern besetzt. Die Sporophylle tragen das nierenförmige Sporangium auf der Blattoberseite (s. Abb. 155). Die (Iso-)Sporen von *Lycopodium clavatum* stellen die Droge „**Lycopodium**", ein gelbes Pulver, das in der Rezeptur zum Bestreuen von Pillen verwendet wurde.

Chemotaxonomisch ist die Familie durch das Vorkommen von Alkaloiden charakterisiert.

Schachtelhalmgewächse (Equisetatae)

Fossile Baumschachtelhalme (Calamiten) bildeten im Carbon (und Perm) ausgedehnte Wälder (Steinkohlenlager).

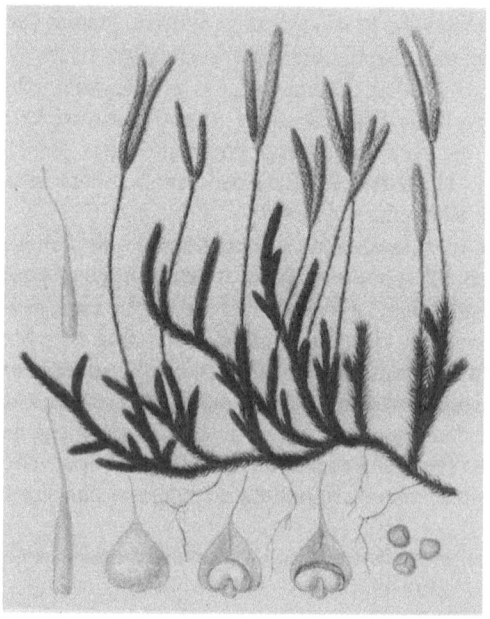

Abb. 155. *Lycopodium clavatum* = Keulen-Bärlapp. (Aus BERG und SCHMIDT)

7.6.2 Equisetaceae

Einziges Relikt in der Gegenwart ist die Gattung *Equisetum*. Schuppenblätter stehen quirlig. Fertile Sprosse mit terminalen Sporophyllständen erscheinen im Frühjahr vor den sterilen Sprossen, Sporangien sitzen zu mehreren auf der Sporophyllunterseite.

Chemotaxonomisch ist die Familie durch einen hohen Gehalt an Kieselsäure ausgezeichnet. Herba Equiseti hat verkieselte Zellwände und wurde daher früher zum Putzen von Zinngeschirr verwendet. Daran erinnert der Name „Zinnkraut". In der mikroskopischen Drogenanalytik sind die Kieselleisten der Stomata für die Diagnose hilfreich. Die sterilen Sprosse von *Equisetum arvense* enthalten Flavonoide und neutrale Saponine: **Herba Equiseti** wird als Diuretikum verwendet. Cave eine Drogenverfälschung, bzw. -verwechslung mit dem giftigen, alkaloidhaltigen *Equisetum palustre*, dem Sumpfschachtelhalm! Dieses Unkraut „Duwock" ist besonders verbreitet in den Flußniederungen und an den Küsten Nord- und Nordwestdeutschlands. Die volkstümliche Bezeichnung „Kohdodd" weist auf die unliebsame Rolle hin, die er in der Landwirtschaft spielt.

Farngewächse (Filicatae)

Die Sporangien sitzen hier in Vielzahl an der Unterseite der großen Blätter („Farnwedel").

7.6.2 Polypodiaceae

Vorkommen von kondensierten Gerbstoffen. Bekanntester Vertreter ist der **„Wurmfarn"** = *Dryopteris filix-mas* (Tafel 6/I, Abb. 115). Der Name weist auf seine Verwendung als Bandwurmmittel hin. Die taenifuge Wirkung basiert auf dem Gehalt an *Butanonphlorogluziden*. Verwendet wurden früher Extrakte aus **„Rhizoma Filicis".** Sie waren zwar gut wirksam, ein erheblicher Nachteil ist jedoch ihre geringe therapeutische Breite. Der Lebenscyclus des Wurmfarns demonstriert den Generationswechsel der Filicatae. (vgl. S. 209)

7.7 Spermatophyta = Samenpflanzen

Hier begegnen uns zum ersten Mal echte Blüten und Samen. Hinsichtlich Begriffsdefinitionen und Homologie-Verhältnissen vergleiche das Kapitel über Blütenmorphologie unter 4.3.3.
Die Stellung der drei Unterabteilungen im „Stammbaum" verdeutlicht die Abbildung 156.

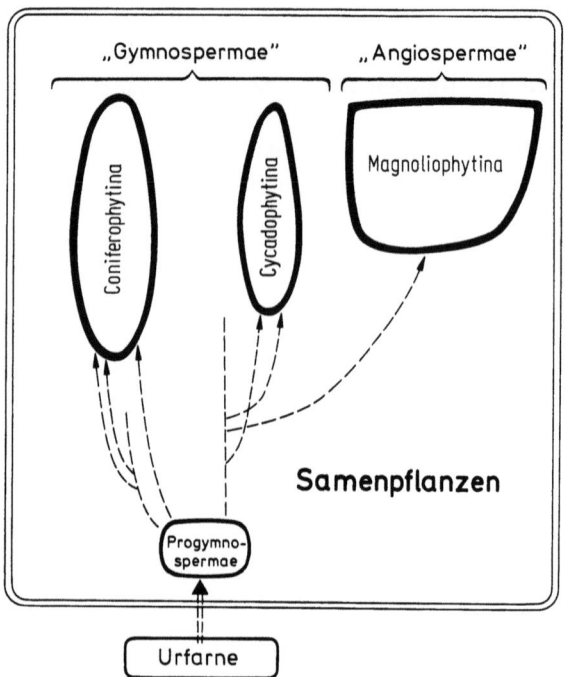

Abb. 156. Stammesgeschichtlicher Zusammenhang zwischen den Verwandtschaftsgruppen der Samenpflanzen

Der stammesgeschichtliche Zusammenhang zwischen den Verwandtschaftsgruppen der Samenpflanzen sieht vermutlich so aus: gemeinsames Ausgangstaxon sind die **„Progymnospermae"**, von denen sich bereits im Devon verschiedene Zweige herausdifferenzieren. Hiervon führt ein Hauptzweig — über Zwischenformen und weitere Differenzierungen — zu den **Coniferophytina**. Eine zweite Abzweigung hat ihre Blütezeit im Carbon und Perm, von ihr aus kommt es aber zu weiterer Differenzierung: Ausläufer zweier Taxa mit größter Entfaltung im Mesozoikum bilden zusammen die **Cycadophytina**. Daraus wird ersichtlich, daß die „Gymnospermen"-Gruppen unterschiedlichen phylogenetischen Ursprungs sind. Ein dritter Seitenast hingegen verbreitert sich zu Beginn der Kreide und findet seine volle Entfaltung erst im Neozoicum. Es ist der Seitenast der **Magnoliophytina (Angiospermae),** an dessen Basis die Magnoliatae (Dicotyledoneae) stehen, von denen dann zu Beginn der Ober-Kreide die Liliatae (Monocotyledoneae) sich als selbständiges Taxon abgliedern. Während also in früheren Erdzeitaltern die „Gymnospermae" dominierten, wurden sie in ihrer Vorherrschaft in der Gegenwart von den Angiospermen abgelöst.

7.7.1 Unter dem Namen **Gymnospermae = Nacktsamer** werden die Coniferophytina und die Cycadophytina zusammengefaßt. Wie bereits im Namen zum Ausdruck kommt, sitzen die Samen „nackt" auf den Samenblättern. Es können also keine Früchte gebildet werden. Die Blüten sind eingeschlechtlich und werden durch den Wind bestäubt.

Vom Habitus her gesehen handelt es sich um Holzgewächse mit sekundärem Dickenwachstum.

7.7.1 Coniferophytina = Gymnospermae p.p. (Artenzahl: 800)

Dieses Taxon umfaßt die gabel- und nadel-blättrigen Nacktsamer. Das Xylem enthält nur Tracheiden (Faser-Tracheiden), noch keine Tracheen. Gymnospermenholz weist einen sehr „homogenen" Bau auf.

Klasse Pinatae
Unterklasse Pinidae = Coniferae = Nadelhölzer
Blattform und Habitus beschreibt schon der Name „Nadelhölzer". Das Wort „Coniferae" bedeutet „Zapfenträger" (vgl. Abb. 157).

7.7.1 Pinaceae

Die männlichen Blüten sind kleine gelbliche Zapfen in der Achsel von Nadelblättern. An verlängerter Achse sitzen viele schraubig angeordnete Staub„blätter" mit je zwei Pollensäcken an der Unterseite.

Die weiblichen Blüten sind zu größeren zapfenförmigen *Blütenständen* vereinigt, die später verholzen. An verlängerter Achse stehen schraubig angeordnete sog. Deckschuppen. In der Achsel jeder Deckschuppe entsteht eine weibliche Blüte: eine Samenschuppe (die später verholzt), die an ihrer Basis oberseits zwei Samenanlagen trägt. Während der Blütezeit werden die Pollenkörner — sie sind mit zwei Luftsäcken versehen — vom Wind an die Samenanlagen herangetragen. Der Pollenschlauch wächst durch die Mikropyle zum Embryosack, wo die Befruchtung stattfindet. Die Eizellen befinden sich hier noch in — wenn auch stark reduzierten — Archegonien. Nach der Reife löst sich der Samen von der Samenschuppe ab. Ein flügelartiger Anhang erleichtert seine Verbreitung durch den Wind. Die nadelförmigen Blätter sind schraubig gestellt und haben meist eine Lebensdauer von mehreren Jahren (Ausnahme: sommergrüne Nadeln der Lärche).

Ätherisches Öl ist in schizogenen Exkretgängen der Blätter lokalisiert. Gemische aus ätherischem Öl und Harz, sogenannte **Balsame,** finden sich in den Exkreträumen des Stammes. Coniferenbalsame heißen **„Terpentine",** der Destillationsrückstand der **„Terpentinöle"** ist das **Colophonium** (= Harzfraktion).

Picea

Picea abies, Fichte

Ursprünglich aufrechte ♀ Zapfen, nach der Bestäubung hängend, fallen nach dem Ausstreuen der Samen im Ganzen ab.

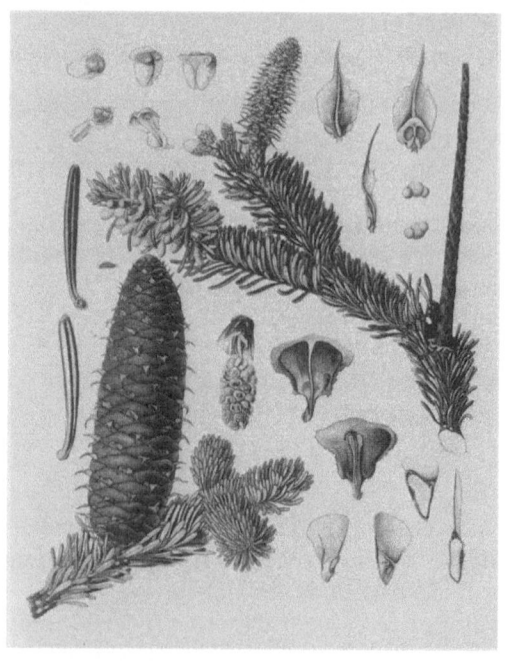

Abb. 157. *Abies alba* = Weißtanne. (Aus KÖHLER)

Abies

Abies alba, Weißtanne, Edeltanne (Abb. 157)
♀ Zapfen auch zur Reifezeit „stehend", ihre Schuppen fallen einzeln ab, die Zapfenspindel bleibt stehen. Ältere Zweige sind glatt (im Gegensatz zu den rauhen der Fichte!).
„Kanadabalsam" ist das Terpentin von *Abies balsamica*.

Pinus
Pinus sylvestris, die Wald-Kiefer oder Föhre, trägt (im Gegensatz zu Fichte und Tanne) die Blätter an Kurztrieben. Die Befruchtung erfolgt erst ein Jahr nach der Bestäubung.
„Terpentin" wird durch künstliche Verwundung des Kiefernstammes gewonnen;
Oleum Pini pumilionis, das „Latschenkiefernöl" durch Wasserdampfdestillation aus den Blättern von *Pinus mugo ssp. pumilio*.
Bernstein ist das fossile Harz von *Pinus baltica*.

7.7.1 Cupressaceae

Die meist schuppenförmigen Blätter sind gegenständig oder in 3-zähligen Wirteln angeordnet. Der Familienname leitet sich von Cupressus sempervirens (= Zypresse) ab. Meist verholzte Zapfen.

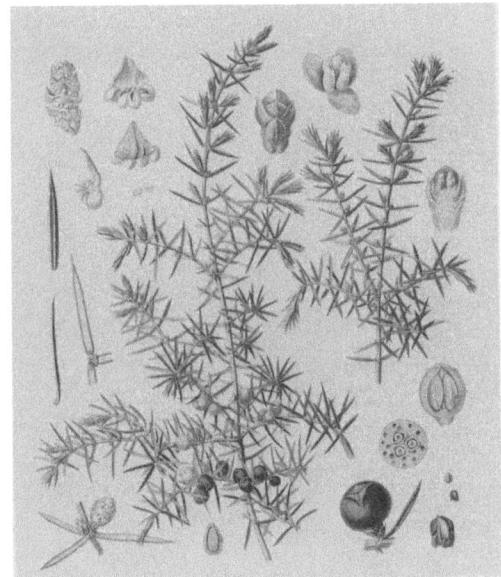

Abb. 158.
Juniperis communis =
Wacholder. (Aus KÖHLER)

Juniperus

Juniperus communis, der Wacholder (Abb. 158) ist zweihäusig, seine nadelförmigen Blätter stehen in dreizähligen Wirteln. Die drei obersten Schuppenblätter des ♀ Blütenstandes werden fleischig und umhüllen drei Samen unter Bildung eines fleischigen Beerenzapfens. Zwischen Bestäubung und Befruchtung vergeht ein Jahr; erst im 3. Jahr werden die Wacholder„beeren" reif.

Die Cupressaceae sind reich an ätherischen Ölen. Der Wacholder liefert die Drogen **„Fructus" Juniperi** und **Lignum Juniperi** (Abb. 100) (ohne Exkretgänge!) [Fasertracheide mit Hoftüpfeln Abb. 63]; durch ihr Ätherisches Öl wirken sie als Diuretika.

Juniperus sabina, der Sadebaum, ist eine Giftpflanze (Lignane und stark hautreizendes Öl).

7.7.1 Cycadophytina = Gymnospermae p.p.

Unterabteilung Cycadophytina (= Gymnospermae p.p.). Dieses Taxon umfaßt die fiederblättrigen Nacktsamer. Die Blätter sind meist groß und farn- oder palmartig gefiedert oder fiedernervig. Eine Ausnahme hiervon bilden die

7.7.1 Ephedraceae

aus der Klasse der Gnetatae, die schon Beziehungen zu den Angiospermen zeigt. Diese zweihäusigen Rutensträucher (Abb. 159) besitzen grüne, stark

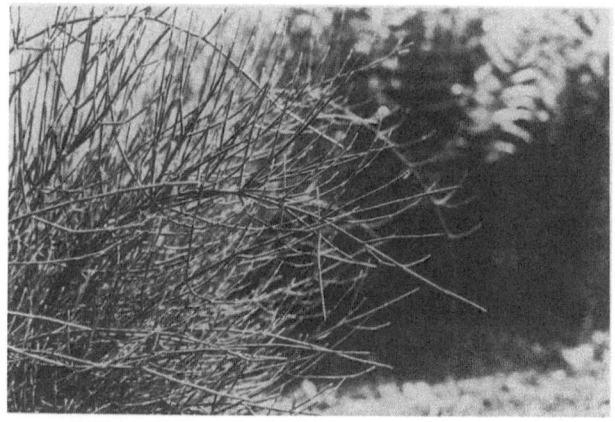

Abb. 159. *Ephedra,* Habitus (Original)

verzweigte Sproßachsen mit nur kleinen schuppenförmigen Blättern, gegenständig oder in wirteliger Stellung. Die Blüten sind stark reduziert. Tafel 1/III, Tafel 1/IV. *Ephedra*-Arten (**Herba Ephedrae**) enthalten das Sympathomimeticum **Ephedrin**.
Unter dem Namen Ma-huang war die Droge bereits in der alten chinesischen Medizin sehr geschätzt.

7.7.2 Magnoliophytina = Angiospermae

In der Abteilung der Spermatophyta, der Samenpflanzen, findet sich das Gros der Arzneipflanzen in der Unterabteilung der Magnoliophytina = Angiospermae.

7.7.2.1 Magnoliatae = Dicotyledoneae = Zweikeimblättrige Pflanzen

In der Klasse der Magnoliatae = Dicotyledoneae steht die Unterklasse der **Magnoliidae** (= Polycarpicae) an der Basis des „Stammbaumes", zeichnet sie sich doch durch eine Fülle ursprünglicher Merkmale aus. Von ihr zweigt die stärker abgeleitete Unterklasse der **Caryophyllidae** ab. Paralleläste stellen die **Dilleniidae** und **Rosidae** mit der noch kleineren Abzweigung der **Hamamelididae** dar. Die größte Unterklasse sind die Rosidae, aus denen dann später der große Zweig der jüngsten Unterklasse, der umfangreichen

Tabelle 2. Gliederung der Magnoliidae

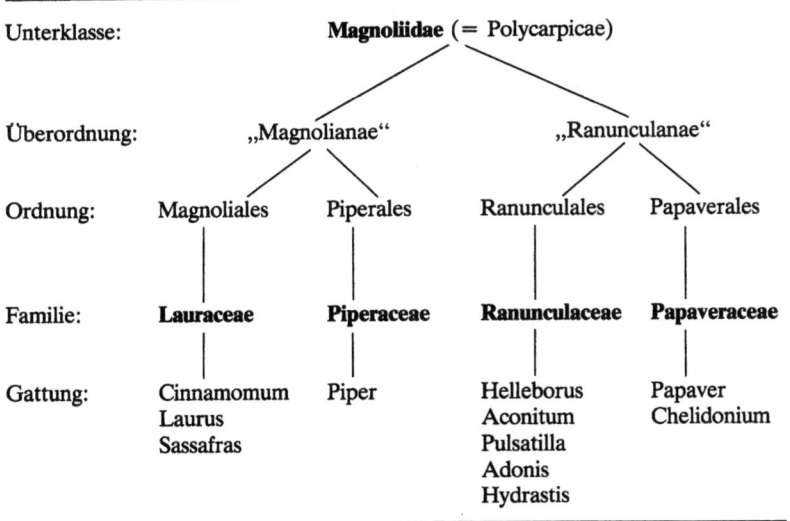

Asteridae hervorwächst. Die Magnoliidae nehmen aber auch insofern eine zentrale Stellung ein, als sich aus Formen dieses Verwandtschaftskreises die **Liliatae = Monocotyledoneae** herleiten lassen.

Übersicht über die

7.7.2.1 **Magnoliidae (= Polycarpicae)**
Viele ursprüngliche Merkmale, aber es kommen auch bereits
abgeleitete Merkmale vor
z. B.
Holzpflanzen ───────⟶ krautartige Pflanzen (Ranunculaceae).

Perianth vielfach noch nicht in Kelch und Krone gegliedert

Polymerie = unbestimmte Zahl von Blütengliedern

Blütenglieder an verlängerter ⟶ Blütenglieder in 3 oder 5-zähligen Wirteln (oder reduziert);
Achse in größerer Zahl, schraubig gestellt, (Abb. 160, 161) apetale Blüten (Piperaceae)
ergo:

primäre Polyandrie
Staubblätter vielfach noch nicht in Filament und Anthere gegliedert

chorikarpes (= apokarpes) ──⟶ synkarpes Gynoeceum (Papaveraceae)
Gynoeceum

„Polykarpie"

Fruchtknoten oberständig ───⟶ Fruchtknoten unterständig (einige Lauraceae)

vielsamige Balgfrüchte ─────⟶ einsamige Nüßchen

Exkretzellen mit Ätherischem Öl (Magnolianae)
Phenylalanin-Alkaloide (vgl. Schema 39, S. 288)
(besonders Benzylisochinolin-Alkaloide) (fehlen bei Piperaceae)

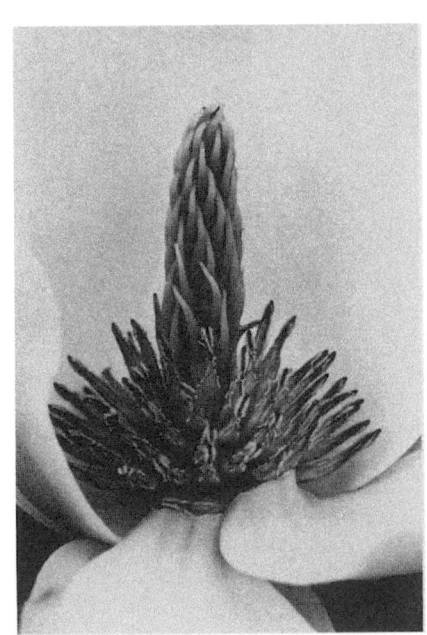

Abb. 160. Blüte von *Magnolia* (Original)

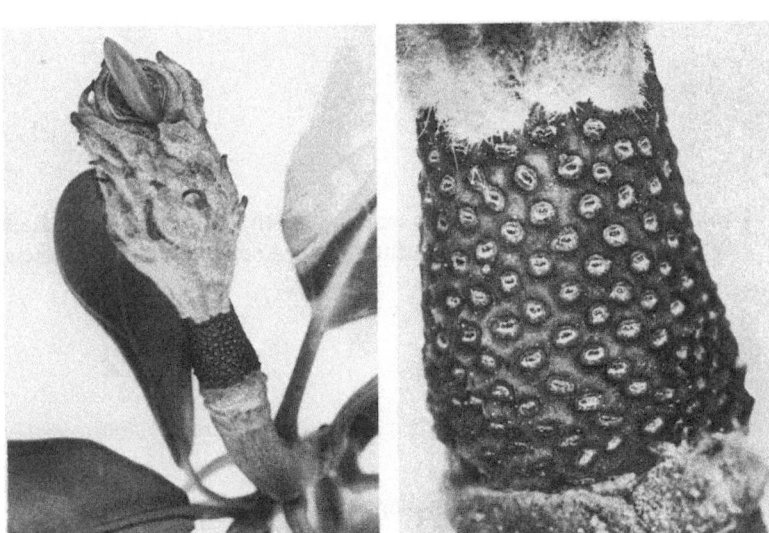

Abb. 161. Schraubige Stellung der Blütenglieder bei *Magnolia* (Staubblätter abgefallen) (Original)

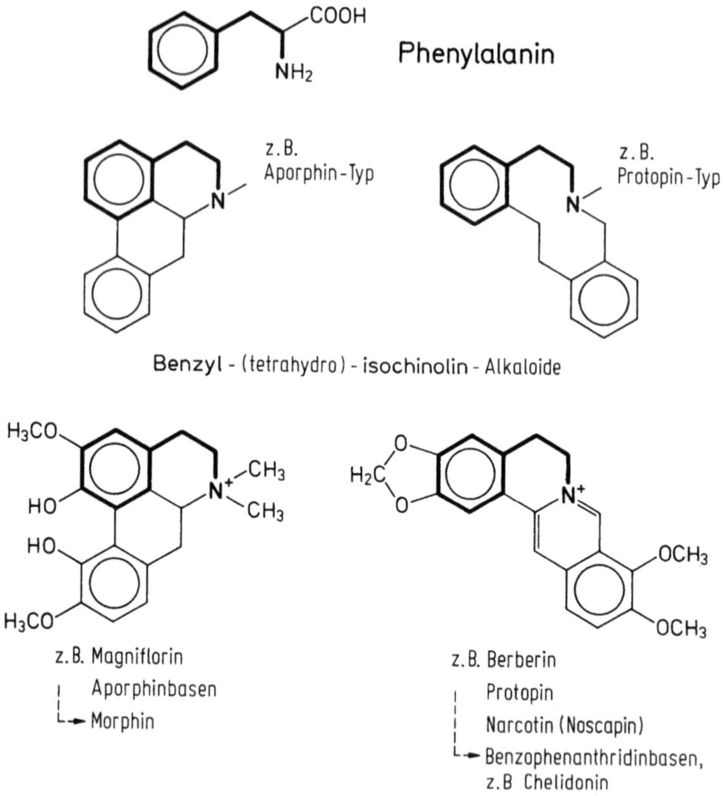

Phenylalanin

z.B. Aporphin-Typ

z.B. Protopin-Typ

Benzyl-(tetrahydro)-isochinolin-Alkaloide

z.B. Magniflorin
    Aporphinbasen
    ↳ Morphin

z.B. Berberin
    Protopin
    Narcotin (Noscapin)
    ↳ Benzophenanthridinbasen,
      z.B Chelidonin

Schema 39

Die Magnolianae sind reicher an ursprünglichen Merkmalen als die Ranunculanae. Das wird bei der Betrachtung der Arzneipflanzen der folgenden vier Familien deutlich.

7.7.2.1 Lauraceae = Lorbeergewächse

Die Lauraceae sind in tropischen und subtropischen Wäldern weit verbreitet.

Morphologisch-anatomische Merkmale:
Immergrüne Holzgewächse mit ledrigen, ungeteilten Blättern; Nebenblätter fehlen. Die **cyklischen Blüten** stehen in lockeren Blütenständen, sind zwittrig oder eingeschlechtig, meist dreizählig. Meist P 3 + 3

A3+3+3+3 G3. Perianth aus zwei Wirteln, deren Blätter gleich oder ungleich sind. Die Antheren öffnen sich mit Klappen. Das Gynoeceum ist coenokarp, der einfächerige Fruchtknoten oberständig oder ± in die ausgehöhlte Achse versenkt; eine Samenanlage. Beere oder Steinfurcht. Samen ohne Endosperm.
Ätherisches Öl in Ölzellen.

Chemische Merkmale:
Ihrem Reichtum an Ätherischem Öl verdanken einige Arten ihre Verwendung als Gewürze und/oder als Arzneipflanzen. Daneben kommen auch Schleimzellen vor.

Cinnamomum

Cinnamomum zeylanicum BLUME liefert die offizinelle Zimtrinde, **Cortex Cinnamomi.** Diese Cortex-Droge schließt nach außen mit dem „gemischten mechanischen Ring" ab, besteht also nur aus Geweben, die dem Zentralzylinder angehören. Die Außenrinde ist abgeschält.
Hauptkomponente des Ätherischen Öles ist Zimtaldehyd.
Der chinesische Zimt (= Kaneel), die Cortex-Droge von *Cinnamomum aromaticum* NEES (syn.: *Cinnamomum cassia* BLUME) kommt hingegen ungeschält in den Handel. Er schmeckt mehr schleimig und adstringierend. Eine weitere als Verfälschung anzusprechende Handelsware ist der sogenannte Padang-Zimt, die Cortex von *Cinnamomum burmannii* BLUME. In Pulvermischungen fällt sie durch tafelförmige Calciumoxalatkristalle in den Markstrahlen auf.
Cinnamomum camphora (L.) J. S. PRESL liefert **Camphora,** den natürlichen Kampfer. Das ist der bei Zimmertemperatur feste Anteil des Ätherischen Öles aus dem Holz des ostasiatischen Kampferbaumes.

Laurus

Laurus nobilis L., der Lorbeer, ein immergrüner zweihäusiger Baum, ist im Mittelmeergebiet zu Hause. Die Blüten sind hier 2-zählig. Aus seinen Blättern wurde bei den olympischen Spielen der Siegeskranz, der „Lorbeerkranz" geflochten. Drogen: **Folia Lauri** (Lorbeerblätter sind auch als Gewürz geschätzt) und **Fructus Lauri,** eine Steinfrucht. Das aus den Früchten gewonnene „Oleum Lauri" ist allerdings kein reines Ätherisches Öl, sondern ein salbenartiges Gemenge von Fett (aus dem Keimling) und Ätherischem Öl, das reich an Cineol ist.

Sassafras

Lignum Sassafras (Abb. 97) ist das Wurzelholz von *Sassafras albidum* (NUTTALL) NEES var. *molle* (RAFINESQUE-SCHMALTZ) FERNALD [syn. *Sassafras officinale* NEES ET EBERMAIER (Tafel 6/II)]. Dieser schöne Baum wächst im östlichen Nordamerika. Seine eingeschlechtlichen Blüten sind ein Beispiel für ein sog. Pseudoperigon (= ein homoiochlamydeisches Perianth aus mehreren Wirteln). Der Name „Fenchelholz" weist auf den aromatischen Geruch der Droge hin. Hauptkomponente des Ätherischen Öles ist Safrol (80%).

Avocadofrüchte stammen von *Persea americana* MILL.

Sternanis sind die Früchte von *Illicium verum* HOOK. f. (Abb. 162) aus der nahe verwandten Familie der **Illiciaceae.**

Myristica fragrans HOUTT. **(Myristicaceae)** liefert mit seinen Samen die Muskat„nüsse"; Macis od. Muskat„blüte" ist ihr Samenmantel = Arillus (Abb. 163).

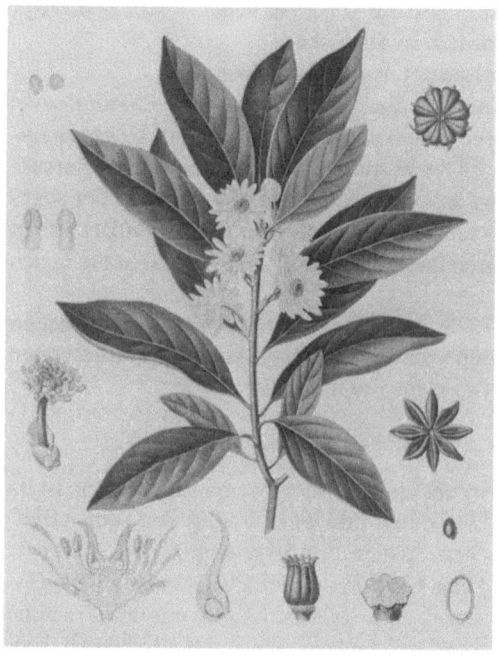

Abb. 162. *Illicium verum* = Sternanis. (Aus KÖHLER)

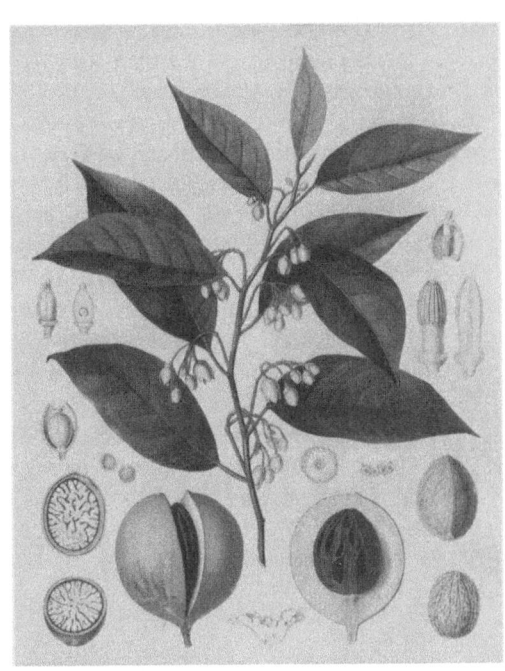

Abb. 163. *Myristica fragrans* = Muskat„nuß"baum. (Aus BERG u. SCHMIDT)

7.7.2.1 Piperaceae = Pfeffergewächse

Morphologisch-anatomische Merkmale:
Die Piperaceae sind Kräuter oder (kletternde) Holzgewächse mit schraubig, seltener wirtelig gestellten Blättern. Die **apochlamydeischen** (= Ausfall der Blütenhülle) Blüten stehen in dichten Ähren oder Trauben. Das Gynoeceum ist meist dreiblätterig, aber einfächerig, mit einer grundständigen, geraden Samenanlage. Steinfrüchte oder Beeren. Großes **Perisperm,** kleines Endosperm. Der Gefäßbündelverlauf erinnert an die Liliatae (= Monocotyledoneae), aber sekundäres Dickenwachstum der Bündel ist vorhanden. **Exkretzellen** (Abb. 74). Kleinste Stärke des Pflanzenreiches!

Chemische Merkmale:
Ätherisches Öl, Scharfstoffe.

Piper (Tafel 6/III)

Piper nigrum L. ist ein Kletterstrauch der Tropen. Seine kleinen Steinfrüchte werden entweder unreif geerntet und getrocknet und stellen so die

Droge **Fructus Piperis nigri** = Schwarzer Pfeffer dar. Werden hingegen die reifen Früchte einem Fermentationsprozeß unterworfen und danach die äußere Fruchtwand entfernt, so resultiert nach dem Trocknen die Droge **Fructus Piperis albi** = Weißer Pfeffer.

Die Exkretzellen enthalten sowohl das aromatisch riechende Ätherische Öl als auch nichtflüchtige Scharfstoffe mit einer Säureamidgruppierung im Molekül, charakteristisch für den „Pfeffergeschmack".

Piper cubeba L.f. liefert die **Fructus Cubebae**. Cubebenpfeffer färbt sich mit 80%iger Schwefelsäure intensiv rot und läßt sich mit dieser histochemischen Reaktion rasch vom echten Pfeffer unterscheiden. Dieses Reaktionsverhalten ist typisch für die Stoffgruppe der sogenannten Lignane, die sich formal aus zwei Phenylpropaneinheiten aufbauen. Hierzu zählt das Cubebin.

Piper methysticum G. FORSTER ist die Stammpflanze der **Rhizoma Kawa-Kawa,** eine auf Hawaii und in Polynesien kultivierte strauchartige Piper-Art. Dem von den Eingeborenen aus der Droge bereitete Kawa-Trank kommt eine beruhigende Wirkung zu. Enolide vom Typ des Kawains und Dihydrokawains sind in neuerer Zeit als pflanzliche „Ataraktika" in Verwendung.

Ranunculanae:

7.7.2.1 **Ranunculaceae = Hahnenfußgewächse**

Morphologisch-anatomische Merkmale:
Die Hahnenfußgewächse sind in unserer einheimischen Flora stark vertreten. Zu ihnen zählen viele unserer schönsten Frühlingsblumen (z. B. Buschwindröschen, Leberblümchen, Sumpfdotterblume). Ihr krautartiger Wuchs weist die Familie schon als phylogenetisch stärker abgeleitet aus. Stauden mit unterirdischen Speicherorganen sind häufiger als einjährige Kräuter, Holzgewächse selten (z. B. *Clematis* = Waldrebe).

Die meist wechselständigen Blätter sind oft ± geteilt. Die meist zwitterigen Blüten sind radiär (= aktinomorph) oder zygomorph (z. B. *Aconitum*) mit schraubiger oder wirteliger Anordnung der Teile. Das Perianth ist einfach und corollinisch oder doppelt, dann aber dadurch, daß entweder zu dem corollinischen Perianth eine kelchartige, aus Hochblättern gebildete Hülle hinzutritt (z. B. *Anemone, Pulsatilla*) oder dadurch, daß aus Staubblättern ± blumenkronartige „Honigblätter" hervorgehen (z. B. *Helleborus, Aconitum*).

Ein doppeltes Perianth aus Sepalen (Kelch) und Petalen (Corolle) haben *Adonis* und *Ranunculus*; bei *Ranunculus* sind die Petalen allerdings noch nektarfertil, bei *Adonis* nicht. Staubblätter sind in großer Zahl vorhanden (primäre Polyandrie).

Apokarpie (= Chorikarpie): Vielsamige Balgfrüchte aus oligomerem Gynoeceum *(Aconitum, Helleborus)*, einsamige Nußfrüchte aus polykarpem Gynoeceum *(Ranunculus, Anemone, Pulsatilla, Adonis)*.

Hydrastis bildet beerenartige Früchte, die zu einer (himbeer-ähnlichen) Sammelfrucht vereinigt sind.

Chemische Merkmale:
Vikariierndes Vorkommen von Reizstoffen *(Ranunculus, Pulsatilla)*, Cardenoliden *(Adonis)*, Bufadienoliden *(Helleborus)*, Esteralkaloiden *(Aconitum)*, Isochinolinalkaloiden *(Hydrastis)*.

Pulsatilla (Abb. 164)

Pulsatilla pratensis (L.) MILL., die Wiesen-Kuhschelle und *Pulsatilla vulgaris* MILL., die gemeine Kuhschelle haben lange, zottig behaarte Griffel. Bei der Verbreitung der Früchte durch den Wind dienen sie als Flugapparat. Der Hochblattkelch ist zerschlitzt. Die frische Pflanze wird in der Homöopathie verwendet. Sie enthält **Reizstoffe** wie das Lacton Protoanemonin, das nur in der Familie der Ranunculaceae gefunden wurde. Es ist ein starkes Mitosegift. Beim Trocknen der Pflanze geht es in Anemonin über. Protoanemonin und Anemonin haben auch antibiotische Eigenschaften.

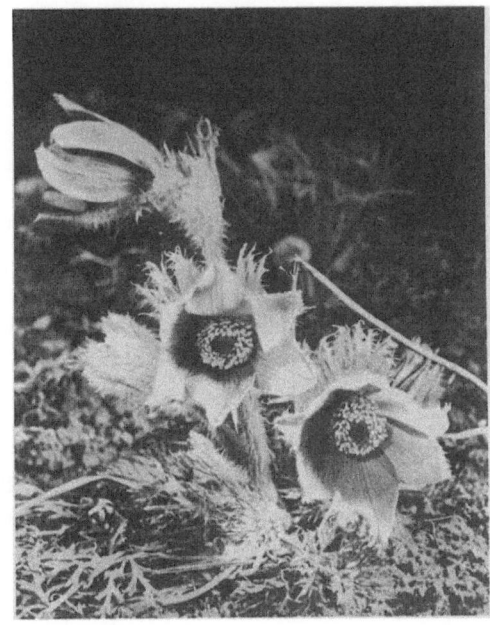

Abb. 164. *Pulsatilla* = Kuhschelle (Aufnahme RICHTER)

Adonis (Abb. 165)

Adonis vernalis L., das Frühlingsadonisröschen mit seinen großen, leuchtend gelben Blüten und den ganz fein zerschlitzten Fiederblättern enthält ähnliche **Cardenolide** (vgl. Schema 8!) wie *Strophanthus*. Sie sind durch einen But**enolid**ring, einen **fünf**gliederigen Lactonring charakterisiert:

$$R-\underset{O}{\underset{|}{\bigcirc}}=\overset{O}{\underset{}{}}$$

Die Nußfrüchte von **Herba Adonidis** sind behaart, nicht hingegen die von *Adonis aestivalis* L., einer häufigen Verfälschung, die so gut wie unwirksam ist. Während die Stengel der echten Droge ein lockeres Markgewebe auf-

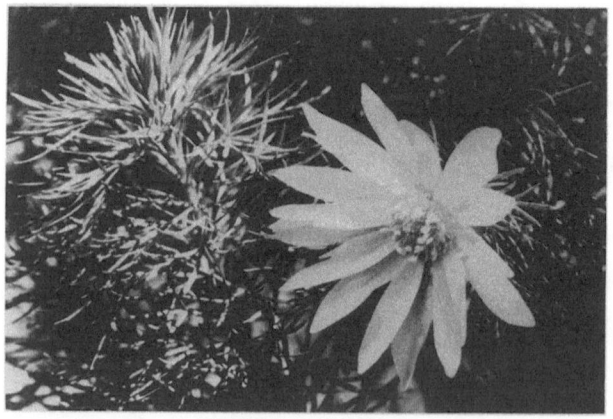

Abb. 165. *Adonis vernalis* = Adonisröschen (Aufnahme RICHTER)

weisen, sind die Stengel der Verfälschung hohl und (durch collenchymatische Verdickungsleisten) längsgerieft. Die Blätter beider Arten unterscheiden sich anatomisch nicht.

Helleborus

Eine andere herzwirksame Droge sind die **Rhizoma Hellebori,** Rhizome und Wurzeln von *Helleborus niger* L., der schwarzen Nieswurz oder Christrose, Schneerose. Neben den großen weißen (schraubigen) Blüten mit allmählichem Übergang von Hoch- zu Hüll- oder Perianthblättern fallen bei dieser Pflanze besonders die mächtigen pedaten Fiederblätter auf.

Die **herzwirksamen Glykoside** dieser Droge, z. B. das Hellebrin, zählen zu den Bufa**dienolid**en, sind also chemisch ähnlich gebaut wie manche Krötengifte und zeichnen sich durch einen **sechs**gliederigen Lactonring aus:

Aconitum (Tafel 6/IV)

Der blaue Eisenhut *Aconitum napellus* L., (der Name spielt auf das „helm"-artige Aussehen der zygomorphen Blüte an: Perianth 5-blättrig, blumenkronartig gefärbt, das oberste unpaare Blatt helmförmig. 2 Honigröhrchen mit taschenförmigem, honigausscheidendem Sporn ragen in den Helm, die übrigen sind verkümmert) ist die „giftigste" Pflanze, die wir kennen. So wurde sie von den Menschen schon früh zum Vergiften von Wölfen verwendet. Die Droge **Tubera Aconiti** stellt die unterirdischen Speicherorgane der Pflanze mit den Wurzeln dar. Die physiologisch so stark wirksamen Substanzen (Aconitin) zählen zu den **„Pseudoalkaloiden":** Während am Aufbau von Alkaloiden neben einem stickstoff-freien Fragment eine Aminosäure beteiligt ist, leiten sich die Inhaltsstoffe von Aconitum von Aminoalkoholen her, die frei oder verestert auftreten. Daher auch der Name „Esteralkaloide". Die Aminoalkohole sind Diterpenabkömmlinge. Die Wirkstoffe finden nur noch gelegentlich bei Neuralgien Anwendung, z. B. lokale Applikation mit anästhesierender Wirkung bei Trigeminus-Neuralgie. Ähnliche Wirkstoffe finden sich im Rittersporn *(Delphinium)*, der ebenfalls zygomorphe Blüten hat.

Hydrastis (Tafel 4/II)

Rhizoma Hydrastis, das unterirdische Speicherorgan von *Hydrastis canadensis* L., fällt durch seine gelbe Farbe auf und ähnelt darin unserer einheimischen Berberitze. *Hydrastis canadensis* ist, wie der Name andeutet, im östlichen Nordamerika beheimatet und wächst dort in Wäldern ähnlich wie bei uns das Buschwindröschen. Die gelbe Farbe wird (wie bei *Berberis vulgaris* L. aus der nahe verwandten Familie der Berberidaceae auch) durch den hohen Gehalt an Berberin hervorgerufen. Berberin ist ein typischer Vertreter der **Isochinolinalkaloide,** läßt sich also vom Phenylalanin ableiten (s. Schema 39). Uteruswirksam ist das Alkaloid Hydrastin, das nahe mit dem Opiumalkaloid Noscapin verwandt ist.

7.7.2.1 Papaveraceae = Mohngewächse

Morphologisch-anatomische Merkmale:

Die Papaveraceae sind ebenfalls krautige Pflanzen unserer Breiten. Ihre Blüten sind meist zweigliederig, eine Ausnahme bildet hier allerdings die Unterfamilie der Papaveroideae. Wir treffen hier neben primärer Polyandrie auf ein vielblättriges coenokarpes Gynoeceum. Die Frucht von *Papaver* ist eine Porenkapsel. Die Frucht von *Chelidonium* ist zweiblättrig, mit Klappen aufspringend. Samen mit ölhaltigem Endosperm. Exkrete in gegliederten **Milchröhren,** die die ganze Pflanze durchziehen.

Chemische Merkmale:
Die Wirkstoffe, biogenetisch stark abgewandelte **Benzylisochinolin-Alkaloide,** sind im Milchsaft lokalisiert. Leitalkaloid der Familie ist das Protopin.

Papaver
* K2 C2 + 2 A ∞ G (20 $\to$ 2)

Papaver somniferum L., der Schlafmohn (Tafel 7/I), ist eine Kulturpflanze, von der verschiedene Rassen angebaut werden. Als Ölpflanze wird Mohn seit der Steinzeit angebaut. Zur **Opium**-Gewinnung wird die unreife Mohnkapsel mit Messern angeritzt. Der Milchsaft quillt in dicken weißen Tropfen hervor, nach mehreren Stunden ist er zu einer Masse von salbenähnlicher Konsistenz eingetrocknet. Diese gelblich-bräunliche Ausscheidung wird behutsam von der Kapselwand abgeschabt. Zentren der Opiumgewinnung sind die Türkei und Indien. Dort werden die Opiummassen zu großen kuchenförmigen Stücken geformt und in Mohnblätter gewickelt versandt. Der in Europa angebaute Mohn dient der Samen- bzw. Ölgewinnung. Nur in der Notzeit nach dem zweiten Weltkrieg haben Apotheker von deutschen Mohnfeldern Opium geerntet, um die Arzneiversorgung der Bevölkerung sicherzustellen.
Die schmerzlindernde Wirkung des Opiums war bereits im Altertum bekannt. Die Gewinnung des Milchsaftes durch Anschneiden der Kapseln beschreibt bereits ein Schüler des ARISTOTELES.
Charakterstoffe des Opiums sind eine Vielzahl von **Alkaloiden**, insbesondere Morphin, Codein, Papaverin, Noscapin = Narcotin (die sich alle vom Phenylalanin herleiten lassen) sowie die Mekonsäure, eine Hydroxypyrondicarbonsäure.

Chelidonium
* K2 C2 + 2 A ∞ G (2)

Chelidonium majus L., Schöllkraut, durch gelben Milchsaft ausgezeichnet, liefert die Droge **Herba Chelidonii.** Die Pflanze ist als Ruderalpflanze weit verbreitet, blüht leuchtend gelb und fällt durch ihre zarten, apart geformten Laubblätter auf. Die im Milchsaft lokalisierten Alkaloide sind – wie beim Opium – an Säuren gebunden. Charakteristisch ist hier die Chelidonsäure, eine Pyrondicarbonsäure. Demnach ließe sich die Mekonsäure auch als Hydroxy-Chelidonsäure beschreiben. Die **Alkaloide** sind Benzophenanthridin-Basen. Zu ihnen zählen die Wirkstoffe der Droge: Chelidonin, Chelerythrin und Sanguinarin. Es handelt sich um eine biogenetisch stark abgeleitete Gruppe. Außerdem enthält die Pflanze Protopin und Berberin (gelbe Farbe). Verwendet wird Schöllkraut in erster Linie bei Erkrankungen der Galle.

7.7.2.1 Die **Caryophyllidae** sind eine stark spezialisierte Unterklasse. Sie wachsen häufig an Standorten mit extremen Lebensbedingungen, z. B. Wüsten (Succulenten), am Meeresstrand (Halophyten), manche Vertreter sind N-liebende Ruderalpflanzen.

Tabelle 3. Gliederung Caryophyllidae

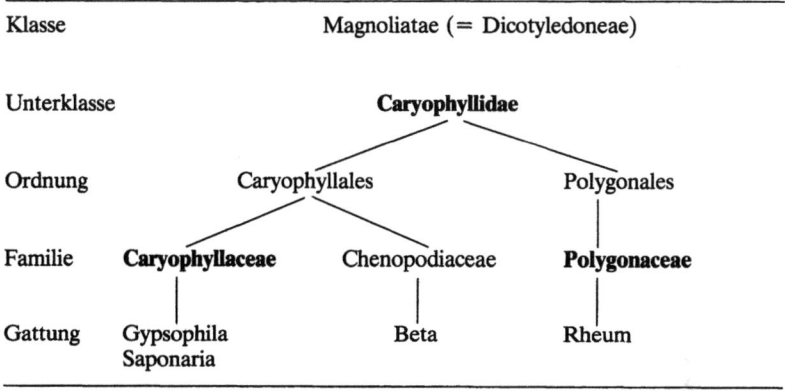

Viele Familien dieses Verwandtschaftskreises – allerdings nicht die Caryophyllaceae (!) – zeichnen sich durch eine spezifische Stoffwechselleistung aus: Anstelle von Anthocyanen synthetisieren sie N-haltige wasserlösliche Pigmente, die sog. Betalaïne (rote Betacyane, vgl. Formel S. 298, und gelbe Betaxanthine).

Zur Familie der **Chemopodiaceae** zählen Nutzpflanzen wie Spinat *(Spinacia oleracea)* und Kulturformen aus der Gattung *Beta*: Zuckerrübe, Futterrübe sowie Rote Beete. Deren rote Farbe wird durch „Rübenrote" bedingt, denen die „Beta-cyane" (= Betanine) ihren Namen verdanken. Es handelt sich um Glykoside mit einem sehr instabilen Aglykon.

Betacyanidin, Iso-
[β-Glucosid in 5-Stellung: Betacyan]

7.7.2.1 Caryophyllaceae = Nelkengewächse

Morphologisch-anatomische Merkmale:
Die Nelkengewächse sind krautige Pflanzen mit meist schmalen und gegenständigen Blättern. Die Blüten stehen häufig in dichasialen Blütenständen. Die allgemeine Blütenformel ist
* K (5) C 5 A 5 + 5   G (5) → (2)
Bemerkenswert ist die Stellung der Staubblätter: Die Staubblätter des äußeren Staubblattkreises stehen vor den Kronblättern, nicht mit diesen alternierend, d. h. die Staubblätter sind obdiplostemon. Die Samenanlagen stehen an einer Zentralplacenta (→ „Centrospermae") oder in Einzahl basal. Die Samen enthalten meist Perisperm. Vielfach treten Reduktionen im Blütenbereich auf: So fehlt bei *Herniaria* beispielsweise die Blumenkrone, die Nuß ist einsamig.
In der Regel sind die Früchte vielsamige, oft mit Zähnen aufspringende Kapseln.

Chemische Merkmale:
Charakterstoffe der Familie sind zuckerreiche **Triterpensaponine.**
In der Unterfamilie der Silenoideae (und nur hier) hat die Familie eigene Reservekohlenhydrate: statt Stärke speichert sie in den Wurzeln ein Gemisch von Oligo- und Polysacchariden, deren Hauptbestandteil Galactose ist.

Gypsophila

Gypsophila-Arten sind die Stammpflanzen der Droge **Radix Saponariae albae,** die 6–20% Saponin enthält. Sie liefert das **Saponinum album** des Handels (Saponin-Standard).

Saponaria

Saponaria officinalis. (Tafel 7/II) hingegen liefert die Droge **Radix Saponariae rubrae.** Infolge des Saponingehaltes wirken Zubereitungen aus der

Droge als Expectorans sekretolytisch. Im Rahmen der Tee-Analyse ist das Fehlen von Stärke sowie die zahlreichen großen Oxalatdrusen für die Diagnose hilfreich.

Die Mescalin-haltige Droge „**Peyotl**" stammt von *Lophophora williamsii* (syn. *Anhalonium lewinii*) aus der nahe verwandten Familie der **Cactaceae**.

7.7.2.1 Polygonaceae = Knöterichgewächse

Morphologisch-anatomische Merkmale:
Auch die Polygonaceae führen sehr viele, auffallend große **Oxalat**drusen. Ein weiteres anatomisches Merkmal der Familie ist das Auftreten von **Leitbündel-Anomalien** (vgl. Abb. 166). Wichtigstes morphologisches Charakteristikum ist aber die Ausbildung einer **Ochrea** (Tafel 3/IV): Nebenblätter (= Stipeln) verwachsen zu einer tutenförmigen Stipularröhre, die den Stengel oberhalb des Blattansatzes umschließt. Oftmals ist die Ochrea später bräunlich verfärbt oder weißlich-häutig, an ihrem oberen Ende aufgeschlitzt, ausgefranst.
Blütenbau: Das Perianth ist als ± unscheinbares, meist dreizähliges Perigon ausgebildet. Rheum: P 3 + 3 A 6 + 3 G ($\underline{3}$).
Die Frucht ist eine einsamige Nuß, Endosperm ist vorhanden.

Chemische Merkmale:
Anthraglykoside stellen die wichtigsten Inhaltsstoffe dar, wenngleich die Aussagekraft dieses Merkmals in chemotaxonomischer Sicht beschränkt ist. Daneben sind Gerbstoffe, Flavonoide (z. B. Rutin aus *Fagopyrum esculentum*), Zimtsäuren und Stilbene (z. B. Rhaponticin) verbreitet.

Rheum
Reich an Anthrachinonderivaten (vgl. Schema 9) ist die Droge **Radix Rhei**, Rhabarber. Sie soll von *Rheum palmatum* L. (Abb. 166) oder *Rheum officinale* BAILL. (meist Bastarde, reine Arten sind äußerst selten geworden) stammen und die fünf Anthraglykoside Rheum-Emodin, Aloeemodin, Chrysophanol, Rhein und Physcion enthalten. Ein anderes Spektrum der Anthraglykosidführung und/oder Vorkommen von Rhaponticin weisen auf das Vorliegen anderer *Rheum*-Arten hin, die als Verfälschungen abzulehnen sind.

Die Unterklasse der **Hamamelididae** (= **Amentiferae**) hat sich schon früh (in der unteren Kreide) von den Rosidae abgezweigt. Für ihre Entwicklung ist der Übergang zur Windbestäubung und die damit einhergehende Blütenreduktion typisch. Darauf weist auch der alte Name **„Kätzchenblüher"**

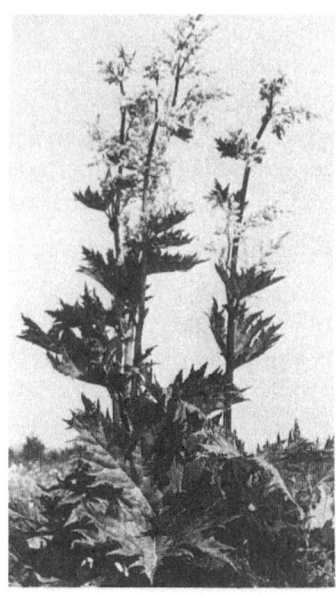 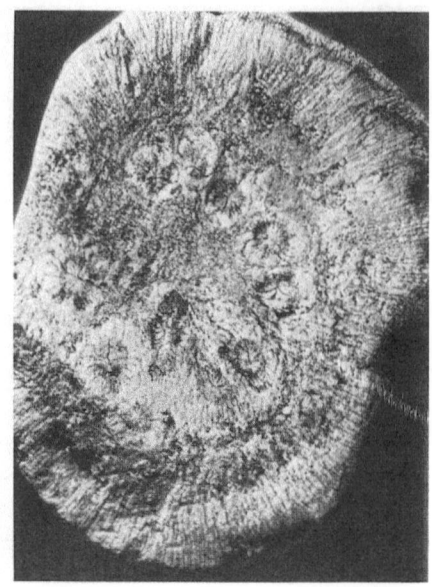

Abb. 166. *Rheum palmatum* = Rhabarber (Aufnahme RICHTER); Radix Rhei. (Original)

= **Amentiferae** hin. Sie stellen das Gros der Laubwaldbäume unserer Breiten, sind also (bis auf wenige Ausnahmen) Holzgewächse.
Chemische Merkmale des Taxons sind Polyphenole und **Gerbstoffe,** besonders trihydroxylierte Verbindungen, ferner freie pentazyklische Triterpene. Eine Übersicht vermittelt Tabelle 4.
Die ersten vier Ordnungen (Hamamelidales, Fagales, Juglandales, Myricales) sind reich an Gerbstoffen. Ausgesprochene „Gerbstoff-Drogen" wie z. B. Folia Hamamelidis, Cortex Quercus, Gallae, Folia Juglandis stammen aus diesem Verwandtschaftskreis.
Charakteristikum der einhäusigen **Fagaceae** ist die Cupula, ein die Frucht (Früchte) an der Basis umhüllender Achsenbecher (bei Eicheln, Bucheckern, echten Kastanien).
Die Urticales hingegen weisen eine starke Mineralisierung auf. Calciumoxalat in Drusen und Einzelkristallen tritt besonders in den Blättern häufig auf, Calciumcarbonat in den Cystolithen der Epidermis. Die Ulmaceae sind durch das Vorkommen saurer Schleime ausgezeichnet (z. B. Cortex Ulmi), Moraceae und Cannabaceae hingegen durch Milchsaftschläuche (Kautschuk z. B. im Milchsaft des „Gummibaumes").

Tabelle 4. Gliederung der Hamamelididae

Klasse:	Magnoliatae (= Dicotyledoneae)					
Unterklasse:	**Hamamelididae** (= Amentiferae)					
Ordnung:	Hamamelidales	Fagales	Juglandales	Myricales	Urticales	
Familie:	Hamamelidaceae	Fagaceae	Juglandaceae	Myricaceae	Ulmaceae	Moraceae	**Cannabaceae**
Gattung:	Hamamelis Liquidambar	Buche Birke Eiche Hainbuche Erle Hasel Kastanie	Walnuß	Gagelstrauch	Ulme	Maulbeerbaum Feige	Cannabis Humulus

7.7.2.1 Cannabaceae = Hanfgewächse

♀ : P 1 G <u>2</u>   ♂ : P 5 A 5

Morphologisch-anatomische Merkmale:
Krautige, diözische Pflanzen. Die unscheinbaren Blüten mit reduziertem Perianth sind zu Blütenständen (Trauben oder Rispen) vereinigt. Wesentliche anatomische Merkmale sind die **Cystolithen** der Epidermis (vgl. Abb. 168). Exkrete sind in mehrzelligen **Drüsenhaaren** lokalisiert. Die finden sich besonders zahlreich in der Blütenregion der weiblichen Pflanzen.

Die Harzfraktion dieser Exkrete enthält die Wirkstoffe von Hanf und Hopfen. Ihre chemischen Bausteine sind Isoprenoide und Phenole (chemische Merkmale).

Cannabis

Cannabis sativa L., der Hanf (Abb. 167, 168), ist eine seit alters her kultivierte Faser- und Ölpflanze. Die getrockneten, zerkleinerten Spitzen der weiblichen Pflanze, die besonders viele Drüsenhaare tragen, kommen als **„Marihuana"** in den Handel. **„Haschisch"** hingegen ist das bereits angereicherte Harz der Pflanze. Die rauscherzeugenden und suchterregenden Wirkstoffe des Harzes sind Tetrahydrocannabinole. Außerdem enthält das Harz eine sedativ und antibiotisch wirkende Komponente. Die vielzelligen, langgestielten Drüsenhaare sitzen auf den Deckschuppen der weiblichen

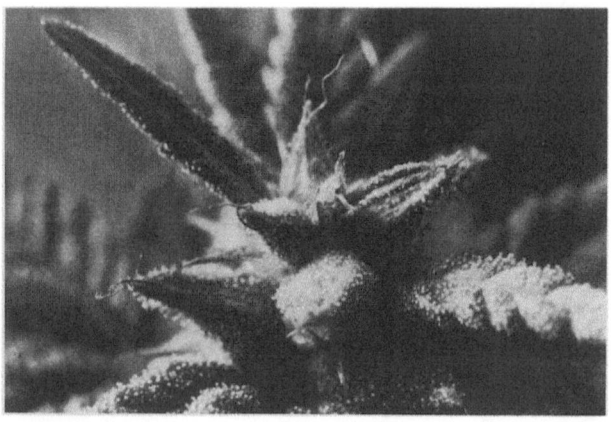

Abb. 167. *Cannabis sativa* = Hanf, Zweigspitze der ♀ Pflanze (Original)

Blüten und den Laubblättern. Die cystolithen-führenden Epidermiszellen der Blätter sind zu einzelligen, derbwandigen Haaren ausgewachsen (= „Retortenhaare") Abb. 168.

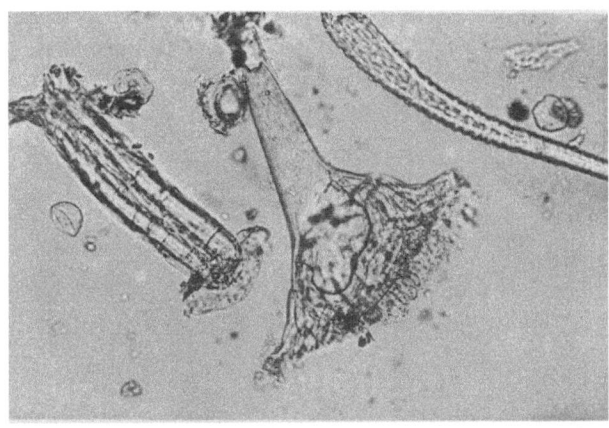

Abb. 168. Drüsenhaar und „Retortenhaar" mit Cystolith in Marihuana (Original)

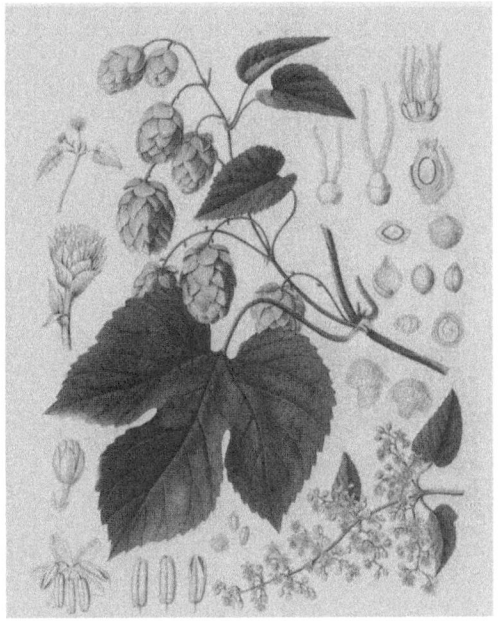

Abb. 169. *Humulus lupulus* = Hopfen. (Aus BERG und SCHMIDT)

Tabelle 5. Gliederung der Dilleniidae

Klasse: Magnoliatae (= Dicotyledoneae)

Unterklasse: **Dilleniidae**

Ordnung:	Dilleniales	Violales	Cucurbitales	Capparales	Salicales	Theales	Malvales	
Familie:	Paeoniaceae	Caricaceae		**Brassicaceae**			**Tiliaceae**	**Malvaceae**
Gattung:	Paeonia (Pfingstrose)	Carica		Brassica Sinapis Cheiranthus Erysimum			Tilia	Althaea Malva Gossypium Hibiscus

304

Humulus

Humulus lupulus L. der Hopfen (Abb. 169), ist ebenfalls eine alte Kulturpflanze. Kultiviert werden die weiblichen Exemplare dieses windenden Gewächses in „Hopfengärten". Die Droge **„Strobili Lupuli"** sind die Fruchtstände. Sie werden im Spätsommer gepflückt, schonend getrocknet und strömen einen eigenartigen herben Duft aus. Die Innenseite ihrer Schuppen (Tafel 3/I) ist mit gelben, „kreiselförmigen" vielzelligen Drüsenhaaren bedeckt. Das Exkret sammelt sich in der konisch geformten Cutikularblase, die zum Drüsengewebe spiegelbildlich geformt ist („Kreisel"). Die isolierten Drüsen bilden die Droge **„Glandulae Lupuli"** (Tafel 3/II).
Das Exkret besteht aus Ätherischem Öl und einer Harzfraktion. Sie enthält mehrere Bitterstoffe. Deren sedative, antibiotische (Haltbarmachung des Bieres) und östrogene Wirkung ist z. T. noch umstritten.

Dilleniidae. Sofern innerhalb dieser Unterklasse Polyandrie auftritt, werden die Staubblätter (wie bei den Caryophyllidae) zentrifugal angelegt.

7.7.2.1 Brassicaceae = Cruciferae = Kreuzblütler

Morphologisch-anatomische Merkmale:
Krautige Pflanzen
Blütenbau: Die Blüte ist vierzählig (daher „Kreuzblütler"!).
Die allgemeine Blütenformel ist $*K2+2 \quad C2+2 \quad A2:0+4 \quad G(\underline{4})$.
Die vier Staubblätter des inneren Kreises sind länger als die beiden äußeren. Das Gynoeceum ist parakarp mit parietaler Placentation, schematisch so darstellbar:

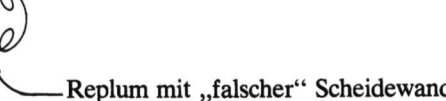

Replum mit „falscher" Scheidewand

Die Frucht ist eine Schote (oder Nuß), der Same ohne Endosperm, die Reservestoffe, in erster Linie fettes Öl (mit Eruca-, Öl- und Linolsäure) werden im gekrümmten Keimling gespeichert. Die Samenschale ist durch eine **Schleimepidermis** charakterisiert sowie durch eine tiefer gelegene **Hartschicht** aus **Palisadenzellen.** In den Cotyledonen befinden sich **Myrosinidioblasten.**

Chemische Merkmale:
Senfölglykoside (= Glucosinolate), in einigen Arten kommen **herzwirksame Glykoside** vor.

Brassica

Die Samen von *Brassica nigra* (L.) W. D. J. KOCH (Tafel 7/III) liefern die Droge **Semen Sinapis,** den Schwarzen Senf.

Varietäten von *Brassica oleracea,* verschiedene Kohlsorten, werden als Gemüse- und Futterpflanzen kultiviert. Oleum Rapae ist das fette Öl der Samen von *Brassica napus* ssp. *napus,* Raps und von *Brassica rapa* ssp. *oleifera,* Rübsen.

Sinapis

Semen Erucae, der Weiße Senf, sind die Samen von *Sinapis alba* L.
Weitere Nutzpflanzen der Familie sind Kulturvarietäten von *Raphanus sativus* (Rettich, Radieschen) sowie *Armoracia rusticana,* der Meerrettich (Abb. 170).

Cheiranthus, Erysimum

Herzwirksame Glykoside mit Strophanthidin als Aglykon finden sich in *Cheiranthus cheiri,* dem Goldlack und in *Erysimum*-Arten.

„Kapern" sind die Blütenknospen von *Capparis spinosa* aus der naheverwandten Familie der **Capparaceae.**

„Tee" (schwarz = fermentiert oder grün) stammt von *Camellia sinensis,* syn. *Thea sinensis* aus der Familie der **Theaceae.**

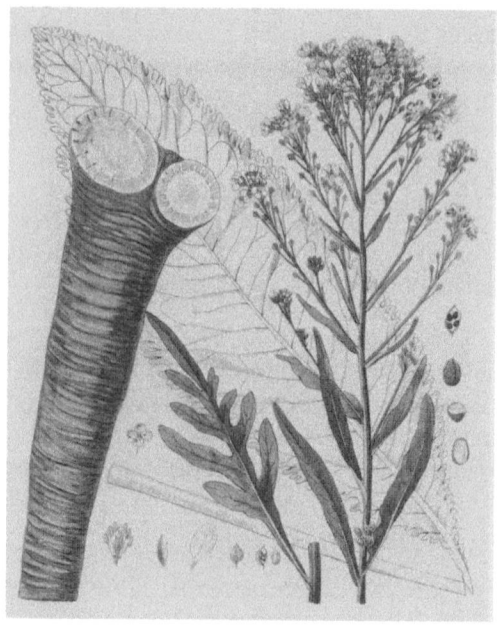

Abb. 170.
Armoracia rusticana = Meerrettich. (Aus HAYNE)

Malvales

7.7.2.1 Tiliaceae

Morphologisch-anatomische Merkmale:
Holzgewächse (Hauptverbreitung in den Tropen)
Blütenbau: Kelch klappig, Krone gedreht, äußerer Staubblattkreis ausgefallen, innerer zentrifugal vermehrt, meist noch freie Staubblätter. * K 5 C 5 A ∞ G ($\underline{5}$) Haartyp: **„Sternhaare"**, Büschelhaare.

Schleimzellen mit sauren Zellwandschleimen (= chemisches Merkmal der Familie).

Tilia

Tilia cordata MILL. (Abb. 171), die einheimische Winterlinde, zeichnet sich durch eine braune Behaarung an der Unterseite der Blätter an den Verzweigungsstellen der Blattnerven aus. Die dichasialen Blütenstände tragen 5–11 Blüten. *Tilia platyphyllos* SCOP., die einheimische Sommerlinde, unterscheidet sich durch eine geringere Anzahl von Blüten (2–5) im Blütenstand und größere Blätter mit weißer Behaarung. Beide Arten liefern die Droge **Flores Tiliae**, die aus den Blütenständen mit dem Flugblatt (Abb. 172) besteht. Das Flugblatt der echten Droge ist nur ganz spärlich behaart, während ein stark behaartes Flugblatt ein Hinweis ist auf eine

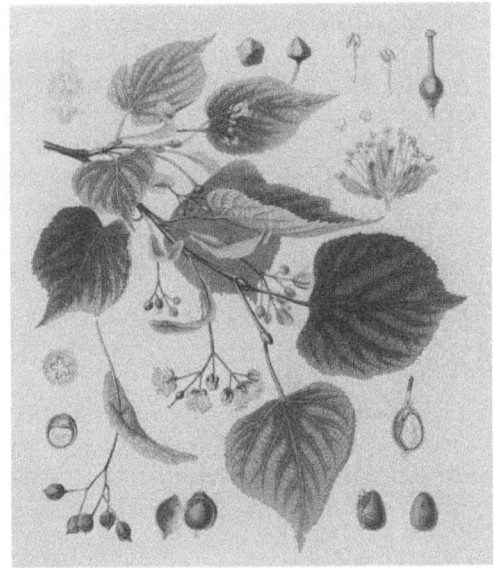

Abb. 171. *Tilia cordata* (syn.: *Tilia ulmifolia*) = Linde; Flores Tiliae. (Aus KÖHLER)

Verfälschung mit der Silberlinde, *Tilia tomentosa* Moench (syn. *T. argentea* Desf.)

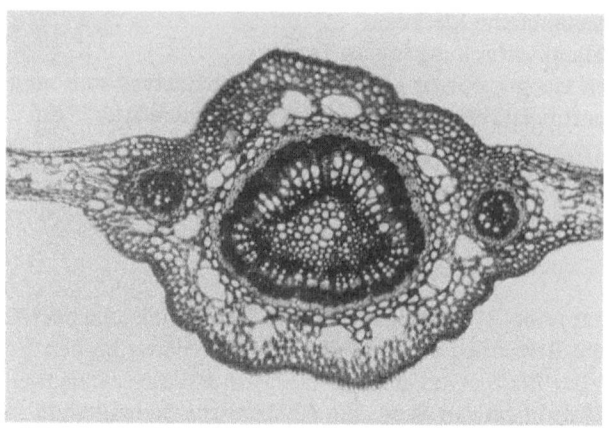

Abb. 172. Flores Tiliae: Flugblatt quer mit Schleimzellen (Original)

Malvaceae

Morphologisch-anatomische Merkmale:
Krautige (bis strauchartige) Pflanzen.
Blüten- und Fruchtbau: oft mit Außenkelch (=n), Kelch klappig, Krone gedreht, äußerer Staubblattkreis ausgefallen, innerer zentrifugal vermehrt, Filamente zu Röhre verwachsen („Columniferae"! columna = Säule).
* Kn + 5 C 5 A ∞ G (∞) Entweder Spaltfrüchte mit einsamigen Teilfrüchten (Althaea Abb. 173, Malva) oder loculicide Kapseln (Gossypium Abb. 175, Hibiscus). Haartyp: **Einzellige, starre, spitz-zulaufende Haare,** die häufig zu „Sternhaaren" vereinigt sind, Trennwände an der Basis dieser Sternhaare dann getüpfelt. Kurz keulenförmige, mehrzellige Drüsenhaare.

Schleimzellen mit sauren Zellwand-Schleimen (chemisches Merkmal)

Althaea

Althaea officinalis L., der Eibisch (Tafel 7/IV, Abb. 173), ist eine mächtige Staude mit leuchtenden großen Blüten und weißfilzig behaarten Blättern. Er liefert die Drogen **Flores Althaeae, Folia Althaeae** und − noch bedeutender − **Radix Althaeae,** die meist geschälte Wurzel. *Althaea rosea* (L.) Cav. var. *nigra* Hort. ist die Stammpflanze der **Flores Malvae arboreae,** auch „Stockrosen" genannt. Alle Drogen der Gattung sind ausgesprochene Schleimdrogen.

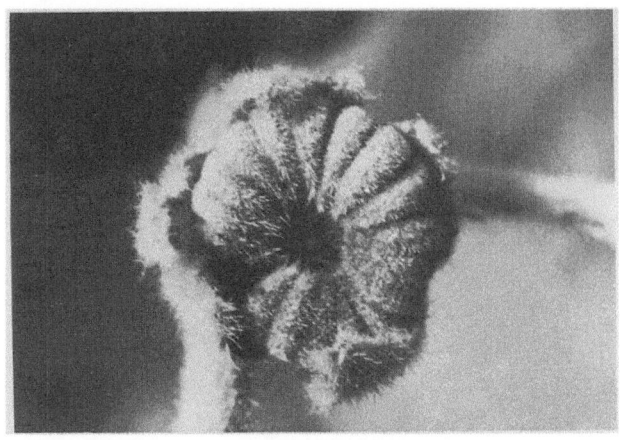

Abb. 173. *Althaeae officinalis,* Spaltfrucht (Original)

Malva

Malva sylvestris L. ssp. *sylvestris* ist die Stammpflanze der **Folia** und **Flores Malvae**. Die auch als Schmuckdroge verwendeten Blüten haben noch eine weitere Stammpflanze: *M. sylvestris* L. ssp. *mauritania* (L.) Ascherson et Graebner. Die Droge wird oft vom Malvenrost befallen (Tafel 3/III, Abb. 150).
Die Antheren von Flores Malvae sind monothezisch.

Mit den Malvaceae verwandt ist die Familie der **Sterculiaceae** mit dem Kakaobaum, *Theobroma cacao* L., dessen zarte Blüten dem mächtigen Stamm entspringen = Cauliflorie.

Gossypium (Abb. 174, 175)

Verschiedene Arten der Gattung *Gossypium* (z. B. *G. hirsutum* L.) werden zur Gewinnung von Baumwolle kultiviert. Eines der ältesten Anbaugebiete ist Äthiopien. [Die Kultur ist nur in tropischem oder subtropischem Klima möglich. Auch mehrjährige Arten werden in den Baumwollkulturen nur einjährig gehalten.] **Gossypium = Baumwolle** besteht aus den langen Haaren (Abb. 20) der Samenschale. Sie dienen der Verbreitung der Samen durch den Wind, nachdem die Kapsel sich (loculicid) geöffnet hat. Verbandwatte besteht aus gereinigter Baumwolle, Gossypium depuratum.
Gossypium herbaceum liefert die nur noch wenig gebrauchte Droge Cortex Gossypii radicis.
Das fette Öl der Baumwollsamen wird technisch genutzt.

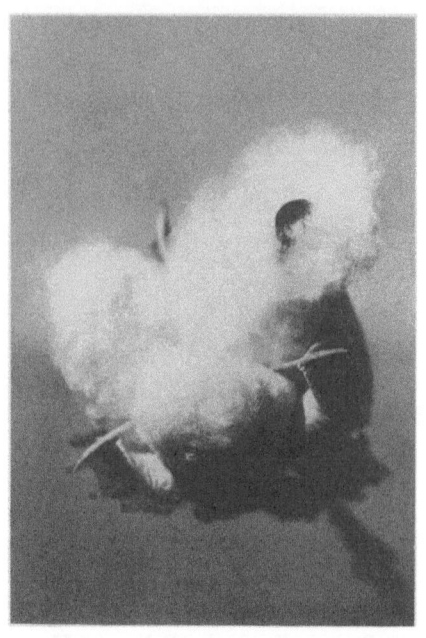

Abb. 174. Baumwollkapsel. (Aufnahme HÄNSEL)

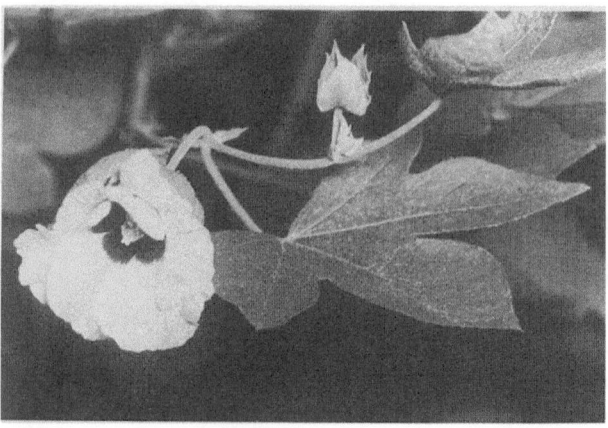

Abb. 175. *Gossypium herbaceum* = Baumwolle. (Aufnahme RICHTER)

Hibiscus

Hibiscus-Arten sind tropische Bäume und Sträucher, darunter viele Zierpflanzen. Im Sudan ist *Hibiscus sabdariffa* L. beheimatet, dessen dunkelrote, dickfleischige Kelchblätter als „Malvenblüten", „Hibiscusblüten",

Flores Hibisci, auch als „Malventee" bezeichnet, gehandelt werden. Der Tee aus der Droge ist schön rot gefärbt und schmeckt infolge des Gehaltes an verschiedenen Fruchtsäuren [Hibiscussäure (ein Lacton einer Hydroxycitronensäure), Citronensäure, Weinsäure, Äpfelsäure] erfrischend säuerlich.

Innerhalb der Unterklasse der **Rosidae** (s. Tab. 6) zeichnen sich die Ordnungen der Rosales und Fabales durch ein komplex-polymeres Androeceum aus. Diese **Polyandrie** ist **sekundär** durch Dedoublement entstanden (Staubblätter zentripetal angelegt). Die **Rosales** sind eine primitive Ordnung eines Stammes, der sich schon frühzeitig von den Magnoliidae getrennt und parallel zu diesen entwickelt hat. Neben sekundärer Polyandrie ist auch Haplostemonie häufig.

7.7.2.1 Rosaceae = Rosengewächse

Chemische Merkmale:
(kondensierte) **Gerbstoffe,** diffus oder in Idioblasten, pentacyclische **Triterpene**
Pseudosaponine (Triterpensäuren über die Carboxylgruppe mit Zuckern verestert)
Saponine
Cyanogene Glykoside (Ausnahme: Rosoideae!)
Samenöle

Morphologisch-anatomische Merkmale:
meist $* K 5 \quad C 5 \quad A \infty \quad G \infty \rightarrow 1$

Charakterisierung der Unterfamilien:

Spiraeoideae
Fruchtknoten mittelständig $\quad G$ (8 bis) $\overline{5}$ (bis 1)
pro Karpell viele Samen
Balgfrucht, Sammelbalgfrucht

Quillaja

Quillaja saponaria MOL. ist ein großer Baum der südamerikanischen Anden. Der Gattungsname stammt aus dem Chilenischen (quillai = waschen) und weist somit bereits auf die Wirkstoffe der Droge **Cortex Quillajae** (Ph. Helv. VI) hin. „Seifenrinde" oder „Panamarinde" ist eine ausgesprochene Saponindroge, Tafel 8/I.

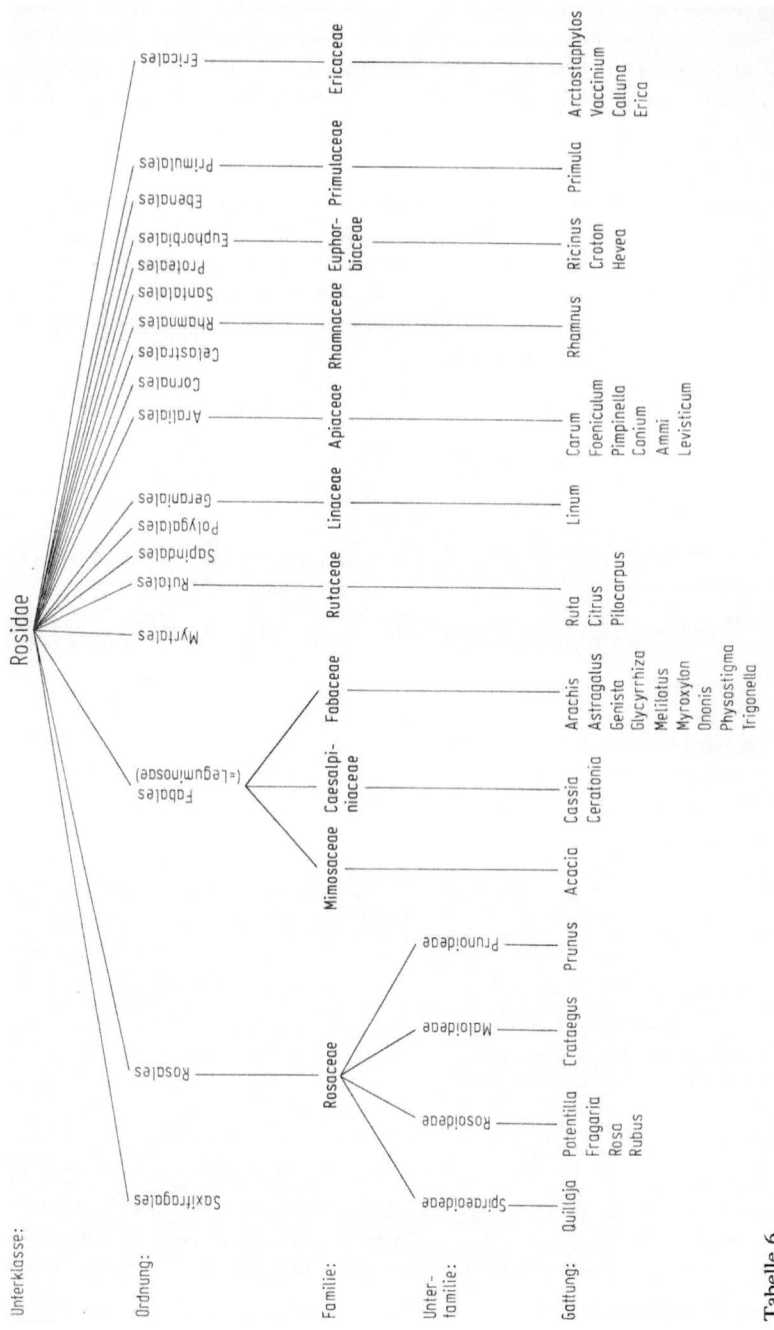

Tabelle 6

Rosoideae

Fruchtknoten ober-, mittel- oder unterständig G (∞ bis) 5 (bis 1), pro Karpell 1 Samen, einsamige Schließfrüchte.
Nüßchen, Sammelnüßchen (Abb. 176), Sammelsteinfrucht (keine „Beeren"!).

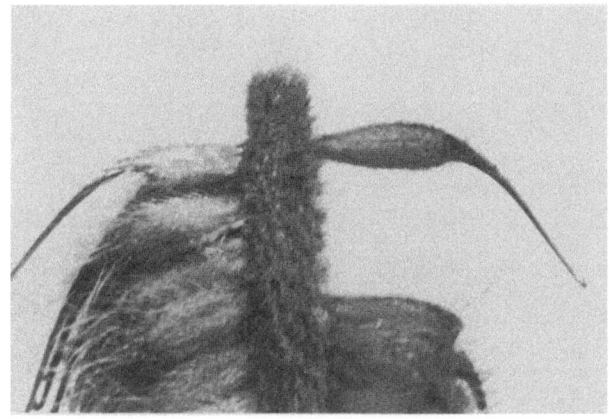

Abb. 176. Sammel-Nußfrucht von *Geum silvaticum* = Bachnelkenwurz (Rosoideae) (Original)

Potentilla

hat viele Fruchtblätter in einer Blüte, bzw. viele Nüßchen.
Potentilla erecta (L.) RAEUSCHEL, ein gelbblühendes Fingerkraut mit nur

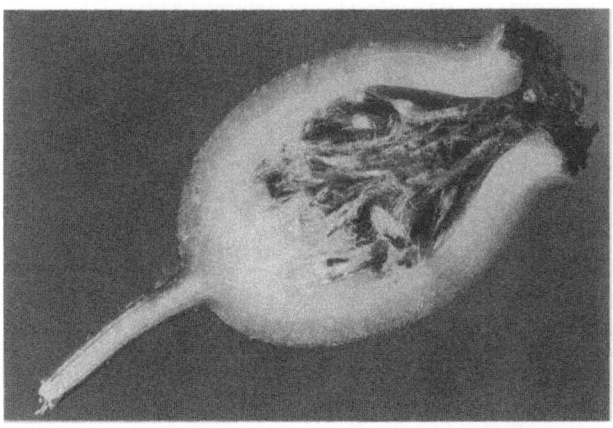

Abb. 177. Sammel-Nußfrucht. Scheinfrucht von *Rosa* (Fructus Cynosbati) (Original)

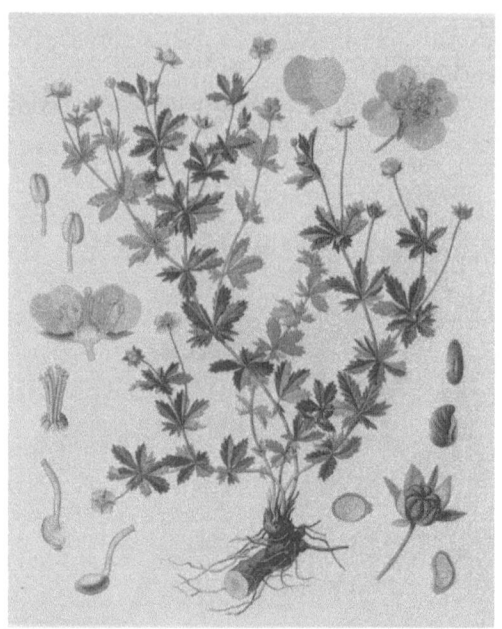

Abb. 178. *Potentilla erecta* (syn.: *P. Tormentilla*) = Blutwurz; Rhizoma Tormentillae. (Aus KÖHLER)

vier (!) Kronblättern ist die Stammpflanze der **Rhizoma Tormentillae.** Das Rhizom der „Blutwurz", eine ausgesprochene Gerbstoff-Droge, ist durch Phlobaphenbildung intensiv rot gefärbt (Abb. 177).

Fragaria

Die Blütenachse ist fleischig verdickt und trägt die zahlreichen Nüßchen. Einzellige typische „Rosazeen-Haare". *Fragaria vesca* L. (Tafel 8/II), die Walderdbeere, ist die Stammpflanze der **Folia Fragariae.** Zahlreiche Kultursorten liefern unsere Erdbeeren (die keine Beeren sind).

Rosa

Die Blütenachse ist krugförmig vertieft (Abb. 177). *Rosa canina* L., die Heckenrose, ist die Stammpflanze der vitaminreichen Hagebutten. Deren „Kerne" sind die von der fleischigen Blütenachse eingeschlossenen Nußfrüchte, es handelt sich also um eine Scheinfrucht, eine Sammelnußfrucht. Droge: **Fructus Cynosbati** cum und sine semine, „Semen" Cynosbati, Hagebutten„kerne".

Verschiedenste Kulturformen von *Rosa gallica* L. liefern mit ihren Blütenblättern die **Flores Rosae**. Sie enthalten neben Ätherischem Öl auch Gerbstoffe. **Oleum Rosae aethereum, Rosenöl,** ist das Ätherische Öl der Blüten. Rosenöl und Rosenwasser sind wegen ihres Duftes geschätzt.

Rubus

Die Gattung *Rubus* ist durch Sammelsteinfrüchte mit fleischigem Mesokarp charakterisiert (Brom„beeren", Him„beeren"). *Rubus fruticosus* L.; die Brombeere, ist eine Sammelart mit zahlreichen Kultursorten. Die gerbstoffhaltigen Blätter stellen die Droge **Folia Rubi fruticosi.** Fermentierte Blätter dienen als Schwarztee-Ersatz. Die ebenfalls gerbstoffhaltigen **Folia Rubi idaei** stammen von der Himbeere, *Rubus idaeus* L.

Maloideae
Fruchtknoten unterständig G $\overline{5-1}$
pro Karpell viele bis 1 Samen;

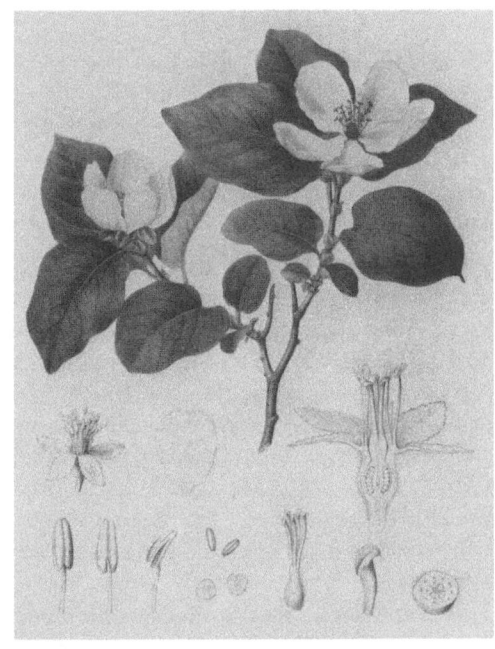

Abb. 179. *Cydonia oblonga* (syn. *Cydonia vulgaris*) = Quitte; Semen Cydoniae. (Aus BERG und SCHMIDT)

das (oft saftige) Achsengewebe umwächst die Fruchtblätter [„Kerngehäuse" = Sammelbalgfrucht], dadurch resultiert eine Scheinfrucht: Kernapfelfrucht; Steinapfelfrucht bei *Mespilus,* Mispel und *Crataegus,* Weißdorn.

„Kernobst": Apfel *(Malus),* Birne *(Pyrus)* mit wenig Samen, Quitte *(Cydonia)* mit viel Samen; die **Semen Cydoniae** von *Cydonia oblonga* MILL. (Abb. 179) sind eine Schleimdroge.

Crataegus (Tafel 8/III)
Reduktion der Karpelle. Einzellige typische „Rosazeen-Haare". Als Stammpflanzen der **Flores Crataegi** sind verschiedene Arten officinell: *C. oxyacantha* L. EMEND. JACQ. K (5) C 5 A ∞ G $\overline{2}$, *C. monogyna* JACQ. K (5) C 5 A10 G$\overline{1}$, *C. pentagyna* WALDST. et KIT., *C. nigra* WALDST. et KIT. und *C. azarolus* L.

Weitere Drogen sind Folia und Herba Crataegi.
Als Wirkstoffe sind Proanthocyanidine, Flavonoide im weiteren Sinne anzusprechen.

Prunoideae
Fruchtknoten ± mittelständig G $\overline{1}$
pro Karpell 1 (oder 2) Samen
einsamige Steinfrucht
„Steinobst": Kirsche (*Prunus avium* L., *Prunus cerasus* L.), Pflaume (*Prunus domestica* L.), Aprikose (*Prunus armeniaca* L.), Pfirsich (*Prunus persica* (L.) BATSCH)

Prunus

Prunus dulcis (MILL.) D. A. WEBB (syn. *Prunus amygdalus* BATSCH), der Mandelbaum (Abb. 180) ist im subtropischen China und Kleinasien beheimatet, wird aber insbesondere im Mittelmeergebiet kultiviert. Drogen:
Amygdalae dulces, süße Mandeln stammen von *var. dulcis* DC. und sind fast frei von Blausäureglykosiden,
Amygdalae amarae, bittere Mandeln von *var. amara* (DC) BUCHHEIM. Sie enthalten Amygdalin und aus einer Mandel entsteht nach Hydrolyse etwa 1 mg Blausäure (Vergiftungsfälle bei Kindern). Oleum Amygdalarum ist das fette Öl der Samen (Amygdalin ist darin unlöslich). Emulsin, ein Enzymgemisch mit β-Glukosidase-Aktivität, wird ebenfalls aus Mandeln gewonnen.

Prunus spinosa L., unsere einheimische Schlehe (Tafel 8/IV), fällt früh im Jahr durch ihren dichten weißen Blütenschleier auf; Schlehdornblüten, Flores Pruni spinosae (= „Flores Acaciae"). Auch die gerbstoffhaltige Frucht wird als Adstringens verwendet.

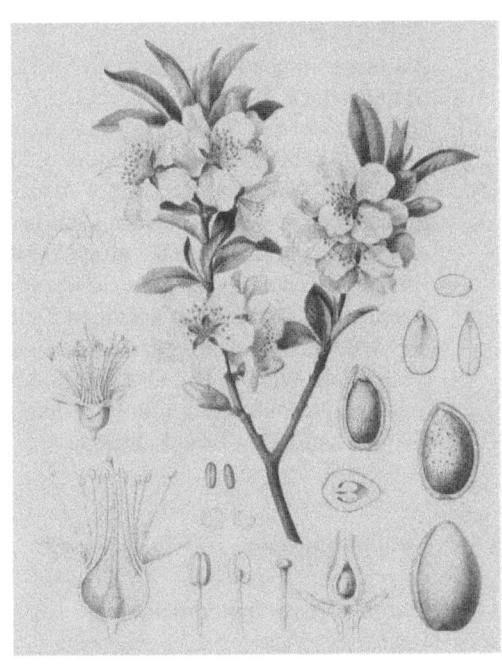

Abb. 180. *Prunus dulcis* (syn. *Prunus amygdalus*) = Mandelbaum; Amygdalae. (Aus BERG und SCHMIDT)

Fabales = Leguminosae = Hülsenfrüchtler

Der Name Leguminosae weist auf die taxonspezifische Fruchtform hin: Legumen = **Hülse**
Blätter meist Fiederblätter; Nebenblätter
Charakteristisch ist ferner die Bildung von sogenannten **Wurzelknöllchen** nach Symbiose mit manchen Mikroorganismen-Arten (3.2.5).

7.7.2.1 Mimosaceae

Tropisch-subtropische Pflanzenfamilie

Morphologisch-anatomische Merkmale:
Blütenbau: Reduktion des Perianths, Polyandrie
(aber *Mimosa:* K (4) C 4 A 4 G $\underline{1}$)

Chemische Merkmale: **Gerbstoffe, Gummen**

Acacia (Tafel 9/I)

Blattartig ausgebildete Blattstiele = Phyllodien
Blütenformel: *K (4) C 4 A ∞ G $\underline{1}$
Acacia catechu (L. f.) WILLD. ist reich an **Catechin** und Epicatechin (Name!) sowie an kondensierten Gerbstoffen. Durch Auskochen des zerkleinerten Kernholzes und Einengen dieses Auszuges wird eine dunkelbraune Masse gewonnen, die Gerbstoffdroge **Catechu**.
Acacia senegal (L.) WILLD. liefert **Gummi arabicum**. Nach der Verwundung von Stämmen und Zweigen dieser und einer Reihe verwandter Acacia-Arten tritt „**Gummosis**" auf, d. h. Zellkomplexe verflüssigen sich, die aus der Wunde hervorgequollene Flüssigkeit erhärtet an der Luft und verschließt die Wunde. Die als Gummi bezeichneten harten Massen bestehen aus komplex aufgebauten Polysacchariden, in der Zusammensetzung ähnlich den sauren Zellwandschleimen.

7.7.2.1 Caesalpiniaceae

Morphologisch-anatomische Merkmale:
$\uparrow$ K (5) C 5 A 5 + 5 G $\underline{1}$
Die Blüten dieser tropisch-subtropischen Holzpflanzen sind zygomorph gebaut, und zwar mit **aufsteigender** Knospendeckung der Krone; das bedeutet: das innerste Kronblatt der Blüte steht oben. Die Epidermis der Samenschale ist als Hartschicht mit palisadenförmigen Zellen ausgebildet. Die Reservestoffspeicherung erfolgt entweder nur in den Cotyledonen; wenn ein Endosperm ausgebildet ist, dann speichert es Schleime und/oder Reservecellulosen.

Chemische Merkmale:
Anthraglykoside, Balsame, Endospermschleime, Fruchtsäuren.

Cassia

Einige Arten dieser Gattung sind durch das Vorkommen laxierend wirkender Anthraglykoside (**Dianthronglykoside**) ausgezeichnet.
Cassia angustifolia VAHL ist ein 1–2 m hoher Strauch mit Trauben von zartgelben Blüten. Die paarig pinnaten Fiederblätter sind 7–14 cm lang, die Fiederblättchen (= Sennesblätter) 5 bis 6 cm lang und etwa 2 cm breit. Wild kommt die Pflanze an den Küsten des Roten Meeres vor, angebaut wird sie vor allem in Vorderindien.
Cassia senna L. (syn. *Cassia acutifolia* DELILE), Abb. 181.
Dieser kleinere Halbstrauch aus dem nördlichen Zentralafrika und dem mittleren Nilgebiet hat kleinere Blätter, die Fiederblätter sind nur 2 bis

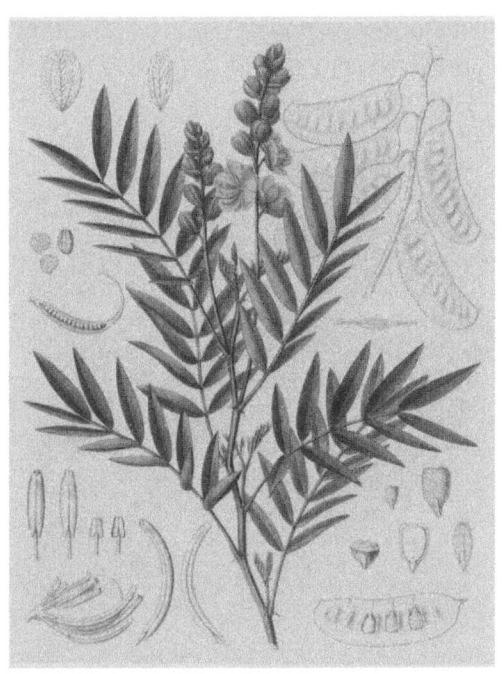

Abb. 181. *Cassia angustifolia*, Folia Sennae. (Aus BERG und SCHMIDT)

5 cm lang und 6 bis 9 mm breit. Die Hülsen (fälschlicherweise als Sennes- „Schoten" bezeichnet), 3 bis 5 cm lang und 1,5 bis 2,5 cm breit, sind kürzer und gedrungener als die von *C. angustifolia*.
Beide Arten sind die Stammpflanzen der offizinellen Sennesblätter, **Folia Sennae,** sowie der Sennes-Früchte, **„Folliculi" Sennae.**
Cassia auriculata L. hingegen ist eine anthraglykosidfreie Art, deren Blätter eine Drogenverfälschung darstellen. Es ist eine „Gerbstoff"-Pflanze.

Ceratonia

Ceratonia siliqua L., der Johannisbrotbaum (Abb. 182) aus dem östlichen Mittelmeerraum wird in weiten Teilen der Erde kultiviert. Im Habitus ähnelt er etwas unserem Walnußbaum. Er hat eingeschlechtliche Blüten mit reduzierter Krone. Die 20 bis 30 cm langen und ca. 2 cm breiten Hülsen sind eine derb-lederige Bruchfrucht (gerbstoffhaltig). Das Antidiarrhoicum **Fructus Ceratoniae** sind die reifen, getrockneten braunen, flachen Hülsen. Ihr fleischiges Mesokarp ist zuckerreich. Die braunen Samen liefern die **Semen Ceratoniae** = Semen Carobae = Johannisbrotkerne, sie führen

Endospermschleim. Daher dient Johannisbrotkernmehl zur Verdickung der Säuglingsnahrung.

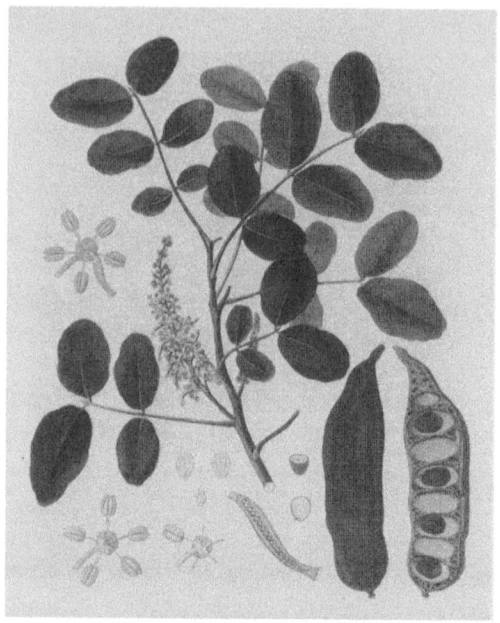

Abb. 182. *Ceratonia siliqua* = Johannisbrotbaum; Fructus Ceratoniae, Semen Ceratoniae = S. Carobae. (Aus HAYNE)

Die verwandte Familie der **Krameriacae** liefert mit *Krameria triandra* RUIZ et PAVON aus den südamerikanischen Anden die bekannte Gerbstoffdroge **Radix Ratanhiae.** Tafel 10/I.

In unserer Flora finden sich aus dem Verwandtschaftskreis der Leguminosen nur Vertreter der

7.7.2.1 Fabaceae = Papilionaceae = Schmetterlingsblütler

Morphologisch-anatomische Merkmale:
↓ K (5) C 5 A 10 → (10) → (9)+1 G <u>1</u>

Der deutsche Name weist auf die Ausgestaltung der zygomorphen Blüten hin. Die Knospendeckung ist **absteigend,** das innerste Kronblatt befindet sich unten (umgekehrt wie bei den Caesalpiniaceae). Die beiden unteren Kronblätter bilden das „Schiffchen", die beiden seitlichen die „Flügel", das

oberste die „Fahne". 9 der 10 Staubblätter sind im unteren Teil ihrer Filamente zu einer Röhre verwachsen, nur das 10. Staubblatt ist frei. Die Frucht ist eine Hülse (Leguminosen = „Hülsenfrüchtler").
Auch bei dieser Familie ist die Epidermis der **Samen**schale als **Hartschicht** aus **palisadenförmigen Zellen** ausgebildet. Reservestoffe werden entweder nur in den Cotyledonen gespeichert oder auch im Endosperm. In diesen Arten speichert das **Endosperm Schleime**. Von den übrigen Reservestoffen (Eiweiß, Fett, Stärke) überwiegen entweder das Fett (z. B. *Arachis*) oder Fett + Eiweiß (z. B. Sojabohne, die auch Lecithin enthält) oder Stärke + Eiweiß (z. B. Bohne etc.). An anatomischen Eigentümlichkeiten wären noch zu erwähnen die häufige Ausbildung sehr breiter Markstrahlen, das häufige Auftreten von **Kristall**kammerfasern sowie der Typ der Deckhaare: entweder einzellig, ± derbwandig, oft mit körniger Kutikula, oder dieser Zelltyp auf ein oder zwei kurzen Basalzellen. Häufiges Auftreten von **Wurzelknöllchen** nach **Symbiose mit Bakterien als Stickstofflieferanten** (s. 3.2.5).

Chemische Merkmale:
Reservestoffe (s. oben unter Samenanatomie), **Toxische Eiweiße** bewirken Haemagglutination (Abb. 183), werden daher auch als „Phythämagglutinine" = **Lectine** (mit 0–20% Zucker) bezeichnet. Sie sind z. B. für die Giftigkeit roher Bohnen verantwortlich. Andererseits können sie verwendet werden als Diagnostika in der Blutgruppenanalyse ($A_1 - A_2$).

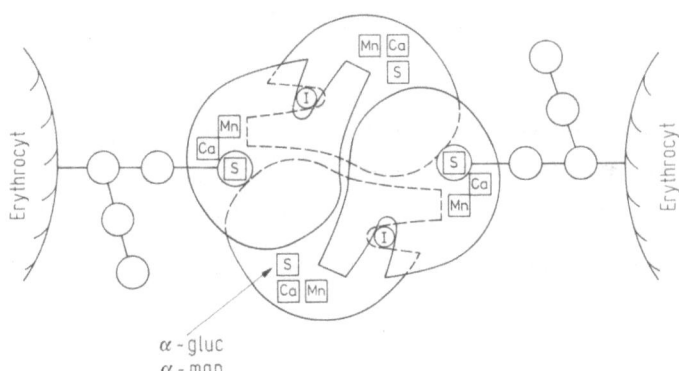

Abb. 183. Haemagglutination durch Lectine. (Nach BECKER et al., aus KRAUSS)

Alkaloide
Taxonspezifisch, allerdings nur innerhalb bestimmter Sippen, sind die sogenannten „Lupinen-Alkaloide", Chinolizidin-Alkaloide, die sich von der Aminosäure Lysin herleiten lassen.

Physostigmin hat einen anderen Bauplan, es läßt sich von der Aminosäure Tryptophan ableiten, ist eine Indolbase und besitzt die außergewöhnliche Struktur eines Methylcarbaminsäureesters.

Saponine
Neben den bei den Magnoliatae = Dicotyledoneae üblichen Triterpensaponinen (z. B. Glycyrrhizin) treten auch Steroidsaponine (z. B. *Trigonella*) auf.

Cumarine
(z. B. in *Melilotus*)

Isoflavone und „**Rotenoide**", die als Insektizide und Fischgifte genutzt werden.

Tribus Sophoreae:

Myroxylon
Mächtige südamerikanische Bäume mit noch ursprünglicheren Merkmalen (noch keine Schmetterlingsblüten, Stamina noch frei) liefern den Peru-Balsam, **Balsamum peruvianum** von *Myroxylon balsamum* (L.) HARMS var. *pereirae* (ROYLE) HARMS, und den Tolu-Balsam, **Balsamum tolutanum** von *Myroxylon balsamum* (L.) HARMS var *balsamum* (Tafel 4/III).

Tribus Genisteae:
Blatt einfach (oder gefingert), Lupinen-Alkaloide

Genista

Genista tinctoria L., unser einheimischer Ginster (Tafel 9/IV), auch Färberginster genannt (die Blüten wurden früher zum Gelbfärben verwendet).

Der ebenfalls einheimische Besenginster heißt hingegen *Cytisus scoparius* (syn. *Sarothamnus scoparius* (L.) WIMMER.), Tafel 9/III.
Lupinus, die Lupine, hat dieser Alkaloidgruppe den Namen gegeben; Züchtungsziel in der Landwirtschaft sind allerdings entbitterte, also alkaloidfreie Lupinenrassen.
Die Giftigkeit des Goldregens *(Laburnum)* ist ebenfalls alkaloidbedingt.

Tribus Astragaleae: Blätter gefiedert

Astragalus

Astragalus gummifer LABILL. (Abb. 184) ist, darauf weist der Artname bereits hin, zur Gummosis befähigt. Das Gummi liefert die Droge **Tragacantha = Tragant,** ein saurer Schleim aus einem komplexen Polysaccharidgemisch.

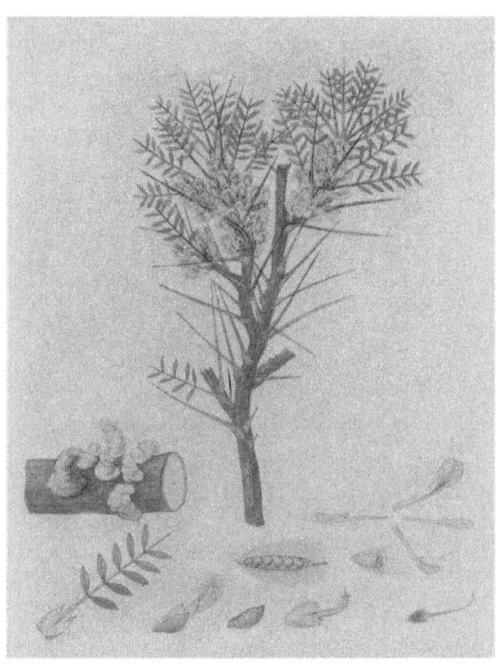

Abb. 184. *Astragalus gummifer* = Tragant. (Aus HAYNE)

Glycyrrhiza

Glycyrrhiza glabra L. (Abb. 185) ist die wichtigste Stammpflanze der Droge **Radix Liquiritiae** = **Süßholz**. Die Droge liefern nicht nur die Wurzeln, sondern auch die unterirdischen Ausläufer der aufrechten Staude. Die Droge kommt vor allem aus dem Mittelmeergebiet, Kleinasien und Rußland. Sowohl der griechische Gattungsname wie auch die deutsche Bezeichnung weisen auf den intensiv süßen Geschmack der innen gelb gefärbten Droge hin. Das saponinartige Glycyrrhizin (ein Triterpensaponin, das aber kaum hämolysierend wirkt; sein Aglykon ist die Glycyrrhetinsäure) hat eine etwa 50mal stärkere Süßkraft als Rohrzucker. Es wird mit Erfolg in der Ulcus-Therapie eingesetzt. Die Chalkonform des Aglykons der Liquiritia-Flavonoide wirkt spasmolytisch.

Tribus Coronilleae:
meist Bruchfrüchte („Gliederhülsen")

Arachis

Arachis hypogaea L., die **Erdnuß** (Tafel 4/IV), weist eine morphologische Eigenart auf, die bereits in ihrem Namen zum Ausdruck kommt: Nachdem die Blüten der krautigen Pflanze befruchtet sind, neigt sich der Fruchtträger dem Boden zu, wächst auf die Erde zu und die Entwicklung der Frucht erfolgt im Erdboden (Geokarpie). Die Erdnuß wird in vielen tropischen Ländern kultiviert und liefert das, auch als Nahrungsmittel sehr geschätzte Erdnußöl, **Oleum Arachidis.** Das fette Öl wird in den Cotyledonen gespeichert.

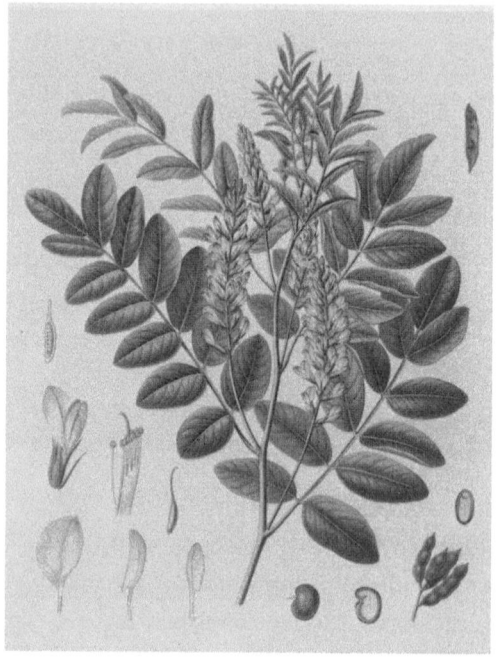

Abb. 185. *Glycyrrhiza glabra* = Süßholz; Radix Liquiritiae. (Aus KÖHLER)

Tribus Ononideae:

Ononis

An Feldrainen und sandigen Plätzen ist bei uns ein Zwergstrauch heimisch, der durch zartrosa Blüten und Sproßdornen auffällt: *Ononis spinosa* L., der dornige Hauhechel (Abb. 186). Seine Pfahlwurzel und unterirdische Sproßachsenteile stellen die Droge **Radix Ononidis,** die als Diureticum genutzt wird.

Tribus Trifolieae: Blätter dreizählig.

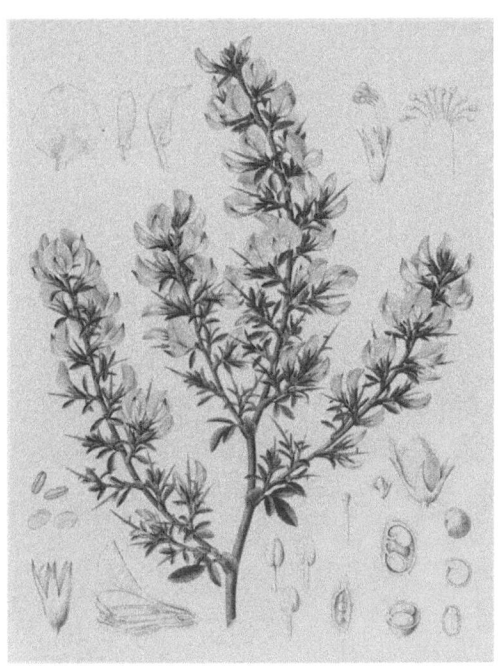

Abb. 186. *Ononis spinosa* = Hauhechel; Radix Ononidis. (Aus BERG und SCHMIDT)

Hierzu zählen die als Futterpflanzen genutzten Klee-Arten.

Melilotus

Melilotus officinalis (L.) LAM. em. THUILL., Honigklee (Tafel 9/II) oder auch Steinklee genannt, liefert die Droge **Herba Meliloti.** Schon durch ihren Geruch weist sie sich als Cumarin-Droge aus.

Trigonella

Trigonella foenum-graecum L., der Bockshornklee (Abb. 187), liefert die Droge **Semen Foenugraeci.** Die Samen führen Endospermschleim und sind in neuerer Zeit durch ihren Gehalt an Steroidsaponinen als Rohstoffquelle für Steroidsapogenine vorgeschlagen worden.

Tribus Phaseoleae:

Physostigma

Physostigma venenosum BALF. (Abb. 188) liefert die westafrikanische „Gottesurteilbohne", auch Calabarbohne genannt, **Semen Calabar** oder

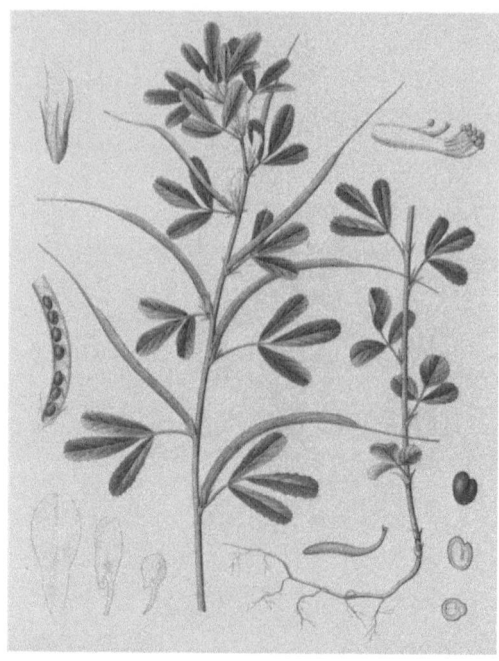

Abb. 187. *Trigonella foenum-graecum* = Bockshornklee; Semen Foenugraeci. (Aus KÖHLER)

Physostigmatis. Ihre Giftwirkung beruht auf dem Gehalt an **Physostigmin** (Eserin). Durch Hemmung der Cholinesterase wirkt dieses Alkaloid (der Tryptophan-Familie) als Parasympathomimeticum und daher in der Augenheilkunde als Mioticum.

Myrtaceae

Die Myrtaceae zeichnen sich durch große Exkreträume mit Ätherischem Öl aus. Das weist auf eine gewisse Verwandtschaft zu den Rutaceae hin.
Bekannte Drogen:
Folia Eucalypti (Abb. 79) von *Eucalyptus globulus* LABILL., einem in Australien beheimateten Baum, der aber wegen seiner Schnellwüchsigkeit im Mittelmeergebiet viel angebaut wird (Trockenlegung von Sumpfgebieten!).
Flores Caryophylli, Gewürznelken (kein Nelkengewächs!!), sind die getrockneten Blütenknospen des Gewürznelkenbaumes, *Syzygium aromati-*

cum (L.) MERR. et L. M. PERRY. Er ist auf den Molukken beheimatet, wird aber in eugenolreichen Kulturformen auf Madagaskar und Sansibar angebaut. Fructus Pimentae von *Pimenta dioica* (L.) MERR. sind als Gewürz unter dem Namen Piment bekannt.

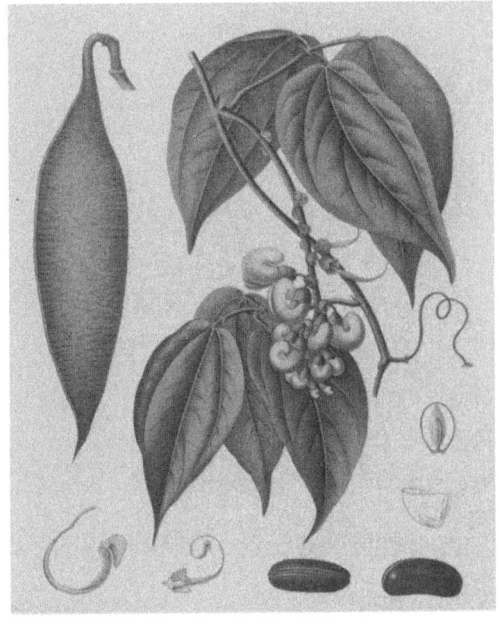

Abb. 188. *Physostigma venenosum,* Semen Calabar, Physostigmin. (Aus KÖHLER)

7.7.2.1 Rutaceae

Morphologisch-anatomische Merkmale:
Blüten- und Fruchtbau: * K 5 C 5 A 5 + 5 G (5)
Die radiären Blüten weisen an der Basis des Fruchtknotens eine ringförmige Gewebewucherung auf, die als „Diskus" bezeichnet wird. Die Citrus-Arten haben Beerenfrüchte mit der Besonderheit, daß der geschätzte Fruchtsaft in zottenartigen Mesokarpausstülpungen lokalisiert ist, die das Innere der Frucht erfüllen. Pharmazeutisch wesentliches Merkmal sind schizolysigene Exkretbehälter = **Ölräume**.

Chemische Merkmale:
Ätherische Öle in den genannten Ölräumen, **Bitterstoffe, Alkaloide** ver-

schiedenen Typs; neben Alkaloiden, die sich vom Phenylalanin ableiten auch solche der Histidinfamilie (z. B. Pilocarpin) und Acridinabkömmlinge.

Ruta

Ruta graveolens (L.), die Gartenraute (Abb. 189), ist ein altes Heilkraut aus Südeuropa: **Herba Rutae.**

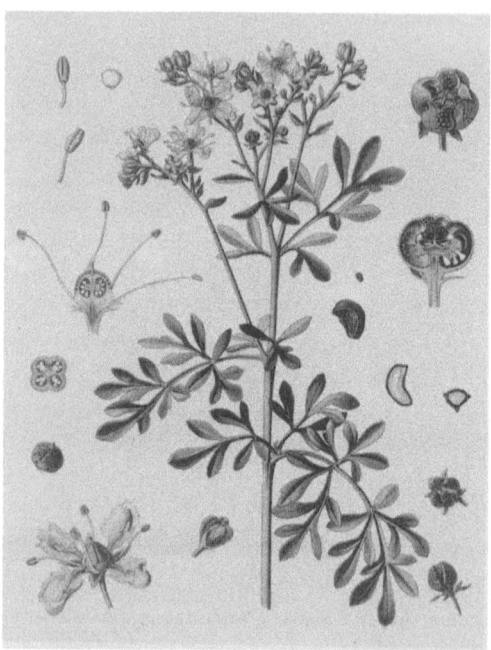

Abb. 189. *Ruta graveolens* = Gartenraute; Herba Rutae. (Aus KÖHLER)

Pilocarpus

Pilocarpus-Arten (z. B. *P. jaborandi* HOLMES, *P. pennatifolius* LEM.) (Abb. 190) sind brasilianische Sträucher mit großen pinnat gefiederten Blättern. Ihre Fiederblättchen liefern die Droge **Folia Jaborandi** mit **Pilocarpin** als Wirkstoff. Pilocarpin wirkt parasympathomimetisch. Es wird in der Augenheilkunde bei Glaukom verwendet.

Citrus (Abb. 191) Staubblätter durch Spaltung vermehrt

Kulturformen dieser Bäume liefern Früchte wie Apfelsine = Orange, Mandarine, Pampelmuse und Citrone. In Südasien beheimatet, werden sie heute in allen wärmeren Ländern kultiviert. Die Pomeranze mit aromatisch-bitterer Schale und säuerlichem Fleisch stammt von *Citrus aurantium* L. subspecies *aurantium*. Sie liefert **Flores Aurantii, Folia Aurantii, Pericarpium Aurantii, Fructus Aurantii immaturi** sowie Orangenblüten- oder Neroli-Öl = **Oleum Aurantii floris** und bitteres Pomeranzenöl = **Oleum Aurantii amari**. Bergamotteöl = **Oleum Bergamottae** stammt von der subspecies *bergamia*. **Oleum Citri** = Citronenöl von *Citrus limon* (L.) BURMEISTER f.

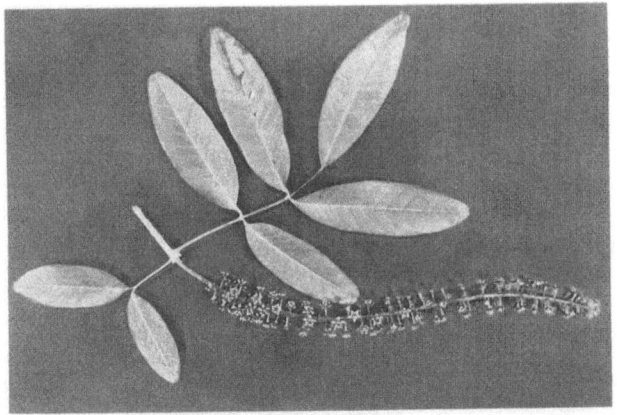

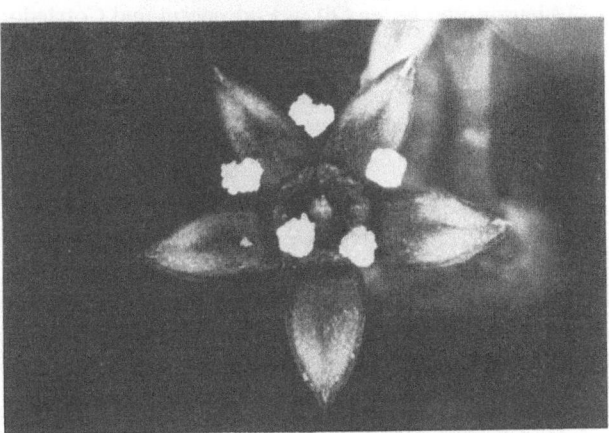

Abb. 190. *Pilocarpus pennatifolius;* Pilocarpin (Original)

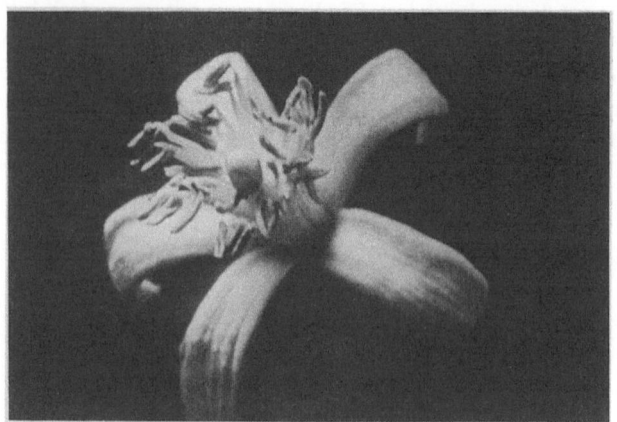

Abb. 191. *Citrus*-Blüte (Aufnahme RICHTER)

7.7.2.1 Linaceae

Morphologisch-anatomische Merkmale:
Kräuter mit einfachen schmalen Blättern, unverholzte Sklerenchymfasern im Stengel. Blütenbau: nur ein Staubblattkreis (Haplostemonie) * K 5 C 5 A 5 + 0 G (5). Fruchtknoten durch Bildung falscher Scheidewände 10fächerig, in jedem Fach ein Same. Samenanatomie: Reservestoffspeicherung (Aleuron und fettes Öl) in Endosperm und Cotyledonen. Pigmentschicht, Hartschicht aus langgestreckten Stabzellen, Schleimepidermis.

Chemische Merkmale:
Fettes Öl, Schleim, cyanogene Glykoside

Linum

Linum usitatissimum L., der — wie der Artname sagt „nützlichste" — Lein oder Flachs (Tafel 10/II), ist eine uralte Kulturpflanze. Sie wird in außertropischen Ländern als Faserpflanze („Leinen") und Ölpflanze **(Oleum Lini)** angebaut. Das Leinöl aus den Samen (= **Semen Lini** Abb. 133) ist ein gut trocknendes Öl (Autoxidation ungesättigter Fettsäuren). Als **Schleim**droge ist Semen Lini ein physikalisch wirkendes Laxans.

Cocablätter von *Erythrocylon coca* (Fam. **Erythroxylaceae**) liefern Cocain.

7.7.2.1 Apiaceae = Umbelliferae = Doldenblütler

Morphologisch anatomische Merkmale:
Schon der Name weist auf die Form der Blütenstände hin (umbella = Dolde), die meist als Doppel-Dolden ausgebildet sind. Die radiären Blüter

K 5 rud. C 5 A 5 G $(\overline{2})$ besitzen nur einen Staubblattkreis und einen zweifächerigen unterständigen Fruchtknoten mit einem zum Diskus ausgebildeten Griffelpolster. Die in unseren Breiten beheimateten Kräuter haben wechselständige, meist stark gefiederte Blätter, deren Blattgrund meist zu einer **Blattscheide** ausgebildet ist.

Die beiden Karpelle entwickeln sich zu einer **Doppelachäne,** der taxonspezifischen Fruchtform. Es ist eine Spaltfrucht, eine Spezialform der Nuß aus unterständigem Fruchtknoten, Fruchtwand und Samenschale sind verwachsen. Reservestoffe (fettes Öl und Aleuron) speichert der Same im **Endosperm,** das in seiner Ausgestaltung für die Familie ganz typisch ist: Verquollene Zellwände mit unscharfen Konturen, in den Aleuronkörnern winzige Oxalatrosetten.

Wichtigstes Merkmal sind die großen schizogenen **Exkretgänge,** Tafel 2/III, Abb. 78, die alle Pflanzenorgane durchziehen.

Chemische Merkmale:
Ätherische Öle, Harze, Gummen, Cumarine, Polyine [in der Giftpflanze *Cicuta virosa* L. = Wasserschierling]

Carum

Carum carvi L., der Kümmel (Tafel 10/III), ist eine Wiesenpflanze. Die Droge besteht aus den reifen Früchten, **Fructus Carvi.** Sie wird nicht von Wildpflanzen, sondern von Kulturen gewonnen. Die mächtigen Ölstriemen (Abb. 78) sitzen einzeln in den „Tälchen" der Frucht zwischen den „Rippen", in denen die Leitbündel verlaufen. Fructus Carvi, der Kümmel ist durch seinen Gehalt an Ätherischem Öl (= **Oleum Carvi**) ein Karminativum, Spasmolytikum u. Stomachikum. Als Gewürz wird er oft blähenden Speisen zugesetzt. Hauptbestandteil des Öles ist (+)-Carvon.

Foeniculum

Foeniculum vulgare MILL. var. *vulgare,* der Fenchel, ist eine gelbblühende Staude mit fein zerteilten Fiederblättern. Ihre Heimat ist Südeuropa und Vorderasien, sie wird aber seit altersher in verschiedenen Rassen kultiviert; **Fructus Foeniculi** (Abb. 192). Hauptbestandteil des **Oleum Foeniculi,** des Fenchelöls, ist Anethol, daneben Fenchon. Fenchel ist ein Karminativum und sekretolytisch wirkendes Expektorans.

Pimpinella

Pimpinella anisum L., Anis (Abb. 193), ist eine einjährige, in Südeuropa und Vorderasien heimische Pflanze. Auffällig ist ihre Heterophyllie: die grundständigen Blätter sind ungeteilt. Auch die Droge **Fructus Anisi,** Anis, wird von Kulturpflanzen geerntet. Die Früchte zeichnen sich durch eine Vielzahl von schmalen, dicht nebeneinander stehenden Ölstriemen im inne-

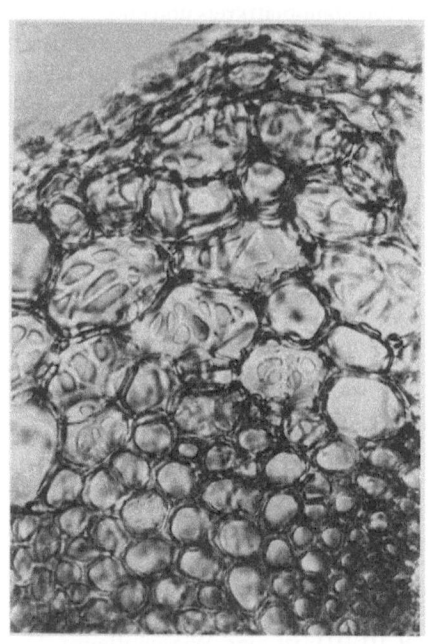

Abb. 192. Netzzellen von Fructus Foeniculi = Fenchel (Original)

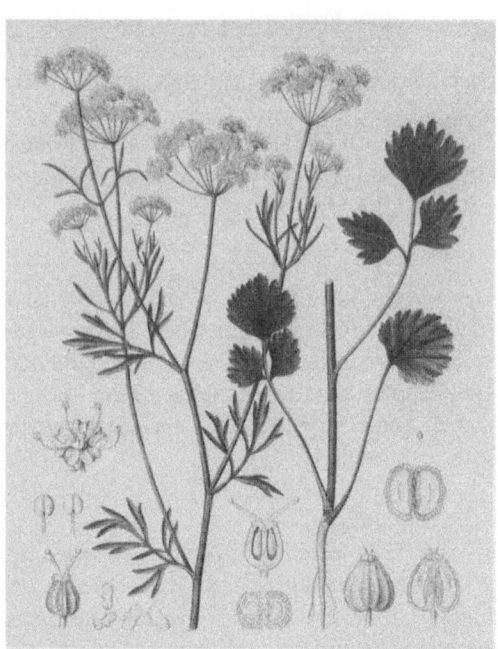

Abb. 193. *Pimpinella anisum* = Anis; Fructus Anisi. (Aus BERG und SCHMIDT)

ren Teil der Fruchtwand aus. Das Ätherische Öl, **Oleum Anisi,** besteht zu 80–90% aus Anethol. Anis ist ein sekretolytisch wirkendes Expektorans und ein Karminativum.

Pimpinella major (L.) HUDS. und *Pimpinella saxifraga* L., die große und die kleine Bibernelle, sind die Stammpflanzen der Droge **Radix Pimpinellae.**

Conium

Conium maculatum L., der gefleckte Schierling, ist durch violette Flecken im unteren Bereich des Stengels auffällig. Er enthält das flüssige Alkaloid Coniin, das die motorischen Nervenenden lähmt. Die Giftwirkung der Pflanze war schon im Altertum gut bekannt (SOKRATES mußte den „Schierlingsbecher" leeren; über seinen qualvollen langsamen Tod berichtet PLATON und beschreibt damit die Vergiftungssymptome). Die Früchte ähneln in der Größe den Fructus Anisi und waren − zumindest früher − als Verunreinigung dieser Droge gefürchtet.

Ammi

Die Früchte von *Ammi visnaga* (L.) LAM., Zahnstocherkraut, werden in Ägypten schon lange als krampflösendes Mittel gebraucht. Die Droge enthält Khellin, ein spasmolytisch wirkendes Furanochromon mit gefäßerweiternder Wirkung.

Die ebenfalls sehr kleinen Früchte von *Ammi majus* sind als Drogenverfälschung bekannt.

Levisticum

Levisticum officinale KOCH, Liebstöckel, ist eine bis 2 m hohe Staude mit gelben Blüten. Sie stammt aus Südeuropa und wird bei uns in Gärten manchmal als „Maggikraut" angebaut. Der Geruch geht auf Butylphthalid zurück. Die unterirdischen Teile liefern die Droge **Radix Levistici** (Tafel 2/III), ein Diuretikum.

7.7.2.1 Rhamnaceae

Morphologisch-anatomische Merkmale:
Die **perigynen** Blüten haben nur einen Kreis von Staubblättern **(Haplostemonie),** die nicht mit den Kronblättern alternieren (obdiplostemon).

Chemische Merkmale:
Das Vorkommen von **Anthraglykosiden**

Rhamnus

Cortex Frangulae (Tafel 2/IV) stammt von *Rhamnus frangula* L., dem Faulbaum (Tafel 11/I). Der Faul„baum" ist ein einheimischer Strauch, im Unterholz, in Auwäldern weit verbreitet. Seine fünfzähligen Blüten K5 C5 A5 G3 sind unscheinbar und entwickeln kleine schwarze Steinfrüchte. Die Faulbaumrinde wird als Abführdroge geschätzt. Die amerikanische Faulbaumrinde, **Cortex Rhamni purshiani (Cascara sagrada)**, stammt von *Rhamnus purshianus* (DE CANDOLLE), Tafel 11/IV.

Rhamnus catharticus L., der bei uns einheimische Kreuzdorn, ist durch Rückbildung des einen Geschlechtes zweihäusig. Er hat vierzählige Blüten und dornige Sproßenden. Seine schwarzen Steinfrüchte liefern die Droge **Fructus Rhamni cathartici,** Kreuzdorn„beeren".

7.7.2.1 Euphorbiaceae = Wolfsmilchgewächse

Morphologisch-anatomische Merkmale:
Succulente, kakteenähnliche Formen sind durch Nebenblatt-Dornpaare ausgezeichnet. Zur Familie zählen außer Kräutern und Stauden auch große Bäume. Es treten sehr verschiedenartige Blütenformen auf. In der Regel ist das radiäre Perianth der meist eingeschlechtlichen Blüten einfach oder es fehlt ganz.

Ein noch doppeltes Perianth und Reste des anderen Geschlechtes haben die Blüten von z. B. *Croton tiglium,* des „Purgierbaumes" Ostindiens.

Ein einfaches Perianth ist bei *Mercurialis*, den einheimischen Bingelkräutern anzutreffen, auch bei *Ricinus communis*. Stark reduzierte Blüten in **Pseudanthien,** die hier den Namen „Cyathien" tragen, zeigt die Gattung *Euphorbia* ♂ A 1 ♀ G (3). Die männlichen Blüten sind hier auf ein Staubblatt reduziert, die weiblichen Blüten ebenfalls perianthlos. Das Cyathium wird von 5 perianthartigen Hochblättern umhüllt, dazwischen befinden sich elliptische oder halbmondförmige Nektardrüsen. Der oberständige Fruchtknoten ist dreifächerig; aus ihm entwickeln sich drei Teilfrüchte mit je einem Samen. Dieser Bau des Gynoeceums führte zu dem alten Ordnungsnamen „Tricoccae".

Wesentliches anatomisches Merkmal sind die **Milchröhren.** Im Milchsaft „hantelförmige" Reservestärke. Daneben Gerbstoffschläuche.

Chemische Merkmale:
Die Milchsäfte enthalten **Kautschuk.** Manche Euphorbiaceae enthalten **Gerbstoffe,** andere Milchsaft und Gerbstoffe. Ferner sind **giftige** Samen**proteine** taxonspezifisch.

Ricinus

Ricinus communis L. ist ein einhäusiger Strauch oder Baum der Tropen mit auffälligen handförmig geteilten Schildblättern. Die Staubblätter sind verzweigt ♂ *P 5 → O A 1 → ∞ ♀ *P 5 → O G 3. Seine Samen, Semen Ricini, liefern das Ricinusöl, **Oleum Ricini.** Nach enzymatischer Verseifung des Öles im Dünndarm wird aus ihm die Ricinolsäure freigesetzt, die für die abführende Wirkung dieser Droge verantwortlich ist. Außer fettem Öl speichern die Samen noch Eiweiße (keine Stärke). Hierzu zählen auch **Toxalbumine** wie das Ricin, das für die starke toxische Wirkung der Samen verantwortlich ist (die letale Dosis liegt für Kinder bereits bei wenigen Samen!). Aus diesem Grunde muß Ricinusöl nach seiner Gewinnung auch erst einer Hitzebehandlung unterzogen werden (Denaturierung von Eiweißen!).

Croton

K 5 C 5 A ∞ G 3

Croton tiglium L. (mit zahlreichen Staubblättern) speichert in seinen Samen ein Öl mit drastisch abführender Wirkung: **Oleum Crotonis.** Für die Wirkung verantwortlich sind harzartige Verbindungen. Ferner enthält das Crotonöl Diëster des Phorbols (eines Diterpenalkohols) mit verschiedenen Fettsäuren, das sind hydrophile Verbindungen mit cocarcinogenen Wirkungen.

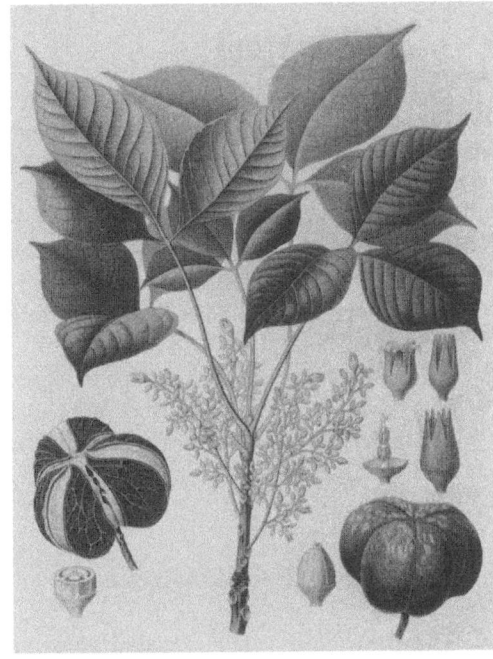

Abb. 194. *Hevea brasiliensis*; Kautschuk. (Aus KÖHLER)

Hevea

Hevea brasiliensis (WILLD. ex A. JUSS.) MUELL. (Abb. 194) ein mächtiger Baum aus dem Urwaldgebiet am Amazonas, ist der wichtigste **Kautschuklieferant**. Kultiviert wird er in Kautschukplantagen vor allem in Indonesien. Aus dem Milchsaft, der nach dem Verwunden der Stämme ausfließt, wird Rohkautschuk gewonnen. Zur Herstellung von Kautschukpflastern dient gereinigter Rohkautschuk.

7.7.2.1 Primulaceae = Primelgewächse

Morphologisch anatomische Merkmale:
K (5) *[C (5) A 5] G (5)
Hervorzuheben ist der Bau der Blüten mit **zentraler Placentation** und Sympetalie. Das heißt, die Blumenkrone ist verwachsenblätterig und die Samenanlagen mit zwei Integumenten sind an einer zentralen Placenta inseriert, die säulchenförmig im Inneren des einfächerigen, oberständigen Fruchtknoten emporragt. Die Früchte sind Kapseln.

Chemische Merkmale: **Triterpensaponine**

Primula (Tafel 11/III)

Die Primelarten gehören zu den bekanntesten Frühblühern unserer einheimischen Flora: „Himmelschlüssel", „Schlüsselblume" = *Primula veris* L. (syn. *Primula officinalis* (L.) HILL.) mit dunkelgelben duftenden Blütenglocken und die „hohe Schlüsselblume" = *Primula elatior* (L.) HILL em. SCHREBER, deren hellgelbe Blüten durch einen flachen Blütensaum auffallen, sind die Stammpflanzen der offizinellen Droge **Radix Primulae,** Primelwurzel (Abb. 67, 102), die aus dem Rhizom mit den Wurzeln besteht. Es handelt sich um eine typische Saponindroge, die vor allem als Expektorans benutzt wird.
Giftige Saponine führt das Alpenveilchen, *Cyclamen purpurascens* MILL. (syn. *Cyclamen europaeum* auct. non L.).
„Primelallergien" werden von dem hautreizend ungiftig wirkenden Benzochinonderivat Primin ausgelöst.

Ericaceae = Heidekrautgewächse

Die Besiedlung von Heide und Moor mit deren Mineralstoffarmut wird ihnen durch Mycotrophie ermöglicht.

Morphologisch-anatomische Merkmale:
Zwergsträucher oder Sträucher. Am Blütenbau ist die Sympetalie auffällig, ferner (meist) die zwei Staubblattkreise A 5 + 5 (obdiplostemon) und das synkarpe Gynoeceum mit zentralwinkelständiger Placentation.
Die Antheren entlassen die Pollen (häufig in Tetraden) durch zwei apikale Poren und sind durch hornartige Fortsätze ausgezeichnet, weshalb die Ericales auch „Bicornes" genannt wurden.

Chemische Merkmale:
Die Ericaceae sind „Polyphenolpflanzen", sie enthalten **Phenolglykoside** und **Gerbstoffe**.
Charakteristisch ist auch das Vorkommen von Ursolsäure, einem Vertreter der Triterpene. Manche Arten enthalten toxische Diterpene (z. B. Andromedotoxin), selbst im Blütennektar: Besuchen Bienen solche Blüten, wird ihr Honig giftig.

Arctostaphylos

Arctostaphylos uva-ursi (L.) SPRENG., die Bärentraube (Tafel 11/II), ist ein kriechender Zwergstrauch mit traubigen rosa Blütenständen. Die einfachen lederartig harten, am Rande etwas eingerollten Blätter weisen die Pflanze als Xerophyten aus: sie bevorzugt sandige Kiefernwälder nördlicher Breiten. Der oberständige Fruchtknoten entwickelt sich zu einer Steinfrucht. Die getrockneten Blätter liefern die Droge **Folia Uvae ursi**, Abb. 65, Bärentraubenblätter. Sie enthält Arbutin = Hydrochinonglukosid sowie Methylarbutin.

Vaccinium

Vaccinium myrtillus L., die Heidelbeere = Blaubeere = Schwarzbeere (Tafel 10/IV), ist ein Zwergstrauch unserer Wälder. Aus dem unterständigen Fruchtknoten entwickelt sich eine Beere. Die zarten Blätter sind gezähnt, jeder Blattzahn endet in einer charakteristischen Keulendrüse. Die getrockneten Blätter sind papierdünn und liefern die Gerbstoff-Droge **Folia Myrtilli**. Auch **Fructus Myrtilli**, die getrockneten Früchte, werden infolge ihres Gerbstoffgehaltes als Antidiarrhöicum verwendet.
Vaccinium vitis-idaea L., die Preiselbeere, ist ebenfalls ein einheimischer Zwergstrauch unserer Wälder, auch auf torfigen Böden. Die Ericaceae kommen überhaupt auf mageren, „saueren" Böden vor. Aus dem unterständigen Fruchtknoten bilden sich Beeren, die als Kompott − auch als Hausmittel bei Magenverstimmungen − geschätzt sind. Die derb-ledrigen Blätter mit braunen Punkten auf der Blattunterseite und ähnlichen Keulendrüsen wie Folia Myrtilli liefern getrocknet die Droge **Folia Vitis idaeae**.
Weitere Vertreter der Gattung sind die Moorbewohner *Vaccinium uliginosum* L., die Rauschbeere, sowie *Vaccinium oxycoccus* L., die Moosbeere.

Ebenfalls im Moor wächst *Ledum palustre* L., der Sumpfporst. Mit ihm verwandt sind der „Almrausch" und andere *Rhododendron*-Arten (z. B. *Rh. ferrugineum* L., *Rh. hirsutum* L.) und Azaleen (Zierpflanzen, meist in Asien beheimatet). Durch ihren Andromedotoxingehalt sind die Rhododendren Giftpflanzen. [Ledum und Rhododendron haben freie Kronblätter und septizide Kapseln.] Wintergrünöl = Gaultheriaöl, Oleum Gaultheriae, stammt von der nordamerikanischen Ericacee *Gaultheria procumbens* L.

Calluna

Calluna vulgaris (L.) HULL., die Besenheide, ist die Charakterpflanze der Lüneburger Heide. Aus dem oberständigen Fruchtknoten entwickelt sich eine loculizide Kapsel. Der Kelch ist petaloid ausgebildet und doppelt so lang wie die Blumenkrone. Die Blüten stehen in dichten Trauben, die schmalen Blätter sind nach oben eingerollt. Drogen: **Herba Callunae, Flores Callunae** [fälschlicherweise manchmal auch als Flores Ericae bezeichnet].

Erica

Das Zentrum dieser Gattung liegt in Südafrika. Einheimisch ist die Frühlings-Erika oder Schneeheide, *Erica herbacea* L., syn. *Erica carnea* L. (Alpengebiet) und *Erica tetralix* L., die in Norddeutschland beheimatete Moorheide oder Glockenheide. Ihre schmalen Blätter sind nach unten umgerollt, der Blütenstand ist kopfig doldig. Sie liefert die **Flores Ericae** (tetralicis), Glockenheideblüten. Aus dem oberständigen Fruchtknoten entwickelt sich eine loculizide Kapsel.

Die **Asteridae** sind ein Taxon, das sich noch mitten in dynamischer Entwicklung befindet, obgleich es sich bereits um eine hochentwickelte Pflanzengruppe mit vielen abgeleiteten Merkmalen handelt.
Die meist fünf Blütenblätter sind verwachsen, daher wurde diese Unterklasse früher auch mit dem Namen „Sympetalae" belegt. Die allgemeine Blütenformel lautet: C (5) A (5) episepal [ergo: tetracyclische Blüten] G $\bar{n}$, meist sind die Fruchtblätter aber auf zwei reduziert.
Die Unterklasse der Asteridae zeichnet sich auch durch Akkumulation physiologisch stark wirkender Verbindungen aus, und zwar von **Alkaloiden, Ätherischen Ölen, Bitterstoffen, Cardenoliden.** Das macht verständlich, daß viele Arzneipflanzen aus diesem Verwandtschaftskreis stammen.
Die Asteridae umfassen eine heterogene Gruppe von Ordnungen polyphyletischer Herkunft, ergo heben sich zwei Gruppen von Ordnungen voneinander ab:

Tabelle 7

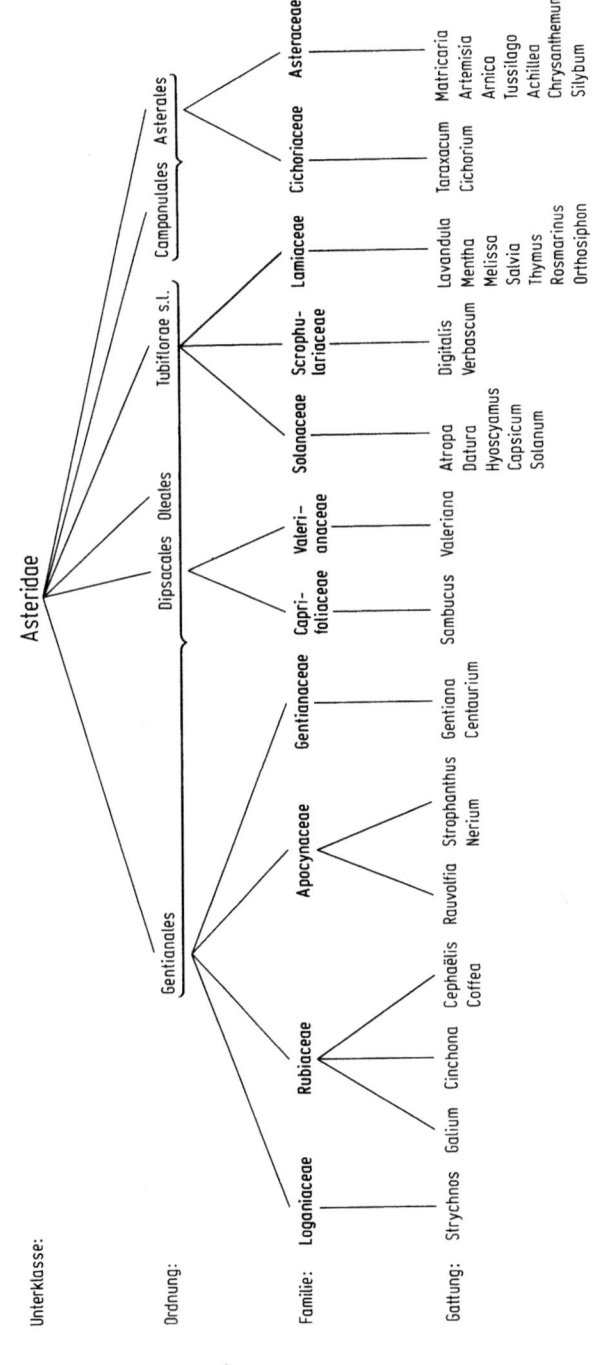

Gruppe I ist chemotaxonomisch durch das Vorkommen von Iridoiden bzw. Secoiridoiden charakterisiert,
Gruppe II durch das Vorkommen von Inulin (Abb. 195) als Reservekohlenhydrat, von Polyinen und von Phytomelanen.
Gruppe I umfaßt die Gentianales, Dipsacales, Oleales, sowie die Tubiflorae s.l. (= sensu lato). Zu Gruppe II zählen die Campanulales und Asterales.

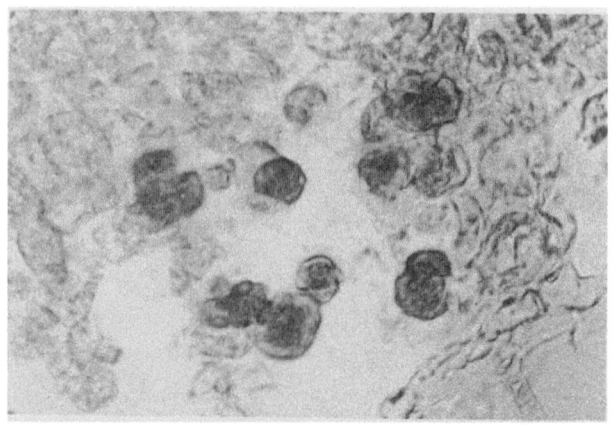

Abb. 195. Inulinklumpen im Mesophyll von Folia Farfarae (Original)

Gentianales

Die Gentianales haben noch radiäre Blüten, ihre Krone ist in Knospenlage oft gedreht (daher rührt der alte Name „Contortae"). Chemisch sind sie durch das Vorkommen von **Iridoiden** und **Seco-Iridoiden** (Seco-Iridoide entstehen nach Aufspaltung des Cyclopentanringes der Iridoide: seco → schneiden) charakterisiert. Diese stellen einerseits glykosidische Bitterstoffe, auf der anderen Seite treten sie als Bausteine von Alkaloidmolekülen auf.

7.7.2.1 Loganiaceae

Morphologisch-anatomische Merkmale:
Die Loganiaceae sind tropisch-subtropische Holzpflanzen, seltener Kräuter. Blattform und Blattstellung: Die dekussierten Blätter sind ungeteilt, ganzrandig, mit Nebenblattbildungen (Interpetiolarstipel). Blütenbau: gedrehte Knospenlage, *K 5 od. 4 [C (5 od. 4) A 5 od. 4] G (2).
In anatomischer Hinsicht sind die **bikollateralen Leitbündel** hervorzuheben. Nach sekundärem Dickenwachstum: Intraxyläres Phloem.

Chemische Merkmale:
Alkaloide aus der Tryptophanfamilie.

Strychnos

Strychnos nux-vomica L. (Tafel 12/I), der aus Indien stammende Brechnußbaum, trägt beerenartige Früchte mit knopfgroßen (> 1 cm) flachen Samen: **Semen Strychni** mit Strychnin und Brucin als Wirkstoffen. Das Alkaloid Strychnin ist ein typisches Krampfgift. Südamerikanische Lianen aus der Gattung *Strychnos* liefern das Pfeilgift **Curare**. Im Gegensatz zu Strychnin, das Muskelkrämpfe hervorruft, führt Curare zu einer Muskelerschlaffung, eine Wirkung, die in der Chirurgie manchmal genutzt wird.

7.7.2.1 Rubiaceae

Morphologisch-anatomische Merkmale:
Einheimische Kräuter und Holzgewächse der Tropen.
Blütenbau: gedrehte Knospenlage, sympetal, tetrazyklisch, 5-(oder 4-)zählig, Fruchtknoten (aus zwei verwachsenen Fruchtblättern) unterständig.
Kapseln, Steinfrüchte oder zweiteilige Spaltfrüchte.
Blattform- und Blattstellung: einfach und ganzrandig; gegenständig. Nebenblätter oft laubblattähnlich; täuschen 4- bis mehrzählige Wirtel vor (z. B. Waldmeister) [Ihnen fehlen aber — im Gegensatz zu Laubblättern — Achselsprosse!]
Stomata: parazytisch („Rubiaceen-Typ")
Kristallablagerungen: Kristallsand oder Raphiden (sonst bei Dicotyledonen selten!)
Keine bikollateralen Leitbündel (Ausnahme innerhalb der Gentianales!)
Sclerenchymfasern oftmals isoliert stehend (nicht in Bastfaserbündeln)

Chemische Merkmale:
Cumarsäureglykoside (→ Cumarine) und Asperulosid, ein iridoides Glykosid, sind weit verbreitet. Einige Triben enthalten Anthrachinone. Catechingerbstoffe in Gambir-Catechu [*Uncaria gambir* (HUNTER) ROXB.].
Alkaloide der Cinchonoideae leiten sich vom Tryptophan ab; ist der N-Baustein mit einem monoterpenoiden (secoiridoiden) C_{10}-Baustein verknüpft, so resultieren Yohimbé-Alkaloide, bei Verknüpfung mit einem C_9-Baustein die Cinchona-Alkaloide. Es handelt sich also biogenetisch betrachtet um Indolbasen, wenn auch formal gesehen Chinolinderivate vorliegen. Die Rubioideae (Coffeoideae) mit den Ipecacuanha-Alkaloiden enthalten 2 × Phenyläthylamin als N-Baustein, verknüpft mit einem monoterpenoiden C_9-Baustein (wie zahlreiche Indolbasen, z. B. auch das Chinin). Das Vorkommen des Psychotonikums Coffein mit Xanthin als N-Baustein

in Coffea-Arten ist zwar wirtschaftlich wichtig, nicht hingegen in chemotaxonomischer Sicht.

Galium
*K4 [C (4) A 4] G ($\overline{2}$)

Galium odoratum (L.) Scop. (syn.: *Asperula odorata* L.) Tafel 12/III, der Waldmeister, wächst bei uns in Laub- und Mischwäldern. Schon sein Geruch weist auf das Cumarin-Vorkommen hin. Droge: **Herba Asperulae odoratae**. Die frische Droge enthält o-Cumarsäure-glykosid, Cumarin entsteht erst bei der Glykosidspaltung. Asperulosid, ein iridoides Glykosid, verdankt seinen Namen dem Vorkommen im Waldmeister (alter Name: *Asperula odorata*).

Cinchona

„Cinchona" nannte Linné die Gattung zu Ehren der Gräfin Cinchon, die im Jahre 1638 in Lima durch die Chinarinde vom Fieber befreit wurde. Verschiedene *Cinchona*-Arten sind große Bäume in den Bergwäldern der südamerikanischen Anden: *Cinchona pubescens* Vahl syn. *Cinchona succirubra* Pav. ex Klotzsch (Abb. 196). *Cinchona calisaya* Wedd., *Cinchona ledgeriana* Moens ex Trim. Die offizinelle Chinarinde stammt von *Cinchona succirubra*: **Cortex Chinae** (Chinafaser Abb. 63 rechts). *C. calisaya* liefert Cortex Chinae calisayae = Gelbe Chinarinde, Königschinarinde, *C. ledgeriana*, auch Fabrikrinde genannt, dient vor allem zur Alkaloidgewinnung. Die „Fieberrindenbäume" werden heute in indonesischen Plantagen kultiviert, nachdem es dem Botaniker Hasskarl gelungen war, die ersten lebenden Pflanzen einer *Cinchona*-Art nach Java zu bringen. Vor Einführung synthetischer Präparate war die Chinarinde (und Chinin) das einzig wirksame Malariamittel und von daher wird verständlich, welche immense Bedeutung dieser Droge zukam: Es gab einen eigenen Forschungszweig „Chinologie". Die Wirkstoffe sind verschiedene Indolbasen, an erster Stelle **Chinin**. Heute werden die Reinalkaloide in der Therapie eingesetzt, die Chinarinde selbst als Bittermittel in galenischen Zubereitungen verwendet. Therapeutisch wichtiger Bitterstoff der Chinarinde ist das Chinovin, ein Triterpensäureglykosid.

Cephaëlis

Cephaëlis ipecacuanha (Brotero) A. Richard, Tafel 12/II [syn. *Uragoga ipecacuanha* (Brotero) Baillon], ist ein kleiner Strauch aus den Urwäldern des Amazonasgebietes, wird aber auch in Indien kultiviert. Er hat kleine weiße Blüten und rote Beeren. *Cephaëlis acuminata* Karsten stammt aus Mittelamerika. Beide Arten sind als Stammpflanzen der **Radix Ipecacuanhae** (Abb. 106) = „Brechwurzel" zugelassen. Wirkstoffe sind Emetin und Cephaëlin, Alkaloide aus der Phenylalanin-Familie. Auf ihre emetische

Wirksamkeit weisen bereits die Namen hin. In geringerer Dosierung wirken sie noch nicht als Brechmittel, sondern als Expektorans und werden als solches therapeutisch genutzt. Emetin ist als Chemotherapeutikum gegen Amöbenruhr von Bedeutung.

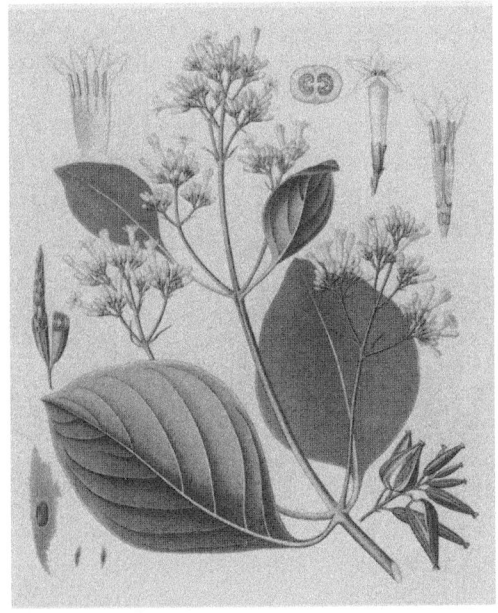

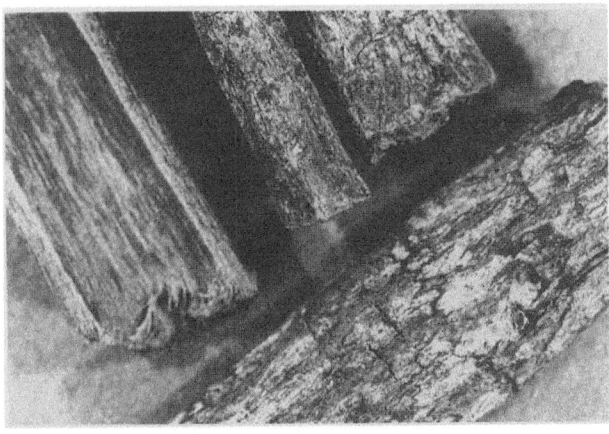

Abb. 196. *Cinchona succirubra* (syn.: *C. pubescens*) (aus KÖHLER); Cortex Chinae = Chinarinde (Original).

Coffea

Coffea arabica L. und andere *Coffea*-Arten sind kleine immergrüne Bäume oder Sträucher. Ihre Heimat ist Ostafrika, sie werden aber in den Tropen der ganzen Welt kultiviert. Aus ihren duftenden weißen Blüten entwickeln sich rote Steinfrüchte (Kaffee-Kirschen) mit zwei einsamigen Steinkernen. Die dünne Samenschale wird als „Silberhäutchen" bezeichnet; der Same, die „Kaffeebohne" hat ein hornartiges Endosperm mit Reservecellulose als Speicherstoff. Inhaltsstoffe sind die Methylxanthine Coffein, Theobromin und Theophyllin.

Rubia tinctorum L. liefert die Krapp-Wurzel oder Färberwurzel mit dem Anthrachinonderivat Alizarin, das genuin in glykosidischer Form vorliegt.

7.7.2.1 Apocynaceae

Morphologisch-anatomische Merkmale:
Holzpflanzen des tropischen Urwaldes, oft Lianen. Bau der Blüten und Früchte: Blüten radiär, vier- bis fünfzählig, K 5, C 5, [A 5, G (2)]. Fruchtblätter meist zwei, nicht selten nur im unteren Teil verwachsen; Griffel nur im oberen Teil zu einem Narbenkopf verwachsen, mit dem die Antheren verbunden sind, Pollen einzeln, selten in Tetraden. Frucht oftmals aus 2 Teilfrüchten, die bei der Reife horizontal spreizen: daher bei manchen Apocynaceae sekundäre Chorikarpie. Fruchtblätter öffnen sich oftmals balgfruchtartig. Samentyp: Zahlreiche Samen mit Haarschopf als Flugorgan. Reservestoffspeicherung in Endosperm und Cotyledonen. Blattform und Blattstellung: einfach (ungeteilt) und ganzrandig; gegenständig; Nebenblätter sehr selten. **Bikollaterale Leitbündel. Milchröhren.**

Chemische Merkmale:
Die Arzneimittel aus dieser Familie gehören zwei verschiedenen Stoffgruppen an, deren Vorkommen sich auf bestimmte Unterfamilien konzentriert: **Alkaloide** (die sich vom Tryptophan ableiten, Indolalkaloide) bei den Plumerioideae mit *Rauvolfia, Aspidosperma,*
Herzglykoside, u. zw. Cardenolide bei den Apocynoideae (Echitoideae) mit *Strophanthus, Nerium, Apocynum,* und den Cerberoideae mit *Thevetia* und *Cerbera.*
Ferner Iridoide, z. B. Bitterstoff Plumierid. Kautschuk ist in Milchsäften verbreitet, deren Serum Cyclite enthält.

Der einzige einheimische Vertreter dieser Familie ist das krautige blaublühende Immergrün, *Vinca minor* L., das in lichten Wäldern wächst und auch in Gärten und auf Friedhöfen viel kultiviert wird.

Rauvolfia

Rauvolfia serpentina (L.) BENTH. ex KURZ (Abb. 197), ein etwa 1 m hoher

Strauch aus Südostasien, besonders Indien, liefert die Droge **Radix Rauwolfiae,** Rauwolfia-Wurzel. Sie hat Bedeutung erlangt als Antihypertonikum und als Ataraktikum.

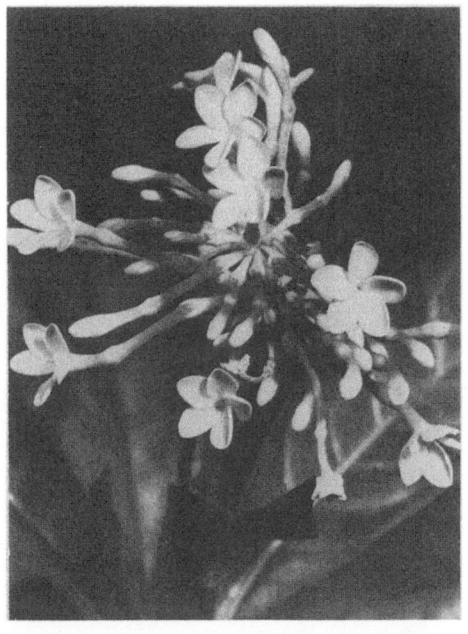

Abb. 197. *Rauvolfia serpentina;* Radix Rauwolfiae. (Aus GATHERCOAL and WIRTH)

Catharanthus

Catharanthus roseus (L.) G. DON. (syn. *Vinca rosea* L.) Tafel 5/IV, eine Pflanze der Tropen und Subtropen mit rosa Blüten, sonst ähnlich unserem Immergrün, enthält dimere Indolbasen vom Monoterpenoidtypus mit onkolytischer Wirkung: **Vinblastin, Vincristin.**

Strophanthus

Strophanthus gratus (WALL. et HOOK. ex BENTH.) BAILL. ist eine Schlingpflanze aus den Wäldern Westafrikas. Sie liefert die offizinellen **Semen Strophanthi**, die vom Haarschopf befreiten Samen mit **g-Strophanthin** als Wirkstoff. k-Strophanthin wird aus den Samen von *Strophanthus kombé* OLIVER gewonnen, einem ostafrikanischen Baum. Eine weitere Stammpflanze ist *Str. hispidus.* Tafel 5/II.

Nerium

Nerium oleander L., der Oleander, wächst im Mittelmeergebiet wild und wird auch wegen seiner schönen weißen und roten Blüten viel kultiviert. Er enthält ebenfalls Cardenolide (Oleandrin).

Charakteristisch sind die Zucker in den Glykosiden dieses Verwandtschaftskreises: es handelt sich um Didesoxyhexosen.

Die Schwalbenwurz = *Vincetoxicum hirundinaria* MEDIK. = *Cynanchum vincetoxicum* (L.) PERS. (Abb. 198) ist der einzige einheimische Vertreter der **Asclepiadaceae**.

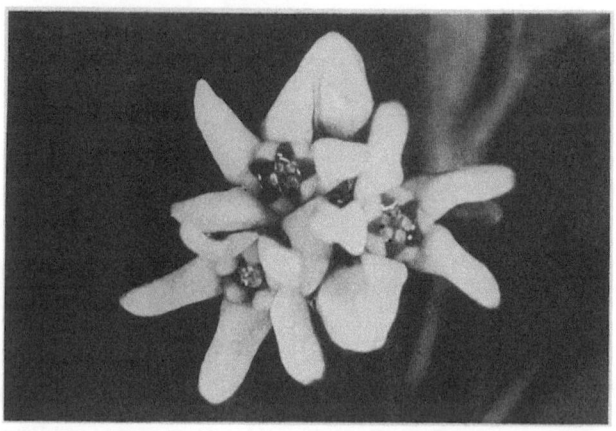

Abb. 198. *Vincetoxicum hirundinaria* = Schwalbenwurz (Verfälschung von Radix Primulae) (Original)

7.7.2.1 Gentianaceae = Enziangewächse

Morphologisch-anatomische Merkmale:
Krautige Pflanzen, Stauden.
Blattbau und Blattstellung: Blätter einfach und ganzrandig, dekussiert, keine Nebenblätter.
Blütenbau: radiär, tetrazyklisch, meist 5–4zählig *K (5) [C (5) A 5] G (2) Staubblätter der Krone eingefügt. Die beiden Karpelle sind zu einem einfächerigen Fruchtknoten verwachsen, der sich zu einer septiziden Kapsel entwickelt.
Der Leitbündelbau weist Anomalien auf: In der Jugend **bikollaterale Leitbündel,** nach sekundärem Dickenwachstum sowohl **intraxyläres Phloem** als auch **interxyläres Phloem** (Abb. 199).

Chemische Merkmale:
Bitterstoffe mit Beziehungen zu den Iridoiden. Ein weiteres Familiencharakteristikum sind Xanthone wie etwa der gelbe Farbstoff Gentisin.
Als Reservekohlenhydrat tritt (statt Stärke) das Trisaccharid Gentianose auf, daneben auch Inulin.

Gentiana

Gentiana lutea L., der Gelbe Enzian (Tafel 12/IV), ist ein alpiner Rübengeophyt. Die stattliche Pflanze fällt durch ihre gelben Blütenstände [C (5–6)] auf sowie durch die mächtigen, scheinbar parallelnervigen Blätter, die manchmal (außerhalb der Blütezeit) schon zu Verwechslungen mit dem giftigen Germer *(Veratrum)* führten.

Radix Gentianae, Enzianwurzel (Abb. 104, 199, Tafel 12/IV), ist eine Bitterdroge. Sie enthält eine Reihe von Bitterstoffen, so das Seco-Iridoid Gentiopicrosid und Amarogentin mit dem außergewöhnlich hohen Bitterwert von 58 000 000. Amarogentin ist somit der bitterste Naturstoff, der bekannt ist. Weitere Alpenpflanzen sind *Gentiana purpurea* L., *G. punctata* L., *G. pannonica* SCOP.

Bei dem Wort ,,Enzian" wird meist an die viel kleineren blaublühenden Arten gedacht, wie z. B. *Gentiana acaulis* L. s. str., *Gentiana clusii* PERR. et SONG; *G. kochiana*, PERR. et SONG., *Gentiana verna* L. u. a.

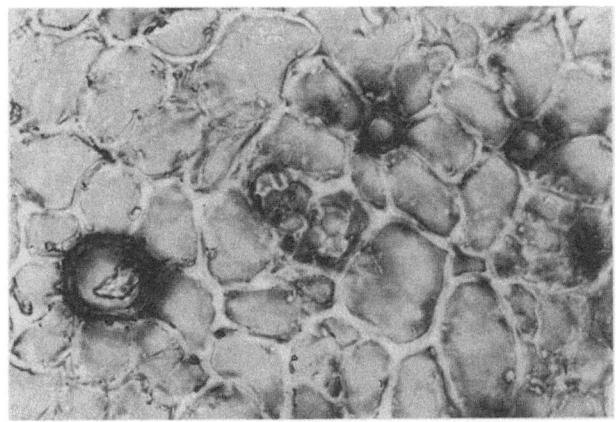

Abb. 199. Interxyläres Phloem in Radix Gentianae (Original)

Centaurium

Centaurium erythraea RAFN = *Centaurium minus* auct. non MOENCH, das Tausendgüldenkraut, Abb. 200, eine zierliche zweijährige Pflanze mit dichasialen zartroten Blüten wächst hin und wieder auf trockenen Wiesen unserer Breiten. **Herba Centaurii** ist eine Bitterdroge.

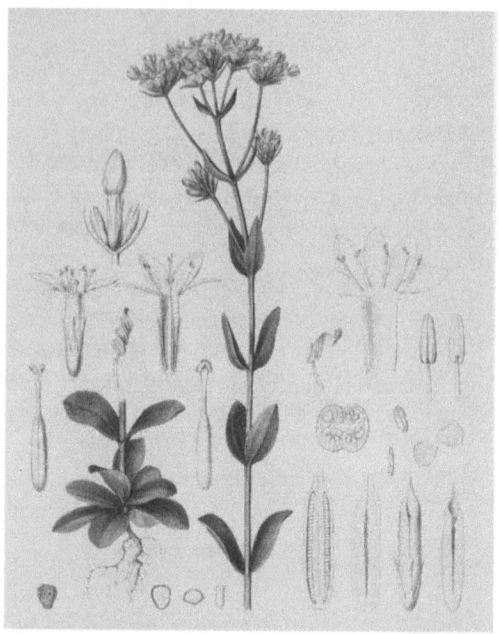

Abb. 200. *Centaurium erythraea* (syn. *Erythraea centaurium*) = Tausendgüldenkraut; Herba Centaurii. (Aus BERG u. SCHMIDT)

Caprifoliaceae

Die Droge **Flores Sambuci** stammt von *Sambucus nigra* L., dem schwarzen Holunder, einem Strauch mit zahlreichen weißen radiären Blüten in prächtigen Schirmrispen (Trugdolden) und großen pinnaten Fiederblättern. Holunder„beeren" = Steinfrüchte ! Zu dieser Familie gehören auch der Schneeball unserer Gärten, die Schneebeere sowie das Geißblatt (= Hekkenkirsche) mit zygomorphen Blüten.

7.7.2.1 Valerianaceae = Baldriangewächse

Morphologisch-anatomische Merkmale:
Krautige Pflanzen mit leicht asymmetrischen Blüten. Blütenbau: Die Zahl der Staubblätter ist reduziert.
K (5) red. C (5)   A 4 bis 1   G ($\overline{3}$). Nur 1 Fruchtknotenfach ist fruchtbar.

Valeriana

Valeriana officinalis L. (s. l.), der echte Baldrian (Abb. 201), mit A 3 + 0, eine bis 1 m hohe Staude mit zartrosa Trugdolden, ist die Stammpflanze der **Radix Valerianae**. Die einsamige Nußfrucht wird von einer Art Pappus gekrönt, der sich nach dem Abblühen aus dem reduzierten Kelch entwickelt. Das Ätherische Öl der Droge ist in der großzelligen **Exodermis = Ölzellschicht** (Abb. 67) der Wurzel lokalisiert. Es enthält zahlreiche Ester, Ester des (-)-Borneols sowohl wie die *Valepotriate,* Ester monoterpenoider Epoxide mit Isovaleriansäure und Essigsäure. Valerensäure ist eine irregulär aufgebaute Sesquiterpensäure, der spasmolytische papaverinähnliche Wirkungen zukommen.

Oleaceae

Aus den Steinfrüchten (Oliven) des Ölbaumes *Olea europaea* wird **Oleum Olivarium**, das Olivenöl, gewonnen. Zur selben Familie gehört die Esche *(Fraxinus),* der Flieder *(Syringa)* und die *Forsythia.*

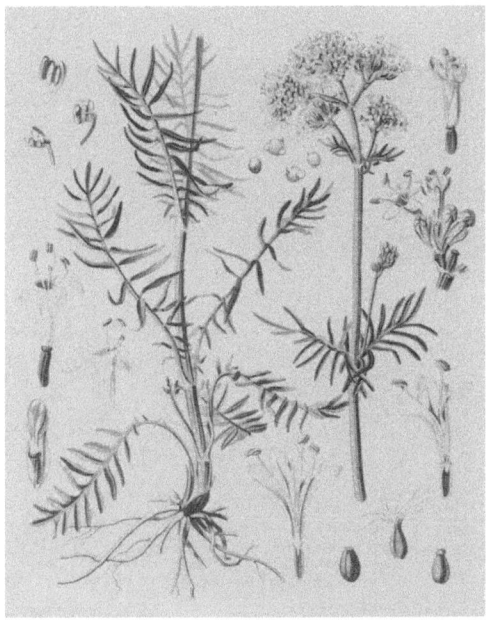

Abb. 201. *Valeriana officinalis* = Baldrian; Radix Valerianae. (Aus KÖHLER)

Tubiflorae s. l.

Die Solanaceae bilden mit den Scrophulariaceae und Lamiaceae die Ordnung(sgruppe) der Tubiflorae sensu lato (s. l.).
Der Name weist auf den Blütenbau hin:
„Tubiflorae": Kronblätter der sympetalen Blüten sind am Grunde häufig zu einer mehr oder minder langen Röhre (einem Tubus) verwachsen.

7.7.2.1 Solanaceae = Nachtschattengewächse

Morphologisch-anatomische Merkmale:
Kräuter oder Holzgewächse mit meist einfachen, wechselständigen Blättern.
Blütenbau: Die Blüten (meist in Wickeln) sind meist radiär gebaut. Die Scheidewand des Fruchtknotens steht **schräg zur Medianebene** der Blüte.
*K (5) [C (5) A 5] G (2)
Fruchttypen: Kapseln oder Beeren
Samenanatomie: Die Epidermis der Samenschale hat ineinander verzahnte Zellen, deren Wände ungleichmäßig und stark verdickt sind (**„Gekrösezel-**

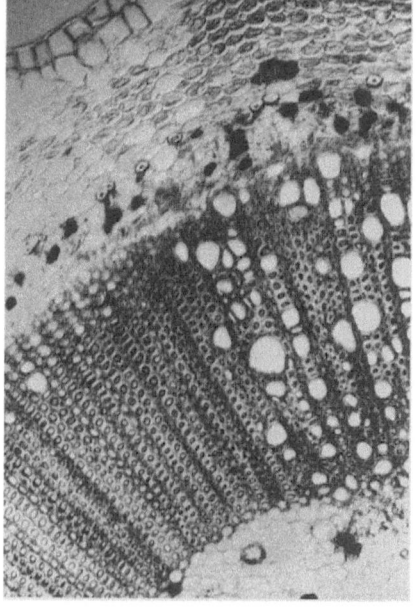

← perivasculare Fasern

← intraxyläres Phloem

Abb. 202. Stipites Dulcamarae, quer (Original)

len"). Dieses taxonspezifische Merkmal leistet in der Drogenanalytik gute Dienste. **Bikollaterale Leitbündel,** nach sekundärem Dickenwachstum daher **intraxyläres Phloem** (Abb. 202).

Chemische Merkmale:
Die Familie ist reich an **Alkaloiden,** die ihrer Struktur nach verschiedenen Typen angehören. Während die Droge der alten Welt – *Atropa, Datura, Hyoscyamus, Mandragora* –, aber auch die Gattungen *Duboisia, Scopolia, Solandra,* **Tropanalkaloide** (Ornithin-, bzw. Prolin-Familie der Alkaloide) enthalten, zeichnen sich viele Solanaceae, die in der neuen Welt beheimatet sind, durch das Vorkommen von **Glycoalkaloiden** des Solanin-Typs mit N-haltigen Steroid-Aglyka aus: *Solanum, Lycopersicon.*
Daneben stehen Tabak mit Pyridinalkaloiden und *Capsicum* mit Capsaicin (Vanillylamid der 8-Methyl-nonen-6-säure). In neuester Zeit wurden Steroidlactone als anti-Tumor-aktives Prinzip in *Solanum dulcamara* u. a. gefunden.

Atropa

Die Gattung ist nach ATROPOS, der unerbittlichen (griechischen) Parze benannt.

Atropa bella-donna L. ist die Tollkirsche (Tafel 13/I). Der deutsche Name weist auf die Halluzinationen erzeugende Wirkung der Pflanze hin. Belladonna-Alkaloide und verwandte Substanzen sind Parasympatholytika (neurotrope Spasmolytica). Scopolamin und Hyoscyamin spielen als Antiemetica eine Rolle. Die Tollkirsche ist eine anderthalb Meter hohe Staude mit besonderen Verwachsungen zwischen Sproßachse und Blättern („Metatopien", vgl. Abb. 115), wodurch jeweils ein größeres und ein kleineres Blatt gepaart sind. Die Blüten sind violettbraune Glocken, die Früchte glänzend schwarze Beeren von der Größe einer Kirsche (Toll„kirsche"), an der Basis vom noch erhaltenen Kelch umkränzt.
Die Früchte haben ein verlockendes Aussehen, sind aber hoch toxisch und führten schon öfters zu schweren Vergiftungsfällen bei Kindern. Als Drogen werden die Blätter: **Folia Belladonnae** und die unterirdischen Speicherorgane: **Radix Belladonnae** verwendet.

Datura

Datura stramonium L., der Stechapfel (Tafel 13/II), ist eine einjährige Ruderalpflanze. Pflanze mit charakteristisch „ausgezackten" (grob buchtig-gezähnten) Blättern und großen weißen Trichterblüten. Der zweiblätterige Fruchtknoten wird durch falsche Scheidewände vierfächerig und entwickelt sich zu einer bestachelten („Stech"apfel) septiziden Kapsel, die sich vierklappig öffnet und den Blick auf die ziemlich großen schwarzen Samen mit runzeliger Oberfläche freigibt.

Drogen: **Folia Stramonii** (in Asthma-Räucherpulvern, Asthma-Zigaretten früher verwendet) und **Semen Stramonii** dienen der Atropingewinnung. Sie enthalten Hyoscyamin und Scopolamin.

Hyoscyamus

Hyoscyamus niger L., das Bilsenkraut (Tafel 13/III), ist ebenfalls eine Ruderalpflanze. Das drüsigklebrige Kraut hat Wickel von bräunlich-gelben zygomorphen Blüten, die zu Deckelkapseln heranreifen. Der deutsche Name „Bilsenkraut" leitet sich vom ahd. „pilisa", „belisa" her mit der indogermanischen Wortwurzel „bal" = töten, ist also übersetzbar mit „totbringendes Kraut". Der weniger verbreitete Name „Altsitzerkraut" wirft ein makaberes Schlaglicht auf seine gelegentliche Verwendung. Als Bestandteil von „Liebesträngen", „Hexenmitteln" (z. B. „Hexensalben") und als Gifte (zu Giftmorden) spielen die giftigen Solanaceenalkaloide überhaupt eine recht unrühmliche Rolle in der Kulturgeschichte.

Droge: **Folia Hyoscyami.** Sie enthält fast ebensoviel Scopolamin wie Hyoscyamin, weist also den höchsten Scopolamingehalt auf. Dadurch sind die sedativen Eigenschaften der Droge bedingt.

Capsicum

Capsicum annuum L., Paprika (Abb. 203), auch „spanischer Pfeffer" genannt, eine einjährige Pflanze aus Südamerika, wird heute in verschiedenen Kulturrassen weltweit angebaut. Ihre Früchte sind Trockenbeeren. Sie werden entweder in grünem Zustand als besonders Vitamin C-reiches Gemüse verwendet, die reifen roten Früchte liefern das Gewürz Paprika, die **Fructus Capsici.** Die Stammpflanze der DAB 7-Droge ist *Capsicum annuum* Linné var. longum (DE CANDOLLE) SENDTNER, die des DAB 8 hingegen ist *Capsicum frutescens* L. sensu latiore, der sog. Cayennepfeffer, ein kleiner ausdauernder Strauch mit sehr kleinen Früchten mit höherem Gehalt an Capsaicin.

Der Scharfstoff Capsaïcin ist vor allem unter der Cuticula der Placenten lokalisiert.

Solanum

Zu dieser Gattung mit Beerenfrüchten zählen eine Reihe von Nutzpflanzen: Die Kartoffel = *Solanum tuberosum* L., Tafel 13/IV (der Artname weist bereits auf die Sproßknollen hin, die unsere Kartoffeln sind), **Amylum Solani,** Abb. 14; die Wildform dieser Pflanze stammt aus den Hochanden Südamerikas. Glykoalkaloidhaltig und daher giftig sind nur die grünen Beeren.

Auch die Tomate, *Solanum lycopersicum* L., syn. v. *Lycopersicon lycopersicum* (L.) KARST. ex FARW., mit großen roten ungiftigen Beeren ist in Süd-

und Mittelamerika beheimatet. Die Eierfrucht = Aubergine stammt von *Solanum melongena* L. Gift- bzw. Arzneipflanzen sind der Schwarze und der Bittersüße Nachtschatten *Solanum nigrum* L. und *Solanum dulcamara* L. **(Stipites Dulcamarae)** (Abb. 202).

Mandragora

Mandragora vernalis BERTOL. (syn. *Mandragora officinarum* L. p.p.) ist eine Rosettenpflanze des östlichen Mittelmeergebietes, deren rübenförmige verzweigte Wurzeln getrocknet als Alraunmännchen oder Alraunweibchen von kulturhistorischem Interesse sind. Bereits DIOSCURIDES kannte die schmerzstillende Wirkung der Wurzel.

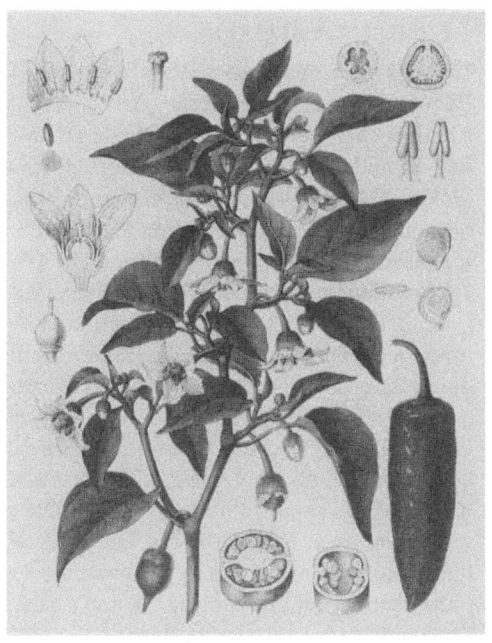

Abb. 203. *Capsicum annuum* (syn. *C. longum*) = Paprika; Fructus Capsici. (Aus BERG und SCHMIDT)

7.2.1 Scrophulariaceae = Rachenblütler

Morphologisch-anatomische Merkmale:
Krautige Pflanzen mit zygomorphen Blüten. Besonderes Interesse verdient die Progression im Blütenbau: Ursprünglichere Arten haben noch eine nur

schwache Dorsiventralität, die sich dann schrittweise entwickelt (**Entwicklung der Dorsiventralität**). Eine weitere Progression ist bei der schrittweisen **Reduktion der Staubblattzahl** zu verfolgen, etwa in der Reihenfolge

Verbascum →   Digitalis →   Gratiola →   Veronica.
A 3+2   A 2+2   A 2+2*   A 2
                                                 (* = Staminodien)
2 in der Mediane stehende Fruchtblätter

Chemische Merkmale:
Einige Arten der Familie enthalten **Herzglykoside**, „Digitaloide", positiv ionotrop wirksame Pharmaka, ihr Vorkommen ist aber nicht taxonspezifisch (das trifft hingegen zu für das Iridoidglykosid Aucubin).

Digitalis
↓ K 5 [C (4) A 4] G (2)

Digitalis purpurea L., der Rote Fingerhut (Tafel 14/I), ist eine zweijährige Pflanze mit langen „Kerzen", d. h. aufrechten Trauben roter („fingerhutförmiger") Blütenglocken. Wir finden sie auf Kahlschlägen des Erzgebirges und an anderen kalkarmen Standorten des westlichen Europas.
Droge: **Folia Digitalis purpureae** mit zahlreichen Gliederhaaren, insbesondere an den stark hervortretenden Nerven der Blattunterseite, und Drüsenhaaren mit einzelligem Stiel und zwei(!)zelligem Köpfchen.
Digitalis lanata EHRH., der Wollige Fingerhut (Tafel 14/II), stammt aus dem Balkan. Die zweijährige Pflanze verdankt ihren Namen der starken Behaarung im Bereich der großen aufrechten Blütentraube. Die Blumenkrone ist durch eine ausgeprägte Unterlippe (beinahe so lang wie die Kronröhre) auffällig sowie eine braune Äderung auf weißem oder blaß ockerfarbenem Grund. Dadurch ist die Pflanze leicht zu unterscheiden von zwei gelbblühenden einheimischen Arten, nämlich *Digitalis lutea* L. und *Digitalis grandiflora* MILL. (= D. ambigua MURR.). Die schmalen ganzrandigen Blätter von graugrüner Farbe, die die Droge **Folia Digitalis lanatae** liefern, sind hingegen kahl (nicht „wollig"). Ihre nahe Verwandtschaft zu Folia Digitalis purpureae ist an den gleichgebauten Drüsenhaaren zu erkennen. Für die Drogendiagnose ist darüberhinaus die Epidermis mit schwach knotigen Wandverdickungen brauchbar.
Wegen seiner wertvollen Herzglykoside wird Digitalis lanata vielfach kultiviert. Seine Inhaltsstoffe wirken rascher und die Kumulationsgefahr ist geringer als beim Roten Fingerhut. Die Herzglykoside beider Arten gehören dem Cardenolid-Typ an, sind also durch ein Steroid-Grundgerüst mit einem fünfgliederigen Lactonring („en-ol-id"ring) charakterisiert. Die typischen Zucker sind Didesoxyhexosen.

Verbascum, Königskerze oder Wollblume K 5 [C(5)A 5] G (2)
Verbascum densiflorum BERTOLINI (syn. *V. thapsiforme* SCHRADER), die Großblütige Königskerze, und *Verbascum phlomoides* L., die Filzige Königskerze, sind die Stammpflanzen der **Flores Verbasci,** der Wollblumen. Der deutsche Name weist auf den stattlichen Wuchs und die leuchtend gelben, „kerzen"förmigen Ähren hin. Die Pflanze liebt sonnige Standorte; sie wird auch kultiviert. Die Droge besteht nur aus der Corolle mit den daran angewachsenen fünf Staubblättern, von denen drei mit quergestellten Antheren wollig behaart sind. Die Droge enthält etwas Schleim und geringe Saponinmengen und wird gelegentlich als Expektorans verwendet. Sie muß sorgfältig geerntet und darf nur vor Feuchtigkeit geschützt gelagert werden.

7.2.1 Lamiaceae = Labiatae = Lippenblütler

Morphologisch-anatomische Merkmale:
Bau der Blüten und Früchte: Schon der Name dieser Kräuter oder kleineren Sträucher weist auf die Blütengestalt hin: in ihren zygomorphen Blüten sind die beiden oberen (adaxialen) Kronblätter zur „Oberlippe", die drei unteren (abaxialen) zur „Unterlippe" geformt.

↓ K (5) [C (2 + 3) A 2 + 2 (oder 2)] G ($\underline{2}$)

Die meist 4 Staubblätter sind „didynamisch", d. h. zwei sind länger, zwei kürzer. Sie sind mit der Krone verwachsen. Das Gynoeceum besteht aus zwei Fruchtblättern mit je zwei Samenanlagen. Durch Ausbildung sekundärer Scheidewände, welche die beiden ursprünglich vorhandenen Fruchtknotenfächer unterteilen, entstehen in der Frucht vier Fächer oder **Klausen** mit je einem Samen. Bei der Reife lösen sich die Klausen voneinander und zur Verbreitung gelangen diese einsamigen Nüßchen. (Spaltfrucht Bruchfrucht)
Form des Stengels; Blattstellung:
Der Stengel der Labiaten ist – durch Collenchymleisten – vierkantig und **dekussiert** (= kreuzgegenständig) beblättert. Die Blätter sind ungeteilt. Weitere taxonspezifische Merkmale sind die **Drüsenschuppen** (Abb. 71, 72), der Haartyp und der Bau der Stomata.
Bei der „Labiaten-Drüsenschuppe" trägt ein – meist in die Blattoberfläche eingesenkter – einzelliger Stiel ein ± schüsselförmiges Gebilde aus 4 bis 12, meist 8 sehr zartwandigen sezernierenden Zellen, das von einer ballonartigen Cuticularblase überwölbt ist, in der sich das Ätherische Öl befindet. Der Prototyp der Deckhaare ist ein vielzelliges Gliederhaar mit spitz auslaufender Endzelle, relativ derbwandig, oft mit ± körniger Cuticularstrichelung. Daneben kommen zahlreiche – für einzelne Arten spezifische und

daher diagnostisch verwertbare — kleinere Haarformen vor. Die Stomata sind **diacytisch**.

Chemische Merkmale:
Die Familie ist durch das Vorkommen von **Ätherischem Öl** in Drüsenschuppen (und darüberhinaus in Drüsenköpfchen) und **Gerbstoffen** (Depside der Kaffeesäure sind für die Labiaten typisch) charakterisiert. Die Akkumulation von isoprenoiden Stoffen ist taxonspezifisch. Sie finden sich entweder im Ätherischen Öl, bei ölarmen Arten treten oft nichtflüchtige isoprenoide Verbindungen — Iridoide, C_{20}-Bitterstoffe — und Harze stärker hervor. Taxonspezifisch sind ferner Zucker der Stachyose-Reihe (Oligosaccharide) als Reservestoffe.

Lavandula

Lavandula angustifolia MILL. (syn. *Lavandula spica* L. ssp. *angustifolia* = *Lavandula officinalis* CHAIX) Tafel 14/III, der Echte Lavendel, ein mediterraner Halbstrauch. Insbesondere in Südfrankreich finden sich ausgedehnte Kulturen. Droge: **Flores Lavandulae** (Abb. 124) und **Oleum Lavandulae**, das echte Lavendelöl. „Spiköl" wird von *Lavandula latifolia* (L. f.) MEDIK. (syn. *Lavandula spica* auct. non L.) gewonnen. Der Name kommt von „lavare", da bereits die Römer die Droge als Badezusatz nutzten.

Mentha

Krone annähernd actinomorph
Mentha × *piperita* L., die Pfefferminze (Abb. 204) ist ein Bastard, 1696 in einem Feld von *Mentha spicata* L. in England aufgetreten, heute weithin angebaut.
Sie ist die Stammpflanze der **Folia Menthae piperitae,** der Pfefferminzblätter. Mittels ihrer Ausläufer wird die Pflanze vegetativ vermehrt. Weitere Drogen: **Oleum Menthae piperitae,** Pfefferminzöl, dient auch der Gewinnung von **D(-)-Menthol.**
Mentha arvensis L. var. *piperascens* HOLMES ex CHRISTY, die Japanische Minze, ist ebenfalls nur in Kultur bekannt.
Pfefferminzblätter enthalten neben Ätherischem Öl Gerbstoffe und Bitterstoffe, die an der Gesamtwirkung der Droge als Karminativum, bei Erkrankungen der Galle und zur Anregung des Appetits beteiligt sind.
Die alten Griechen verwendeten die Droge auch als Zusatz zu Bädern.
Menthol findet u. a. auch als Bestandteil von Einreibungen als kühlende Komponente Verwendung.

Melissa

Melissa officinalis L., die Citronenmelisse (Abb. 205), wird wegen ihres Aromas auch als Küchenkraut verwendet. Sie ist im Mittelmeergebiet, Vorder- und Mittelasien beheimatet und wird bei uns häufig kultiviert. Droge: **Folia Melissae,** Melissenblätter. Sie tragen nur eine geringe Zahl an Labiatendrüsenschuppen, ihr Gehalt an Ätherischem Öl ist gering. Daher stammt das „Oleum Melissae" meist von Gräsern mit ähnlichen Geruchsqualitäten (Citronell- und Lemongrasöl von *Cymbopogon*-Arten). Oleum Melissae citratum ist über Melissenkraut destilliertes Oleum Citri.

Melissenblättern wird eine leicht sedative und spasmolytische Wirkung nachgesagt.

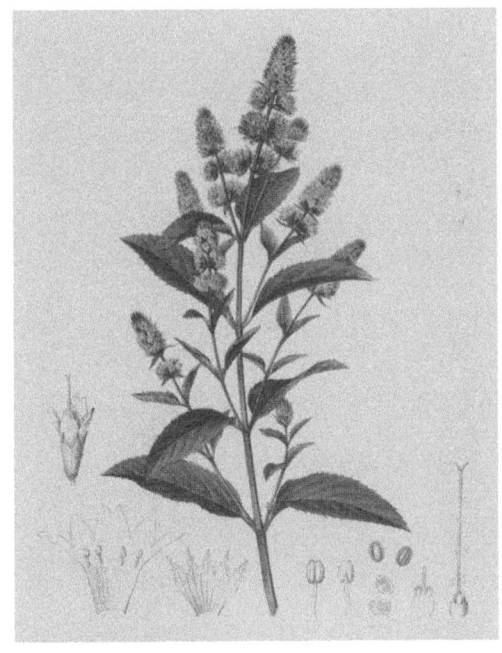

Abb. 204. *Mentha piperita* = Pfefferminze; Folia Menthae piperitae. (Aus BERG und SCHMIDT)

Salvia
↓ K (5) [C (5) A 2] G (2)

Salvia officinalis L., ssp. *officinalis,* Salbei (Abb. 206), ist eine südeuropäische Pflanze mit dicht weißfilzig behaarten Blättern. Anbaugebiete liegen in Europa und Nordamerika. Die beste Qualität der Salbeiblätter, der **Folia Salviae,** stammt von Wildpflanzen aus Dalmatien (Handelsbezeichnung „Dalmatinischer Salbei"). Unter dem Namen „Griechischer Salbei" ist eine andere Droge anzutreffen, die von *Salvia triloba* L. stammt. Salbeiblätter wurden bereits von den alten Griechen therapeutisch verwendet. Die Salbeiblüte ist in besonderer Weise dem Insektenbesuch angepaßt: Durch einen „Hebel"mechanismus des unsymmetrisch gebauten Staubblattes (Reduktion des Androeceums) wird das „Einpudern" des nektar-holenden Insekts und damit die Verbreitung des Pollens sowie die Fremdbestäubung sichergestellt. Salbei-Tee dient als Gurgelmittel bei Halsentzündungen. Innerlich appliziert unterdrückt Salbei eine übermäßige Schweißsekretion. Neben Ätherischem Öl enthält die Droge den diterpenoiden Bitterstoff Carnosol (= Pikrosalvin).

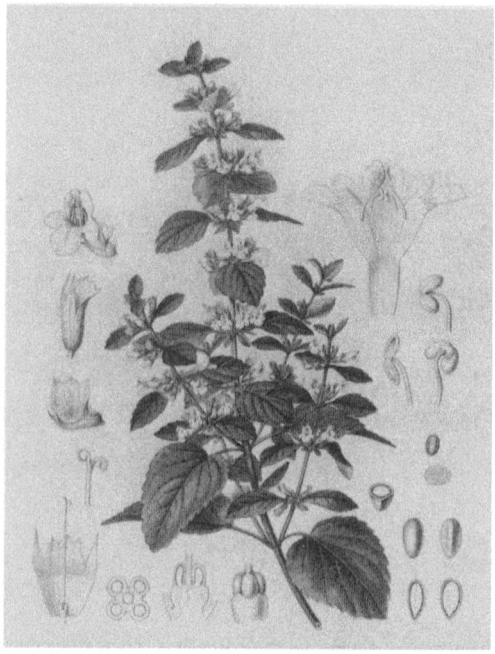

Abb. 205. *Melissa officinalis;* Folia Melissae. (Aus BERG und SCHMIDT)

Thymus

Thymus vulgaris L., der Thymian (Tafel 15/I), ist in den Macchien des Mittelmeerraumes zu Hause. In Mitteleuropa wird er angebaut. Thymian ist ein Zwergstrauch mit den Merkmalen eines Xerophyten. Die eingerollten, stark behaarten Blätter tragen zahlreiche Drüsenschuppen mit thymolhaltigem Ätherischem Öl. Thymol wirkt baktericid. Die Droge **Herba**

Thymi wird für Hustensäfte verwendet als schleimlösendes Expektorans sowie als krampflinderndes Mittel bei Keuchhusten. An der Wirkung scheinen noch weitere Inhaltsstoffe (noch nicht erforschter Konstitution) beteiligt zu sein. Das **Oleum Thymi** ist Bestandteil antiseptischer Zubereitungen. Der in Spanien wild vorkommende *Thymus zygis* L. wird zur Destillation des spanischen Thymianöles herangezogen und ist jetzt auch als Stammpflanze zugelassen.

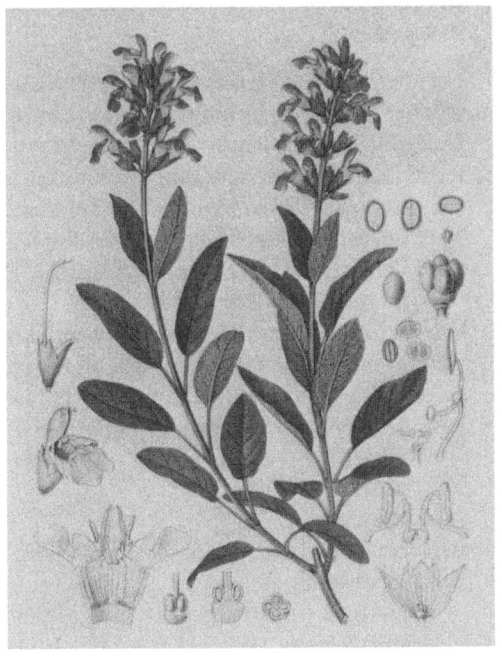

Abb. 206. *Salvia officinalis* = Salbei; Folia Salviae. (Aus BERG u. SCHMIDT)

Rosmarinus

Rosmarinus officinalis L., Rosmarin (Tafel 14/IV), ein kleiner blaublühender Strauch des Mittelmeergebietes, weist sich durch seine bis zur Nadelform eingerollten, unterseits filzig behaarten Blätter als typischer Xerophyt aus. Die **Folia Rosmarini** liefern das Oleum Rosmarini der Schweizer Pharmacopoe. Es findet in schmerzstillenden Einreibungen Verwendung. Die frische Droge wird in ihrer Heimat als Gewürz verwendet.

Orthosiphon

Orthosiphon aristatus (BLUME) MIQUEL (syn. *Orthosiphon. spicatus* (THUNB.) BAK., *Orthosiphon stamineus* BENTHAM), Katzenbart (Tafel 5/ III), stammt aus Südostasien. Der Name „stamineus' wie auch der deutsche Name weisen auf die ungewöhnlich langen Staubfäden hin, durch die die Blüte ausgezeichnet ist. Die Blätter, **Folia Orthosiphonis**, werden auch als „Indischer Nierentee" bezeichnet. Sie sind u. a. durch nur vierzellige Drüsenschuppen charakterisiert. Sie dienen als Diuretikum.

Drogenanalytisch bedeutsame taxonspezifische Merkmale der Lamiaceae = Labiatae:

Für die Familie der Labiaten charakteristisch ist ihr Reichtum an Ätherischem Öl, das nur in Drüsenhaaren vorkommt.

Der größte diagnostische Wert bei der mikroskopischen Analyse der Labiaten-Drogen kommt dem Bau der Blattepidermis zu.

An *taxonspezifischen* Merkmalen sind hier hervorzuheben:
a) Diacytische Spaltöffnungen (Abb. 110)
b) Labiatendrüsenschuppen (Abb. 71, 72)
c) Mehrzellige mechanische Haare.

Darüber hinaus ebenfalls für die Diagnose wichtig sind folgende Merkmale, die aufgrund ihrer variablen Verbreitung geeignet sind für die *Differentialdiagnose* der einzelnen Vertreter der Labiatendrogen:
a) Drüsenhaare der verschiedenartigsten Ausgestaltung
b) einzellige und mehrzellige mechanische Haare von jeweils spezifischer Form
c) Blattform.

An morphologischen Merkmalen sind noch zu nennen:
Vierkantstengel
dekussierte (= kreuzgegenständige) Blattstellung
„Lippen"-blüte
„Klausen"-frucht (Fruchtknoten aus 2 Fruchtblättern, durch falsche Scheidewände in 4 einsamige Fächer geteilt).

Asterales

Die Asterales sind ein sehr umfangreiches Taxon
K 0 oder red. [C (5) A (5)] G $(\overline{2})$

7.7.2.1 **Cichoriaceae = Compositae p.p.** (Liguliflorae) = **Korbblütler p.p.**

Morphologisch-anatomische Merkmale:

Die Blütenstände sind **Pseudanthien**, in ihnen sind nur zygomorphe Zungenblüten vereinigt. Blütenbau:

$K_{red.}$ [C ↑ (5) A (5)] G ($\overline{2}$)

Frucht-Typ: Der unterständige Fruchtknoten entwickelt sich zu einer **Achäne** (Spezialform der Nuß, bei der Fruchtwand und Samenschale verwachsen sind). Endospermlose Samen, der Embryo speichert Eiweiß u. fettes Öl.

In anatomischer Hinsicht ist das Vorhandensein von **Milchröhren** typisch (Abb. 77).

Chemische Merkmale:
Inulin als Reservekohlenhydrat. **Sesquiterpene:** viele Bitterstoffe sind Sesquiterpenlactone.
Triterpenalkohole sind Hauptbestandteil der Latex-Coagulate.

Taraxacum

Taraxacum officinale WIGGERS, Löwenzahn, verdankt seinen Namen den apart gezahnten Rosettenblättern. Die gelben Blütenköpfchen der „Maiblume" entwickeln sich zur „Puste-Blume", die ihre Früchte an zarten „Fallschirmen" = ihrem Pappus zur Erde schweben läßt. Die Droge **Radix Taraxaci cum Herba** (Abb. 77) gilt als Leber- und Galle-Mittel sowie als Diuretikum.

Taraxacum bicorne DAHLST. (syn. *Taraxacum kok-saghys* RODIN) dient in Rußland als Kautschuklieferant.

Cichorium

Cichorium intybus L., die Wegwarte (Tafel 15/III), die mit ihren blauen Blütenköpfchen häufig an Wegrändern zu finden ist, wurde schon im Altertum medizinisch genutzt. Galen verwendete sie als Leber- und Magen-Mittel. Sie wirkt diuretisch und laxierend. Die Wurzeln von Kulturformen liefern den „Zichorien"-Kaffee. Eine verwandte Art, *Cichorium endivia* L., liefert den Endivien-Salat. Der Kopf-Salat stammt von *Lactuca sativa L.*, die „Schwarzwurzel" von *Scorzonera hispanica* L., um nur einige Nutzpflanzen aus dieser Familie zu nennen.

7.2.1 Asteraceae = Compositae p. p. (Tubuliflorae) = Korbblütler p.p.

Morphologisch-anatomische Merkmale:
Blütenstände: Die Blüten sind zu köpfchen- oder körbchenförmigen **Pseudanthien** vereinigt. Darauf ist der Name „Compositae" oder „Korbblütler" zurückzuführen, der Asteraceae und Cichoriaceae umfaßt. Es handelt sich um eine sehr formenreiche Pflanzengruppe (viele Kräuter, aber auch tropische Bäume), die noch in voller dynamischer Entwicklung ist. An der Basis

der Pseudanthien befindet sich ein sehr unterschiedlich gestalteter Hüllkelch aus Hochblättern. Die einzelnen Blüten stehen entweder in der Achsel von schuppenartigen Spreublättern, von Spreuhaaren oder frei auf dem Blütenboden der Köpfchenachse.

Die Blütenstände der Asteraceae bestehen entweder aus Zungen- und Röhrenblüten oder nur aus Röhrenblüten.

Blütenbau: Röhrenblüten sind radiär fünfzipfelig, Zungenblüten dorsiventral. Der Kelch ist entweder reduziert oder zu einem **Pappus** umgewandelt, der der Verbreitung der Früchte dient. Die Antheren der fünf Staubblätter sind an ihren Rändern miteinander vereinigt und bilden so eine Röhre; wächst der Griffel dann durch sie hindurch, wird er mit dem Pollen beladen.

Frucht-Typ: Aus dem unterständigen zweiblättrigen Fruchtknoten bildet sich eine einsamige Nuß, deren Fruchtwand mit der Samenschale verwachsen ist. Dieser Frucht-Typ heißt **Achäne.** Der Same speichert die Reservestoffe nur im Embryo, u. zw. fettes Öl und Eiweiß. Taxonspezifisches Merkmal sind ferner die „Compositen"-**Drüsenhaare** der Asteraceae: das „Schornstein"-förmige Haar (Abb. 73, 74, Tafel 2/I) besteht aus zwei Zellreihen sezernierender Zellen und ist von einer Cuticularblase, in der sich das Ätherische Öl befindet, überwölbt. In Aufsicht erinnert das Drüsenhaar daher an ein „Doppel-Brötchen". Haar-Typ: Die mehrzelligen Deckhaare sind häufig dadurch charakterisiert, daß sich die Endzelle in irgendeiner Weise von den übrigen Zellen unterscheidet, z. B. sitzt auf mehreren Basalzellen eine lange peitschenförmige Endzelle (Folia Farfarae) oder die Endzelle ist quergestellt (Herba Absinthii) u. ä. Außer in den Drüsenhaaren wird Ätherisches Öl (oft abweichender chemischer Zusammensetzung, siehe Kamille!) auch in schizogenen **Exkreträumen** gespeichert, so im Köpfchenboden oder in Wurzeln. Hier finden sich (im Gegensatz zu den Apiaceae) Exkreträume auch im Xylem.

Chemische Merkmale:
Inulin als Reservekohlenhydrat, das in Sphärokristallen ausfällt (Abb. 195). Taxonspezifisch ist ferner das Auftreten von Phytomelanen (= „Pflanzenschwarz"), chemisch sehr reaktionsträgen Substanzen (die erst von Chrom-Schwefelsäure angegriffen werden), und von Acetylenverbindungen. Isoprenoide Verbindungen sind verbreitet: a) als Bestandteile **Ätherischer Öle** und Balsame, b) als nichtflüchtige Sesquiterpenlactone wie z. B. Matricin, Santonin und Bitterstoffe wie Absinthin. Manche Blütenstände sind durch Anthochlorpigmente gefärbt (z. B. Gelbe Strohblumen).

Matricaria

Chamomilla recutita (L.) RAUSCHERT, syn. *Matricaria chamomilla* L., die Kamille (Abb. 207), ist ein einheimisches Kraut mit ästig verzweigtem

Stengel, die Blätter sind hauchzart fiederteilig, die langgestielten gelben Köpfchen mit weißem Strahlenkranz und gelben Röhrenblüten. Der Köpfchenboden ist kegelförmig emporgewölbt und hohl (im Gegensatz zu verwandten Arten.) Die Hüllblättchen sind grün, braunberandet; Spreublätter fehlen. „Kamille" ist ein Lehnwort aus dem lat.-griech. (chamai = niedrig, melon = Apfel); PLINIUS berichtet von „Chemaemelon quoniam odorem mali habeat". Mundartliche Bezeichnungen sind u. a. Äpfel-Chrut und Mutterkraut. Dieser Name weist ebenso wie „Matricaria" (lat. matrix) auf die Verwendung des Tees bei Krankheiten der „Mutter" hin. Die Kamille gehört zu den Archäophyten und ist − ursprünglich in Süd-, Osteuropa und Vorderasien beheimatet − seit Jahrhunderten in Mitteleuropa eingebürgert.

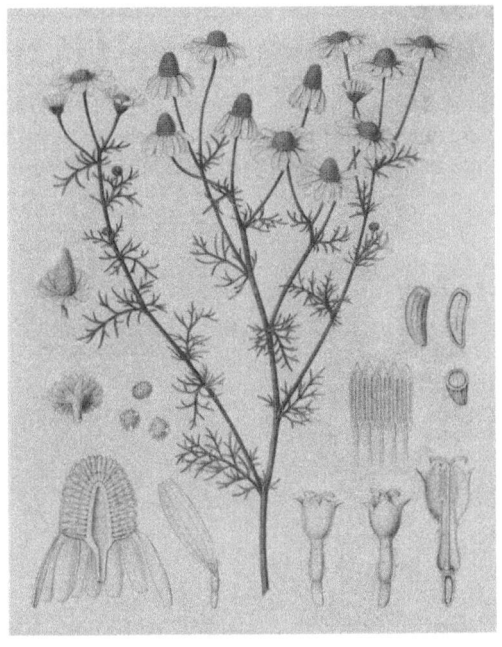

Abb. 207. *Matricaria chamomilla* = Kamille; Flores Chamomillae. (Aus BERG u. SCHMIDT)

Die Verwendung der Kamillenblüten, der offizinellen **Flores Chamomillae** als Hausmittel und in der Schulmedizin ist vielfältig. Der Kamillentee wird schon von GALEN und ASCLEPIAS besprochen, DIOSCURIDES empfiehlt Kamillenumschläge und Kamillenbäder. Bis heute hat sich die Verwendung der Kamille als Tee, zu Umschlägen, Verbänden und zu Kräuterkissen erhalten, ebenso das Inhalieren der Dämpfe frisch gebrühter Blüten bei verstocktem Schnupfen, sowie Klystiere mit Kamillentee. Die Wirkung ist vor allem entzündungswidrig, schmerzstillend, schwach antiseptisch sowie spasmolytisch und karminativ. Die antiphlogistische Wirkung der Droge wird neben den Proazulenen den Sesquiterpenderivaten L-Bisabolol und Farnesen zugeschrieben sowie evtl. lipophilen Flavonen. Flavonoide sind wahrscheinlich auch an der spasmolytischen Wirkung beteiligt.

Artemisia

Artemisia absinthium L., der echte Wermut (Abb. 208) ist eine bis 1½ m hohe Staude mit weißfilzigen Stengeln, ebenso behaarten fiederteiligen Blättern und gelben Blüten in kleinen kugeligen Köpfchen in großen Synfloreszenzen. Sie ist von Mittel- und Südeuropa bis nach Westasien verbreitet. **Herba Absinthii** ist eine aromatisch riechende Bitterdroge (Absinthin heißt der nichtflüchtige Bitterstoff, Hauptbestandteil des Ätherischen Öles ist Thujon).

Artemisia vulgaris L., Beifuß oder „Mutterkraut" mit oberseits dunkelgrünen, nur unterseits grau behaarten Blättern, ist eine Ruderalpflanze. Sie enthält ebenfalls Ätherisches Öl, aber viel weniger Bitterstoffe. Die abgere-

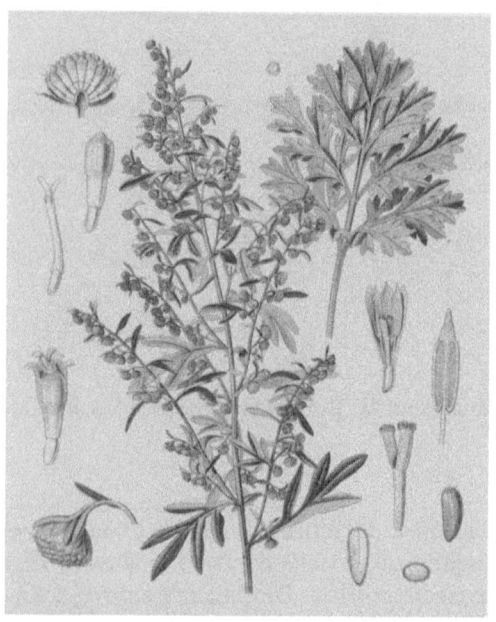

Abb. 208. *Artemisia absinthium* = Wermut; Herba Absinthii. (Aus KÖHLER)

belten Blütenknospen sind besonders arm an ihnen und werden als Küchenkraut, z. B. zu Gänsebraten, benutzt. Der Altmeister der Pharmakognosie Alexander TSCHIRCH weiß in seinen Lebenserinnerungen mit viel Humor zu berichten, wie er in den ersten Wochen seiner Praktikantenzeit in der Apotheke einer Frau für ihren Gänsebraten statt Beifuß (Herba Artemisiae) irrtümlich Wermut (er hatte nur den Namen „Artemisia" behalten) verkaufte: Die Gans war ungenießbar geworden, der Zorn der Frau auf den angehenden Apotheker entsprechend.

Im klassischen Altertum war *Artemisia* ein berühmtes Frauenkraut. Nach PLINIUS leiten manche den Namen *Artemisia* von Artemis Hithyia (Geburtshelferin) ab [MARZELL].

Für Wermut-Weine werden meist Auszüge aus dem römischen Wermut, *Artemisia pontica* L., verwendet.

Estragon, ein beliebtes Küchenkraut für Kräuteressig u. a. ist *Artemisia dracunculus* L. mit unzerteilten schmalen kahlen Blättern. Herba Abrotani stammt von *Artemisia abrotanum* L., der Eberraute, mit citronenartig riechenden feinzerschlitzten Blättern.

Arnica

Arnica montana L., Bergwohlverleih (Tafel 15/II), ist ein perennierendes Kraut unserer Bergwiesen mit tiefgelben Blütenköpfen. Die Gipfelblüte wird von zwei Folgeblüten flankiert, die in den Achseln der beiden gegen-

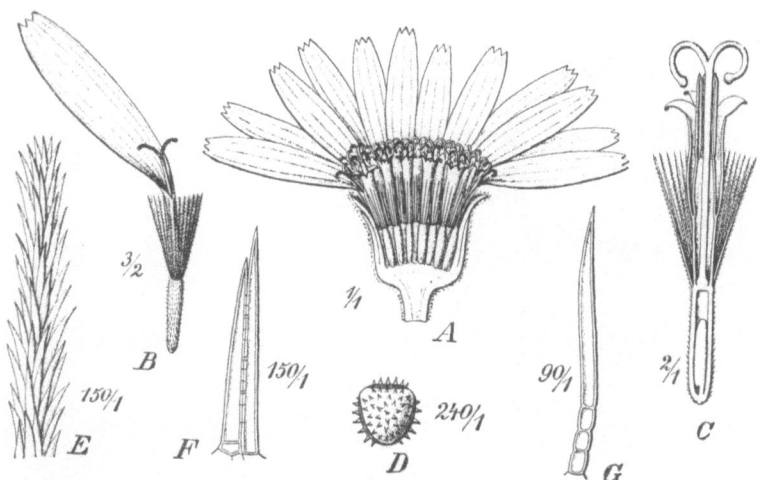

Abb. 208 a. Flores Arnicae. *A* Blüte im Längsschnitt ($^1/_1$), *B* Randblüte ($^3/_2$), *C* Scheibenblüte ($^2/_1$), *D* Pollenkorn ($^{240}/_1$), *E* Spitze eines Pappushaares ($^{150}/_1$), *F* Doppelhaar vom Fruchtknoten ($^{150}/_1$), *G* Haar von der Blumenkrone ($^{90}/_1$). (Aus GILG)

ständigen obersten Blätter entspringen. Die Droge **Flores Arnicae** (Abb. 208a) besteht aus dem kompletten Blütenstand: Blütenboden, Scheibenblüten und unfruchtbaren Randblüten. Pappus vorhanden. Ätherisches Öl ist sowohl in den „Compositendrüsenhaaren" an Fruchtknoten und Corolla als auch in Exkreträumen im Inneren des Blütenbodens lokalisiert. Verwendung findet auch **Herba Arnicae** und Radix Arnicae, bzw. **Rhizoma Arnicae.**

Arnica-Tinktur wird vor allem für Umschläge benutzt; sie wirkt entzündungshemmend und fördert die Heilung. Bei der inneren Anwendung ist Vorsicht geboten (Gefahr der Überdosierung). [Die kreislaufstimulierende Wirkung der Droge wurde bei GOETHE angewandt.]

Arnica chamissonis LESS. ssp. *chamissonis* var. *chamissonis* und *A. chamissonis* LESS. ssp. *foliosa* (NUTTALL) MAGUIRE lassen sich leichter kultivieren.

Tussilago

Tussilago farfara L., der Huflattich, blüht zeitig im Frühjahr, ehe die Blätter erscheinen. Seine gelben Blütenstände sind bereits verschwunden, wenn die

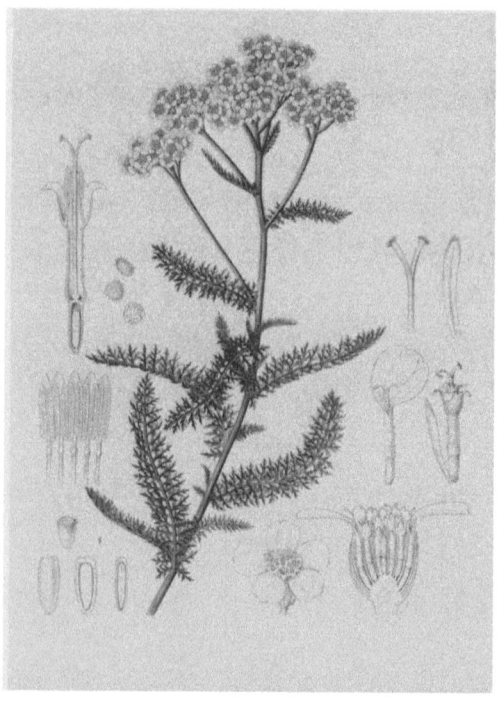

Abb. 209. *Achillea millefolium* = Schafgarbe; Herba Millefolii. (Aus BERG u. SCHMIDT)

Blätter, die offizinellen **Folia Farfarae**, gesammelt werden. Das erklärt die häufige Verwechslung mit Blättern der Pestwurz. Die Blätter sind schleimhaltig und werden als Hustenmittel verwendet. Darauf weist auch der Gattungsname hin (tussis = Husten). In der Schweiz sind auch die Flos Farfarae offizinell.

Achillea

Achillea millefolium L., die Schafgarbe (Abb. 209), mit mehrfach pinnat gefiederten Blättern mit schmalen Fiederblättchen („millefolium") und Synfloreszenzen aus Pseudanthien mit weißen Strahlenblüten ist bei uns verbreitet.

Herba Millefolii ist eine „Azulen-Droge". Anwendung: als Amarum, krampflösend.

Chrysanthemum (Abb. 210)

Chrysanthemum cinerariifolium (TREV.) YIS. syn. *Pyrethrum cinerariifolium*

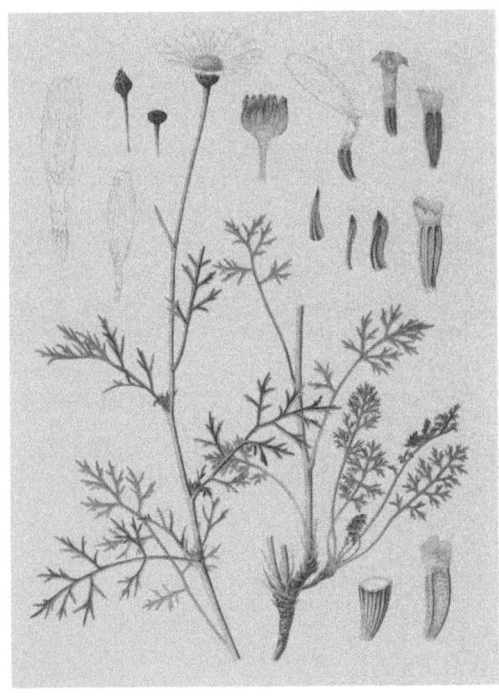

Abb. 210. *Chrysanthemum cinerariifolium;* Flores Pyrethri. (Aus KÖHLER)

TREV. u. a. Arten liefern die **Flores Pyrethri.** Deren Blütenextrakte sind ein pflanzliches Insektizid, das in letzter Zeit — da umweltfreundlicher — erneut an Interesse gewinnt. Außerdem ist die Resistenzbildung bei den Insekten geringer. Die Droge wird auch als Anthelminticum gegen Oxyuren eingesetzt.

Silybum

Silybum marianum (L.) GAERTN., die Mariendistel (vgl. Tafel 15/IV), zählt zu den Asteraceae, die nur über Röhrenblüten verfügen. Ihre Blätter sind weißgefleckt und bestachelt. Ihre Achänen, **Fructus Cardui mariae,** werden als Leber- und Gallemittel verwendet. Die Droge enthält Flavolignane, denen antihepatotoxische Wirkung zugeschrieben wird.

7.7.2.2 Liliatae = Monocotyledoneae = Einkeimblättrige Pflanzen

Morphologisch-anatomische Merkmale:
Tabelle 8 zeigt eine Gegenüberstellung der morphologisch-anatomischen Merkmale von Magnoliatae und Liliatae.
Die Primärwurzel hat im allgemeinen nur kurze Lebensdauer und wird frühzeitig durch sproßbürtige Wurzeln ersetzt: Sekundäre Homorrhizie. Das eine Keimblatt erscheint beim Auskeimen des Samens in vielen Fällen nicht als erstes grünes Blatt, sondern verbleibt als Saugorgan im Samen und dient dort der Nährstoffaufnahme aus dem Endosperm (s. Getreide).
Hinzu kommen Sproß- und Blattmetamorphosen der Liliatae: Sproßachsen sind häufig zu unterirdischen Speicherorganen umgewandelt, solche Rhizom- oder Knollenbildungen sind allerdings auch bei den Magnoliatae zu beobachten. Auf die Liliatae beschränkt ist aber die Speicherung von Reservestoffen in Zwiebeln — an gestauchter Sproßachse sitzen zahlreiche Blätter, deren Blattgrund eine Metamorphose zu einer fleischig angeschwollenen Blattscheide erfahren hat, die dann den Namen „Zwiebelschuppe" trägt.

Tabelle 8.
7.7.2.1. Gegenüberstellung der morphologisch-anatomischen Merkmale
7.7.2.2. von Magnoliatae und Liliatae

Magnoliatae (= Dicotyledoneae)	**Liliatae** (= Monocotyledoneae)
Keimblätter	
di-cotyl	mono-cotyl
Vorblattstellung (s. Abb. 117)	
transversal	adossiert
Blattnervatur	
netz-nervig	parallel-nervig (meist)
Bewurzelungstyp (s. Abb. 103)	
allorrhiz	sekundär homorrhiz
Leitbündelbau (s. Abb. 93)	
offen kollateral	geschlossen kollateral oder konzentrisch mit Außenxylem
Radiäres Leitbündel in der Wurzel	
oligoarch	polyarch
Leitbündelanordnung (auf dem Querschnitt durch die Sproßachse) (s. Abb. 98)	
auf einer Kreislinie	zerstreut
Sekundäres Dickenwachstum	
vorhanden	fehlt (fast immer)

Tabelle 9

Klasse:	**Liliatae**							
Unterklasse:	Liliidae				Commelinidae			
Ordnung:	Liliales	Orchidales	Zingiberales	Bromeliales	Commelinales	Juncales	Cyperales	Poales
Familie:	**Liliaceae**	Orchidaceae	Zingiberaceae	Bromeliaceae	Commelinaceae	Juncaceae	Cyperaceae	**Poaceae**
Gattung:	Veratrum Colchicum Aloe Urginea Convallaria Allium	Vanilla Orchis	Zingiber Cardamomum Curcuma Alpinia	Ananas	Tradescantia (Zierpflanze)	(Hain-)Simsen Binsen	Cyperus Ried- od. Sauer-Gräser	Oryza Triticum Secale Avena Zea Saccharum Süß-Gräser

7.7.2.2 Liliaceae

Morphologisch-anatomische Merkmale:
Die Liliaceae sind Geophyten, manche Vertreter Succulenten.
Blütenbau: * P 3 + 3 A 3 + 3 G (3) Die Blüten sind durchweg dreizählig, das Perianth ist als oft lebhaft gefärbtes Perigon ausgebildet. Der Fruchtknoten ist coenokarp-synkarp dreifächerig, die Samenanlagen zentralwinkelständig. Die Laubblätter sind parallelnervig, oft grundständig.
An Kristalleinlagerungen dominieren Raphiden. Bei der Samenanatomie ist bemerkenswert, daß das Endosperm häufig **Reservecellulose** speichert (Beispiel: Semen Colchici, Abb. 136). Die Geophyten überwintern mit Zwiebeln, Knolle oder Rhizomen. Statt Stärke werden als Reservestoffe entweder **Zellinhalts-Schleime** (Mannane, Glucomannane) gespeichert (z. B. Tubera Salep) oder inulinähnliche Fructane.

Chemische Merkmale:
Steroid-Saponine (Rohstoffe für die semisynthetische Darstellung von Steroidhormonen, z. B. Diosgenin); Steroid-**Alkaloide** (analog *Solanum*-Alkaloiden, z. B. Protoverin in *Veratrum album*); **Herzglykoside,** sowohl Bufadienolide (z. B. Proscillaridin in *Urginea maritima*) als auch Cardenolide (z. B. in *Convallaria majalis*); **Anthraglykoside** (z. B. Aloin in Aloe ferox); **Schwefelhaltige Lauchöle** (z. B. in Schnittlauch, Knoblauch, Küchenzwiebel etc.); Colchicine (Alkaloide) (z. B. in *Colchicum autumnale*).
Die Familie weist also eine sehr reichhaltige Palette von physiologisch wirksamen Substanzen auf.
Bestimmte Gruppen dieser sekundären Pflanzenstoffe konzentrieren sich auf bestimmte Unterfamilien, die auch in morphologischen Merkmalen differieren.

Urginea (Unterfam. Scilloideae)

Urginea maritima (L.) BAKER (syn. *Scilla maritima* L.), die Meerzwiebel (Tafel 16/III), ist eine Pflanze des Mittelmeergebietes. Ihr Name beschreibt sie bereits recht gut: Sie wächst an sandigen Küsten des Meeres und das unterirdische Speicherorgan dieser mächtigen Staude ist eine Zwiebel, die Kopfgröße erreichen kann. Der Gattungsname *Urginea* (urgere = zusammendrücken) weist auf die Samenform des Taxons hin. Die Frucht ist eine Kapsel und entwickelt sich aus den weißen Blüten der stattlichen, bis 1 m hohen, kerzengeraden Traube, die erst im Herbst nach dem Vertrocknen der Laubblätter erscheint.
Die Meerzwiebel kommt in zwei chemischen Rassen vor, die weiße, bzw. rote Zwiebeln ausbilden. Die Droge „**Bulbus Scillae**" besteht aus den in Streifen geschnittenen mittleren Zwiebelschuppen der weißen Zwiebeln.

Das Homöopathische Arzneibuch fordert die roten Zwiebeln, die in erster Linie aus Algerien kommen.
Die Herzglykoside der Meerzwiebel gehören dem Bufadienolid-Typ an, tragen also an einem Steroidgerüst einen sechsgliedrigen Lactonring.
Die Meerzwiebel wurde schon von den alten Ägyptern als Mittel gegen Wassersucht gebraucht, auch von Griechen und Römern wurde sie bereits benutzt.
Die rote Meerzwiebel wird auch als Rattengift benutzt, da ihr Hauptglykosid bei Nagetieren zu Vergiftungen des Zentralnervensystems führt.
Einheimischer Vertreter der Unterfamilie ist z. B. der Milchstern, als Zierpflanze ist die Hyazinthe bekannt.

Convallaria (Unterfamilie Asparagoideae)

Die Stauden dieser Unterfamilie speichern ihre Reservestoffe in Rhizomen, die Fruchtform ist eine Beere (s. Spargel, *Asparagus officinalis* L., dessen Zweige die Funktion von Blättern übernehmen: Phyllokladien).
Convallaria majalis L., das Maiglöckchen, ist die Stammpflanze der **Folia Convallariae.** Auch diese Droge enthält herzwirksame Glykoside, im Gegensatz zu Bulbus Scillae aber Cardenolide (mit fünfgliederigem Lactonring).

Veratrum (Unterfamilie Melanthioideae)

Auch bei diesem Taxon ist das Überwinterungsorgan ein Rhizom. Die Früchte sind septizide Kapseln. *Veratrum album* L., der weiße Germer (Abb. 211), ist eine ansehnliche Staude unserer Gebirgswiesen. Die Blätter erinnern im Aussehen an die des gelben Enzians (das führte schon gelegentlich zu Verwechslungen, zumal der Germer erst nach mehreren Jahren vegetativen Wachstums zum erstenmal blüht), sie stehen aber wechselständig (die Blätter des gelben Enzians sind dekussiert, d. h. kreuzgegenständig angeordnet). Außerdem besitzen die Blätter des Germers eine ausgeprägte, verlängerte Blattscheide, sodaß ein „Scheinstamm" resultiert (ähnlich wie bei der Banane). Die eigentliche Sproßachse bleibt ganz kurz und verlängert sich erst, wenn die Pflanze zur Blütenbildung übergeht.
Die Droge **Rhizoma Veratri** enthält Steroid-Alkaloide, die denen von *Solanum*-Arten analog sind. Es sind Pseudoalkaloide mit Cevan-Gerüst, z. B. Protoverin-Ester.

Schoenocaulon

Zur selben Unterfamilie gehört auch *Schoenocaulon officinale* (SCHLECHTENDAHL et CHAMISSO) A. GRAY [syn. *Sabadilla officinalis* BRANDT], Sabadill, mit gelbblühender hoher Blütentraube; die Heimat ist Mexico. **Semen Sabadillae** enthalten ähnliche Alkaloide wie *Veratrum*.

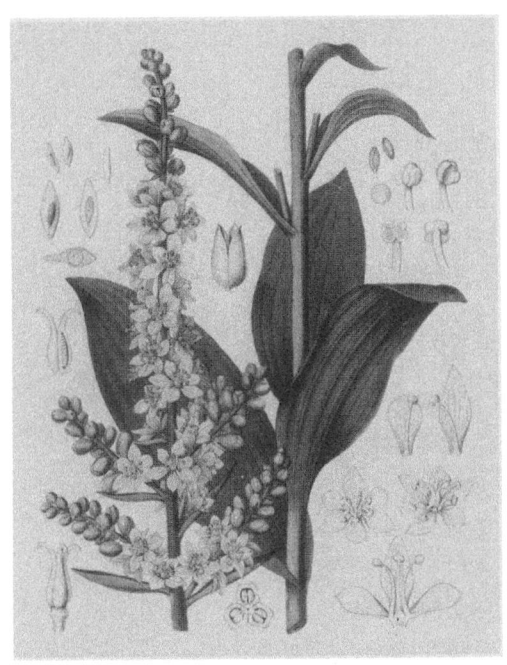

Abb. 211. *Veratrum album* = Weißer Germer; Rhizoma Veratri. (Aus BERG u. SCHMIDT)

Aloë, Abb. 211a (Unterfamilie Asphodeloideae)
Der Name erinnert an die Asphodelus-Wiesen, die Homer besingt. Auch Vertreter dieser Unterfamilie überwintern mittels Rhizomen, andere bilden Stämme. Die Frucht ist eine loculicide Kapsel.
Aloë-Arten sind südafrikanische stammbildende Pflanzen mit einem Schopf fleischiger Blätter (z. B. *Aloë ferox* MILL. *Aloë succotrina* LAM.; aus Westindien stammt *Aloë barbadensis* MILL.) Die Droge **Aloe** besteht aus dem eingetrockneten Saft, der in den Exkretzellen der succulenten Blätter enthalten ist und aus der Schnittfläche der Blätter ausfließt, da die dünnen Zellwände dem Druck nicht standhalten. Je nach Gewinnungsart unterscheidet man verschiedene Drogen-Sorten: Beim Eindicken des Saftes über offenem Feuer, wie es meist in Afrika praktiziert wird, wird Aloe lucida gewonnen. Bei langsamem Eintrocknen entsteht Aloe hepatica, die durch auskristallisiertes Aloin nicht mehr durchsichtig ist. Auch sprühgetrocknete Droge ist im Handel. Die Wirkstoffe dieser Abführdroge sind Anthraglykoside wie z. B. das Aloin.

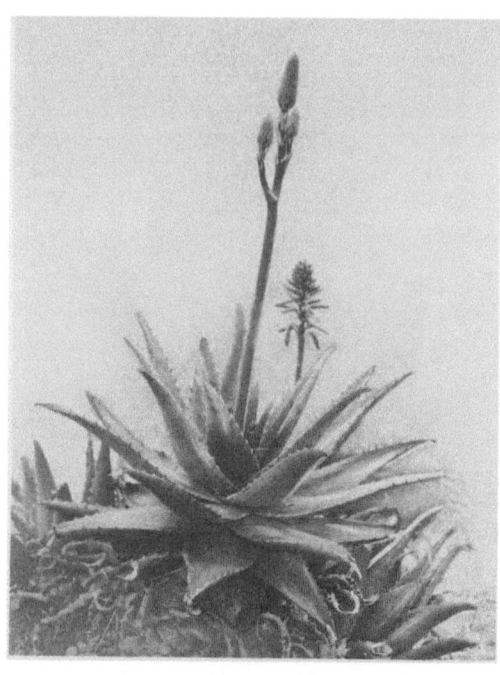

Abb. 211a. Aloë spec.;
Aloë (Aufnahme Preuss)

Colchicum (Unterfamilie Wurmbaeoideae)

Charakteristisch ist die unterirdische Speicher-Knolle und die septizide Kapsel-Frucht.

Colchicum autumnale L., die Herbstzeitlose (Tafel 16/IV), ist eine Blume unserer Herbstwiesen. Ihre blaßvioletten Blüten sind mit einer langen Kronröhre versehen. Die Frucht reift erst im kommenden Frühjahr, wenn sich die Blätter entfalten. Sie liefert die Droge **Semen Colchici** (Abb. 136), daneben Tubera Colchici. Wirkstoffe sind die Colchicine, nicht basisch reagierende Alkaloide, deren Stickstoff nicht zyklisch gebunden, denn sie enthalten eine azetylierte primäre Aminogruppe. Colchicin ist ein bekanntes Mitosegift (vgl. 2.4.5).

Allium (Unterfamilie Allioideae)

Zwiebelgewächse mit loculiciden Kapselfrüchten. Zu der Gattung *Allium* zählen unsere Küchenzwiebel = *A. cepa* L., der Schnittlauch = *A. schoenoprasum* L., Knoblauch = *A. sativum* L., Porree = *A. porrum* L. Einheimisch in Laubwäldern ist der Bärlauch, *A. ursinum* L. *Allium*-Arten enthalten schwefelhaltige Lauchöle mit antibiotischer Wirksamkeit. Die genuine Vorstufe des baktericiden Prinzips des Knoblauchs ist das Alliin, das erst bei Verletzung des Gewebes mit dem Ferment Alliinase in Berührung kommt (ein ähnlicher Vorgang wie bei den Brassicaceae, der dort zur Senföldbildung führt) und von diesem in die Wirkform Allicin überführt wird. Die Geruchsstoffe entstehen erst sekundär unter Einwirkung von Luftsauerstoff.

Orchideen sind nicht nur geschätzte Zierpflanzen; die echten **Vanille**-„Schoten" sind die unreif geernteten, etwa 25 cm langen schlanken Kapseln von *Vanilla planifolia* ANDR., einer mittelamerikanischen Schlingpflanze, die in tropischen Ländern kultiviert wird. Nach einem Fermentationsprozeß (Vanilleschoten sind dunkel gefärbt) bildet sich in der Droge Vanillin aus glykosidischen geruchlosen Vorstufen. Die Schleimdroge **Tubera Salep** besteht aus den Wurzelknollen einiger einheimischer Orchideen, die außer Stärke Schleime (Mannane, Glucomannane) speichern.

Bekannteste Vertreter der **Zingiberaceae** sind außer dem „Ingwer", **Rhizoma Zingiberis** von *Zingiber officinale* ROSCOE (Tafel 4/I) „Kardamomen", **Fructus Cardamomi,** die Kapselfrüchte von *Elettaria cardamomum*

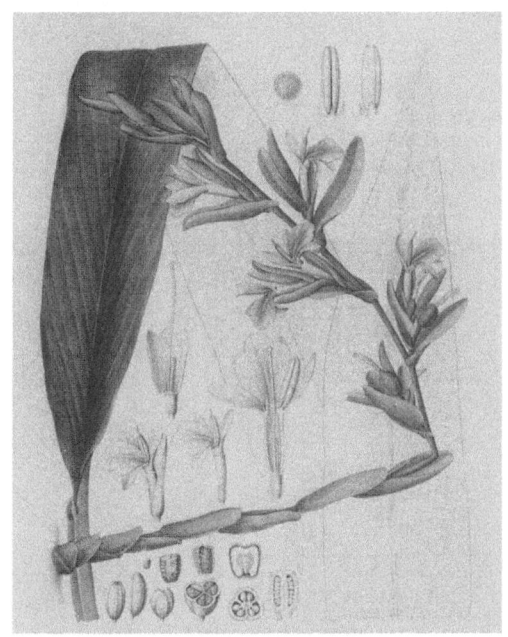

Abb. 212. *Elettaria cardamomum;* Fructus Cardamomi. (Aus BERG und SCHMIDT)

(L.) WHITE et MATON (Abb. 212) mit Samen, die reich an Ätherischem Öl sind; ferner **Rhizoma Galangae** (*Alpinia officinarum* HANCE), **Rhizoma Zedoariae** (*Curcuma zedoaria* (BERGIUS) ROSC.) und **Rhizoma Curcumae** (*Curcuma longa* L. syn. *Curcuma domestica* VAL. (Abb. 213). „Temu Lawak" (Abb. 214), ein altes Gallenmittel der Volksmedizin, stammt von *Curcuma zanthorrhiza* ROXB. Ätherische Öle, Scharfstoffe und Pigmente sind bei den Zingiberaceae in Exkretzellen lokalisiert, das Speicherparenchym enthält charakteristisch geformte Stärke („Nasenstärke"), deren Form für die Differentialdiagnose der nahe verwandten Drogen gut brauchbar ist.

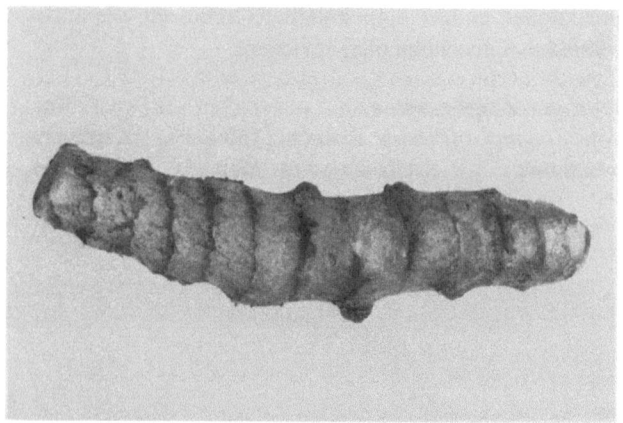

Abb. 213. Rhizoma Curcumae (Original)

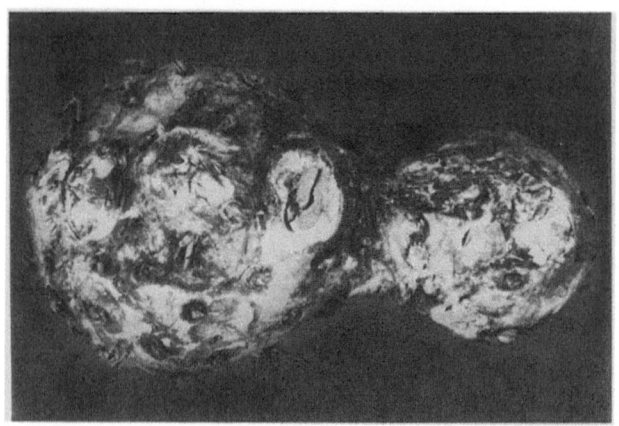

Abb. 214. „Temu Lawak" = Rhizoma Curcumae zanthorrhizae (Original)

Die Pflanzen liefern eine Reihe von geschätzten Gewürzen, auch die arzneiliche Verwendung ist uralt.

In der Unterklasse der Commelinidae sind die Pflanzen windblütig, daher ist ihr Perianth reduziert. Der Fruchtknoten ist oberständig. Das Endosperm der Samen ist stärkereich (Mehle!). Silikatakkumulation (kein Calciumoxalat) bei Cyperales und Poales. Cyperaceae, Ried- oder Sauergräser: **„Papier"** verdankt seinen Namen der ägyptischen Papyrus-Staude *Cyperus papyrus* L.: Gepreßte und aneinandergeklebte Längsscheiben ihres Markes wurden bereits 2400 v. Chr. als „Papier" benutzt. Einheimisch sind die Wollgräser, Simsen und Seggen *(Carex)*.

7.7.2.2 Poaceae = Gramineae = Süßgräser

Morphologisch-anatomische Merkmale:
Krautige Pflanzen mit Halmen, das sind runde, meist hohle, deutlich in Knoten und Internodien gegliederte Stengel mit zweizeiliger Blattstellung. Blattgrund zur eng dem Stengel anliegender, meist offener **Blattscheide** entwickelt, Blattspreite sitzend, linear. An der Grenze zwischen Oberblatt und Unterblatt findet sich oberseits ein häutiger Auswuchs = Ligula.

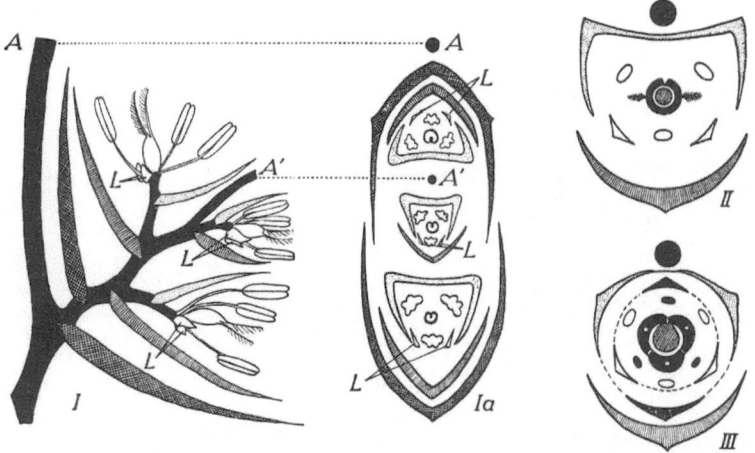

Abb. 215. I Dreiblütiges Gramineen-Ährchen im Aufriß, I a im Grundriß. A = Ähren-, A' = Ährchenachse. Hüllspelzen doppelt, Deckspelzen einfach schraffiert, Vorspelzen punktiert. L = Lodiculae. II empirisches, III theoretisches Diagramm einer Grasblüte. Die fehlenden Glieder im Perigon und Androeceum sind in III schwarz eingetragen. Schraffierung wie in I. (I aus HEGI, III nach SCHUSTER) (Aus RAUH)

Die Blütenstände sind ähren- oder rispenförmig aus „Ährchen" (= Teilblütenständen) zusammengesetzt (Abb. 215). Die stark reduzierten Blüten stehen in der Achsel von zweizeilig angeordneten Deckspelzen, die manchmal mit Grannen versehen sind. Die beiden untersten Spelzen des Ährchens, in deren Achsel keine Blüte steht, heißen Hüllspelzen.
Bau der Blüten: An der Blütenachse liegt der Deckspelze gegenüber die meist 2-kielige Vorspelze, ihr folgen zwei kleine sogenannte Lodiculae, die bei der Blütenentfaltung als Schwellkörper dienen. Das Androeceum besteht meist aus einem Wirtel von 3 Staubblättern, das Gynoeceum aus einem Fruchtknoten mit zwei federförmigen Narbenästen.

P (2) [= Vorspelze] + 2 [= Lodiculae]   A 3 + 0   G ($\underline{2}$),   (Abb. 215)

manchmal   A 3 + 3   G ($\underline{3}$)

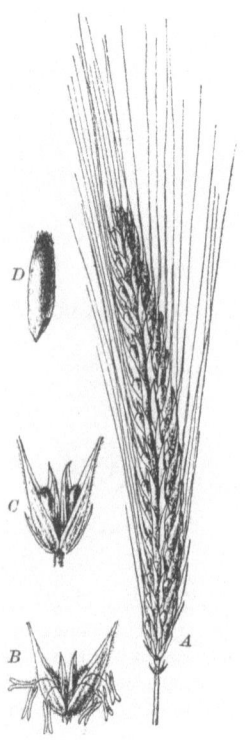

Abb. 216. *Secale cereale* = Roggen. (Aus Schumann und Gilg)

Die Frucht ist eine **Karyopse,** eine Spezialform der Nuß aus einem oberständigen Fruchtknoten, Frucht- und Samenschale sind miteinander verwachsen. Den größten Teil der Frucht (s. Getreidekorn!) nimmt das **stärkehaltige Endosperm** ein, nur die Außenschicht ist aleuron-haltig = **Kleberschicht** (Abb. 135). Getreidemehle sind außer an den unterschiedlichen Stärkeformen an der bei allen ähnlich ausgestalteten Aleuronschicht (sowie einzelligen Haaren der Fruchtwand, je nach Ausmahlungsgrad noch vorhanden) zu erkennen. Die Epidermis der Laubblätter weist einen sehr charakteristischen anatomischen Bau auf: Ihre langgestreckten Zellen haben sehr klein- und eng-wellige Wände, dazwischen einzelne „Kurzzellen" mit Kieselkörpern. Die Schließzellen der Stomata sind hantelförmig.

Chemische Merkmale:
Speicherung von **Silikaten, Stärke** und **Proteinen.** Ätherische Öle (Tribus Andropogoneae).

Oryza

Oryza sativa L., der Reis, eine Jahrtausende alte Kulturpflanze, ist ein in Ostasien beheimatetes Sumpfgras, dessen Ährchen in Rispen angeordnet sind. Er wird in tropischen Ländern weltweit kultiviert. **Amylum Oryzae,** Reisstärke.

Triticum

Triticum aestivum L., der Weizen (Tafel 16/II), ist in verschiedenen Züchtungsformen als eine der wichtigsten Getreidearten bekannt. Ährchen in Ähren angeordnet.
Amylum Tritici, Weizenstärke.

Secale

Secale cereale L., der Roggen (Abb. 216), zählt als *das* Brotgetreide ebenfalls zu den wichtigsten Nutzpflanzen des Menschen. Ährchen in Ähren angeordnet.

Avena

Avena sativa L., der Hafer (Abb. 217), trägt die Ährchen in Rispen. Hafer hat zusammengesetzt Stärkekörner.

Hordeum

Hordeum vulgare L., die Gerste, trägt die Ährchen in Ähren, und zeichnet sich durch besonders lange Grannen aus.
Feucht gekeimte Gerstekörner dienen der Gewinnung von **Malz.**

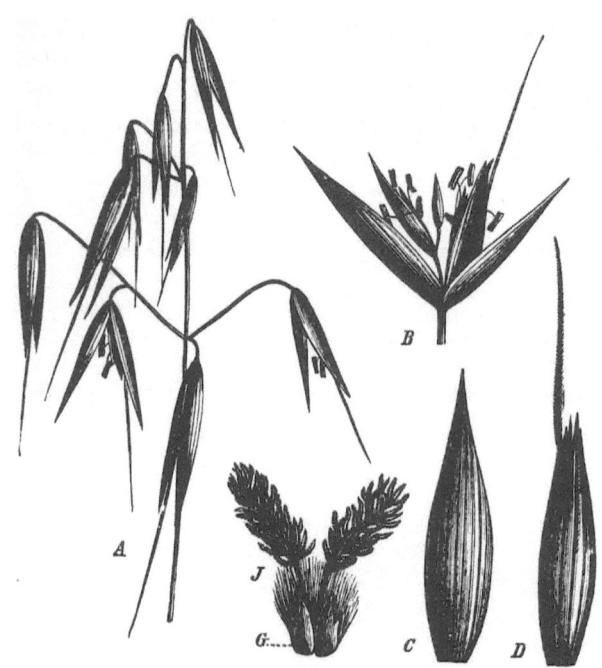

Abb. 217. *Arena sativa* = Hafer. (Aus SCHUMANN und GILG)

Zea

Zea mays L., der Mais (Abb. 218), ist ebenfalls eine uralte Kulturpflanze. Ihre Heimat ist das tropische Amerika. Im Gegensatz zu den anderen Gräsern ist er zweigeschlechtlich-einhäusig. Die männlichen Blüten bilden terminale Rispen, die weiblichen Blüten stehen darunter in seitlichen Kolben. Sie sind von Blattscheiden umhüllt. Die fadenförmigen Narben sind ungewöhnlich lang und hängen zwischen den Kolbenhüllen als gelblich-bräunliche Büschel heraus [= Stigmata Maydis]. **Amylum Maidis** = Amylum maydis, Maisstärke.

Saccharum

Saccharum officinarum L., das **Zuckerrohr,** ist ein über 2 m hohes Gras mit Ährchen in Rispen. Zuckerrohrplantagen finden sich überall in den Tropen, besonders aber auf Kuba. Saccharose ist im Markgewebe gelöst und wird durch Auspressen der — bis 5 cm starken — Halme und anschließendes Eindampfen des Saftes gewonnen.

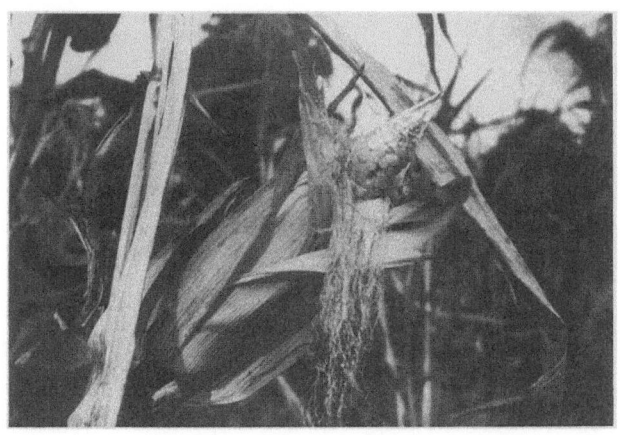

Abb. 218. *Zea mays* = Mais; Amylum Maidis (Original)

Das Zuckerrohr gehört zu den, vorwiegend tropischen „Zucker-gräsern", die in Rhizomen und vegetativen Organen Stärke, bzw. Saccharose speichern. Hierher gehören auch Mais und Hirse *(Panicum)*. [Ihnen stehen die „Fructan-Gräser" der mehr temperierten Klimagebiete gegenüber, die in Rhizomen und vegetativen Organen Fructosane speichern (z. B. *Festuca, Secale, Triticum, Hordeum, Agropyron*).]
Zuckerrohr zählt zum Tribus Andropogoneae, ausgezeichnet durch das Vorkommen von Ätherischem Öl in schlauchförmigen Zellen mit verkorkten Wänden. *Cymbopogon nardus* (L.) W. WATS. liefert das **Oleum Citronellae** (s. „Melissenöl").

Pollen vieler Poaceae (und anderer Windbestäuber) sind Inhalationsantigene, die zu allergischen Erkrankungen wie Heuschnupfen führen können. Zur Feststellung der **Allergie**-Ursache werden daher Pollenzubereitungen als Test-Antigene verwendet.

Anhang

Das Hämolyseverfahren als biologische Prüfmethode

Eine Aufschwemmung roter Blutkörperchen ist undurchsichtig, deckfarben; durch längeres Stehenlassen erfolgt Sedimentation, wobei sich über dem roten Bodensatz der Erythrozyten das klare, fast farblose Blutplasma abscheidet. Bei Einwirkung von Saponinen in geeigneter Konzentration tritt Hämolyse ein, d. h. Austritt von Hämoglobin aus den Erythrozyten. Die Aufschwemmung der roten Blutkörperchen wird dann durchsichtig klar und rot, mit anderen Worten „lackfarben".

Unter dem **Hämolytischen Index (HI)** versteht man definitionsgemäß den reziproken Wert derjenigen Verdünnung eines Arzneimittels, einer Saponindroge, in der – unter ganz bestimmten Versuchsbedingungen – gerade noch totale Hämolyse bewirkt wird. Bei totaler Hämolyse muß eine rote Lösung ohne Bodensatz roter Blutkörperchen vorliegen. Bewirkt z. B. eine Droge in einer Verdünnung 1:3000 totale Hämolyse, so ist ihr HI = 3000. Der hämolytische Index wird an geometrischen Verdünnungsreihen ermittelt, um den Ablesefehler konstant zu halten. Bei arithmetischen Verdünnungsreihen ist dies nicht gegeben, da der relative Fehler eine Funktion von n ist:

$$\frac{\text{rel.}}{100} = \frac{v_{n+1}}{v_n}$$

Nur bei geometrischen Verdünnungsreihen ist $\frac{v_{n+1}}{v_n}$ = konstant.

Für Vorversuche lassen sich Verdünnungsreihen mit größeren Konzentrationssprüngen verwenden, für den Hauptversuch sind kleinere Intervalle erforderlich. In einer geometrischen Verdünnungsreihe ist der Abstand von einer Verdünnung zur nächsten durch den Faktor F bestimmt. Dieser ist so zu wählen, daß er dem methodischen Fehler angepaßt ist. Ist die ursprüngliche Konzentration des verwendeten Drogenauszuges = D_2, so errechnet sich die Konzentration des Drogenauszuges im Glied n der Verdünnungsreihe nach der Formel

$$D_n = D_{(n-1)} \times F$$

Wird der verdünnte Drogenauszug jeweils mit dem gleichen Volumen Blutkörperchensuspension gemischt, so errechnet sich die tatsächliche Verdünnung nach der Formel

$$V_n = \frac{D_n}{2}$$

Voraussetzung für reproduzierbare Resultate bei hämolytischen Bestimmungen ist:
1. das Arbeiten bei **konstantem p_H-Wert**. Der hämolytische Effekt ist äußerst stark p_H-abhängig.
2. das Arbeiten unter **isotonen Bedingungen**. Kommen nämlich Erythrozyten in Lösungen, die nicht blutisoton sind, so kommt es auch ohne Saponinzusatz zu Hämolyseerscheinungen; bei Hypo- oder Hypertonie der Lösung ist die Resistenz der Erythrozyten gegenüber Saponinhämolyse vermindert. Der einzig sichere Weg zur Feststellung der Isotonie sind kryoskopische Bestimmungen. Der osmotische Druck von Lösungen eines Gemisches dissoziierender Verbindungen ist wegen der möglichen gegenseitigen Beeinflussung nicht ohne weiteres durch Berechnung zu ermitteln. Bei Elektrolyten, besonders bei solchen mit mehrwertigen Kationen, ist der Dissoziationsgrad α meist nicht bekannt, so daß auch der Van't Hoffsche Koeffizient i nicht berechnet werden kann. Aber auch bei Nichtelektrolyten können Abweichungen eintreten. Nach kryoskopischen Untersuchungen von L. Fuchs und J. Koch ist ein Phosphatpuffer vom pH = 7,4 dann blutisotonisch gegenüber Rinderblut, wenn er eine Gefrierpunkterniedrigung von $\Delta = -0{,}585°$ C aufweist. Das ist der Fall bei Lösungen von einer Molarität von 0,14 bis 0,15. Die wird erreicht entweder durch Erhöhung der Phosphatkonzentration der Pufferlösung unter Beibehaltung des molaren Mischungsverhältnisses oder durch Zusatz von NaCl.
3. eine **gleichbleibende Blutkörperchen-Konzentration,** da die hämolytische Wirksamkeit mancher Saponine davon abhängig ist.
4. daß folgender Tatsache Rechnung getragen wird: auch bei Benutzung von Blut derselben Tierart können individuelle Schwankungen in der Saponin- bzw. Hämolyseempfindlichkeit auftreten, vor allem auch jahreszeitlich bedingte.

Bei der Bestimmung des Hämolytischen Index ist man daher dazu übergegangen, eine **Standardsubstanz** in Parallelversuchen den gleichen Versuchsbedingungen zu unterwerfen. Die erhaltenen Relativwerte bieten die Möglichkeit, nur durch das verwendete Blut bedingte Schwankungen der Versuchsergebnisse zu korrigieren. Die Wahl einer geeigneten Standardsubstanz bereitet aber Schwierigkeiten. Die handelsüblichen Saponine stellen keinen einheitlichen Stoff dar und zeigen daher auch sehr unterschiedliche hämolytische Wirkungen. Wegen dieser Schwierigkeiten wurden von verschiedenen Autoren definierte chemisch einheitliche Substanzen als Standard vorgeschlagen. Substanzen, die selbst keine Saponine sind, aber hämolytisch wirken, z. B. Desoxycholsäure, Natrium oleinicum u. a. Andererseits wird bei biologischen Wertbestimmungen gefordert, nach Möglichkeit die Substanz als Standard zu benutzen, auf die tatsächlich geprüft wird. Für exakte Saponinbestimmungen käme daher nur die jeweilige Droge selbst als Standard in Frage. Verschiedene europäische Pharmakopöen sind dazu übergegangen, eine Standardsubstanz von einer zentralen Stelle an die Untersucher zu verteilen (ÖAB 9, Ph. Helv. VI, PHBs II, DAB 7/DDR).

Nicht nötig ist die Eichung des verwendeten Blutes gegen ein Standardsaponin bei der Mikromethode nach KARTNIG (Sci. Pharm. 32, 130 (1964), weil hierbei die Resistenz der Blutkörperchen ebenso wenig wie die Gegenwart von Serum eine entscheidende Rolle spielen. Die Mikromethode beruht auf folgendem Prinzip: Ein mit einer bestimmten Menge des saponinhaltigen Drogenauszuges durchtränktes Filterscheibchen wird mit Blutgelatine bedeckt. Durch den Gelatinezusatz sind die Erythrozyten der Blutaufschwemmung an einen bestimmten Ort fixiert. Diffundiert nun Saponin aus dem Filterscheibchen in die Blutgelatine, so werden die Erythrozyten im Umkreis des Filterscheibchens hämolysiert und sind danach im mikroskopischen Präparat nicht mehr zu sehen, mit anderen Worten, es entsteht ein „hämolytischer Hof" um das Filterscheibchen herum, dessen Durchmesser dem hämolytischen Index der Saponinlösung proportional ist. Bei Einhaltung konstanter Versuchsbedingungen läßt sich so unter Verwendung einer Eichkurve der HI berechnen. Die Breite des hämolytischen Hofes wird unter dem Mikroskop mittels Okularmikrometer gemessen.

Zur Verdeutlichung sei ein Übungsbeispiel angeboten:

Reagenzien

(1) Natriumchloridhaltige Phosphat-Pufferlösung
   7,20 ml Natriumchlorid-Lösung (a)
   4,00 ml 0,5 M-Natriummonohydrogenphosphat-Lösung (b)
   1,00 ml 0,5 M-Kaliumdihydrogenphosphat-Lösung (c)
   werden gemischt und mit Wasser zu 100,0 ml verdünnt (p_H etwa 7,4).

(a): Natriumchlorid 10,0 g/100 ml
(b): Natriummonohydrogenphosphat-Lösung 0,5 M:
Natriummonohydrogenphosphat nach SÖRENSEN 8,90 g/100,0 ml.
(c): Kaliumdihydrogenphosphat-Lösung 0,5 M:
Kaliumdihydrogenphosphat 6,81 g/100 ml.

(2) Blutkörperchensuspension
Blut eines gesunden Rindes wird alsbald nach der Entnahme in ein Glasstopfengefäß, das einige kleine Glasperlen enthält, gefüllt, 5 bis 8 Minuten lang geschüttelt und dann durch Mull in ein Glasstopfengefäß gegossen. Das defibrinierte Blut kann zwischen 0° und +10° bis zu 2 Tagen aufbewahrt werden; es darf weder Fleisch- noch Fäulnisgeruch aufweisen. 2,0 ml defibriniertes Blut werden dem Gefäß, das vorher vorsichtig umgeschwenkt wurde, entnommen und in einem 100-ml-Meßkolben mit Phosphat-Pufferlösung verdünnt. Vor jeder Entnahme wird umgeschwenkt, wobei eine Schaumbildung möglichst zu vermeiden ist. Diese Blutkörperchensuspension darf bei Versuchsbeginn nicht älter als 3 Stunden sein.

(3) Desoxycholsäure-Standardlösung
0,125 g Desoxycholsäure, welche zuvor einige Tage im Exsiccator getrocknet wurde, wird in 4 ml Äthanol völlig gelöst. Die Lösung wird mit 2 Tropfen Bromthymolblau und dann bis zur bleibenden Blaufärbung tropfenweise mit n-Natronlauge versetzt. Diese Mischung wird im Meßkolben mit (1) auf 100 ml verdünnt.

Ausführung

Verdünnter Drogenauszug aus Primelwurzel:
0,200 g mittelfein gepulverte Droge (Sieb 5) werden mit 50,0 ml einer Mischung aus gleichen Teilen Äthanol 90% und Wasser unter Rückfluß auf dem Wasserbad 30 Minuten lang erhitzt. Nach dem Erkalten wird filtriert; die ersten 20 ml des Filtrats werden verworfen. 20,00 ml des Filtrats werden auf dem Wasserbad zur Trockne eingedampft. Der Rückstand wird mit Phosphat-Pufferlösung (1) unter Erwärmen aufgenommen und die Lösung in einem 100-ml-Meßkolben mit der Phosphat-Pufferlösung (1) aufgefüllt.
Acht Reagenzgläser werden fortlaufend numeriert.
In die Gläser **2** bis **8** je 1,00 ml Phosphatpuffer (1) einpipettieren.
In das Reagenzglas **1** 1,00 ml des verdünnten Drogenauszuges (s. oben) einpipettieren. In das Reagenzglas **2** 5,00 ml Drogenauszug einpipettieren, mit dem vorgelegten Phosphatpuffer (1) mischen, indem man einige Male mit der Pipette aufsaugt und wieder auslaufen läßt. Dann 5,00 ml aufziehen, in das folgende Reagenzglas bringen, wieder mischen und so fortlaufend, bis man bei dem letzten Reagenzglas 5,00 ml der Mischung verwirft (s. Schema 11).

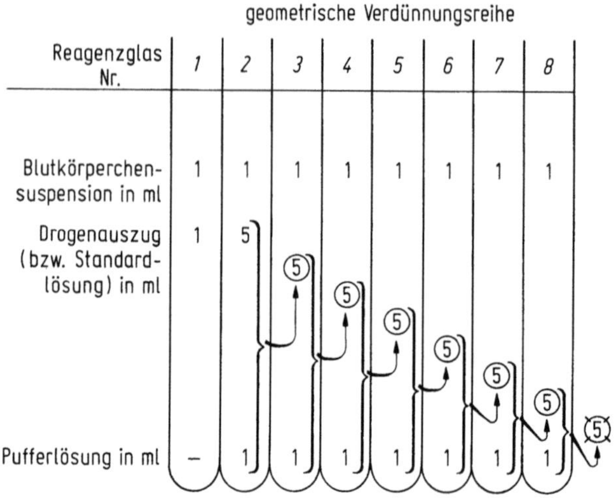

```
                geometrische Verdünnungsreihe
  Reagenzglas    1   2   3   4   5   6   7   8
     Nr.
```

| Blutkörperchen-suspension in ml | 1 | 1 | 1 | 1 | 1 | 1 | 1 | 1 |

Drogenauszug (bzw. Standardlösung) in ml: 1, 5 → (5) → (5) → (5) → (5) → (5) → (5) → (5)

| Pufferlösung in ml | – | 1 | 1 | 1 | 1 | 1 | 1 | 1 |

Schema 11

$$D_n = D_{(n-1)} \times F \qquad\qquad V_n = \frac{D_n}{2}$$

Für die Übungsaufgabe wurde für die geometrische Verdünnungsreihe der Faktor

$$F = \frac{5}{6}$$

gewählt. Die Verdünnung des Drogenauszuges

$$D_1 = 1:1250, \; V_1 = \frac{D_1}{2} = \frac{1}{2500} \; ; \; D_2 = D_{(2-1)} \times \frac{5}{6} = \frac{1}{1500}$$

$$V_2 = \frac{D_2}{2} = \frac{1}{3000}; \; D_3 = D_{(3-1)} \times \frac{5}{6} = \frac{1}{1500} \times \frac{5}{6} = \frac{1}{1800}, \; V_3 = \frac{1}{3600},$$

etc.

Die Verdünnung der Standardlösung $St_1 = 1:800$
In gleicher Weise werden 2 weitere Verdünnungsreihen hergestellt. Ferner werden 3 Verdünnungsreihen hergestellt, bei denen anstelle des Drogenauszuges die 0,125%ige Desoxycholsäure-Standardlösung verwendet wird. In alle Reagenzgläser 1,0 ml der gut umgeschüttelten Blutkörperchensuspension einpipettieren.
Nach Zusatz der Blutkörperchensuspension werden alle Reagenzgläser sofort, und 30 Minuten später sowie nach 6 Stunden unter Vermeidung einer Schaumbildung mehrmals vorsichtig umgeschwenkt.

Nach 24 Stunden wird das Reagenzglas ermittelt, das bei geringstem Saponingehalt bzw. Gehalt an Standardsubstanz totale Hämolyse aufweist: bei ihm ist die Lösung klar und rot, und es sind keine sedimentierten Erythrozyten mehr sichtbar. Das läßt sich am besten feststellen, indem man das Reagenzglas auf eine weiße Unterlage stellt und senkrecht von oben hineinsieht. Beim Schütteln bleibt die Lösung klar bis auf einige wenige feinste, durchsichtige Flocken: die Stromata (Stroma: Gerüst des Blutkörperchens, das nach der Hämolyse des Erythrozyten übrigbleibt).
Bei 3 Kontrollreihen muß das in mindestens 2 Reihen dieselbe Reagenzglasnummer sein.

Auswertung

Der nachstehenden Tabelle ist der – dieser jeweiligen Reagenzglasnummer entsprechende – HI zu entnehmen. Der tatsächliche HI der Droge errechnet sich nach der Formel*

$$HI = 4000 \frac{\text{gefundener HI der Droge}}{\text{gefundener HI der Desoxycholsäure}}$$

Tabelle 10. Tabelle zur Ermittlung des HI

Reagenzglas-Nr.	0,125%ige Desoxycholsäure-Standardlösung HI	Radix Primulae HI
1	1600	2500
2	1900	3000
3	2300	3600
4	2770	4320
5	3300	5190
6	4000	6210
7	4800	7500
8	5750	9000

Vor Durchführung eines quantitativen Hämolyseverfahrens ist es zweckmäßig, die Droge mikroskopisch auf Saponine zu prüfen.

---

* Das bedeutet, daß die Hämolyseempfindlichkeit eines Blutes dann als „normal" angesehen wird, wenn Desoxycholsäure in einer Verdünnung 1:4000 bei diesem Blut totale Hämolyse hervorruft. In diesem Fall bedarf der gefundene HI der Droge keiner Korrektur, der Korrekturfaktor

$$\frac{4000}{\text{gefundener HI der Desoxycholsäure}} = 1$$

Mikrochemischer Saponin-Nachweis

Auch dieser Nachweis basiert auf der Hämolysewirkung der Saponine. In einem mikroskopischen Präparat sind intakte Erythrozyten deutlich zu erkennen. Tritt jedoch unter dem Einfluß von Saponin das Hämoglobin aus den Blutkörperchen aus, so ist sein Gerüst (das Stroma) so hyalin, daß es unter dem Mikroskop nicht mehr wahrnehmbar ist, das Blutkörperchen „verschwindet". Legt man den Drogenschnitt in eine wässerige Blutaufschwemmung, so wäre die Beobachtung durch die ständige Bewegung der Blutkörperchen gestört. Diese Schwierigkeit läßt sich dadurch umgehen, daß die einzelnen Erythrozyten in dem mikroskopischen Präparat fixiert werden. Das wird durch eine gelatinehaltige Flüssigkeit, die beim Erkalten erstarrt, erreicht. Diffundiert nun aus einem saponinhaltigen Drogenschnitt Saponin in diese Blutgelatine, so werden alle die Erythrozyten, die das Saponin erreicht, hämolysiert und „verschwinden" aus dem Gesichtsfeld. In der Umgebung des Drogenschnittes entsteht eine Erythrozyten-freie Zone, der sog. **hämolytische Hof**. Bei makroskopischer Betrachtung ist das Präparat an dieser Stelle klar durchsichtig, sonst trübe undurchsichtig. Der Durchmesser dieses hämolytischen Hofes läßt Rückschlüsse zu auf den Saponingehalt einer Droge. Unter Einhaltung exakt definierter Versuchsbedingungen lassen sich auf diesem Wege auch quantitative Saponinbestimmungen durchführen (s. oben). Sie stellen eine Parallele dar zum „Lochtest" oder „Zylindertest" bei der Einstellung von Antibiotika. Hier diffundiert das Antibiotikum in einen Nährboden und hemmt dort das Wachstum eines Testbakteriums. Aus dem Durchmesser dieses Hofes, dieser Hemmzone, errechnet sich die Wirksamkeit des Antibiotikums. Eine quantitative Saponinbestimmung durch Ausmessen des hämolytischen Hofes in Blutgelatine wurde von KARTNIG (Sci. Pharm. *32*, 130 (1964)) ausgearbeitet. Die Verwendung von Agar statt Gelatine, eine Methode, die dem Lochtest der Antibiotikabestimmung entspricht, schlägt SZILAGYI vor (Planta med. *19*, 42 (1970)).

Reagenzien

4 g käufliche Gelatine werden bei etwa 60° in 100 ml 0,7%iger Kochsalzlösung gelöst, der 0,6 g sek. Natriumphosphat zugesetzt wurde. Diese gepufferte Gelatinelösung wird durch Zusatz von 0,05 g Nipagin und 0,02 g KCN konserviert, ihr pH-Wert mit pH-Papier kontrolliert und mit 0,1 n NaOH auf pH = 7,4 eingestellt. Das ist erforderlich, da die einzelnen Handelsgelatinen unterschiedliche Säuregrade aufweisen. Die fertige Gelatinegallerte wird in Weithalsflaschen mit Glasstopfen aufbewahrt.

Blutgelatine: etwa 5 g Gelatinegallerte werden in einem kleinen Becherglas bei 30–40° verflüssigt und mit 4–6 Tropfen defibriniertem Rinderblut (s. oben) versetzt.

Ausführung

Auf einem Objektträger wird ein Drogenschnitt in einen Tropfen dieser flüssigen Blutgelatine möglichst luftblasenfrei eingebettet und mit einem Deckglas bedeckt. Dann legt man den Objektträger auf einen Eiswürfel oder eine andere kalte Unterlage, so daß die Gelatine möglichst rasch erstarrt und so die Blutkörperchen an einem bestimmten Ort fixiert sind, ehe die Hämolyse-Wirkung einsetzt.

Auswertung

Nach einiger Zeit ist Saponin aus dem Drogenschnitt in die ihn umgebende Blutgelatine diffundiert, hat die dort fixierten Erythrozyten hämolysiert, und der so entstandene hämolytische Hof kann makroskopisch und mikroskopisch beobachtet werden. Ausbleiben eines hämolytischen Hofes beweist die Abwesenheit von Saponinen. Ein positiver Ausfall des Versuches muß nicht immer nur durch Saponine hervorgerufen sein, da es noch andere Stoffe gibt, die hämolytisch wirken, ohne selbst Saponine zu sein, z. B. Ätherische Öle, Amine, Agaricinsäure, Seifen, ranzige Fette etc. Dies ist bei der Auswertung zu bedenken und gegebenenfalls zu prüfen, wenn unbekannte Drogen untersucht werden. Andererseits können Gerbstoffe hemmend auf die Hämolyse wirken. So ruft z. B. ein 20%iges Dekokt von Primelwurzel Gerbstoffagglutination der Erythrozyten hervor, die doppelt verdünnte Lösung hingegen bewirkt sofortige Hämolyse. Noch eine Bemerkung zur Herstellung der Drogenauszüge:
Das Primulasaponin scheint recht labil zu sein, daher wird gefordert, daß das Eindampfen des Drogenauszuges zur Trockne bei höchstens 80° zu erfolgen habe. Es ist ferner notwendig, die Bestimmung der hämolytischen Wirksamkeit direkt nach Herstellung des Drogenauszuges durchzuführen.

Literatur:

DAB 7, Kommentar
DAB 7 – DDR
Europ. ABI, Kommentar
Fischer, R.: Praktikum der Pharmakognosie. Wien, New York: Springer 1968
Fuchs, L.; Koch, J.: Beiträge zur Saponinhämolyse. Sci. Pharm. *18*, 6, 37, 85 (1950)
Kartnig, Th.; Herbst, R.; Graune, F. J.: Eine Mikrobestimmung des Hämolytischen Index der Saponindrogen des ÖAB 9. Sci. Pharm. *32*, 130–135 (1964)
ÖAB 9
Ph. Bs. II
Ph. Helv. VI
Runge, P. A.: Ein Beitrag zur Bestimmung der hämolytischen Wirksamkeit. Pharm. Acta Helv. *27*, 315 (1952); Pharm. Ztg. *33*, 1176 (1970)
Szilágyi, J.: Hämolytische Wertbestimmung von Saponinen nach der Agardiffusionsmethode. Planta medica *19*, 42 (1970)

Mikroskopische Übungen

Die folgenden Übungen sind ein Angebot für einen „Anschauungsunterricht" zum Thema:
Die Zelle
Form- und Struktureigentümlichkeiten

1. Untersuchungsobjekt

Mit einer Rasierklinge werden dünne Querschnitte von Flaschen**kork** (von *Quercus suber* = Korkeiche, Fagaceae) angefertigt, in einen Tropfen Chloralhydratlösung auf einen Objektträger gelegt und mit einem Deckglas bedeckt. Dieses Präparat wird unter ständigem Hin- und Herbewegen (zur Vermeidung eines Siedeverzuges!) über der Sparflamme eines Bunsenbrenners erwärmt, bis Blasenbildung sichtbar wird. Dann wird vom Rand des Deckglases her die Reagenzflüssigkeit ergänzt und nochmals aufgekocht und dieser Vorgang so lange wiederholt, bis alle Luftblasen aus dem Schnitt entfernt sind und der Schnitt „aufgehellt" ist = Chloralhydratpräparat. Erst nachdem der Objektträger abgekühlt ist, wird er auf den Objekttisch des Mikroskops gelegt und die Beobachtung des Präparates mit der schwachen Vergrößerung (Objekt 10/0,25) begonnen, dann erst mit dem Objektiv (40/0,65) beobachtet.

Es wird der zelluläre Aufbau des Korkgewebes sichtbar. (Siehe Geburtsstunde des Begriffs „Zelle")

Ein Ausschnitt von 3–4 Zellen und den „angeschnittenen" begrenzenden Zellen wird naturgetreu gezeichnet (1 Zelle etwa 2–3 cm groß!).

2. Untersuchungsobjekt

Stücke einer mazerierten (s. 1.3.1) Kartoffelknolle (*Solanum tuberosum*, Solanaceae) werden in einen Tropfen Wasser auf einen Objektträger gebracht und mit 2 Nadeln so sorgfältig auseinandergezupft, daß die einzelnen Zellen sich aus dem Gewebeverband lösen (der „Zellkitt" zwischen ihnen ist durch die vorausgegangene Mazeration bereits aufgelöst!). Dann wird mit einem Deckglas bedeckt, dieses noch etwas angedrückt (Finger vorher mit Tuch umwickeln, sonst störende Fingerabdrücke" auf der Deckglasoberfläche!) und das Präparat unter das Mikroskop gelegt. Unter der schwachen Vergrößerung wird eine geeignete Stelle mit einzeln liegenden Zellen gesucht, dann eine isoliert liegende Parenchymzelle aus dem Speicherparenchym dieses unterirdischen Reserveorgans nach der starken Vergrößerung gezeichnet (Größe der Zelle ca. 5 cm). (Zellwand als Doppellinie in ihrer Dicke maßstabsgerecht wiedergeben!) Die Zellen sind mit Stärkekörnern vollgestopft. Ein isoliertes Stärkekorn extra stärker vergrößert (ca. 5 cm!) herauszeichnen mit der charakteristischen Schichtung. Diese

wird besonders deutlich nach schwacher Anfärbung mit Jod. Zu diesem Zwecke wird an den Rand des Deckglases 1 Tropfen Jodlösung gebracht und an der gegenüberliegenden Seite ein Filtrierpapierstreifen angelegt, bis etwa die Hälfte des Präparates angefärbt ist = Jod-Wasser-Präparat. Die Beobachtung erfolgt in der Grenzzone zwischen angefärbtem und nicht angefärbtem Präparat. Die beobachtete Blaufärbung ist zwar ein histochemischer Nachweis für Stärke, aber diagnostisch wichtige Struktureigentümlichkeiten wie Schichtung werden im erst blaß angefärbten Stärkekorn beobachtbar. Dieses Objekt zeigt zweierlei:
die typische Zellform der **Parenchymzelle**, als Beispiel für tote Zelleinschlüsse den Reservestoff **Stärke**.
(hier: Kartoffelstärke)

3. Untersuchungsobjekt

Fertigen Sie ein Jod-Wasser-Präparat (Durchführung s. Objekt 2) von **Weizenstärke** DAB 8 = Amylum tritici (*Triticum aestivum*, Poaceae = Gramineae) an. Beobachten und zeichnen Sie maßstabgerecht (im Vergleich zu Kartoffelstärke) diese Stärke in ihrer charakteristischen Form, Größe(n) und Schichtung!

4. Untersuchungsobjekt

Verfahren Sie analog wie bei Übung 3 mit **Reisstärke** DAB 8 = Amylum oryzae (*Oryza sativa*, Poaceae = Gramineae).

5. Untersuchungsobjekt

Zerzupfen Sie mit 2 Nadeln Fragmente mazerierter Eichenrinde = Cortex Quercus *(Quercus robur* = Stieleiche oder *Quercus petraea* = Traubeneiche, Fragaceae) in einem Tropfen Chloralhydratlösung auf dem Objektträger. Fertigen Sie ein Chloralhydratpräparat (aufkochen etc. s. 1. Übung) an. Beobachten Sie Form- und Struktureneigentümlichkeiten (z. B. Wandbau, Art der Wandverdickung) der im Präparat isoliert vorliegenden Zellen! Zeichnen Sie möglichst groß und maßstabsgerecht
eine **Steinzelle**
eine **Sklerenchymfaser** sowie
eine **Kristallkammerfaser!**

6. Untersuchungsobjekt

Zerzupfen Sie mit 2 Nadeln Fragmente mazerierten Wacholderholzes = Lignum Juniperi (*Juniperus communis* = Wacholder, Cupressaceae) in einem Tropfen Chloralhydratlösung auf dem Objektträger und fertigen Sie daraus in schon geübter Weise ein Chloralhydratpräparat. Beobachten und zeichnen Sie erst in der schwachen Vergrößerung eine einzelne **Faser-**

tracheide, dann nach der starken Vergrößerung nur einen Ausschnitt der Zelle mit den charakteristischen **Hoftüpfeln** in Aufsicht (dazu muß eine Zelle ausgewählt werden, die sich im Präparat in der richtigen Lage befindet), Abb. 63.

7. Untersuchungsobjekt

Verfahren Sie ebenso wie bei Übung 6 mit mazeriertem Material von Radix Rhei = Rhabarberwurzel DAB 8 = Rhei radix (*Rheum palmatum* oder *Rheum officinale*, meist Bastarde, Rhabarber-Arten, Polygonaceae) und konzentrieren Sie Ihre Aufmerksamkeit auf Form und Wandbau, Art der Wandverdickung einer einzeln liegenden **Trachee!**

Thema: **Haut- und Abschlußgewebe, physiologische Scheiden**

1. Untersuchungsobjekt

Folia Uvae ursi conc. = Bärentraubenblätter DAB 8 = Unae ursi folium (*Arctostapholos uva-ursi* = Bärentraube, Ericaceae). Querschnitte der trockenen Blattstücke, deren Schnittfläche vorher mit Wasser „eingerieben" wurde, werden in einen Tropfen Chloralhydratlösung auf einen Objektträger gelegt, mit einem Deckglas bedeckt und mehrmals unter Ergänzen der Reagenslösung aufgekocht: Chloralhydratpräparat. Die so aufgehellten Blattschnitte werden nach Abtupfen der Chloralhydratlösung auf einen neuen Objektträger in einen Tropfen Sudan III-Glycerin umgebettet und mehrmals unter Ergänzen der Reagenslösung vorsichtig erwärmt. Nach 30 Minuten sind die cutinisierten Schichten orangerot gefärbt. Zeichnen Sie einen Ausschnitt aus der von einer dicken **Cuticula** bedeckten **Epidermis** mit Teilen der angrenzenden Palisadenparenchymzellen.

2. Untersuchungsobjekt

Radix Valerianae = Baldrianwurzel DAB 8 = Valerianae radix (*Valeriana officinalis* s. l. = Baldrian, Valerianaceae). Eine Serie von Querschnitten der trockenen Wurzelstücke, deren Schnittfläche vorher mit Wasser „eingerieben" wurde, werden in Chloralhydratlösung aufgehellt: Chloralhydratpräparat.
Zeichnen Sie einen Ausschnitt aus der **Rhizodermis** und der darunterliegenden Hypodermis **(Exodermis)** maßstabgerecht mit Teilen des angrenzenden Rindenparenchyms.
Anschließend überführen Sie die besten Schnitte Ihres Präparates in einen Tropfen Glycerin und bewegen sie in diesem hin und her, um die Chloralhydratlösung abzuspülen. Auf einem weiteren Objektträger erwärmen Sie ein erbsengroßes Stück Glyceringelatine bis es gerade flüssig wird (nicht überhitzen, sonst wird Eiweiß denaturiert, außerdem kommt es zur Blasenbildung!). Dann überführen Sie Ihre Schnitte aus dem Glycerin in die verflüs-

sigte Glyceringelatine, bedecken mit einem Deckglas und lassen das Präparat erstarren: Dauerpräparat.

3. Untersuchungsobjekt

Cortex Condurango conc. (*Marsdenia condurango*, Asclepiadaceae). Querschnitte der trockenen Cortex-Stücke, deren Schnittfläche vorher mit Wasser „eingerieben" wurde, werden in einem Chloralhydratpräparat aufgehellt. Zeichnen Sie einen schmalen Ausschnitt aus dem **Periderm**. Achten Sie darauf, daß auch die **Phelloderm**-Zellen ebenso wie die **Phellem- (= Kork-)**zellen in Reihen übereinander angeordnet sind (nicht „versetzt"!).

4. Untersuchungsobjekt

Eichenrinde (*Quercus robur*, Fagaceae)
Zeichnen Sie von einem Querschnitt eine Übersichtsskizze der Schuppen-**Borke**.

5. Untersuchungsobjekt

Dauerpräparat (siehe 2. Objekt!) von einem Querschnitt durch Radix Valerianae. Zeichnen Sie einen Ausschnitt der **Endodermis** mit **Caspary**'schem Streifen.

6. Untersuchungsobjekt

Radix Sarsaparillae (*Smilax*-Arten, Liliaceae)
Zeichnen Sie von einem Querschnitt einen Ausschnitt aus der **tertiären Endodermis**.

Thema: **Grundgewebe**

1. Untersuchungsobjekt: Radix Valerianae = Baldrianwurzel DAB 8 = Valerianae radix, Querschnitt.
Zeichnen Sie einen Ausschnitt von etwa 5 Zellen (mit den angrenzenden „angeschnittenen" Zellen, jede Zelle etwa 3 cm im Durchmesser!) aus dem **Speicher-Parenchym** der Rinde. Achten Sie auf maßstabgetreue Wiedergabe von Zellwanddicke zu Zellgröße!

2. Untersuchungsobjekt: Folia Trifolii fibrini conc. (*Menyanthes trifoliata*, Bitterklee, Menyanthaceae). Ein Blattfragment wird durchgebrochen und so auf den Objektträger in einen Tropfen Chloralhydratlösung gelegt, daß einmal die Blattoberseite und einmal die Blattunterseite dem Deckglas zugekehrt sind. Dann wird das Blatt durch mehrmaliges Kochen aufgehellt = Chloralhydratpräparat. Es wird die Blattunterseite beobachtet und in der starken Vergrößerung mit der Mikrometerschraube die Bildebene des Schwammparenchyms eingestellt. Zeichnen Sie einen Ausschnitt aus diesem **Assimilations-Parenchym** (hier als Aerenchym ausgebildet); eine Luft-

kammer komplett (∅ etwa 5 cm groß), die angrenzenden „angeschnitten". Geben Sie die Zellformen naturgetreu und maßstabgerecht wieder (nicht nur schematisch). Durch Spielen mit der Mikrometerschraube wird die Beobachtung erleichtert, können Sie die räumliche Anordnung der Zellen besser sehen (da die auf eine sehr schmale Schicht begrenzte Bildebene verschoben wird, der Raum „abgetastet" wird).

3. Untersuchungsobjekt: Stengel von *Mentha piperita* (Pfefferminze, Lamiaceae = Labiatae). Suchen Sie in einem Querschnitt eine der vier Verdickungsleisten des Stengels, die durch lebendes Festigungsgewebe ausgesteift sind. Zeichnen Sie einen Ausschnitt aus diesem **Eckencollenchym**, eine Zelle etwa 3 cm im Durchmesser groß. Als Zeichenhilfe markieren Sie zu Beginn mit ganz dünnen Bleistiftlinien die Lage der Mittellamellen, d. h. der Zellumrisse.

4. Untersuchungsobjekt: Cortex von *Cydonia oblonga* (Quitte, Rosaceae). Suchen Sie in einem Querschnitt die äußerste Partie des Rindengewebes unmittelbar unter dem Periderm auf. Sie ist durch lebendes Festigungsgewebe verstärkt. Zeichnen Sie einen Ausschnitt aus diesem **Plattencollenchym**, eine Zelle etwa 5 cm lang (in tangentialer Richtung). Als Zeichenhilfe markieren Sie zu Beginn mit ganz dünnen Bleistiftlinien die Lage der Mittellamellen, d. h. der Zellumrisse.

5. Untersuchungsobjekt: Pulver von
Cortex Chinae (*Cinchona succirubra*, Rubiaceae)
Radix Althaeae = Eibischwurzel DAB 8 = Althaeae radix (*Althaea officinalis* = Eibisch, Malvaceae)
Radix Ratanhiae = Ratanhiawurzel DAB 8 = Ratanhiae radix (*Krameria triandra*, Krameriaceae)
Rhizoma Zingiberis (*Zingiber officinale* = Ingwer, Zingiberaceae)
Cortex Condurango (*Marsdenia condurango*, Asclepiadaceae).
Fertigen Sie von jedem Pulver ein gut aufgehelltes Chloralhydratpräparat an. Zu diesem Zweck streuen Sie etwas Pulver (nicht zu viel, aber auch nicht zu wenig) auf einen Tropfen Chloralhydratlösung auf einem Objektträger und verrühren dieses Pulver mit der Reagenslösung mittels einer Ecke Ihres Deckglases gut zu einer homogenen Suspension, evtl. unter nochmaliger Zugabe von Reagenslösung. Erst dann bedecken Sie mit dem Deckglas, kochen zu wiederholten Malen auf, ergänzen die Reagensflüssigkeit erneut unter Hochheben des Deckglases und erneutem Durchmischen der Suspension, erwärmen dann ein letztes Mal; nach dem Abkühlen des Präparates suchen Sie unter dem Mikroskop in jedem der Pulverpräparate die **Sklerenchymfasern** des toten Festigungsbewebes. **Beachten Sie die Formenmannigfaltigkeit der diversen Fasertypen** und fertigen Sie von jedem Typ maßstabgerechte Zeichnungen an (Dicke der Chinafaser etwa 1,5 cm!).

Achten Sie dabei auf die **Relation Länge zu Dicke** der einzelnen Faser, die **Relation Wandverdickung zu Lumen**, auf die **Art der Tüpfel**, darauf, ob die **Fasern einzeln** liegen oder zu **Faserbündeln** vereinigt sind und schließlich ob die Fasern **gerade** oder **gekrümmt** sind. Bei sehr langen Fasern zeichnen Sie bei schwächerer Vergrößerung die Gesamtansicht, nach der stärkeren Vergrößerung eine Teilansicht, aus der Wandbau und Lumen deutlich werden.

6. Untersuchungsobjekt: Folia Hamamelidis
(*Hamamelis virginiana* = Zaubernuß, Hamamelidaceae)
Suchen Sie in einem Querschnitt durch das Blatt eine **Sklereide** im Mesophyll und zeichnen Sie sie etwa 5 cm groß.

Thema: **Stranggewebe**

1. Untersuchungsobjekt: Stengel von *Cucurbita pepo*, Kürbis (Cucurbitaceae). Suchen Sie eine **Siebröhre**, die beim Querschnitt in der Höhe der **Siebplatte** getroffen wurde. Zeichnen Sie eine Siebplatte in Aufsicht mit den angeschnittenen benachbarten Zellen, Durchmesser etwa 1 cm! Suchen Sie in einem Längsschnitt Siebröhren und zeichnen Sie dann Ausschnitte mit längs getroffenen Siebplatten. Manche weisen bereits Kallose-Belag auf. Achten Sie darauf, daß die Siebröhren an den Siebplatten etwas angeschwollen sind. Zeichnen Sie die Längsschnittbilder im selben Maßstab wie den Querschnitt!

2. Untersuchungsobjekt: Radix Liquiritiae = Süßholzwurzel DAB 8 = Liquiritiae radix (*Glycyrrhiza glabra*, „Süßholz", Fabaceae = Papilionaceae). Suchen Sie das Phloem, das schon etwas weiter vom Cambium entfernt liegt. Zeichnen Sie einen Ausschnitt mit **Keratenchym**. Ein solcher Komplex fällt bei dieser Droge meist durch eine gelbliche bis bräunliche Verfärbung auf.

3. Untersuchungsobjekt: Lignum Sassafras (*Sassafras albidum*, Lauraceae). Fertigen Sie einen Querschnitt und einen tangentialen Längsschnitt durch die Droge an. Zeichnen Sie Ausschnitte mit **Tracheen** und **Markstrahlen** in beiden Ansichten.

4. Untersuchungsobjekt: Pulver von Radix Gentianae (*Gentiana lutea* = Gelber Enzian, Gentianaceae). Hellen Sie das Pulver in gewohnter Weise auf. Zeichnen Sie einen Gewebeausschnitt mit **Tracheen** in Längsansicht. Daneben auch einige Parenchymzellen mit den winzigen Kristallnädelchen, deren Lokalisation „ausgerichtet" ist wie Eisenfeilspäne in einem Magnetfeld. Stärke fehlt!

5. Untersuchungsobjekt: Lignum Juniperi = Wacholderholz (*Juniperus communis*, Cupressaceae) conc. Schaffen Sie zunächst mit einem Messer eine plane Querschnittsfläche, senkrecht zur Faserstruktur der Fragmente.

Feuchten Sie diese durch Einreiben mit Wasser an. Dann legen Sie Ihre Rasierklinge oder das Rasiermesser auf die Schnittfläche und ziehen es seitwärts darüber (nicht drücken!). Die so erhaltenen Querschnitte hellen Sie auf: Chloralhydratpräparat. Zeichnen Sie einen Ausschnitt an der Jahresringgrenze mit eng- und weitlumigen **Fasertracheiden**.

Thema: **Leitbündelbau und -anordnung in der Sproßachse**

1. Untersuchungsobjekt: Stengel von *Chelidonium majus*, Schöllkraut (Papaveraceae). Fertigen Sie in gewohnter Weise Querschnitte durch diese **junge Dicotylen-Sproßachse** an. Rasierklinge auf ebene Schnittfläche auflegen und seitlich darüberziehen, nicht drücken! Hellen Sie die Schnitte auf: Chloralhydratpräparat. Zeichnen Sie nach der Lupenvergrößerung eine (nicht zellenmäßige!) Übersichtsskizze des Stengelquerschnittes mit der Anordnung der Leitbündel auf einer Kreislinie (eine Übersichtsskizze ist kein Schema, wird also bei jedem Schnitt anders ausfallen, auch die „Kreislinie" wird nicht dem geometrischen Ideal gleichen, die Umrißform der Leitbündel unterschiedlich sein!). Nach der starken Vergrößerung zeichnen Sie dann ein einzelnes Leitbündel zellenmäßig mit photographischer Genauigkeit! Sein Bau ist offen kollateral. Achten Sie auf die **Milchröhren**, besonders im Bereich des Phloems! Milchröhren sind ein Familienmerkmal der Papaveraceae (siehe Opium!). Einen Längsschnitt legen Sie in 10%ige HCl und beobachten dann die Milchröhren; im Milchsaft sind Kristalle der Alkaloidsalze ausgefallen: Histochemischer Nachweis. Dieser Nachweis gelingt auch, wenn man einen Tropfen des gelben Milchsaftes auf einem Objektträger mit Säure (Salzsäure oder Salpetersäure) versetzt. Zeichnen Sie die Milchröhren im Längsschnitt!

2. Untersuchungsobjekt: Stipites Dulcamarae
(*Solanum dulcamara*, Bittersüß, Solanaceae). Fertigen Sie einen Querschnitt von in Alkohol (70%) eingelegter Droge an und hellen Sie Ihre Schnitte auf: Chloralhydratpräparat. Zeichnen Sie nach der Lupenvergrößerung eine Übersichtsskizze dieser **Dicotylen-Sproßachse mit sekundärem Dickenwachstum**.
Achten Sie auf die anatomische Anomalie des intraxylären Phloems, ein Familienmerkmal der Solanaceae. Zeichnen Sie nach der starken Vergrößerung einen schmalen Gewebeausschnitt aus dem Bereich zwischen Cambium und endodermoider Schicht sowie einen weiteren Ausschnitt mit intraxylärem Phloem zellenmäßig mit photographischer Genauigkeit. Markieren Sie die Lage beider Ausschnitte in Ihrer Übersichtsskizze. Achten Sie auch auf Kristalleinlagerungen (welche liegen vor?).

3. Untersuchungsobjekt: Rhizoma Calami (*Acorus calamus*, Kalmus, Araceae).

Schneiden Sie die in Alkohol (70%) eingelegte Droge quer und längs und hellen Sie Ihre Schnitte auf: Chloralhydratpräparat. Zeichnen Sie nach der Lupenvergrößerung eine Übersichtsskizze des Querschnitts durch diese **Monocotylen-Sproßachse**. Markieren Sie die verstreute Anordnung der Leitbündel. Zeichnen Sie nach der starken Vergrößerung ein Leitbündel aus dem Zentralzylinder zellenmäßig photographisch genau. Sein Bau ist konzentrisch mit Außenxylem. Zeichnen Sie auch einen Ausschnitt aus dem Aerenchym, sowohl quer als längs geschnitten. Im Längsschnitt erscheinen die großen Luftkanäle des Aerenchyms als „Dachrinne", durch Spielen mit der Mikrometerschraube werden einmal deren Ränder, ein andermal der Boden scharf eingestellt. Die Wände der Luftkanäle weisen kleine dreieckige Interzellularen auf, deren Begrenzungslinien konvex vorgewölbt sind. Diese Gewebsfragmente sind für die Erkennung der gepulverten Droge wichtig.

Präparieren Sie Querschnitte durch die Droge in schon geübter Weise in Sudan-III-Glycerin; die Zellwände der **Ölzellen** färben sich rot, da sie verkorkt sind: Histochemischer Nachweis auf Suberin-Akkrusten.

Durchfeuchten Sie einen anderen Querschnitt mit alkoholischer Vanillinlösung und setzen Sie nach Verdunsten des Alkohols konzentrierte Salzsäure zu, erst dann mit einem Deckglas bedecken: Vanillin-Salzsäure-Präparat. Einzelne Zellen des Aerenchyms färben sich rot. Sie führen „Gerbstoff"-haltige Inklusen. Histochemischer Nachweis auf „Catechin-Gerbstoffe".

Fertigen Sie vom Pulver der Droge ein Chloralhydratpräparat an.

Thema: **Cortex**

1. Untersuchungsobjekt: Cortex Frangulae = Faulbaumrinde DAB 8 = Frangulae cortex (*Rhamnus frangula* = Faulbaum, Rhamnaceae). Hellen Sie Querschnitte und tangentiale (= parallel zur Oberfläche!) Längsschnitte der Droge (Alkoholmaterial) auf: Chloralhydratpräparat.

Zeichnen Sie nach der Lupenvergrößerung eine Übersichtsskizze (kein Schema!) des Querschnittes. Markieren Sie die Lage der **Phloemfaserbündel**, der **Markstrahlen** und der **perivascularen Fasern**. Welcher Teil Ihres Schnittes stellt die sekundäre Rinde dar, welcher die Innenrinde, welcher die Außenrinde? Woran können Sie das erkennen?

Zeichnen Sie nach der starken Vergrößerung zellenmäßig mit photographischer Genauigkeit einen (in der Übersichtsskizze bezeichneten) Ausschnitt aus dem sekundären Phloem mit einem Faserbündel und einem zwei Zellreihen breiten Markstrahl(-ausschnitt), außerdem ebenso einen Ausschnitt aus der Perizykelzone mit perivascularen Fasern. Dann betten Sie den besten Ihrer Schnitte in Phloroglucin-HCl um: Phloroglucin-Salzsäure-Präparat. Nach Abtupfen der Chloralhydratlösung wird der Schnitt auf einem neuen Objektträger mit Phloroglucinlösung durchfeuchtet, nach Abdunsten des Alkohols ein Tropfen konzentrierter Salzsäure zugesetzt und mit einem Deckglas bedeckt. Zellwände mit Lignin-Inkrusten, d. h. verholzte Zellwände färben sich rot. Beobachten Sie, welcher Fasertyp in Ihrem Präparat verholzte Zellwände besitzt, welcher unverholzte. Welche chemische Grundreaktion liegt der Anfärbung zugrunde? Suchen Sie in Ihrem Tangentialschnitt in der schwachen Vergrößerung Markstrahlspindeln und Bast(= Phloem)faserbündel, die von **Kristallkammerfasern** umgeben sind. Achten Sie auf die Breite der Markstrahlen! Zeichnen Sie nach der starken Vergrößerung eine Markstrahlspindel zellenmäßig mit photographischer Genauigkeit, ebenso einen Ausschnitt aus einem Bastfaserbündel, durchschnitten (dann Kristallkammerfasern nur zu beiden Seiten) sowie im „Tangentialschnitt" (Kristallkammerfasern verdecken das eigentliche Faserbündel). Fertigen Sie ein Chloralhydratpräparat des Pulvers von Cortex Frangulae an. Achten Sie auf die Faserbündel mit Kristallkammerfasern (in Längsansicht), Fragmente mit Markstrahlspindeln sowie **Kork**fragmente in Aufsicht, die in Chloralhydratlösung rot aufleuchten. Welche Reaktion liegt der Rotfärbung der Droge mit Lauge zugrunde? Auf welche Inhaltsstoffe weist diese Reaktion hin?

2. Untersuchungsobjekt: Cortex Cinnamomi (*Cinnamomum zeylanicum* = Zimt, Lauraceae). Hellen Sie Querschnitte durch die Droge (Alkoholmaterial) gut auf: Chloralhydratpräparat. Zeichnen Sie nach der Lupenvergrößerung eine Übersichtsskizze (kein Schema!). Markieren Sie den **gemischten mechanischen Ring**, mit dem diese geschälte Cortex nach außen abschließt, Lage und Form der Markstrahlen, die Lage der Phloemfasern sowie die **Ölzellen**. Zeichnen Sie nach der starken Vergrößerung zellenmäßig mit photographischer Genauigkeit einen (in der Übersichtsskizze bezeichneten) Ausschnitt aus dem gemischten mechanischen Ring, aus einem Markstrahl mit den „wetzstein"förmigen Kristallnädelchen sowie einer Phloemfaser mit bandförmigem Lumen. Fertigen Sie ein Chloralhydratpräparat, ein Phloroglucin-Salzsäure-Präparat sowie ein Jod-Wasser-Präparat des Pulvers an. Zeichnen Sie Fasern, Steinzellen und Stärke. Achten Sie auf Form und Farbe der Fasern! Ist das Pulver frei von Korkfragmenten?

Thema: **Wurzel, jung** (im Primärzustand)

1. Untersuchungsobjekt: Radix Primulae = Primelwurzel DAB 8 = Primulae radix (*Primula veris* und *Primula elatior*, Primulaceae). Fertigen Sie in gewohnter Weise von der Droge eine Serie von Wurzelquerschnitten an: Chloralhydratpräparat sowie Vanillin-Salzsäure-Präparat. Zeichnen Sie vom Querschnitt dieser **jungen Dicotylenwurzel** eine Übersichtsskizze (kein Schema!).
Markieren Sie die Grenze zwischen Zentralzylinder und Rinde sowie die

Xylemteile und Phloemteile des radiären Leitbündels. Zeichnen Sie nach der starken Vergrößerung Ausschnitte (die Sie in der Übersichtsskizze markieren) von dem primären Abschlußgewebe mit angrenzendem Rindenparenchym (Wurzelhaare, Parenchymzellen mit perlschnurartig verdickten getüpfelten Wänden), ferner einen „tortenstück"artigen Ausschnitt aus dem Zentralzylinder mit einem Xylemteil, einem Phloemteil, dem einschichtigen Perizykel sowie der angrenzenden Endodermis mit CASPARY'-schem Streifen, deren Zellwände verdickt sind. Beobachten Sie, welche Zellen sich mit Vanillin-Salzsäure rot anfärben: sie enthalten „gerbstoff"-haltige Inklusen. Dieser histochemische Nachweis ist auch für die Pulver-Analyse wichtig! Fertigen Sie von dem Pulver darüberhinaus ein Chloralhydratpräparat an. Skizzieren Sie nach der Lupenvergrößerung Fragmente mit Wurzelhaaren, die dem Bild eines Längsschnittes durch eine junge Wurzel entsprechen. Fertigen Sie ferner ein Wasser-Jod-Präparat des Pulvers an und zeichnen Sie die Stärke.

2. Untersuchungsobjekt: Radix Sarsaparillae (*Smilax*-Arten, Liliaceae). Zeichnen Sie von einem Querschnitt durch diese **Monocotylenwurzel** eine Übersichtsskizze (kein Schema!) nach der Lupenvergrößerung. Markieren Sie die Grenze zwischen Zentralzylinder und Rinde sowie die zahlreichen Xylemstrahlen und Siebteile des radiären Leitbündels. Nach der starken Vergrößerung zeichnen Sie einen „tortenstück"artigen Ausschnitt aus dem radiären Leitbündel mit zwei Xylemteilen, einem Siebteil und der angrenzenden Endodermis. Achten Sie auf die Zartwandigkeit des Siebteils (dessen ∅ kaum größer ist als der einer weitlumigen Trachee) im Gegensatz zu dem dickwandigen sklerenchymatischen Grundgewebe, das auch das Innere des Organs erfüllt (die zahlreichen Holzstrahlen treffen sich nicht in der Mitte*).

Thema: **Wurzel, alt** (mit sekundärem Dickenwachstum)

1. Untersuchungsobjekt: Radix Levistici (*Levisticum officinale* = Liebstökkel, Maggikraut, Apiaceae = Umbelliferae). Vergl. Tafel 2/III.
Schneiden Sie Alkoholmaterial der Droge quer sowie längs und fertigen Sie von Ihren Schnitten Chloralhydratpräparate** an. Zeichnen Sie nach der Lupenvergrößerung eine Übersichtsskizze (kein Schema!) von dem Querschnitt durch diese **Dicotylenwurzel mit sekundären Dickenwachstum**. Markieren Sie die Cambiumzone, die den im Zentrum gelegenen geschlossenen Holzkörper vom Phloem trennt, sowie die Lage und Größe der Tra-

---

* Beim polyarchen radiären Leitbündel ist das die Regel (schon aus „Raumgründen" gar nicht anders möglich!), aber auch beim oligoarchen radiären Leitbündel findet sich im Zentrum oft Grundgewebe (s. z. B. auch bei Radix Primulae).
** Umranden Sie die Präparate mit Glycerin, damit sie nicht austrocknen.

cheen und Exkretgänge (nur außerhalb des Cambiums!). Zeichnen Sie möglichst groß(!), ebenso eine Übersichtsskizze des Längsschnittes. Nach der starken Vergrößerung zeichnen Sie einen Ausschnitt (den Sie in der Übersichtsskizze markieren) des Querschnittes in der Nähe des Cambiums mit Gefäßen und einem **Exkretgang** — taxonspezifisches Merkmal der Apiaceae! — zellenmäßig mit photographischer Genauigkeit.

2. Untersuchungsobjekt: Radix Gentianae = Enzianwurzel DAB 8 = Gentianae radix (*Gentiana lutea,* Gelber Enzian, Gentianaceae).
Schneiden Sie Alkoholmaterial des unterirdischen Organs dieses Rübengeophyten quer und fertigen Sie von Ihren Schnitten ein Chloralhydratpräparat an. Untersuchen Sie den Querschnitt in der Lupenvergrößerung und überzeugen Sie sich, ob Sie mit Ihrem Schnitt tatsächlich den Wurzelbereich dieses unterirdischen Speicherorgans getroffen haben oder vielleicht die obere Region, die bereits zur Sproßachse gehört. Woran können Sie das erkennen? Liegt Ihnen ein Schnitt durch die **Dicotylenwurzel mit sekundärem Dickenwachstum** vor, so zeichnen Sie nach der Lupenvergrößerung eine Übersichtsskizze (kein Schema!!); markieren Sie die Cambiumzone sowie naturgetreu die Anordnung der Tracheen. (Sie liegen nicht wie beim ersten Objekt ziemlich dicht beieinander, sondern sind durch ausgedehnte Partien von Speicherparenchym voneinander getrennt, auch sind die Tracheen englumiger als bei Radix Levistici!)
Achten Sie auf maßstabgetreue Wiedergabe (auch im Vergleich zu den anderen Objekten!). Ferner zeichnen Sie nach der starken Vergrößerung einen Ausschnitt (den Sie in der Übersichtsskizze markieren) aus dem Xylem mit interxylärem Phloem zellenmäßig mit photographischer Genauigkeit. Diese anatomische Anomalie ist ein taxonspezifisches Merkmal der Gentianaceae (in Sproßteilen ist darüberhinaus intraxyläres Phloem — siehe Stipites Dulcamarae — beobachtbar, ebenfalls ein Familiencharakteristikum der Gentianaceae!).

3. Untersuchungsobjekt: Radix Althaeae = Eibischwurzel DAB 8 = Althaeae radix (*Althaea officinalis* = Eibisch, Malvaceae). Fertigen Sie von Querschnitten durch Alkoholmaterial dieser Droge ein Chloralhydratpräparat an. Erinnern Sie sich daran, daß Sie beim Schneiden die Rasierklinge auf die ebene Schnittfläche legen und seitwärts darüberziehen, (nicht drükken, auch keine „Hackbrett"-schnitte!). Zeichnen Sie nach der Lupenvergrößerung eine Übersichtsskizze (kein Schema!) von dem Querschnitt durch diese geschälte **Dicotylenwurzel mit sekundärem Dickenwachstum**. Markieren Sie die (weit außen!) liegende Cambiumzone, die den im Zentrum gelegenen geschlossenen Holzkörper von der schmalen Partie des sekundären Phloems trennt. Markieren Sie ferner naturgetreu(!) und maßstabgerecht(!) die Anordnung der Tracheen sowie der Sklerenchymfaserpakete außerhalb und innerhalb des Cambiums. Zeichnen Sie nach der star-

ken Vergrößerung einen Ausschnitt (den Sie in der Übersichtsskizze markieren) im Bereich der Cambiumzone mit einigen Tracheen nebst Holzfasern sowie Siebteilen und Bastfaserpaketen zellenmäßig mit photographischer Genauigkeit. Achten Sie auf die besondere Umrißform und Lumen-Gestalt der Althaea-Fasern! Fertigen Sie von dem Drogenpulver ein Jodwasserpräparat an und zeichnen Sie die charakteristische „Loch"-stärke. Auf einem anderen Objektträger verrühren Sie mit der Deckglasecke etwas Pulver (nicht zu wenig!) mit einem Tropfen Methylenblaulösung, bedecken mit dem Deckglas und beobachten sofort. Der **Schleim** — saure Zellwandschleime sind ein Familienmerkmal der Malvaceae — nimmt den basischen Farbstoff bevorzugt auf und beginnt vor den Augen des Untersuchers zu quellen: es bilden sich blau gefärbte ballonartige Schleimkugeln: histochemischer Schleimnachweis. Mit Tusche-Aufschwemmung fertigen Sie ein weiteres Pulverpräparat an: Der gequollene Schleim bildet helle Höfe im dunklen Präparat (da die Rußpartikel nicht eindringen können, wohl aber Wasser).

4. Untersuchungsobjekt: Radix Ipecacuanhae = Ipecacuanhawurzel DAB 8 = Ipecacuanhae radix (*Cephaëlis ipecacuanha* und *Cephaëlis acuminata*, Rubiaceae). Schneiden Sie das Alkoholmaterial der Droge quer und längs und fertigen Sie von Ihren Schnitten Chloralhydratpräparate an. Zeichnen Sie nach der Lupenvergrößerung Übersichtsskizzen (keine Schemata!) von Quer- und Längsschnitt dieser **Dicotylenwurzel mit sekundärem Dickenwachstum**. Markieren Sie die Cambiumzone und den massiven geschlossenen Holzkörper in der Mitte des Organs. Die Droge „Radix" Ipecacuanha besteht aus Wurzel- und Rhizomteilen. Woran könnten Sie erkennen, wenn Sie statt eines Wurzelstückes ein Rhizomstück quergeschnitten hätten? Zeichnen Sie nach der starken Vergrößerung Ausschnitte, die Sie in Ihrer Übersichtsskizze markieren, zellenmäßig mit photographischer Genauigkeit: a) aus dem Holzkörper, b) aus dem Phloem. Im Phloemteil enthalten einzelne Parenchymzellen Raphidenbündel (Besonderheit in dieser Familie, sonst bei Dicotyledonen diese Kristallform selten!), die anderen Zellen des Speicherparenchyms sind mit Stärke vollgestopft (Gegensatz zu Radix Gentianae!). Wichtiger für die Diagnose dieser Droge ist aber der auffällige Bau des **Holzkörpers** (Abb. 105). Tracheen sehr englumig (tracheidenähnlich), auch die übrigen Zellelemente langgestreckt, englumig, so daß das gesamte Xylemgewebe einen sehr **kompakten** und uniformen Eindruck macht und in dieser scheinbaren „Homogenität" an Gymnospermenholz erinnert! Fertigen Sie ein Chloralhydratpräparat sowie ein Jodwasserpräparat des Pulvers an. Für das Chloralhydratpräparat wesentlich sind die Fragmente des Holzkörpers in Längsansicht; da Pulverpartikel schlechten, d. h. dicken Schnitten entsprechen, sind Einzelheiten des Gewebebaus meist gar nicht erkennbar, aber bereits in der schwachen Vergrößerung typisch sind

die kompakten grauen längs„schraffierten" Fragmente dieses Xylems! Skizzieren Sie die Pulverpartikel nach der schwachen Vergrößerung. Zeichnen Sie ferner die Stärke: Achten Sie auf dreifach zusammengesetzte Körner mit Trockenspalt.

Thema: **Folia**

1. Untersuchungsobjekt: Folia Farfarae conc. (*Tussilago farfara* = Huflattich, Asteraceae = Compositae p. p.). Brechen Sie ein Blattstück durch und legen Sie es so in einen Tropfen Chloralhydratlösung auf den Objektträger, daß einmal die Blattoberseite, einmal die Blattunterseite dem Deckglas zugekehrt ist. Hellen Sie dieses Chloralhydratpräparat so stark auf (mindestens 10 × nacheinander aufkochen, unter laufendem Ergänzen der Reagensflüssigkeit), daß dieses Flächenpräparat des Blattes durchscheinend farblos erscheint. Skizzieren Sie nach der Lupenvergrößerung den Verlauf der Nervatur! Zeichnen Sie nach der starken Vergrößerung zellenmäßig mit photographischer Genauigkeit Ausschnitte aus der oberen und unteren Epidermis sowie aus dem Palisadenparenchym und Schwammparenchym in Aufsicht. Die jeweilig richtige Bildebene ist durch Spielen mit der Mikrometerschraube scharf einzustellen. Da die Blattunterseite mit einem dichten Haarfilz bedeckt ist, ist die Epidermis der Blattunterseite oft besser beobachtbar, wenn die Hauptmenge der Haare mit der Rasierklinge „abrasiert" wurde. Welcher Stomata-Typ liegt vor? Achten Sie auf die **Cuticularfältelung** der Blattoberseite, auf die Form der Palisadenzellen in Aufsicht, auf die **Inulinklumpen** im Blattmesophyll, auf Größe (Maßstab!) der Interzellularen im Schwammparenchym, auf die Form der sie begrenzenden Zellen. Welche Unterschiede bemerken Sie im Vergleich zu Folia Trifolii fibrini? Fertigen Sie einen Querschnitt des Blattes in folgender Weise an: In Alkohol (70%) eingelegte Blätter formen Sie zu einer „Biskuitrolle" (sind Blattstücke dafür zu klein, so stapeln Sie mehrere übereinander) und klemmen diese aufrecht zwischen Styropor. Dann schaffen Sie eine glatte Schnittfläche, so daß die angeschnittene „Blattrolle" mit dem umgebenden Styropor eine Ebene bilden, befeuchten diese Fläche mit Wasser und legen Ihre Rasierklinge so auf diese Fläche, daß die Schneide senkrecht zum Styropor-Spalt liegt. Nunmehr ziehen Sie die Klinge seitwärts (von links nach rechts) zu sich hin über die Fläche (ziehen, nicht drücken!!). Auf diese Weise erhalten Sie mit einem Arbeitsgang gleich eine ganze Schnittserie, wodurch sich die Chance, einen guten und brauchbaren Querschnitt (unter diesen vielen) zu erhalten, erhöht. Bei falscher Schneidetechnik erzielen Sie leicht nur schmale Blattstreifen anstelle von Blattquerschnitten. Hellen Sie Ihre Schnitte auf: Chloralhydratpräparat. Zeichnen Sie nach der starken Vergrößerung einen Ausschnitt des Blattquerschnittes zellenmäßig mit photographischer Genauigkeit. Achten Sie auf die Ausgestaltung des Palisaden-

parenchyms: drei Reihen relativ kurzer Palisadenzellen (weniger als drei Reihen beweisen eine Verfälschung der Droge!) sowie auf die Luftkammern im Schwammparenchym. Die Haare der Blattunterseite bestehen aus mehreren großen, dünnwandigen, weitlumigen Basalzellen und einer sich abrupt verjüngenden, wesentlich schmaleren, englumigen, sehr langen peitschenförmig gewundenen Endzelle, die oftmals bereits abgebrochen frei im Präparat herumschwimmt. Achten Sie besonders auf maßstabgerechte Wiedergabe der Größenrelationen in Ihrer Zeichnung!

In Folia Farfarae konnten Sie einen **dorsiventralen = bifacialen** Bau des Blattmesophylls beobachten.

2. Untersuchungsobjekt: Folia Sennae conc., Sennesblätter DAB 8 = Sennae folium (*Cassia senna* und *Cassia angustifolia*, Caesalpiniaceae). Stapeln Sie mehrere Blattstücke übereinander, klemmen Sie sie zwischen Styropor, befeuchten Sie die ebene Schnittfläche und fertigen Sie wie beim vorigen Objekt eine Serie von Querschnitten an, die Sie aufhellen: Chloralhydratpräparat. Zeichnen Sie nach der starken Vergrößerung einen schmalen Ausschnitt des Blattquerschnittes zellenmäßig mit photographischer Genauigkeit. Achten Sie auf den **isolateralen = äquifacialen** Bau des Blattmesophylls. Geben Sie die Form der Palisadenzellen maßstabgerecht wieder (relative Länge zu Breite!). Fertigen Sie auch (wie oben) ein Flächenpräparat des Blattes als Chloralhydratpräparat an. Zeichnen Sie nach der starken Vergrößerung zellenmäßig mit photographischer Genauigkeit Ausschnitte aus der Epidermis mit Stomata und Haaren.

Welche Form haben die Epidermiszellen?
Welchen Stomata-Typ können Sie beobachten?
Was fällt Ihnen an der Ausgestaltung der Blattnerven (starke Vergrößerung!) auf?

Achten Sie darauf, daß bei diesem Blatt-Typ sowohl bei der Aufsicht auf die Blattoberseite als auch bei der Aufsicht auf die Blattunterseite beim Spielen mit der Mikrometerschraube unterhalb der Epidermis die in Aufsicht kreisrunden Palisadenzellen sichtbar werden! Welche der beobachteten anatomischen Merkmale sind für die Fabales = Leguminosae toxonspezifisch?

3. Untersuchungsobjekt:
Folia Digitalis = Digitalis purpurea-Blätter DAB 8 = Digitalis purpureae folium (*Digitalis purpurea* = Roter Fingerhut, Scrophulariaceae)
Folia Menthae piperitae = Pfefferminzblätter DAB 8 = Menthae piperitae folium (*Mentha* × *piperita* = Pfefferminze, Lamiaceae = Labiatae)
Folia Belladonnae = Belladonnablätter DAB 8 = Belladonnae folium (*Atropa belladonna* = Tollkirsche, Solanaceae)
Folia Stramonii (*Datura stramonium* = Stechapfel, Solanaceae)
Folia Hyoscyami (*Hyoscyamus niger* = Bilsenkraut, Solanaceae)

Fertigen Sie Chloralhydratpräparate der genannten Blattdrogen an, indem Sie jeweils ein Blattstück entlang der Nerven* zerreißen und dann in gewohnter Weise als Flächenpräparat aufhellen. Während bei den ersten beiden Untersuchungsobjekten die Aufmerksamkeit in erster Linie dem allgemeinen anatomischen Bau der Laubblattspreite galt und den beiden Haupttypen hinsichtlich der Ausgestaltung des Blattmesophylls, sollen bei dieser 3. Übung verschiedene **Haartypen** einander gegenübergestellt werden: sowohl **Deckhaare** als auch **Drüsenhaare**. Aus diesem Grunde verzichte man hier auf eine zellenmäßige Darstellung des Blattgewebes und zeichne nach der starken Vergrößerung nur die jeweiligen Haare in ihrem charakteristischen Bau möglichst groß und im Vergleich zueinander maßstabgerecht. Als Neben-Beobachtung können wir bei den verschiedenen Solanaceen-Blättern verschiedene Kristalleinschlüsse beobachten, die wir in einer Übersichtsskizze in ihrer Verteilung über die Blattfläche skizzieren, ohne zellenmäßige Darstellung des Gewebes (zugunsten der Übersichtlichkeit der Zeichnung).

Welche Ähnlichkeiten und welche Unterschiede im Bau der Deckhaare konnten Sie bei den fünf Blattdrogen beobachten? Wie sind ihre Drüsenhaare gebaut? Achten Sie besonders auf die Digitalis-Drüsenhaare mit zweizelligem Köpfchen sowie auf den taxonspezifischen Bau der **Labiaten-Drüsenschuppen.**

Thema: **Flores**

1. Untersuchungsobjekt: Flores Malvae (*Malva sylvestris*, Malvaceae).
Analysieren Sie eine ganze in Alkohol (70%) eingelegte Blüte makroskopisch. Fertigen Sie ein Chloralhydratpräparat von einem Kelchblatt sowie einem Staubblatt an. Ein Blumenblatt der trockenen Droge präparieren Sie in kalter Chloralhydratlösung und erwärmen ganz vorsichtig nur so viel, daß der Blütenfarbstoff im Gewebe bleibt. Zeichnen Sie nach der starken Vergrößerung zellenmäßig mit photographischer Genauigkeit die beiden verschiedenen Haartypen des Kelchblattes. Die starren spitzzulaufenden einzelligen Haare, die einzeln stehen oder zu mehreren = „Sternhaare" sind ein taxonspezifisches Merkmal der Malvaceae. Zeichnen Sie eine Übersicht vom Staubblatt nach der schwachen Vergrößerung: es ist monothezisch, die eine Theke sitzt dem Staubfaden nierenförmig auf und ist im Präparat oben meist spaltenförmig aufgeplatzt. Zeichnen Sie nach der starken Vergrößerung einen Ausschnitt aus der Epidermis und dem anschließenden **Endo-**

---

* Haare sind häufig bevorzugt an den Blattnerven anzutreffen. Wird das Blatt entlang der Blattnerven zerrissen, so sind die Haare oftmals besser zu beobachten, da sie frei in die Reagenslösung ragen anstatt auf dem Blattgewebe zu liegen.

thezium zellenmäßig mit photographischer Genauigkeit sowie ein **Pollenkorn**. Zeichnen Sie eine Übersichtsskizze von einem Blumenblatt (nicht zellenmäßig) und markieren Sie die im blauroten Gewebe weiß hervortretenden **Schleim„würste"**. Zeichnen Sie ein **Malvaceen-Drüsen-Haar** zellenmäßig genau nach der starken Vergrößerung.

2. Untersuchungsobjekt: Flores Crataegi (*Crataegus*-Arten = Weißdorn, Rosaceae).
Fertigen Sie von einem Längsschnitt durch die in Alkohol (70%) eingelegte Blüte ein Chloralhydratpräparat an. Zeichnen Sie nach der Lupenvergrößerung eine Übersichtsskizze (kein Schema!). Zeichnen Sie nach der starken Vergrößerung ein **„Rosaceen"-Haar** von der Griffelbasis (etwa 5 cm lang!), ferner im selben Maßstab ein Pollenkorn sowie Ausschnitte aus dem Endothezium.

3. Untersuchungsobjekt: Flores Arnicae = Arnikablüten DAB 8 = Arnicae flos (*Arnica montana* Asteraceae = Compositae p.p.).
Fertigen Sie ein Chloralhydratpräparat von einem einzelnen (schon etwas dunkleren, also nicht mehr ganz jungen) Fruchtknoten mit Pappus (= umgewandelter Kelch, sitzt oben, da Fruchtknoten unterständig!) an. Kochen Sie sehr lange, d. h. sehr oft auf, um das Organ genügend aufzuhellen! Zeichnen Sie eine Übersichtsskizze (kein Schema!) nach der Lupenvergrößerung sowie nach der starken Vergrößerung einen Ausschnitt vom Rand des Fruchtknotens; hierbei zeichnen Sie zugunsten der Übersichtlichkeit zellenmäßig mit photographischer Genauigkeit nur a) ein Drüsenhaar in Seitenansicht und Aufsicht – sein Bau ist taxonspezifisch für die Familie der Asteraceae!! –, b) ein „Zwillingshaar", nicht hingegen die Zellen des Grundgewebes. Achten Sie auf das „marmorierte" Aussehen des Fruchtknotens infolge der Phytomelaneinschlüsse in den Interzellularen des Grundgewebes. Skizzieren Sie dieses Muster nach der schwachen Vergrößerung. Zeichnen Sie ferner nach der starken Vergrößerung zellenmäßig mit photographischer Genauigkeit einen Ausschnitt aus einem **Pappushaar** sowie ein Pollenkorn. (Auf eine zeichnerische Darstellung anderer, für die analytische Beurteilung weniger bedeutsamer Haare können Sie verzichten).

4. Untersuchungsobjekt: Flores Chamomillae = Kamillenblüten DAB 8 = Matricariae flos (*Matricaria chamomilla*, Kamille, Asteraceae = Compositae p.p.).
Präparieren Sie aus einem Blütenköpfchen Einzelblüten aus der Mitte des Blütenstandes (gelb, Röhrenblüten) heraus und fertigen Sie damit ein Chloralhydratpräparat an, das Sie nur wenig aufkochen! Zeichnen Sie nach der Lupenvergrößerung eine Übersichtsskizze (kein Schema!) der ganzen

Blüte. Achten Sie auf die unsymmetrische Form des unterständigen Fruchtknotens mit „wurstförmig" vorquellenden Schleimrippen sowie die „taillierte" Gestalt der Corolle. An einem „Quetschpräparat" beobachten Sie die auffällig langgestreckte Form der adnaten Antheren, die Konnektivzipfel sowie die auswärtsgekrümmten Narbenschenkel. Nach der starken Vergrößerung zeichnen Sie zellenmäßig mit photographischer Genauigkeit eine Schleimrippe mit ihren „strickleiterartig" angeordneten schmalen Zellen, den Steinzellring an der Basis des Fruchtknotens, ein **Pollenkorn mit stacheliger Exine und drei Keimporen**, ein **Drüsenhaar** in Seitenansicht und Aufsicht – sein Bau ist taxonspezifisch für die Familie der Asteraceae!! –.

Thema: **Fructus**

1. Untersuchungsobjekt: Fructus Foeniculi = Fenchel DAB 8 = Foeniculi fructus (*Foeniculum vulgare* = Fenchel, Apiaceae = Umbelliferae).
Fertigen Sie Chloralhydratpräparate an von Querschnitten und Oberflächenschnitten. Für die Querschnitte halbieren Sie die Frucht in der Mitte und schneiden dort (liegen die Schnitte nämlich mehr gegen die „Spitze" zu, so ist die Fruchtwand schräg getroffen!). Bei den Oberflächenschnitten fertigen Sie eine Schnittserie von außen nach innen durch die **Fruchtwand**, dadurch kommen Sie zu „Aufsichtsbildern" in verschiedenen Ebenen. Zeichnen Sie nach der Lupenvergrößerung eine Übersichtsskizze (kein Schema!) des Querschnittes durch die Frucht. Achten Sie auf die „geflügelte" Umrißform und die Lage der **Exkretgänge!** Exkretgänge sind ein taxonspezifisches Merkmal der Umbelliferae. Zeichnen Sie nach der starken Vergrößerung zellenmäßig mit photographischer Genauigkeit einen Ausschnitt (den Sie in der Übersichtsskizze markieren) in der Nähe der Leitbündel mit den für diese Droge typischen „Netzzellen", einen Ausschnitt aus dem **Endokarp** sowie einen Ausschnitt aus dem **Endosperm**. Zeichnen Sie nach der Lupenvergrößerung eine Übersichtsskizze von einem Ölstriemen in Längsansicht sowie nach der starken Vergrößerung die „Parkettzellen" des Endokarps in Aufsicht.

2. Untersuchungsobjekt: Fructus Anisi = Anis DAB 8 = Anisi fructus (*Pimpinella anisum* = Anis, Apiaceae = Umbelliferae).
Präparieren Sie die Droge in derselben Weise wie Fructus Foeniculi (Querschnitte und Oberflächenschnitte). Zeichnen Sie nach der Lupenvergrößerung eine Übersichtsskizze (kein Schema!) des Querschnittes durch die Frucht. Achten Sie auf die – im Gegensatz zu Fructus Foeniculi – mehr rundliche Umrißform und Anzahl und Lage der **Exkretgänge!** Zeichnen Sie ebenfalls nach der Lupenvergrößerung eine Übersichtsskizze von den Ölstriemen in Längsansicht. Beobachten Sie in der starken Vergrößerung das Endosperm. Es ist genauso gebaut wie bei Fructus Foeniculi und allen

Umbelliferenfrüchten. Dieses „**Umbelliferen-Endosperm**" ist ein für die Praxis der Drogenanalytik sehr wichtiges taxonspezifisches Merkmal! Die Zellwände wirken verquollen, die Zellen daher unscharf konturiert, in ihrem Inneren finden sich winzige Oxalatrosetten; die Aleuronkörner, in die sie eingeschlossen waren, haben sich im Chloralhydratpräparat bereits aufgelöst. Wie ist die **Epidermis** ausgestattet?

3. Untersuchungsobjekt: Fructus Piperis nigri (*Piper nigrum* = Pfeffer, Piperaceae).

Halbieren Sie eine Frucht und fertigen Sie ein Chloralhydratpräparat von einer Serie von Querschnitten durch die Fruchtwand an.
Beobachten Sie den Aufbau des **Perikarps** (= Fruchtwand): Das **Endokarp** besteht aus einer geschlossenen Steinzellschicht. Die einzelne Steinzelle ist im Querschnittsbild U-förmig verdickt, in der Aufsicht auf die Fruchtwand sieht man wie „in einen Becher", daher der Name „Becherzellen". Im parenchymatischen **Mesokarp** sind die **Exkretzellen** (taxonspezifisches Merkmal der Piperaceae) lokalisiert. Das **Exokarp** besteht aus keiner geschlossenen Steinzellschicht, vielmehr finden sich kleine, allseitig verdickte Steinzellen bzw. Steinzellgruppen in das braune Grundgewebe eingestreut („Rosinen im Teig").
Zeichnen Sie eine Übersichtsskizze sowie Ausschnitte aus dem Endokarp zellenmäßig genau.
Fertigen Sie ein Chloralhydratpräparat des Pulvers an.
Zeichnen Sie Fragmente des Endokarps und des Exokarps in Aufsicht. An welchen Zellelementen erkennen Sie, daß es sich um schwarzen bzw. weißen Pfeffer handelt? Was ist grüner Pfeffer?

Thema: **Semina**

1. Untersuchungsobjekt: Semen Lini = Leinsamen DAB 8 = Lini semen (*Linum usitatissimum*, Lein, Flachs, Linaceae).

Halbieren Sie den Samen der Länge nach, senkrecht zur Fläche, fertigen Sie von dieser Schnittfläche einen Längsschnitt an und erwärmen Sie diesen in Chloralhydratlösung nur leicht. Zeichnen Sie nach der Lupenvergrößerung eine Übersichtsskizze (kein Schema!) dieses Schnittes und markieren Sie die **Samenschale**, das **Endosperm** und die **Cotyledonen**. Achten Sie besonders auf maßstabgerechte Wiedergabe! Fertigen Sie ein Chloralhydratpräparat von einem Querschnitt durch die Samenschale an und zeichnen Sie nach der starken Vergrößerung zellenmäßig mit photographischer Genauigkeit einen schmalen Ausschnitt aus der Samenschale. Achten Sie besonders auf die **Schleimepidermis**, die **Hartschicht** und die **Pigmentschicht**. Zeichnen Sie maßstabgerecht, insbesondere auch Länge, Breite und Wanddicke der Sklerenchymzellen! Legen Sie einen weiteren Querschnitt in Alkohol, bedecken Sie mit einem Deckglas und lassen Sie dann vom Deckglasrand Wasser zulaufen: Unter dem Mikroskop können Sie die Quellung des Schleimes beobachten. Zuerst wird die Schichtung des Schleimes deutlich und die Höhe der Epidermiszellen nimmt zu, bis es schließlich zum Platzen der Zellwand kommt. Legen Sie Schnitte durch das Nährgewebe in Glycerin und fügen Sie Jodglycerin hinzu. Aleuronkörner mit Ausnahme der Globoide färben sich dunkelgelb. Aleuronkörner gibt es nur in Samen! Fertigen Sie ein Chloralhydratpräparat des Pulvers an, das die Samenschalenfragmente in Aufsicht zeigt. Besonders auffallend ist die Pigmentschicht = „Stadtplanzellen"; die Sklerenchymzellen der Hartschicht sind in Längsrichtung des Samens lang gestreckt, so daß die Fragmente der Hartschicht ein „schraffiertes" Aussehen erhalten. Die „Ring"-zellschicht zeichnet sich durch derbe kreisrunde Zellen aus.

2. Untersuchungsobjekt: Fructus Cardamomi = Kardamomen (*Elettaria cardamomum*, Zingiberaceae).

Querschnitt durch den Samen. Zeichnen Sie nach der starken Vergrößerung zellenmäßig mit photographischer Genauigkeit einen schmalen Ausschnitt der Samenschale. Achten Sie auf die rotbraune **Hartschicht** aus extrem stark verdickten Steinzellen, deren exzentrisch (d. h. ganz außen) gelegenes kleines dreieckiges Lumen von einem Kieselkörper erfüllt ist. Daher läßt sich die Droge schwer schneiden. Die **Ölzellschicht***, außerhalb der Hartschicht gelegen, besteht aus sehr großen, rechteckigen Zellen. Die Epidermiszellen sind derbwandig, im Querschnitt fast quadratisch, aber in Längsrichtung des Samens langgestreckt. Außerhalb der Epidermis sind noch Reste des zerdrückten **Arillus**-Gewebes zu sehen. Es kann sein, daß in ihrem Schnitt an einer Stelle die Hartschicht gut zu sehen ist, äußere Partien der Samenschale aber abgerissen sind, während an einer anderen Stelle des Präparates die Außenpartien gut getroffen sind, die Hartschicht dagegen nicht. Kombinieren Sie dann die verschiedenen Ausschnitte in Ihrer Zeichnung. Das Pulver von „Fructus Cardamomi" darf nur die pulverisierten Samen enthalten. Mitvermahlene Kapselfragmente sind an Sklerenchymfaserbündeln zu erkennen, die dem Samen fehlen.

„Semen Cardamomi" sind aus zwei Gründen keine Handelsware: 1.) stellt die Fruchtwand ein natürliches „Verpackungsmaterial" dar, das die peripher in der Samenschale gelegene Ölschicht vor mechanischen Verletzungen schützt und so Ölverluste vermeiden hilft. 2.) sind Verfälschungen der Droge an den Früchten leichter zu erkennen, während die Samen kaum morphologisch-anatomische Unterschiede aufweisen.

---

* (Ölzellen sind ein taxonspezifisches Merkmal der Zingiberaceae)

3. Untersuchungsobjekt: Bohnenmehl (*Phaseolus vulgaris*, Fabaceae; Leguminosae).
Fertigen Sie ein Chloralhydratpräparat des Pulvers an.
Auch bei diesem Objekt ist der Bau der Samenschale taxonspezifisch. Bei den Leguminosen ist die **Epidermis der Samenschale palisadenförmig** gestaltet: Schmale flaschenförmige Zellen mit verdickter Zellwand haben im Aufsichtsbild einen geringen Durchmesser und ein kleines Zell-Lumen. Dadurch erhalten diese Pulverfragmente ein punktiertes Aussehen.
Zeichnen Sie Fragmente der Samenschale und Stärkekörner.

Thermomikromethoden

Arzneimittelkontrolle basiert auf einer zuverlässigen und rationellen Analytik. Die Vielzahl der als Arzneimittel verwendeten organischen Substanzen, **Naturstoffe** sowohl als Synthetika, bringt es mit sich, daß zahlreiche Vertreter oft derselben Stoffgruppe, also mit ähnlichen chemischen Eigenschaften, analytisch unterscheidbar sein müssen. Das erfordert diffizile analytische Methoden. Die Analytik wurde zwar in den letzten Jahren durch eine Reihe modernster spektroskopischer Verfahren bereichert, die aber oftmals einen hohen finanziellen, in manchen Fällen auch zeitlichen Aufwand erfordern. Ihr Einsatz wird daher speziell in Pharmakopöen auf relativ wenige Fälle beschränkt. Thermomikromethoden hingegen bieten die Möglichkeit, bei geringem materiellen und zeitlichen Aufwand, organische Substanzen zu identifizieren, und das mit mg-, notfalls auch µg-Mengen an Substanz. Das hat dazu geführt, daß die Methode in moderne Pharmakopöen und Handbücher Eingang gefunden hat: in die letzte Auflage der Internationalen Pharmakopöe, das ÖAB 9, die 2. Ausgabe des DAB (DDR); wir finden sie ferner in der Neuausgabe von HAGERS Handbuch der Pharmazeutischen Praxis sowie in der Neuauflage von GADAMERS Lehrbuch der chemischen Toxikologie und Anleitung zur Ausmittelung der Gifte.
Im Prinzip geht es bei dieser Methode um die Beobachtung von Schmelz- und Erstarrungsvorgängen unter dem Mikroskop auf einem Heiztisch, dessen Temperatur genau regulierbar ist. Während bei einer Schmelzpunktbestimmung nach der Makromethode die Substanz vorher 24 Stunden im Exsiccator getrocknet werden muß, erübrigt sich dieser Arbeitsgang bei Untersuchungen auf dem Heiztischmikroskop (nach L. KOFLER). Das ist aber nicht der einzige Vorteil der Methode. Wesentlich ist der minimale Substanzverbrauch, wodurch derartige Untersuchungen bei Naturstoffen oftmals überhaupt erst ermöglicht werden; ferner gestattet die Methode gleichzeitig neben der Bestimmung von Schmelzpunkten bzw. Schmelzintervallen Sekundärbeobachtungen, die für die Beurteilung eines Arzneimittels sehr wesentlich sind. Als Beispiele seien hier nur das Phänomen der Polymorphie genannt sowie das Auftreten von Lösungsmitteladdukten. Beide Erscheinungen führen in der Praxis beispielsweise dazu, daß verschiedene Chargen ein- und desselben Arzneistoffes zunächst unterschiedliche Schmelzpunkte aufweisen können, wodurch Identitätsprüfungen sehr erschwert werden, ganz abgesehen von möglichen Fehlinterpretationen. Die Ursache solcher Komplikationen sind aber unter dem Mikroskop, und nur hier, feststellbar. Bedenkt man, daß beispielsweise allein etwa $^2/_3$ aller verwendeten Sulfonamide polymorph sind, läßt sich abschätzen, wie groß die praktische Bedeutung der Möglichkeit ist, solche Phänomene richtig zu diagnostizieren.

Mit dem „Schmelzpunkt" allein ist die Identität eines Arzneistoffes noch nicht feststellbar. Hierzu ist die Kombination mehrerer Merkmale erforderlich; solche weiteren Kennzahlen sind die Eutektische Temperatur des Arzneistoffes mit bestimmten Testsubstanzen sowie der Brechungsindex der Schmelze. Die Tatsache, daß verschiedene Substanzen miteinander — jedenfalls in der Mehrzahl der Fälle — ein Eutektikum bilden, ist aber auch die theoretische Grundlage dafür, daß die Bestimmung des Schmelzintervalls, wie sie die Arzneibücher im Rahmen der Prüfung auf Identität fordern, gleichzeitig auch eine empfindliche Prüfung auf Reinheit der Substanz darstellt: Bei Vorliegen einer Verunreinigung tritt ein Eutektikum auf, das Schmelzintervall vergrößert sich dadurch erheblich, und das schon bei einem sehr geringen prozentualen Anteil einer Verunreinigung, einer fremden Beimengung.

Arbeitstechnik

Die zur Untersuchung vorliegenden Kristalle werden auf dem Objektträger (26 × 38 mm) durch Andrücken des Deckglases zerkleinert. Große Kristalle müssen vorher zwischen zwei Objektträgern zerdrückt werden. Am besten verwendet man für eine Untersuchung etwa 0,1 mg der Substanz (die Bestimmung ist aber notfalls auch noch mit µg-Mengen möglich), zu große Substanzmengen stellen eine Fehlerquelle dar. Das **Präparat** wird in den Metallrahmen, mit dem es nachher hin- und herbewegt werden kann, gelegt, darüber kommt die Glasbrücke und schließlich die plangeschliffene Glasplatte. Der Transformator des Gerätes, der die Temperatur des Heiztisches regelt, wird so eingestellt, daß der Temperaturanstieg im Bereich des Schmelzens (etwa ab 10°C unter der zu erwartenden Schmelztemperatur) ca. 2°C pro Minute beträgt. Eine Ausnahme bilden hier Stoffe, die unter Zersetzung schmelzen. Reproduzierbare Werte von Zersetzungstemperaturen sind nur dann zu erhalten, wenn die Versuchsbedingungen völlig konstant gehalten werden. Präparate mit zersetzlichen Substanzen legt man zweckmäßigerweise auf einen bereits vorgewärmten Heiztisch, um die Versuchszeit abzukürzen; der Temperaturanstieg beträgt hier in der Regel 4°C pro Minute.

Es ist immer die Rede vom „Schmelz**punkt**", und dieser Sprachgebrauch weckt eigentlich etwas falsche Vorstellungen. Korrekter wäre es, von der Bestimmung der Schmelztemperatur zu reden. Der „wahre" Schmelzpunkt ist der Gleichgewichtspunkt zwischen fester und flüssiger Phase. Dieser **Schmelzpunkt im Gleichgewicht** läßt sich auf dem Heiztisch folgendermaßen bestimmen: Bevor die letzten Kristallreste in den Schmelztropfen geschmolzen sind, wird die Heizung abgeschaltet; sinkt nun die Temperatur geringfügig, so beginnen diese Kristallreste wieder zu wachsen, dann wird erneut erhitzt. Dieser Vorgang ist mehrmals wiederholbar, sofern die Substanz keine Zersetzungserscheinungen aufweist. Der Wert wird während des Temperaturanstiegs abgelesen. Vermerkt wird auch die Form, die die Kristalle bei diesem Wachsen aus dem Gleichgewicht zeigen, da sie für einzelne Substanzen charakteristisch ist. Diese Art der Schmelzpunktbestimmung ist sehr exakt, fordert aber einige Übung. Einfacher kommt man zu annähernd demselben Wert bei der sog. **durchgehenden Schmelzpunktbestimmung**. Hierbei wird pausenlos aufgeheizt und die Temperatur abgelesen, bei der die Hauptmasse der Kristalle geschmolzen ist und die letzten Kristallreste eben zu schmelzen beginnen. Die Beobachtung der letzten Kristallreste − auch bei der Bestimmung des Schmelzpunktes im Gleichgewicht − erfolgt im polarisierten Licht. Sehr häufig, gerade auch bei Arzneibuchuntersuchungen, wird aber nicht der Schmelzpunkt sondern das **Schmelz**intervall bestimmt. Hier wird sowohl die Temperatur des Schmelzbeginns, des Auftretens der allerersten Schmelztropfen, abgelesen (und zwar das nun im Durchlicht, nicht im polarisierten Licht!), als auch die Temperatur des Schmelzendes, des Verschwindens der letzten Kristallreste. Im Normalfall ist dieses Schmelzintervall nicht größer als 1–2°C.

Die **eutektische Temperatur** ist immer niedriger als der Schmelzpunkt der beiden Komponenten: Daher der Name „eutektisch" = „gut-schmelzend". Eine Mischung beider Komponente beginnt bei der eutektischen Temperatur zu schmelzen, unabhängig von der Konzentration der Mischung. Für die Bestimmung der Kennzahl „Eutektische Temperatur", ist ergo nur die Beobachtung des Schmelz**beginns** erforderlich. Substanzen, die unter Zersetzung schmelzen, haben naturgemäß ein größeres Schmelzintervall; in Ausnahmefällen kann auch Polymorphie das Intervall vergrößern.

Fehler bei der Bestimmung können auftreten, wenn z. B. der Objektträger im Metallrahmen klemmt und dann auf der Heizplatte nicht völlig plan aufliegt; wenn das Deckglas durch zu große Kristalle oder zu viel Substanz einen zu großen Abstand vom Objektträger hat. Bei stark zersetzlichen Substanzen kann auch unterschiedliche Korngröße die Meßergebnisse beeinflussen. Fehlschlüsse treten auch auf, wenn eine Substanz sehr stark flüchtig ist, so daß Kristalle aus dem Gesichtsfeld verschwinden: Wäre die Ursache dafür aber ein Schmelzvorgang, so müßten entsprechende Schmelztropfen beobachtbar sein. Hiermit ist aber schon eines der Phänomene genannt, die zusätzlich und gleichzeitig im Mikroskop beobachtbar sind. Sie stellen auf der einen Seite Komplikationen bei der Bestimmung dar, auf der anderen Seite aber als konstante Stoffeigenschaften zusätzliche Charakteristika, die für die Stoffidentifizierung herangezogen werden können.

Sublimation: Bei vielen organischen Substanzen ist der Sublimationsdruck bei irgend einer Temperatur unterhalb des Schmelzpunktes größer als der atmosphärische Druck, d. h. sie gehen ohne zu schmelzen vom festen direkt in den gasförmigen Zustand über und von diesem wieder in den festen. Im mikroskopischen Präparat bilden sich während des Erhitzens auf der Unterseite des Deckglases Kristalle, oftmals zunächst nur Kondenstropfen (die nicht mit Schmelztropfen verwechselt werden dürfen), die dann häufig später noch kristallisieren. Die Temperatur, bei der die ersten Sublimate sichtbar werden, hängt stark von den Versuchsbedingungen ab. Es ist zweckmäßig, bei sublimierbaren Stoffen mehr Substanz als üblich zu verwenden und das Präparat auf den bis 10° C unterhalb der erwarteten Schmelztemperatur vorgeheizten Mikroskoptisch aufzulegen.

Lösungsmitteladdukte: Gar nicht so selten bauen beim Auskristallisieren einer Substanz aus einer Lösung die Kristalle Lösungsmittelmoleküle in ihr Kristallgitter ein. Bei der mikroskopischen Bestimmung der Schmelztemperatur lassen sich nun zwei Fälle beobachten: Entweder hält die Substanz das Lösungsmittel so fest, daß ein homogenes Schmelzen dieses Adduktes beobachtbar ist (inhomogen wird dieses Schmelzen nur bei dem Auftreten von Kristallkeimen der lösungsmittelfreien Form: In der Schmelze des Adduktes wachsen dann Kristalle der lösungsmittelfreien Form) − und damit verbunden ein ganz anderer Schmelzpunkt vorgetäuscht wird, als er von der lösungsmittelfreien Substanz bekannt ist. Oder aber das Lösungsmittel entweicht während des Erhitzens, ehe der Schmelzpunkt des Adduktes erreicht ist, und nachher ist der Schmelzpunkt der lösungsmittelfreien Substanz beobachtbar. Diese sog. Pseudomorphose eines lösungsmittelhaltigen in einen lösungsmittelfreien Kristall ist daran zu erkennen, daß die ursprüngliche Kristallform zwar erhalten bleibt, aber in ein mikrokristallines Aggregat zerfällt. Dieser Vorgang wird durch eine Trübung bzw. Schwarzfärbung augenfällig.

Der Nachweis eines Lösungsmitteladduktes gelingt am besten in Silicongel (Siliconpolymer der Viskosität 500–100 cp.). Die Methode erlaubt das Erkennen von auch geringen Lösungsmittelmengen, die sonst leicht zu übersehen sind. Die Kristalle werden vor dem Erhitzen auf dem Objektträger in Silicongel eingebettet. Unter diesen veränderten Versuchsbedingungen läßt sich oftmals der Schmelzpunkt des Adduktes auch bei Substanzen ermitteln, bei denen das in Luft nicht gelingt. Vor allem aber ist die Abgabe des Lösungsmittels sehr gut augenfällig. Es entweicht in Form von Gasblasen, z. B. Wasserdampf. Das ermöglicht eine einfache Erkennung von Hydraten und ihre Unterscheidung von polymorphen Formen.

Polymorphie: Polymorphe Modifikationen bilden sich häufig beim Auskristallisieren einer Substanz aus Lösungsmitteln, beim raschen Abkühlen und Erstarren einer Schmelze sowie bei der Sublimation. Sie geben sich oft dadurch zu erkennen, daß sich solche Kristalle beim Erhitzen vollständig oder partiell umwandeln; dieser Vorgang ist im polarisierten Licht gut beobachtbar, besonders durch die damit einhergehenden Farbänderungen der

Kristalle. Da etwa 10% der pharmazeutisch verwendeten organischen Substanzen im Handel in mehr oder weniger instabilen bzw. metastabilen Modifikationen auftreten können, ist eine genaue Kenntnis der polymorphen Modifikation von Arzneistoffen unerläßlich, sollen Fehlinterpretationen bei Identitätsprüfungen vermieden werden. In der spontan erstarrten Schmelze einer Substanz lassen sich ihre Polymorphieverhältnisse oftmals gut studieren, da unter diesen Bedingungen häufig zuerst instabile Modifikationen entstehen. Wie wichtig im Rahmen der Arzneimittelkontrolle das Phänomen der Polymorphie ist, zeigt die Tatsache, daß zahlreiche Steroidhormone, etwa 70% der verwendeten Barbiturate und 65% der Sulfonamide polymorph sind.

Bestimmung des Brechungsindex der Schmelze: Die Lichtbrechung einer Schmelze nimmt mit steigender Temperatur linear ab; die Lichtbrechung von Glas ist dagegen praktisch temperaturunabhängig. Befinden sich in einer Flüssigkeit (Schmelze) Kristalle, so sind diese nur so lange sichtbar, solange der Brechungsindex von Schmelze und Kristall unterschiedlich ist. Dann ist der Kristall, z. B. ein Glassplitter, von der umgebenden Einbettungsflüssigkeit, z. B. Schmelze, durch eine scharfe dunkle Linie abgegrenzt. Wird der Tubus des Mikroskops gehoben, so entsteht unmittelbar neben der Begrenzung auf der Seite des stärker lichtbrechenden Mediums eine helle Linie – die sog. BECKE'sche Linie, die sich bei weiterem Heben des Tubus in Richtung zum höherbrechenden Medium hin verschiebt, beim Senken des Tubus erfolgt die Wanderung in umgekehrter Richtung. Diese helle Linie ist umso deutlicher, je größer der Unterschied in der Lichtbrechung ist, verschwindet aber bei Gleichheit der Lichtbrechung.

Die Fakten hat L. KOFLER zu einer eleganten Bestimmungsmethode genutzt. Als Testobjekt verwendet er eine Skala von Glaspulvern von verschiedenem Brechungsindex (n_D = 1,3400 bis n_D = 1,6877). Bei der Bestimmung wird die Substanz mit einigen Glassplittern von bekanntem Brechungsindex versetzt, durchgeschmolzen und dann die Schmelze solange erwärmt, bis die BECKE'sche Linie verschwindet und der Glassplitter unsichtbar wird; bei noch weiterem Temperaturanstieg wird er wieder sichtbar, aber die BECKE'sche Linie wandert nun in entgegengesetzter Richtung beim Heben des Tubus: War die Schmelze zunächst höherbrechend als das verwendete Glaspulver, so nimmt ihr Brechungsindex beim Erhitzen ab, erreicht den gleichen Wert und sinkt schließlich noch unter den Brechungsindex des Glaspulvers ab. Zweckmäßigerweise werden Glaspulver verwendet, deren Brechungsindex nicht zu weit von dem der Schmelze entfernt ist, um ein zu starkes Erhitzen der Schmelze über den Schmelzpunkt hinaus überflüssig zu machen. Die Beobachtung erfolgt mit Hilfe eines Interferenzfilters (λ_{max} 589 nm) oder Rotfilters. Die Temperatur, bei der eine Schmelze einen bestimmten Brechungsindex erreicht, ist eine Stoffkonstante.

Zusammenfassung: Im Rahmen der Arzneimittelkontrolle lassen sich folgende Probleme mit Hilfe von Thermomikromethoden lösen: Identitäts- und Reinheitsprüfungen von Arzneistoffen, Identitätsprüfung von Gemischen (auch quantitative Bestimmung von Zweistoffgemischen), Identifizierung organischer Substanzen, Untersuchung optisch aktiver Stoffe.

Literatur:

DAB – DDR, 2. Ausgabe 1978
Göber, B. et al.: Pharmazie *24*, 536 (1969); *26*, 137, 741 (1971); *27*, 222 (1972)
International Pharmacopoeia, 2. ed. 1967 (Specifications for the Quality Control of Pharmaceutical Preparations)
Kofler, L., Kofler, A., m. Brandstätter, M.: Thermomikromethoden zur Kennzeichnung organischer Stoffe und Stoffgemische. Weinheim: Verlag Chemie 1954
Kuhnert-Brandstätter, M., in: GADAMERS Lehrbuch der chemischen Toxikologie und Anleitung zur Ausmittelung der Gifte, 3. Auflage. Göttingen: Vandenhoeck + Ruprecht, 1966
Kuhnert-Brandstätter, M., in: HAGERS Handbuch der Pharm. Praxis, 4. Neuausgabe, Bd I, Bd II. Berlin, Heidelberg, New York: Springer 1967, 1969
Kuhnert-Brandstätter, M.: Thermomicroscopy in the Analysis of Pharmaceuticals. International Series of Monographs in Analytical Chemistry, Vol. 45. Oxford, New York, Toronto, Sydney, Braunschweig: Pergamon Press 1971
Kuhnert-Brandstätter, M., Langhammer, L.: Binäre Systeme von enantiomeren Kawa-Laktonen. Arch. Pharm. *301*, 351 (1968)
Kuhnert-Brandstätter, M., Ulmer, R., Langhammer, L.: Thermoanalytische Untersuchungen an Mentholen, 1. Mitt. Arch. Pharm. *307*, 497 (1974)
Kuhnert-Brandstätter, M., Ulmer, R.: Thermoanalytische und IR-spektroskopische Untersuchungen an Mentholen, 2. Mitt. Arch. Pharm. *307*, 539 (1974)
Langhammer, L.: Die Naringeninglykoside von *Helichrysum arenarium* – eine thermomikroskopische Studie. Arch. Pharm. *303*, 549 (1970)
Langhammer, L.: Inhaltsstoffe von *Piper methysticum* FORSTER – eine thermomikroskopische Studie. Arch. Pharm. *304*, 126 (1971)
Langhammer, L.: Arzneimittelkontrolle mit Hilfe von Thermomikromethoden. DAZ *113*, 1553 (1973)
Langhammer, L.: Binäre Systeme enantiomerer Nicotinderivate. Arch. Pharm. *308*, 933–939 (1975)
Langhammer, L., Schulze, G.: Notiz zur Qualitätskontrolle ätherischer Öle mit Hilfe der Thermomikromethodik. DAZ *117*, 1690–1692 (1977)
ÖAB 9 (1960)

Farbtafeln

Die folgenden Abbildungen zeigen Arzneipflanzen und deren Drogen sowie einige Mikrophotos von Drogen. An den entsprechenden Textstellen finden sich, in Ergänzung zur Schwarzweiß-Illustration des Buches, Hinweise auf Tafel- und Abbildungsnummern.

Tafel 1

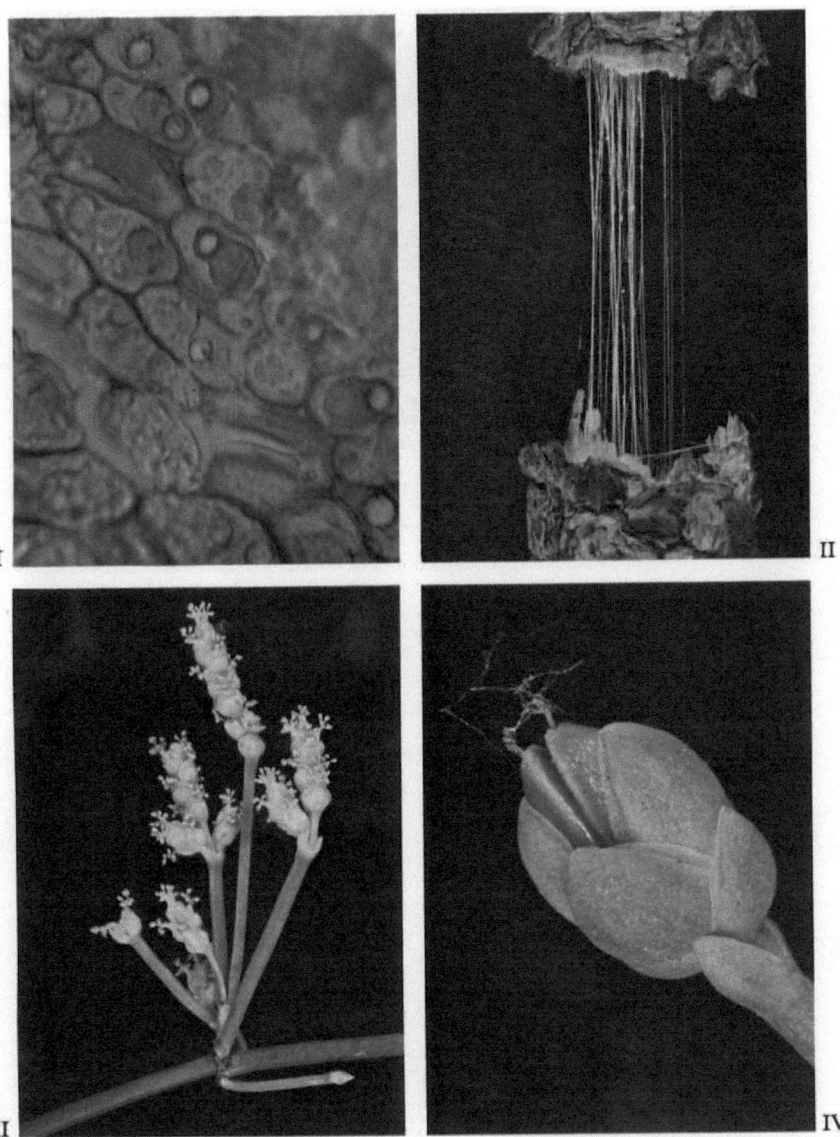

I: Histochemischer Nachweis von Aleuronkörnern (Original)
II: „Gummifäden" aus Milchröhren einer Asclepiadaceen-Cortex (Original)
III: Ephedra, ♂ Blüten (Original)
IV: Ephedra, ♀ Blüte (Original)

Tafel 2

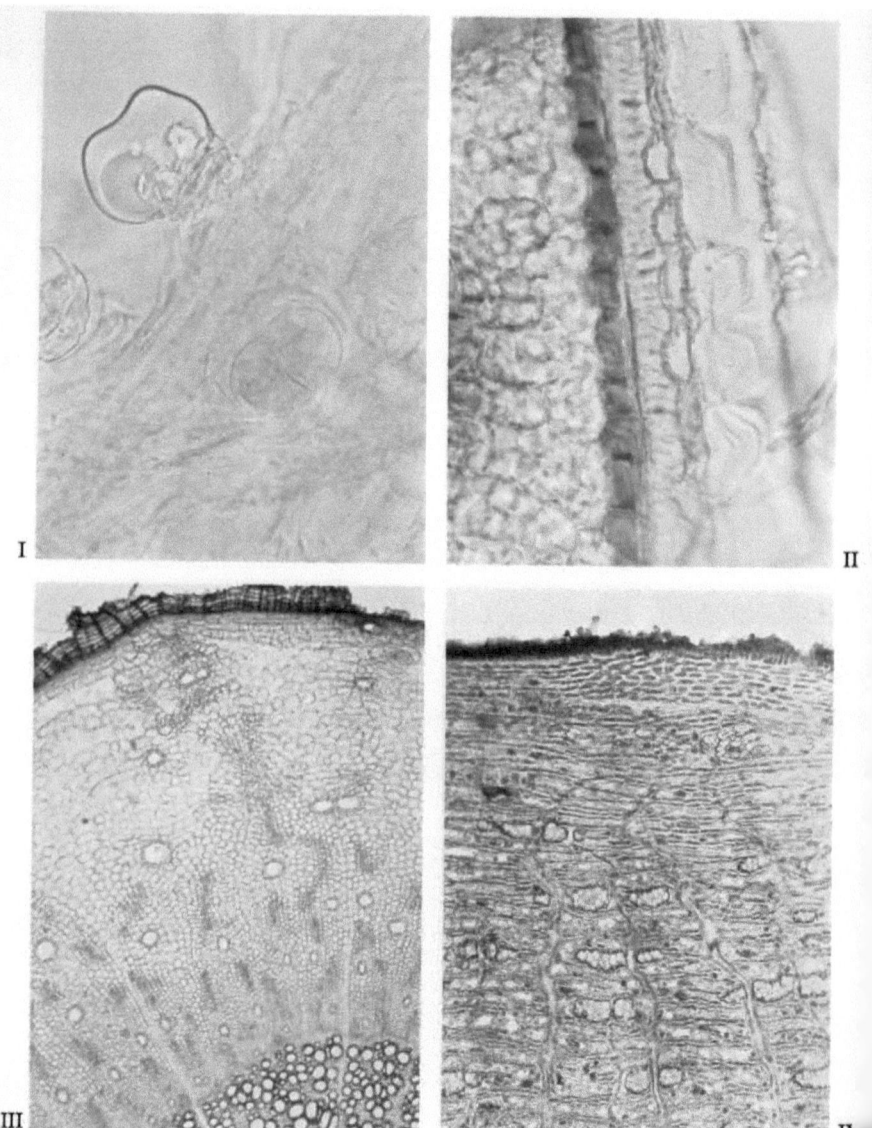

I: „Compositendrüsenhaar" (Flores Chamomillae) (Original)
II: Semen Lini, Querschnitt durch die Samenschale (Original)
III: Radix Levistici = Liebstöckel (quer) (Original)
IV: Querschnitt durch Cortex Frangulae (Original)

Tafel 3

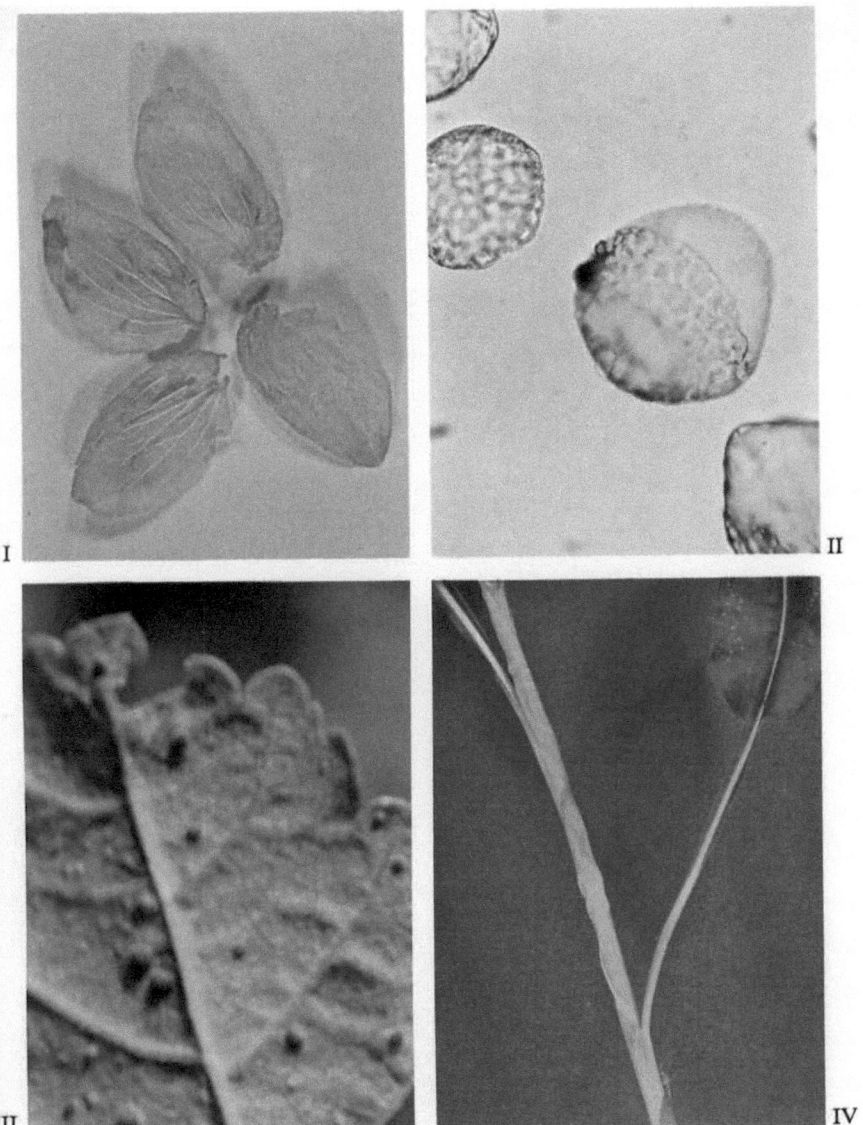

I: **Deckblätter** der Strobili Lupuli, Innenseite mit Drüsen (Original)
II: **Glandulae Lupuli** (Original)
III: **Malvenblatt** mit rostfarbenen Teleutosporen-Lagern (Original)
IV: **Ochrea** (von Polygonum bistorta) (Original)

Tafel 4

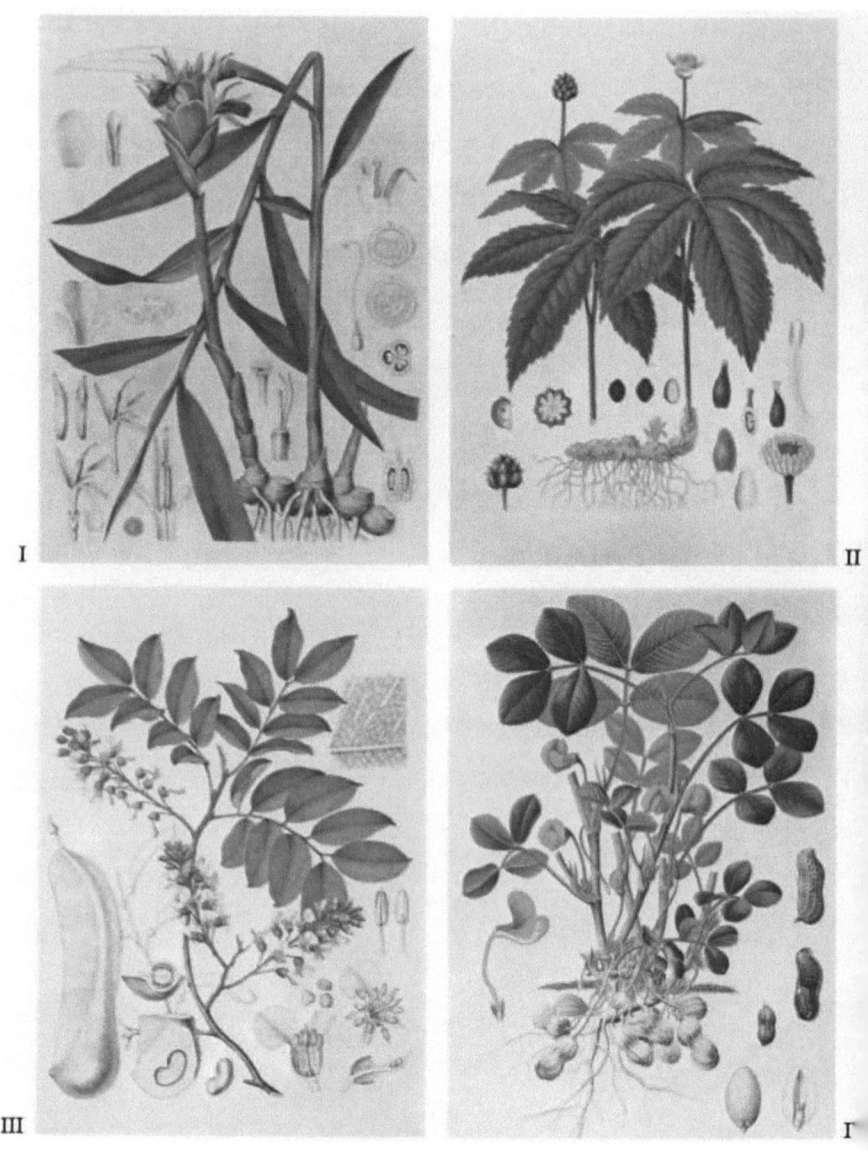

I: Zingiber officinale = Ingwer; Rhizoma Zingiberis (Aus BERG und SCHMIDT)
II: Hydrastis canadensis, Rhizoma Hydrastis (Aus KÖHLER)
III: Myroxylon peruiferum (Aus BERG und SCHMIDT)
IV: Arachis hypogaea = Erdnuß; Oleum Arachidis (Aus KÖHLER)

Tafel 5

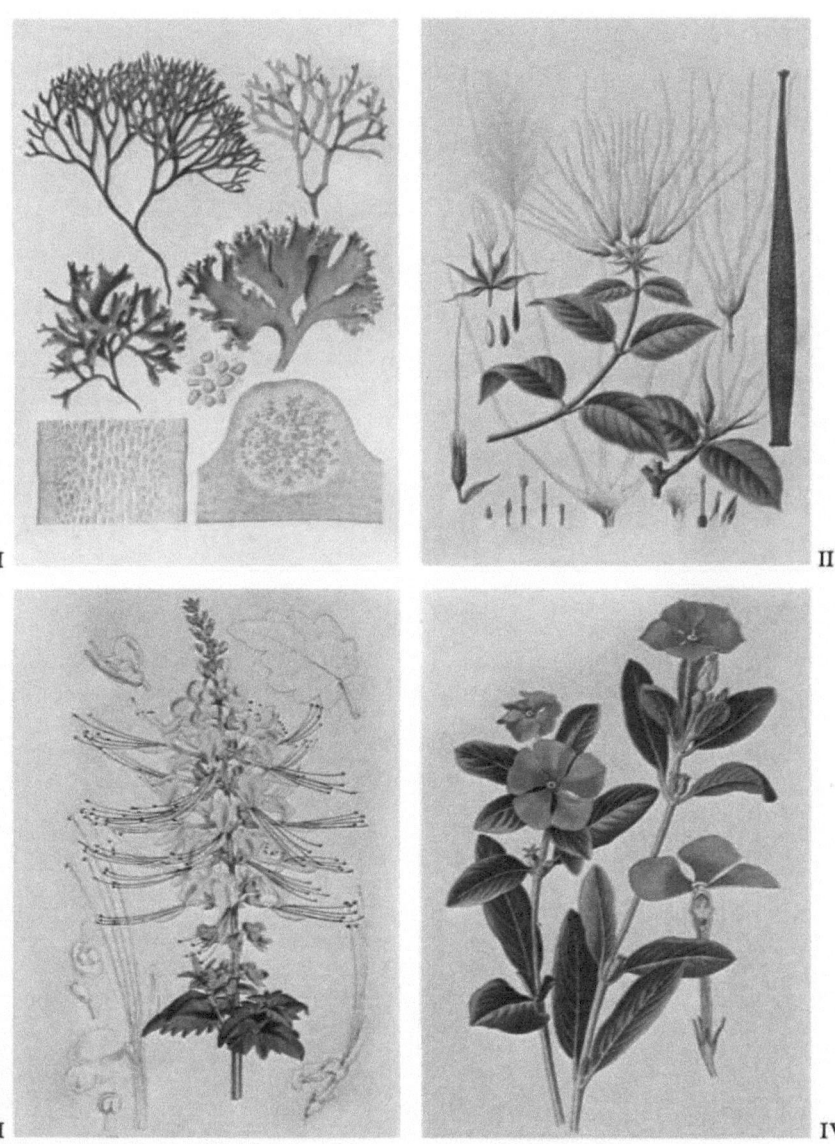

I: Chondrus crispus. Gigartina stellata (syn.: G. mamillosa) (Aus BERG und SCHMIDT)
II: Strophantus hispidus; Strophanthin (Aus KÖHLER)
III: Orthosiphon aristatus (syn.: O. stamineus) = Katzenbart; Folia Orthosiphonis (Aus CURTIS' Bot. Mag.)
IV: Catharantus roseus (syn.: Vinca rosea) (Aus BOIS)

Tafel 6

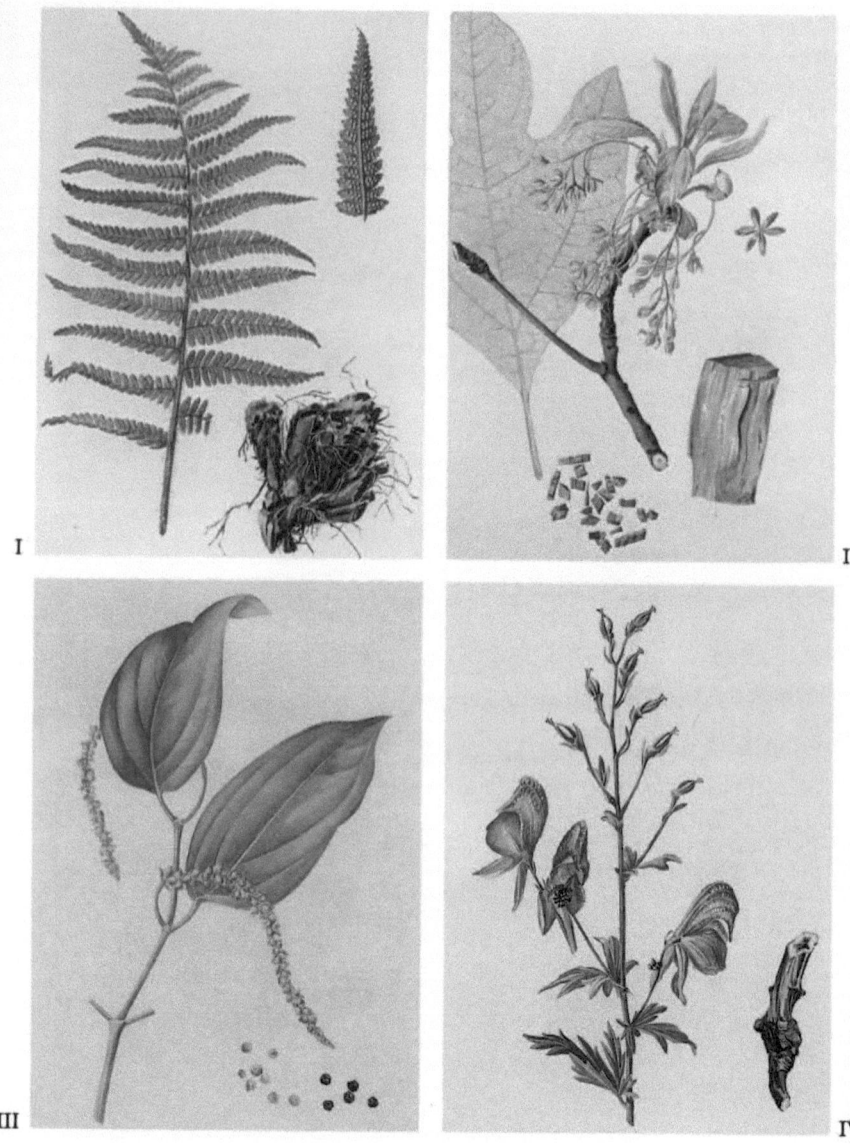

I: Dryopteris filix-max = Wurmfarn; Rhizoma Filicis
II: Sassafras albidum; „Fenchelholz" = Lignum Sassafras
III: Piper nigrum = Pfeffer, Fructus Piperis nigri und albi
IV: Aconitum napellus = Eisenhut; Tubera Aconiti
(Aquarelle von H. WOERN)

Tafel 7

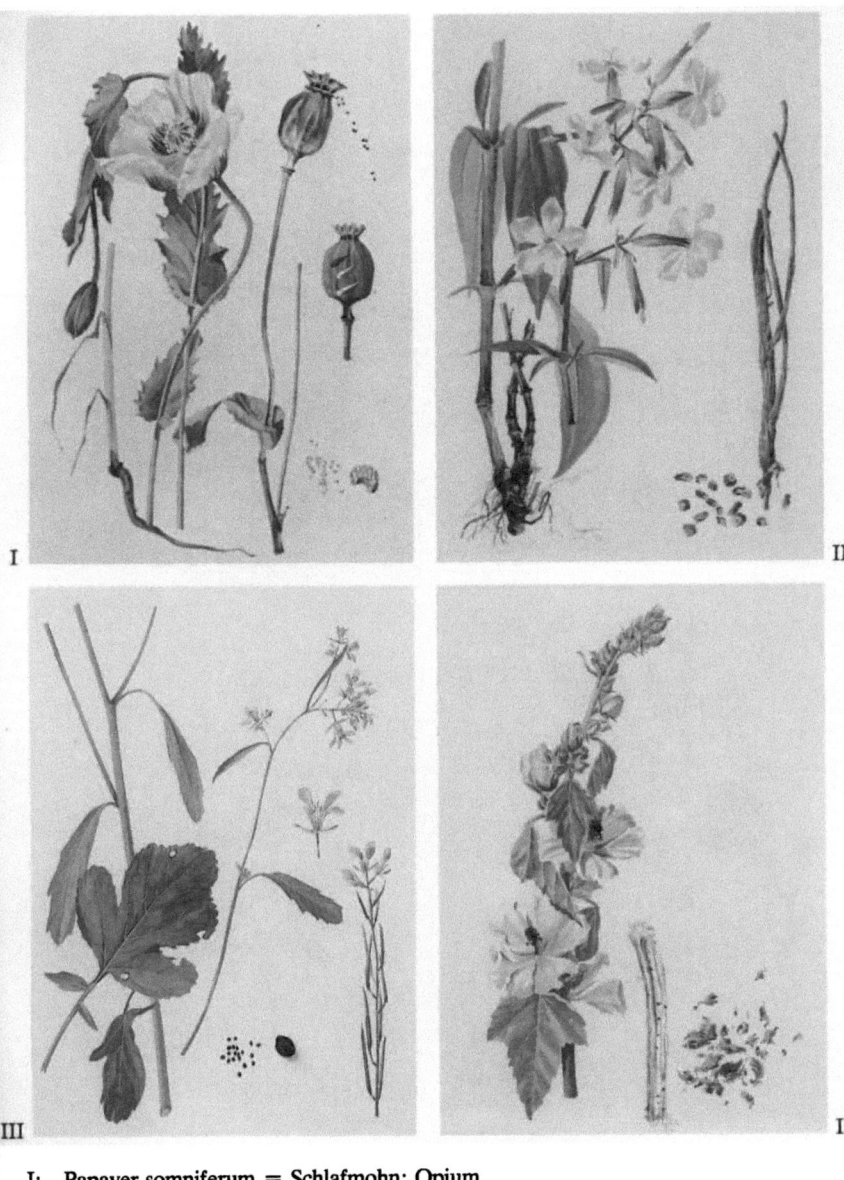

I: Papaver somniferum = Schlafmohn; Opium
II: Saponaria officinalis = Seifenwurzel; Radix Saponariae
III: Brassica nigra = Schwarzer Senf; Semen Sinapis
IV: Althaea officinalis = Eibisch; Radix Althaeae, Folia Althaeae
(Aquarelle von H. WOERN)

Tafel 8

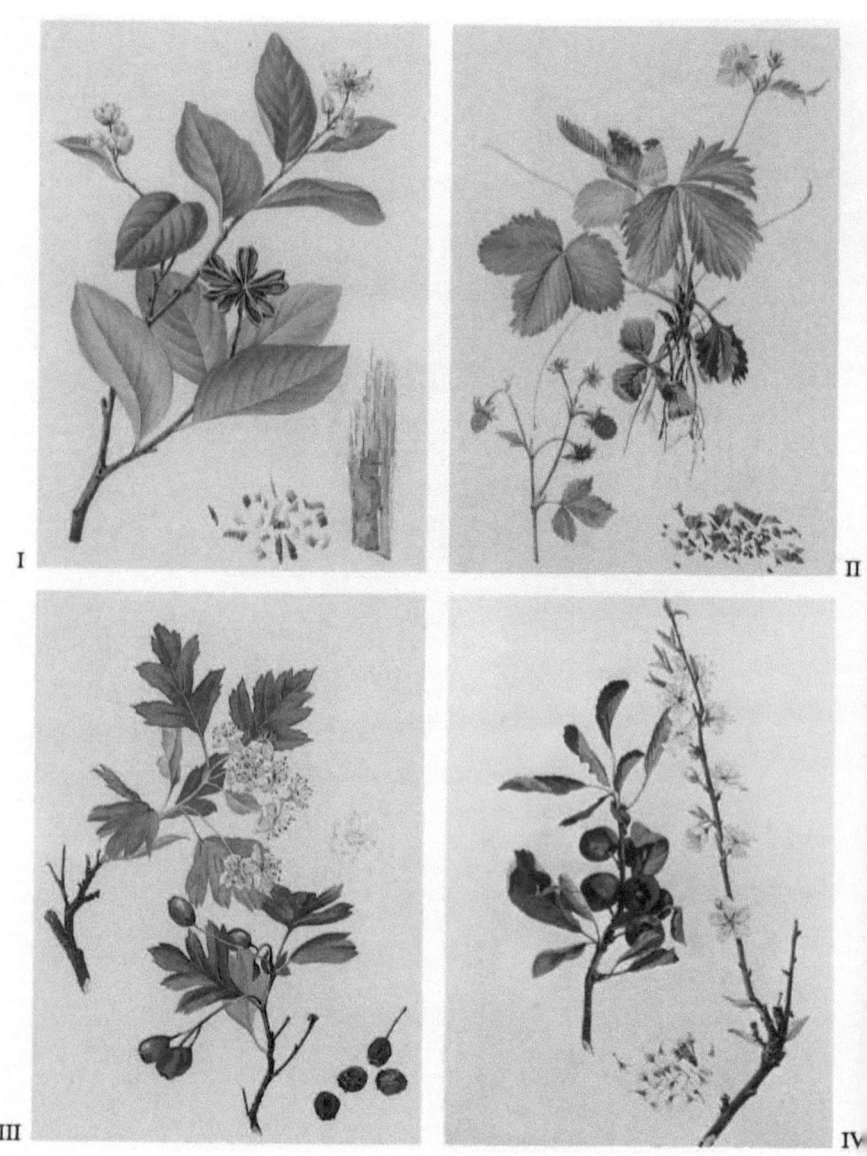

I: Quillaja saponaria; Cortex Quillajae = Seifenrinde
II: Fragaria vesca = Erdbeere; Folia Fragariae
III: Crataegus oxyacantha = Weißdorn; Flores Crataegi
IV: Prunus spinosa = Schlehe; Flores Pruni spinosae
(Aquarelle von H. WOERN)

Tafel 9

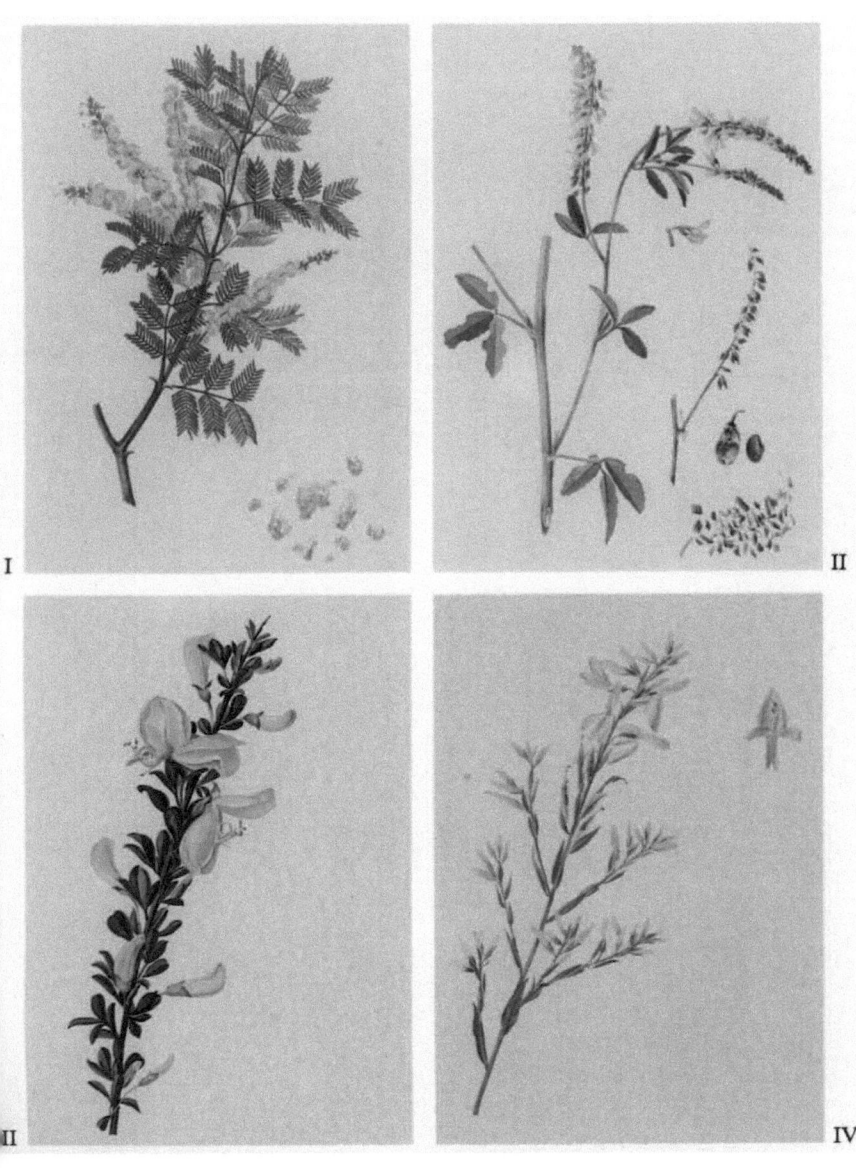

I: Acacia senegal; Gummi arabicum
II: Melilotus officinalis = Honigklee; Herba Meliloti
III: Cytisus scoparius (syn. Sarothamnus scoparius) = Besenginster
IV: Genista tinctoria = Ginster
(Aquarelle von H. WOERN)

Tafel 10

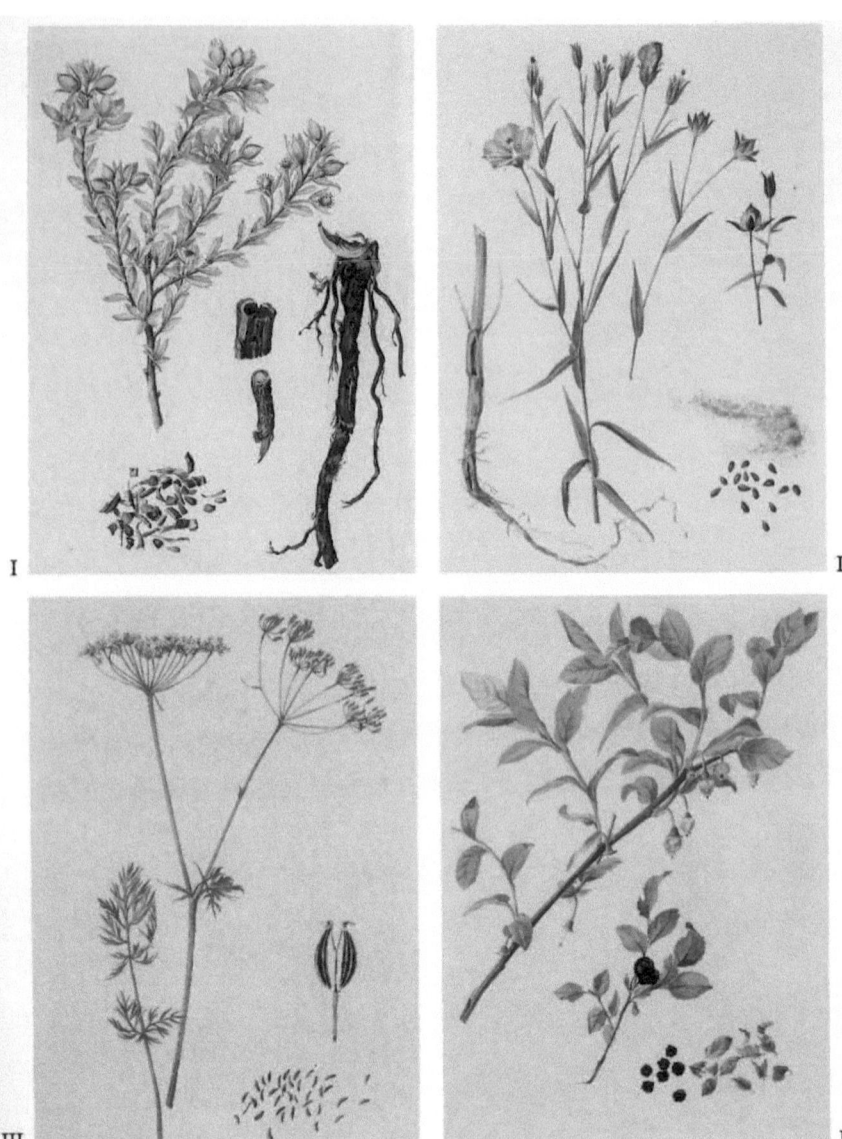

I: Krameria triandra; Radix Ratanhiae
II: Linum usitatissimum = Lein, Flachs; Semen Lini
III: Carum carvi = Kümmel; Fructus Carvi
IV: Vaccinium myrtillus L. = Heidelbeere; Folia Fructus Myrtilli
(Aquarelle von H. WOERN)

Tafel 11

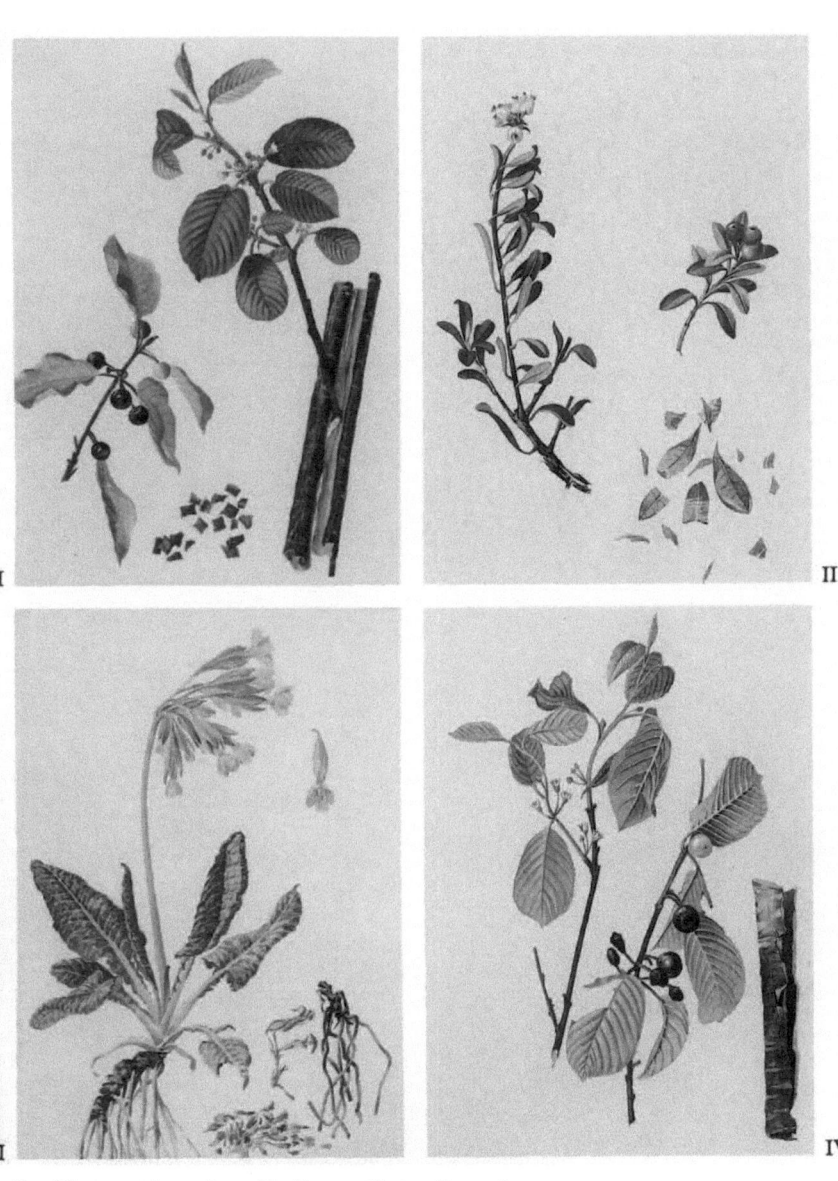

I: Rhamnus frangula = Faulbaum; Cortex Frangulae
II: Arctostaphylos uva-ursi = Bärentraube; Folia Uvae ursi
III: Primula veris = Himmelschlüssel; Radix Primulae
IV: Rhamnus purshianus; Cortex Rhamni purshiani = Cascara sagrada = Amerikanische
    Faulbaumrinde (Aquarelle von H. WOERN)

Tafel 12

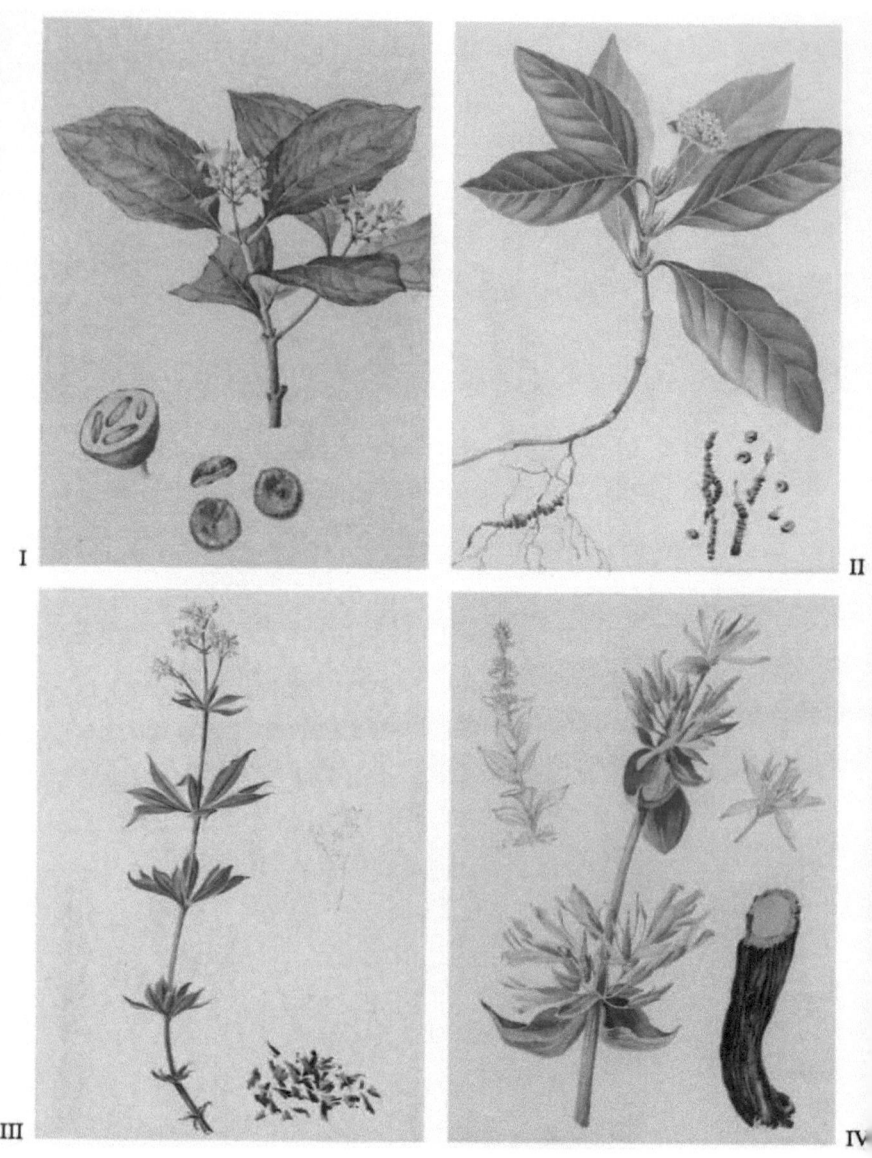

I: Strychnos nux-vomica = Brechnußbaum; Semen Strychni, Strychnin
II: Cephaëlis ipecacuanha; Radix Ipecacuanhae = Brechwurzel
III: Galium odoratum = Waldmeister; Herba Asperulae
IV: Gentiana lutea = Gelber Enzian; Radix Gentianae
(Aquarelle von H. WOERN)

Tafel 13

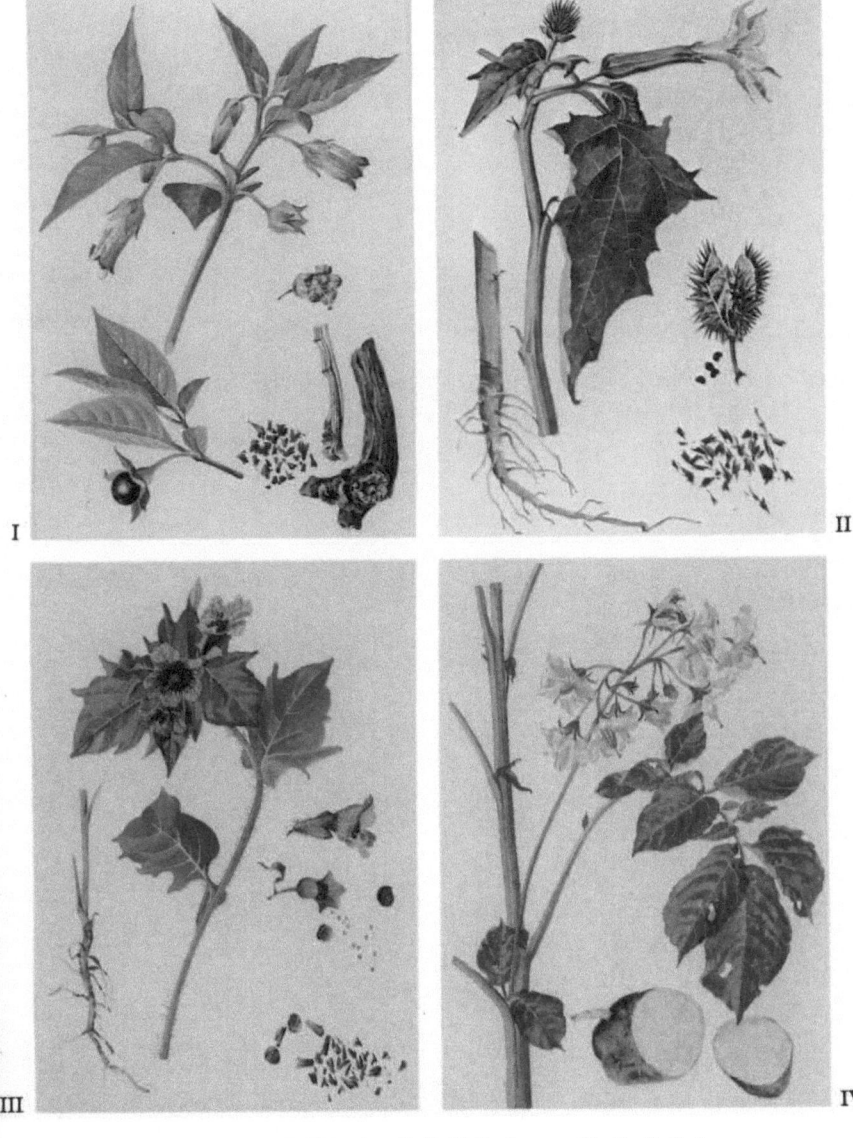

I: Atropa bella-donna = Tollkirsche; Folia Belladonnae, Radix Belladonnae
II: Datura stramonium = Stechapfel; Folia Stramonii
III: Hyoscyamus niger = Bilsenkraut; Folia Hyoscyami
IV: Solanum tuberosum = Kartoffel; Amylum Solani
(Aquarelle von H. WOERN)

Tafel 14

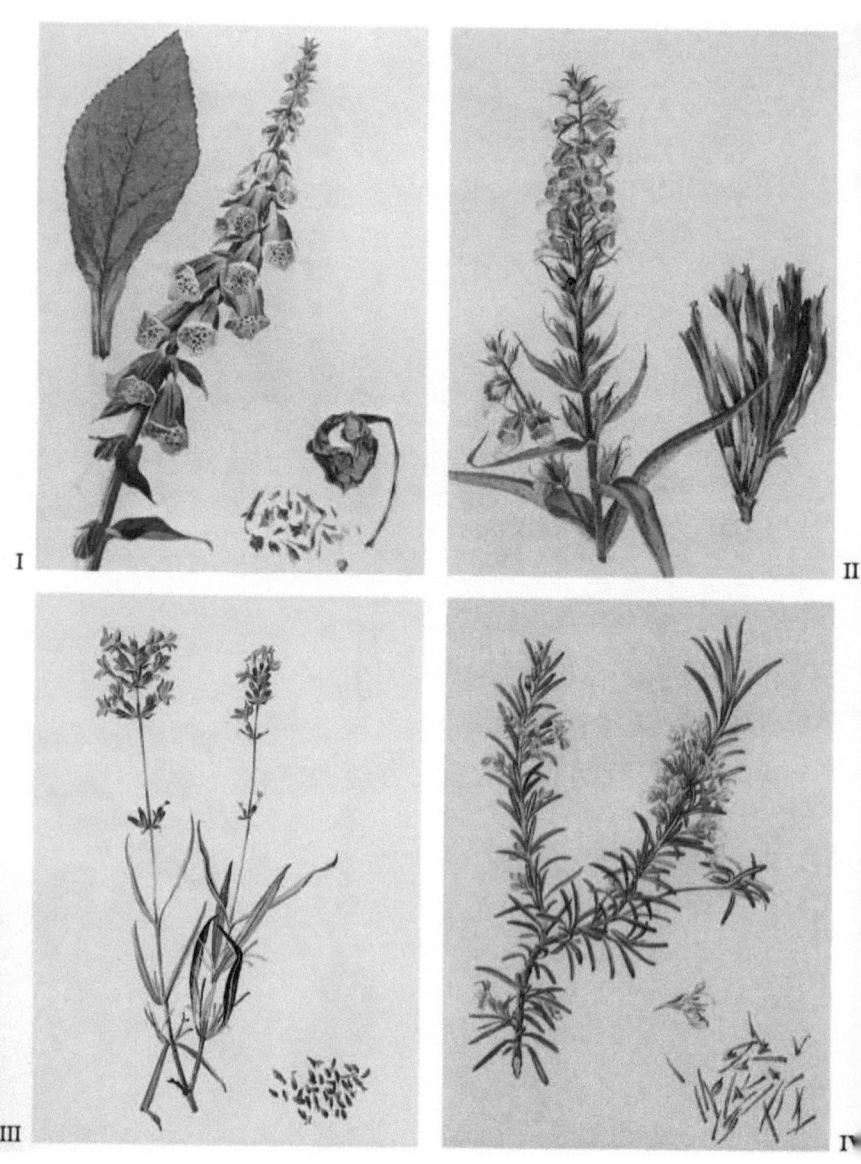

I: Digitalis purpurea = Fingerhut; Folia Digitalis
II: Digitalis lanata, Folia Digitalis lanatae
III: Lavandula angustifolia = Lavendel; Flores Lavandulae
IV: Rosmarinus officinalis; Folia Rosmarini
(Aquarelle von H. WOERN)

Tafel 15

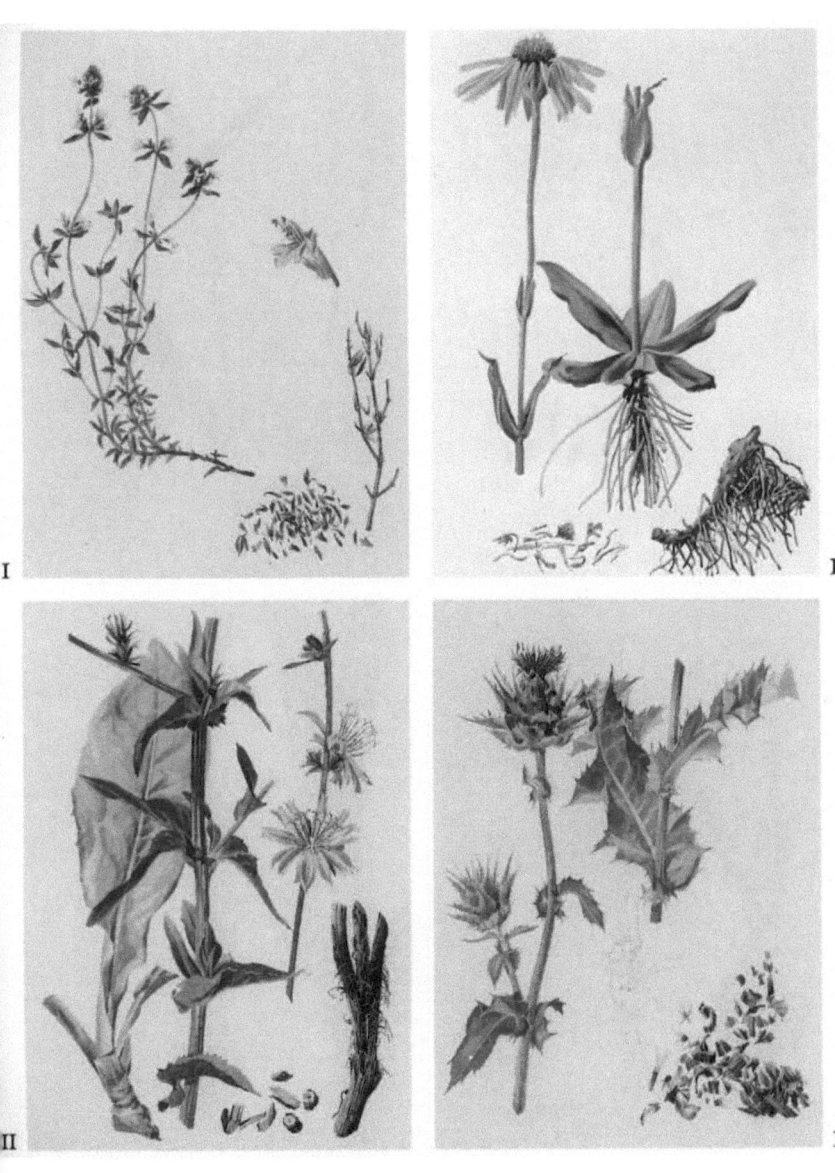

I: Thymus vulgaris = Thymian; Herba Thymi
II: Arnica montana = Bergwohlverleih, Flores Arnicae, Rhizoma Arnicae
III: Cichorium intybus = Wegwarte; Radix Cichorii
IV: Cnicus benedictus L. (syn. Carduus benedictus BRUNS f.) = Bitterdistel; Herba Cardui benedicti   (Aquarelle von H. WOERN)

Tafel 16

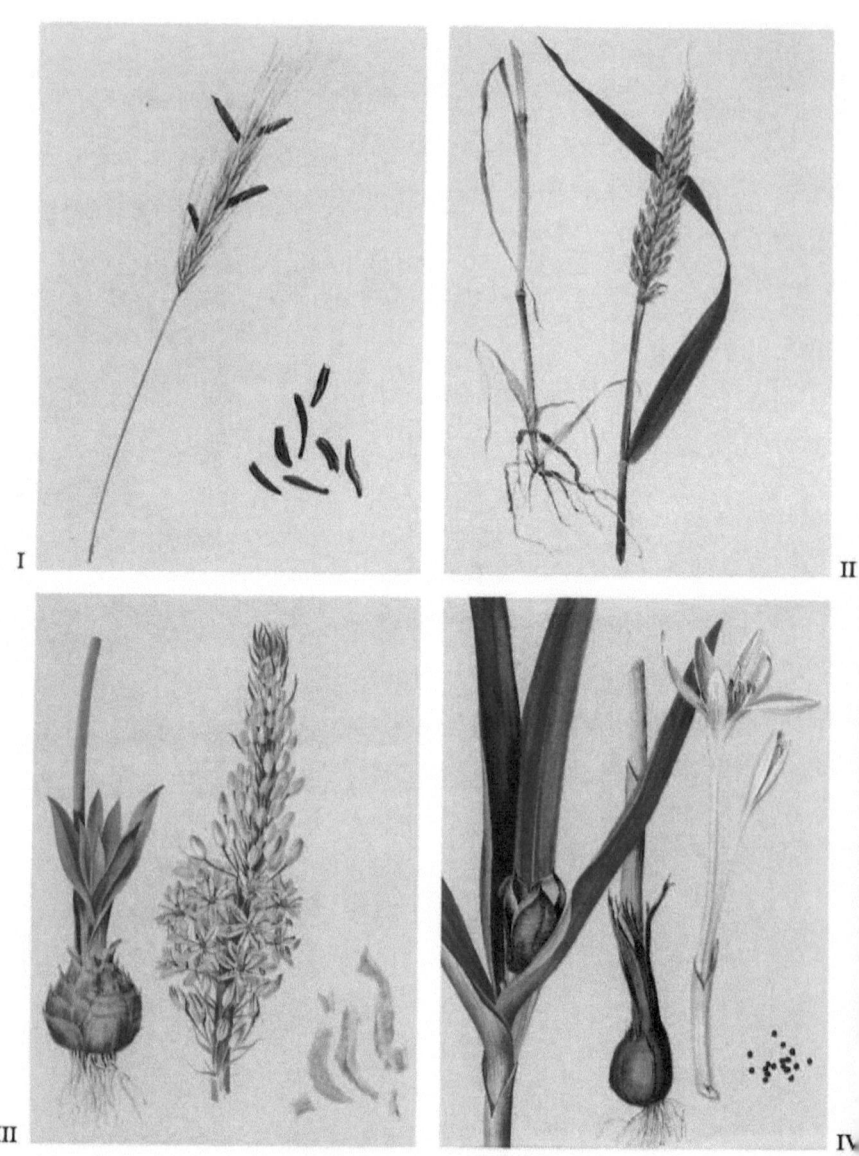

I: Claviceps purpurea = Mutterkorn, Secale cornutum
II: Triticum aestivum = Weizen; Amylum Tritici
III: Urginea maritima = Meerzwiebel; Bulbus Scillae (in natura heller!)
IV: Colchicum autumnale = Herbstzeitlose; Semen Colchici
(Aquarelle von H. WOERN)

Glossar

2.3 Botanische Terminologie

Erläuterung biologischer Fachausdrücke

Achäne = Sonderform der Nuß, aus unterständigem Fruchtknoten entstanden
achlamydeisch = ohne Blütenhülle (gr. a = nicht, chlamys = Mantel, Hülle)
adossiertes Vorblatt = Vorblatt der Monocotyledonen (Liliatae), das median an der der Mutterachse zugekehrten, hinteren Seite des Zweiges steht (s. Abb. 111)
Adventiv-(-Knospen, -Wurzeln) = Organe, die nachträglich entstehen (advenire = hinzukommen)
äquifazial = gleichseitig (lat. facies = Gesicht, Aussehen)
aktinomorph (s. Blütensymmetrie)
Aleuronkörner = Proteinkörner (nach Wasserentzug, in Samen) (gr. aleuron = Mehl)
Allele = gleiche oder verschiedene Ausbildungszustände eines Erbfaktors (= Gen)
allorrhiz = Haupt- und Seitenwurzeln sind verschieden (Seitenwurzeln schwächer entwickelt)
Anabolismus (anabole Reaktionen) = Assimilation (Baustoffwechsel)
Anastomosen = Verbindungen (von Blattnerven, Milchröhren, Pilzhyphen etc.)
anatrop = umgewendet (z. B. Samenanlagen)
Androeceum = Gesamtheit der Staubblätter einer Blüte (gr. andros = Mann, oikos = Haus)
Aneuploidie = Ausfall oder Hinzukommen strukturell unveränderter Chromosomen zum normalen Chromosomensatz (infolge ungleichmäßiger Verteilung während Mitose oder Meiose)
Angiospermae = Bedecktsamer = Magnoliophytina (gr. Angeion = Gefäß)
annuelle = einjährige ⊙ Pflanzen
Anthere = Staubbeutel (gr. antheros = Hals von Männern)
Antheridium = Behälter für ♂ (= männliche) Geschlechtszellen (Gameten, Spermatozoiden)
Anulus = Zellschicht, die das Farnsporangium umfaßt und über eine Kohäsionsbewegung sein Aufreißen bewirkt
Aperturen = Keimstellen in der Exine von Pollenkörnern
apetal = ohne Blumenkronblätter
apikal = endständig, gipfelständig
Apikaldominanz = Bevorzugung der Gipfelknospe (s. Phytohormone)
Apikalmeristem = Scheitelmeristem

apochlamydeisch = ohne Blütenhülle
apokarp = chorikarp = Fruchtblätter einer Blüte nicht miteinander verwachsen (apo = getrennt)
Apothecium = offener, schüsselförmiger Fruchtkörper der Discomyceten (gr. apotheke = Speicher)
Apposition = Anlagerung (apponere = hinzufügen)
Archegoniaten = Cormobionta
Archegonium = Behälter für ♀ (= weibliche) Geschlechtszellen = Eizelle (arche = Anfang, Ursprung; gonos = Zeugung)
Arillus = Samenmantel (s. „Macis")
Ascogon = Behälter (Gametangium) für ♀ (= weibliche) Geschlechtszellen bei Ascomyceten (s. Pilze)
Ascospore = Spore, die unter Reduktionsteilung im Ascus entsteht
Ascus = schlauchförmiges Sporangium der Ascomyceten (s. Pilze)
Assimilation = ähnlich-machen (assimilare), meist benutzt für Photosynthese (Anabolismus)
Atavismen = Rückschläge zu ursprünglicheren Merkmalen
atrop = aufrecht (z. B. Samenanlagen)
autotroph = nicht auf Zufuhr fremder organischer Nahrungsstoffe angewiesen (trophos = Nahrung)
Auxotrophie = Ernährungsweise, die ganz bestimmte organische Verbindungen benötigt (z. B. „Wachstumsfaktoren" bei Mikroorganismen, „Vitamine" beim Menschen)
azyklisch = nicht kreisförmig angeordnete Blütenteile (kyklos = Kreis)

Balg = Fruchtform (aus einem Fruchtblatt, das an der Bauchnaht aufspringt)
Basidie = Sporen-Ständer der Basidiomyceten (s. Pilze) mit 4 Sporen auf einer „Basis"
Basidiospore = Spore, die unter Reduktionsteilung an der Basidie entsteht
basipetal = abwärts gerichtet
Bast = Phloem, Siebteil
bifacial = „zwei-gesichtig": Oberseite und Unterseite verschieden
bilateral = zweiseitig
Blütendiagramm = schematischer Grundriß einer Blüte
Blütensymmetrie:
 polysymmetrisch = radiäre oder aktinomorphe (Abb. 122a, b) Blüten
 disymmetrisch = bilaterale (Abb. 122c) Blüten
 monosymmetrisch = dorsiventrale oder zygomorphe (Abb. 122d) Blüten
 asymmetrisch (Abb. 201)
botrys = Traube
bractea (Braktee) = Deckblatt
Bulbus = Zwiebel (Drogenbezeichnung)

calyx = Kelch
Cambium = Bildungsgewebe zwischen Holzteil und Siebteil (Korkcambium vergl. Phellogen)
campylotrop = gekrümmt
caulis = Stengel
Cauliflorie = Stammblütigkeit
Chalaza = die der Mikropyle (= Eingangspforte zur Samenanlage) gegenüberliegende Stelle der Samenanlage

Chiasmata ≙ Haftpunkte (im Diplotän) [Orte des „crossing-over"]
Chloroplast = Chlorophyllkorn (plastos = gebildet, geformt)
Chlorophyll = Blattgrün (chloros = grün, phyllon = Blatt)
chorikarp, Chorikarpie = Getrenntfrüchtigkeit
choripetal = getrenntkronblättrig (chorizein = spalten)
Chromatiden = Längshälften des Chromosoms (in der Transportform)
Chromatophoren = Farbstoffträger (chroma = Farbe, pherein = tragen)
Chromomeren = Knötchen auf Chromonemen
Chromonema = fibrilläres Grundelement des Chromosoms
Chromosom = Erbträger (chroma = Farbe, soma = Körper)
Cistron = Struktur-Gen
coenokarpe Früchte = aus verwachsenblättrigem Gynoeceum
Collenchym = Festigungsgewebe aus lebenden Zellen (kolla = Leim)
colpat = Pollenkörner mit Keimspalten sind z. B. 3-„colpat"
Concauleszenz = Metatopie mit congenitaler Verwachsung des Achselsprosses mit der Mutterachse (Blüten sitzen dann höher als ihre Tragblätter) (Abb. 115)
Conidien = (staubförmige) Pilzsporen (konia = Staub)
Cormophyten = Pflanzen mit Cormus
Cormus = in Wurzel und Sproß gegliederter Pflanzenkörper (kormus = Stamm)
Corolle = Blumenkrone
Cotyledonen = Keimblätter
Cuticula = kleine Haut (lat. cutis = Haut)
Cyathium = Teilblütenstand der Gattung Euphorbia (ein Pseudanthium)
Cystolith = zentripetale, von einer kleinen Stelle der Zellwand ausgehende Verdikkung mit starker $CaCO_3$-Einlagerung
Cytokinine = Phytokinine, fördern die Zellteilung (= Cytokinesis)

Deckspelze = Blattgebilde des Gras-Ährchens, in dessen Achsel die Einzelblüte steht
dekussiert = um 90° verschobene Blattstellung bei aufeinanderfolgenden Sproßknoten
Diagramm = Blütengrundriß
Dichasium = zymoser Blütenstand mit zwei Seitenzweigen unter der Endblüte (chasis = Spaltung, dicha = in zwei Teile)
dichotome Verzweigung = zweigabelige Verzweigung
Dicotyledoneae = Zweikeimblättrige Pflanzen (Magnoliatae)
Dikaryonphase = Zweikern-Phase (bei Höheren Pilzen)
diözisch = zweihäusig (di = zwei, oikos = Haus)
diploid = mit doppeltem Chromosomensatz (2 n)
Diplonten = Organismen mit doppeltem Chromosomensatz
Diskus = Scheibe, scheibenförmige Verdickung der Blütenachse zwischen den Blütenkreisen, oft mit Nektarien
Dissimilation = Katabolismus (Atmung, Gärung)
Dominanz = Vorherrschaft
–, apikale = Bevorzugung der Gipfelknospe
dorsiventral (dorsus = Rücken, venter = Bauch) = Rücken- und Bauchseite verschieden

Endocytose = Stofftransport durch Einstülpung des Plasmalemmas und Ablösung der dadurch gebildeten Blasen, die mit ihrem Inhalt in das Zellinnere wandern
Endodermis = innerste Rindenschicht
endogen = innen entstehend

Endokarp = innere Fruchtschale
Embryo = Keimling
Embryosack = Megaspore der Spermatophyta mit Eizelle(n)
Endosperm = Nährgewebe im Innern des Samens
Endothezium = Faserschicht der Antherenwand unter der Epidermis
Epidermis = Oberhaut (derma = Haut, epi = auf) (primäres Abschlußgewebe)
epigaeisch = über der Erde (epi = über, geo = Erde)
epigyn = oberhalb der Fruchtblätter
Episomen = frei im Bakterienplasma vorkommende DNA-Ringe, die in das primäre Genom integrierbar sind
ergastische Bestandteile (ergazomai = arbeiten) = Stoffwechselendprodukte
Erythrozyten = Rote Blutkörperchen
Eukaryonta = Lebewesen mit Zellkern
Exine = Außenschicht der Wand des Pollenkorns
Exkrete = Ausscheidungsprodukte
Exocytose = Wanderung in Membranhüllen (Vesikeln) an die Zelloberfläche, Inhalt wird durch Öffnen des Bläschens nach außen entlassen
Exodermis = hypodermales Cutisgewebe (= verkorkte primäre Dauerzellen), Abschlußgewebe der Wurzel nach Zugrundegehen der Rhizodermis
exogen = außen erzeugt
Exokarp = äußere Fruchtschale

Fächel = Blütenstandsform des Monochasiums (vgl. Abb. 112)
fascikular = zum Leitbündel gehörend (fasces = Bündel)
Fascikularcambium = Cambium innerhalb des Leitbündels
fertil = fruchtbar
fibrillär = fädig
Filament = Staubfaden
Fruchtblatt = Karpell = Megasporophyll der Spermatophyta
Fruchtknoten = fertiler Abschnitt des Gynoeceums, der die Samenanlagen einschließt
Funiculus = Stielchen der Samenanlage

Gametangium = Behälter, in dem Gameten gebildet werden
Gameten = Geschlechtszellen (gamos = Hochzeit)
Gametophyt = die Geschlechtszellen erzeugende Generation (haploid)
Generationswechsel = regelmäßiger Wechsel zwischen zwei durch ihre Fortpflanzungsweise voneinander verschiedenen Generationen
Gen = Erbträger
Genom = einfacher Chromosomensatz, Gesamtheit der Gene
Genotyp = der Genotyp eines Lebewesens ist durch die vorhandenen Allele bestimmt
Geophyten = Erdpflanzen = Kryptophyten, tragen ihre Erneuerungsknospen unter der Erdoberfläche
Geotropismus = Erdwendigkeit (gr. tropos = Wendung)
Griffel = steriler Endabschnitt der Fruchtblätter
Gymnospermae = Nacktsamer (gymnos = nackt)
Gynoeceum = Gesamtheit der Fruchtblätter einer Blüte (gr. gynaikeion = Frauengemach)

Halophyten = Salzpflanzen (halos = Salz)
haploid = mit einfachem Chromosomensatz (1 n)

Haplonten = Pflanzen mit einfachem Chromosomensatz
Haustorien = Saugorgane
heterochlamydeisch = „doppeltes" Perianth aus Kelch und Krone
heteromorph = verschieden gestaltig
Heterotrophie = Ernährungsweise, die auf vorgefertigte organische Verbindungen angewiesen ist
heterozygot = gemischterbig
Hilum = Samennabel, Abbruchstelle des Funiculus am Samen
homoiochlamydeisch = Perianth aus gleichartigen Hüllblättern
homolog = ursprungsgleich
Homonyme = gleichlautende Namen für verschiedene Taxa
Homorrhizie = nur gleichwertige Nebenwurzeln
homozygot = reinerbig
Hülse (legumen) = aus 1 Fruchtblatt hervorgegangene Streufrucht, die sich an Bauch- und Rückennaht öffnet
Hydrophyten = Wasserpflanzen
Hygrophyten = Feuchtpflanzen
Hypanthium = Achsenbecher, verlängerte Blütenachse
Hyphen = Zellfäden von Pilzen
Hypodermis = unterhalb der Rhizodermis gelegene Gewebeschicht
hypogyn = unter„weibig", unterhalb der Fruchtblätter
Hypocotyl = Stengel zwischen Wurzelhals und Keimblättern

Idioblasten = Zellen, die in Form und Inhalt von ihrer Umgebung verschieden sind
Infloreszenz = Blütenstand
Inkrusten = Einlagerungen (in die Zellwand)
Integument = Hülle der Samenanlage (tego = bedecken)
intercalar = das zwischen zwei ausdifferenzierten Pflanzenteilen vor sich gehende Wachstum (intercalare = einschalten)
Internodien = die zwischen den Knoten liegenden Stengelstücke (inter = zwischen, nodus = Knoten)
Intine = Innenhaut des Pollenkorns
Intussuszeption = Einlagerung von Substanz (intus = hinein, suscipere = aufnehmen)
isolateral = gleichseitig (isos = gleich, latus = Seite)
isotonisch = Lösungen gleichen osmotischen Drucks

Karpell = Fruchtblatt (karpos = Frucht)
Karyogamie = Kernverschmelzung
Karyopse = Grasfrucht (karyon = Nuß, opsis = Ähnlichkeit) (aus oberständigem Fruchtknoten mit verwachsener Frucht- und Samenschale)
Katabolismus (katabole Reaktionen) = Dissimilation (Energiestoffwechsel)
Keimporen = Keimstellen = Aperturen in der derben Exine des Pollenkorns
Kernphasenwechsel = Wechsel zwischen einfachem und doppeltem Chromosomensatz
Klause = einsamige Teilfrucht eines viersamigen, zweiblättrigen Fruchtknotens (kombinierte Spalt- und Bruchfrucht)
K_m-Wert (Michaelis-Konstante) (s. Enzyme)
kollateral (cum latere = mit der Seite) = nebeneinander
Kompartimentierung = räumliche Untergliederung des Protoplasten
Konnektiv = Zwischenband, das die Antherenhälften verbindet (connecto = ich verbinde)

Konvergenz = analoge Erscheinung (an verschiedenen Stellen des Systems auftretend)
Konversion durch Phagen = durch Prophagen bedingte Anlagen von Bakterien
Koppelungsbruch = durch Zerbrechen von Chromatiden nach cross-over und anschließendem Verwachsen in neuer Lage (Austausch von Chromosomenstücken)
Kork = Teil des sekundären Abschlußgewebes
Korkcambium = sekundäres Meristem zur Bildung des Periderms
Korrelationen = Wechselbeziehungen zwischen Zellen, Geweben und Organen
Kryoskopische Methode = Ermittlung der Gefrierpunkterniedrigung

Lamina = Blattspreite
Latex = Milchsaft
legumen = Hülse
Leitbündel = Strang aus Leitungselementen (Sieb- und Gefäßteil(en))
Lentizelle = Korkpore (lens = Linse)
Leptotän = Stadium der 1. Prophase der Meiose
Leukoplasten = farblose Plastiden (leukos = weiß)
Lipide = Fette, Substanzen mit lipophilen Eigenschaften
loculicid = fachspaltig: Öffnen einer Kapsel durch Aufspringen längs des Mittelnervs der Fruchtblätter
lysigene Ölbehälter = durch Auflösen von Zellen gebildet
Lyse = Zellzerstörung, Auflösung
Lysosomen = polymorphe membranumschlossene Vacuolen, die diverse Enzyme enthalten

Maceration = Auflösen der Mittellamelle
Makrogamet = Megagamet
Makrogametangium = Megagametangium
Makrophyll = Megaphyll
Makroprothallium = Megaprothallium = ♀ Prothallium
Makrosporangium = Megasporangium
Makrospore = Megaspore
Makrosporophyll = Megasporophyll
marginal = randständig
Mediane = durch die Mitte gelegte Ebene (medium = das Mittlere) (durch Sproßachse, Tragblatt und Blütenachse)
Megagamet = Makrogamet = ♀ Gamet
Megagametangium = Zellen oder Zellgruppen, aus denen oder innerhalb derer die ♀ Gameten gebildet werden
Megaphyll = Makrophyll = Sporangien tragende Blätter (der Farne)
Megaprothallium = ♀ Prothallium
Megasporangium = Sporangium mit Megasporen = Nucellus der Samenanlage bei den Spermatophyta mit dem Embryosack
Megaspore = ♀ ($\triangleq$ Embryosack bei Spermatophyta), bildet ♀ Prothallium
Megasporophyll = Blatt, das Megasporangien trägt („Fruchtblatt")
Meiose = Reduktionsteilung
Meristem = Bildungsgewebe aus teilungsfähigen Zellen (merizo = teile; meristos = geteilt)
Mesokarp = mittlerer Teil der Fruchtwand zwischen Exokarp und Endokarp
Mesophyll = Blattgewebe zwischen beiden Epidermen (mesos = mitten, mittlerer)
Metamorphose = Umwandlung (meta = um, morphosis = Gestaltung)
Metatopien = Organverschiebungen (von Achselknospen)

Micellen = Kristallgitter aus Cellulosemolekülen
Mikropyle = Eingangspforte zur Samenanlage (pyle = Tor)
Mikrosporangium (≙ Pollensack der Spermatophyta)
Mikrospore = ♂ (≙ Pollenkorn bei Spermatophyta), bildet ♂ (= männliches) Prothallium
Mikrosporophyll = Mikrosprangien tragendes Blatt („Staubblatt")
Mitochondrien = Zellorganellen des Energiestoffwechsels
Mitose = Kernteilung (mittels Chromosomen-„Fäden" = mitos)
Modifikation = durch Umwelteinflüsse ausgelöste (nicht erbliche) Variation des Phänotyps
Monochasium = Sympodium, bei dem immer nur ein Seitenzweig die Verzweigung fortsetzt
monözisch = einhäusig
monochlamydeisch = nur ein Kreis von Perianthblättern
Monocotyledoneae = Einkeimblättrige (monos = einzeln)
Monopodium = Seitenzweige bleiben gegenüber ihrer Mutterachse in der Entwicklung zurück: Verzweigungssystem mit einer durchgehenden Hauptachse (podos = Fuß)
Morphologie = Gestaltlehre (gr. morphé = Gestalt)
Mutagene = Mutationen auslösende Agenzien
Mutation = sprunghafte Änderung des Erbgutes (mutare = ändern)
Mycel = Hyphengeflecht von Pilzen
Mycorrhiza = Symbiose zwischen Pilzen und Wurzeln (Höherer Pflanzen)
Mycota = Pilze
Mycotrophie = Mycorrhiza

Narbe = Empfängnisstelle (des Gynoeceums) für die Pollenkörner
Nucellus = das Megasporangium der Samenpflanzen
Nucleus = Zellkern (lat. Kern)

obdiplostemon = Staubblattstellung, bei der der „innere" Staubblattkreis nach außen verschoben ist
Ochrea = Nebenblattröhre (Stipularröhre) = Tute
Ökologie = Lehre von der Umweltbeziehung der Pflanzen (oikos = Haus)
Ölbehälter
  lysigene = durch Auflösen von Zellen entstanden
  schizogene = durch Auseinanderweichen von Zellen entstanden
Ontogenese = Entwicklung des Einzelwesens (on, ontos = seiend, genesis = Entstehung)
Operator = Gen, an dem Regulatorfaktoren angreifen
Operon = Komplex aus Struktur- und Operator-Gen
Opium = eingetrockneter Milchsaft von *Papaver somniferum*
orthotrop = aufrecht
Osmose = Austausch von Flüssigkeit durch eine Membran (osmos = Stoß)

Pachytän = Stadium der 1. Prophase bei der Meiose
Paläobotanik = Botanik der Pflanzen früherer Erdepochen (gr. palaios = alt)
Palisadenparenchym = der Teil des Blattmesophylls, dessen Zellen wie Pfähle nebeneinander stehen (palus = Pfahl)
Pappus = umgewandelter Kelch (bei manchen Asterales)
parakarp = coenokarpes Gynoeceum, dessen Karpelle nur an ihren Rändern verwachsen sind; es resultiert ein ungefächerter Fruchtknoten

parameiotische Systeme = Recombination von Erbanlagen ohne Meiose
Parenchym = Grundgewebe (enchyme = das Eingegossene)
Parasiten = Lebewesen, die sich auf Kosten anderer lebender Organismen ernähren
parietal = wandständig (paries = Wand)
Perianth = Blütenhülle
Periderm = sekundäres Abschlußgewebe, vom Korkcambium gebildet (peri = ringsherum)
Perigon = nicht in Kelch und Krone gegliederte Blütenhülle
perigyn = „umweibig" (peri = ringsherum), die Fruchtblätter umgebend
Perikarp = Fruchtwand
Perisperm = Nährgewebe aus dem Nucellus (an der Peripherie des Samens)
Perizykel = teilungsfähiger Gewebezylinder an der Peripherie des Zentralzylinders
Permeabilität = Durchlässigkeit (permeare = durchdringend)
Petalen = Kronblätter
Phänotyp = Erscheinungsform (phainomai = ich scheine)
Phagen = Viren, die Bakterien befallen
Phagocytose = Endocytose mit festen Partikeln
Phelloderm = vom Phellogen nach innen gebildete unverkorkte Haut
Phellogen = Korkcambium (phellos = Kork)
Phlobaphene = oxidierte Gerbstoffe
Phloem = Siebteil, Bastteil (phloios = Bast)
Phragmoplast = tonnenförmiger Körper zwischen den Tochterkernen, in dessen Äquator die Bildung der neuen Zellwand beginnt (bei der Zellteilung)
Phyllodium = blattähnlich verbreiterter Blattstiel
Phyllokladie = blattartiger Sproß (Flachsproß) (klados = Zweig)
Phylogenie = Stammesentwicklung (phyle = Stamm)
Phytokinine = Cytokinine = Phytohormone, die die Zellteilung (= Cytokinesis) fördern
Phyton = Pflanze
Pigmente, akzessorische = „Antennen"-Pigmente
Pinocytose = Aufnahme von Flüssigkeit und Transport in das Zellinnere via Endocytose
Pinosomen = Bläschen, die bei der Pinocytose den Transport durchführen
Pistill = Stempel
Placenta = Samenanlagen tragende Gewebehöcker oder -leisten des Fruchtblattes
Placentation = Anordnung der Placenten auf dem Fruchtblatt bzw. im Fruchtknoten
Plasma = Gebildetes, lebender Inhalt der Zelle (plasso = ich bilde)
Plasmalemma = Biomembran, die den Protoplasten nach außen abgrenzt („äußere Plasmahaut" bei Höheren Pflanzen)
Plasmide = frei im Bakterien-Plasma vorkommende DNA-Ringe
Plasmodesmen = Plasmafäden als Zellverbindungen (desmos = Band)
Plasmogamie = Verschmelzung zweier Zellen
Plasmolyse = Loslösen des Plasmas von der Zellwand während osmotischer Vorgänge
Plastiden = pflanzliche Zellorganellen
Pleiochasium = Trugdolde mit mehreren Ästen (pleion, pleon, Comparativ von polys = mehr, chasis = Spalt)
Polarität = Gegensatz zwischen Basis und Spitze (polos = Achse)
Pollen = Blütenstaub = mehrkernige, haploide, gametenbildende Mikrospore der Spermatophyta
Pollensack = Mikrosporangium der Anthere
Polygenie = ein Merkmal wird durch mehrere Gene kontrolliert

Polyphänie = ein Gen wirkt sich auf mehrere Merkmale aus
polyploid = mit vervielfachtem Chromosomensatz
Polysomen = Polyribosomen
Prokaryonta = Einzeller ohne Zellkern
Promotor = „Erkennungsmarke" an DNA-Strang (für das Enzym Polymerase bei Transkription)
Prophagen = DNA temperenter (die Bakterienzelle nicht schädigender) Phagen
Prophase = das erste Stadium der Kernteilung
Proplastiden = Vorstufen der Plastiden
Prosenchym = Gewebe mit langgestreckten Zellen, deren Enden zwischen = pros die anderen greifen
prosthetische Gruppe = Co-Enzym, das fest an den Proteinteil des Enzyms gebunden ist
Proteine − allosterische: ihre Tertiärstruktur ist durch Außeneinflüsse beeinflußbar (Faltungsisomerie) (dadurch wird katalytische Aktivität beeinflußt)
Prothallium = „Vorkeim" = haploider Gametophyt der Cormophyten (thallusartig bis stark reduziert)
Protoplasma = Masse des Zell-Leibes (proton = das erste; plasma = das Gebildete)
Protoplast = Zell-Leib
prototroph = Organismen, die Wachstumsfaktoren selbst synthetisieren können
Pseudanthium = eine Einzelblüte vortäuschender Blütenstand
Puffs = cytologischer Beweis für die zeitlich begrenzte Aktivität bestimmter Chromosomenabschnitte (an Riesenchromosomen)

racemus = Traube
Radix = Wurzel
Raphe = Samennaht
Raphiden = Kristallnadelbündel (raphis = Nähnadel)
Recauleszenz = Metatopie, bei der der Achselsproß congenital mit seinem Tragblatt verwächst (s. Abb. 115)
Receptaculum = Blütenboden (im Bereich der Blüte nicht gestreckte Sproßachse)
Regulatorgen: kontrolliert das Operon
Replikation = identische „Verdoppelung" = Reduplikation (der DNA)
rezessiv = zurücktretend (recedere = zurücktreten)
Rhachis = Blattspindel (spreitenfreier „Mittelnerv" eines zusammengesetzten Blattes)
Rhizodermis = Epidermis der jungen Wurzel (ohne Cuticula)
Rhizoid = wurzelähnliches Gebilde (rhiza = Wurzel)
Rhizom = Erdsproß, Erdstamm, Wurzelstock
Ribosomen = kugelförmige Partikel aus RNA und Proteinen im Grundplasma der Zelle
Rudimente = Rückbildungen, verkümmerte Organe

Samen = junge (Samen)-Pflanze im Ruhezustand
Samenanlage = umhülltes Megasporangium der Samenpflanze
Saprophyten = Fäulnisbewohner (sapros = in Fäulnis)
schiz-, schizo- = spalt-(schizo = ich spalte)
schizogen = durch Spaltung entstanden
schizogene Ölbehälter = Interzellularen, die durch Auseinanderweichen von Drüsenzellen entstehen
Schizophyta = „Spaltpflanzen" = Prokaryonta

Schote = trockene Kapselfrucht aus parakarp verwachsenen Fruchtblättern, die sich klappig von ihren die Placenten tragenden Rändern ablösen
Schraubel = Blütenstands-Typ des Monochasiums (Abb. 112)
Schuppenborke = Borke, bei der die neuen Korkschichten bogenförmig an ältere ansetzen, schuppenförmige Gewebekomplexe abgrenzend
Schwammparenchym = Teil des Blattmesophylls
Sekundäre Homorrhizie: nur gleichwertige Nebenwurzeln (nach Absterben der Hauptwurzel)
Sekundäres Dickenwachstum des Cormus: durch Teilungsaktivität des Cambiums
semipermeabel = halbdurchlässig
Sepalen = Kelchblätter
septizid = scheidewandspaltig (Aufspringen von Öffnungsfrüchten an Verwachsungsstellen der Karpelle)
Septum = Scheidewand
Sichel = Blütenstandstyp des Monochasiums (vgl. Abb. 112)
Siebröhren: aus langgestreckten Zellen mit siebartig durchbrochenen Querwänden; dienen dem Transport organischer Stoffe
Siebteil = aus Siebsträngen = Phloem
Siliqua = Schote
Sippe = Fortpflanzungsgemeinschaft
Sklereiden = Steinzellen
Sklerenchym = totes Festigungsgewebe (skleros = hart)
Sklerotium = fester Hyphenverband (Dauerzustand bei manchen Pilzen)
Somatogamie = Kopulation vegetativer Zellen (bei Höheren Pilzen)
Sorus = Sporangienhäufchen der Farne
Species = Art = Kategoriebegriff; bezieht sich auf kleinste Sippeneinheiten, welche sich von allen anderen durch konstante, erbliche Merkmale unterscheiden (auch reproduktive Isolation)
Spermatophyta = Samenpflanzen
Spermatozoid = schwärmende Samenzellen, den Tieren ähnliche Spermien
Sphärokristalle: aus radial angeordneten Makromolekülen aufgebaut (z. B. bei Stärke, Inulin)
Spindelapparat = Kernspindel in Metaphase der Mitose
Sporangium = Sporenbehälter
Sporen = Keimzellen bei ungeschlechtlicher Vermehrung
Sporophyll = sporangientragendes Blatt
Sporophyt = sporentragende Pflanze (diploide Generation)
Sporopollenin = Wandstoff von Pilzsporen und Pollenkörnern (chemisch verwandt mit Suberin und Cutin, hoher Polymerisationsgrad)
Spreublatt = schuppenförmiges Tragblatt (auf dem Köpfchenboden mancher Asterales)
stamen = Staubblatt (von sistere = stehen)
Staminodien = rückgebildete Staubblätter
Stempel = Pistill = coenokarpes Gynoeceum
steril = unfruchtbar
Stipel = Nebenblatt, stipula = das Nebenblatt (stipula = Halm)
Stomata = Spaltöffnungen
Stroma = Grundmasse des Chloroplasten
Strukturgen = DNA-Abschnitt, der die Information zur Bildung eines Enzymmoleküls trägt
Succulenten = ,,Saftpflanzen" (succus = Saft), wasserspeichernde Pflanzen
Symbiose = Zusammenleben

sympetal = mit verwachsenen Kronblättern (syn = zusammen)
Sympodium = aus Achsen (podos = Fuß) verschiedener Wertigkeit vereintes Verzweigungssystem
Synapsis = Paarungsphase der homologen Chromosomen in der Meiose
Synfloreszenz = Gesamtverzweigungssystem, das die ganze Blühregion umfaßt
synkarp: ist z. B. ein Fruchtknoten aus verwachsenen Fruchtblättern mit echten Scheidewänden
Synonyme = verschiedene Namen für ein und dasselbe Taxon

Taxon = taxonomische Einheit
Teleutosporen = Überwinterungssporen der Rostpilze, die gegen Ende der Entwicklungsperiode entstehen (teleute = Ende)
Telophase = Stadium der Mitose
Tepalen = Perigonblätter
Testa = Samenschale
Tetraden = Tetrameiosporen
Thallophyta = Lagerpflanzen
Thallus = nicht in Wurzel und Sproß gegliederter Pflanzenkörper, „Lager"
Theken = Antherenhälften
Thylakoide = Teile der eingestülpten inneren Hüllmembran der Chloroplasten
Thyllen = sackartige Einstülpungen der Parenchymzellen in die Gefäße (thyllis = Sack)
Thyrsus = Synfloreszenz mit dichasialen oder monochasialen Teilblütenständen
Tonoplast = Grenzschicht gegen die Vacuole
Totipotenz = Fähigkeit der Zelle u. U. wieder eine Pflanze bilden zu können
Trachee = Gefäß (von tracheia = Luftröhre, nach den ähnlich erscheinenden Atmungsorganen der Insekten)
Tracheide = einzellige „Wasserleitungsröhren", tracheenähnliches Gebilde (eides = ähnlich)
Transduktion = Übertragung von Bakteriengenen durch Phagen
Transformation = Übertragung von Erbanlagen in Form isolierter DNA aus abgetöteten Zellen
Transkription = Übertragung der Erbinformation von der DNA zur m-RNA
Translation = Bildung eines spezifischen Polypeptids anhand der in der m-RNA enthaltenen Information
Translokation = Austausch bzw. Verlagerung von Chromosomenstücken (Chromosomen-Mutation)
transversal = senkrecht zur Mediane
Tribus = taxonomische Kategorie (oberhalb der Gattung)
Triploidie = dreifacher Chromosomensatz
Tropophyten = wandlungsfähige Pflanzen (Anpassung an jahresperiodische Klimaschwankungen)
Tubuli = röhrenförmige Einstülpungen der Innenwand der Mitochondrien
Tüpfel = unverdickte Aussparungen in der Sekundärwand
Turgeszenz, Turgor = osmotischer Druck einer Zelle vermindert durch den Gegendruck der Wand (turgere = anschwellen, strotzen)

unifacial: gesamte Spreitenfläche des Blattes wird aus der Unterseite d. Blattanlage entwickelt (z. B. Rundblätter von *Allium*, Flachblätter von *Iris*)

Vererbung, intermediäre = Merkmale der Nachkommen stehen „zwischen" denen der Eltern

Vererbung, dominante = ein Elternteil bestimmt das Erscheinungsbild
Vermehrung, vegetative = ungeschlechtliche Vermehrung
Verzweigung
- dichotome = gabelige
- monopodiale = einheitliche Hauptachse
- sympodiale = eine oder mehrere Seitenzweige setzen die Verzweigung fort
Virulenz = aktive Wirkung von Krankheitserregern
Vorblatt = unterstes Blatt von Seitenknospen, das direkt auf das Deckblatt folgt
- adossiert = das einzige mediane Vorblatt der Monocotyledonen
- transversal = die beiden Vorblätter der Dicotyledonen (Abb. 111)
Vorspelze = Teil der (reduzierten) Blütenhülle der Gräser

Wandverdickung
- zentrifugale = lokale, von außen aufgelagerte (oder auch durch Intussuszeption entstanden)
- zentripetale = lokale, innen aufgelagerte
Wickel = Blütenstandstyp des Monochasiums (vgl. Abb. 112)
Wirtel, Blattwirtel = Blätter sind auf gleicher Höhe der Achse inseriert

Xerophyten = Pflanzen trockener Standorte (xeros = trocken)
Xylem = Holzteil, Gefäßteil (Xylon = Holz)

Zellorganellen = durch besondere Membranen abgegrenzte Bezirke im Grundplasma der Zelle mit ganz bestimmten Lebensfunktionen (gr. organon = Werkzeug)
Zellteilung
- meiotische = Reduktionsteilung (Chromosomenreduktion)
- mitotische = mit Reduplikation der Chromosomen
zentralwinkelständig sind die Samenanlagen im coenokarpen Gynoeceum mit echten Scheidewänden
Zentralzylinder = Teil von Wurzel oder Sproßachse innerhalb der Rinde (mit der Gesamtheit der Leitungsbahnen)
zentripetal = zum Mittelpunkt hinweisend (petere = streben)
Zwiebelgeophyten = siehe Geophyten
Zwiebelschuppe = Niederblatt oder Blattscheide (abgestorbener Laubblätter)
Zwitterblütigkeit = Blüten mit Staub- und Fruchtblättern
zygomorph = monosymmetrisch (Blüte mit nur einer Symmetrie-Ebene)
Zygote = Verschmelzungsprodukt der Geschlechtszellen (befruchtete Eizelle)

p.p. = pro parte = zum Teil
s.l. = sensu lato, sensu latiore = im weiteren Sinne

$\pm$ = mehr oder weniger
∞ = zahlreich
( ) = verwachsen

Literaturverzeichnis

Albersheim, P.: The Primary Cell Wall. In: Plant Biochemistry. Bonner, J., Varner, J. E. (ed.). New York, San Francisco, London: Academic Press 1976, pp. 225–274
Amesz, J.: Photosynthesis: Biophysical Aspects. Fortschr. Botanik *39*, 48–61 (1977)
Aspinall, G. O.: Carbohydrate polymers of Plant Cell walls. In: „Biogenesis of Plant Cell Wall Polysaccharides" Loewus, F. (ed.). New York and London: Academic Press 1973, pp. 95–115

Beck, E., Wieczorek, J.: Carbohydrate Metabolism. Fortschr. Botanik *39*, 62–82 (1977)
Bender, H.: Biologie und Biochemie der Mikroorganismen. Weinheim/Bergstr.: Verlag Chemie 1970
Benson, A. A., Tang Iokela, A.: Cell Membranes. In: Plant Biochemistry. Bonner, J., Varner, J. E. (ed.). New York, San Francisco, London: Academic Press 1976, pp. 65–89
Berg, O.: Charakteristik der für die Arzneikunde und Technik wichtigsten Pflanzengattungen in Illustrationen auf 100 in Stein gravierten Tafeln nebst erläuterndem Text oder Atlas zur pharmazeutischen Botanik, 2. verm. Aufl. Berlin: Gaertner Verlag 1861
Berg, O. C., Schmidt, C. F.: Darstellung und Beschreibung sämtlicher in der Pharmacopoea Borussica aufgeführten officinellen Gewächse oder der Teile und Rohstoffe, welche von ihnen in Anwendung kommen, nach natürlichen Familien. Leipzig: Förstner 1858–1863 (Bd. I 1858, II 1859, III 1861, IV 1863)
Bessel Kok: Photosynthesis (The path of Energy). In: Plant Biochemistry: Bonner, J., Varner, Y. E. (ed.). New York, San Francisco, London: Academic Press 1976, pp. 846–883
Böhme, H., Hartke, K.: DAB 7 Kommentar. Stuttgart: Wiss. Verlagsges. 1969
Bois, D.: Atlas des Plantes de Jardins. Paris: P. Klincksieck ed. 1896, t. 185
Bresch, C., Hausmann, R.: Klassische und molekulare Genetik. Berlin, Heidelberg, New York: Springer 1972
Buddecke, E.: Grundriß der Biochemie. Berlin, New York: de Gruyter 1974

Curtis's Bot. Mag. XCVI London 1870, t. 5833
Czaja, A. Th.: Die Mikroskopie der Stärkekörner. Berlin, Hamburg: Parey 1969
Czihak, G., Langer, H., Ziegler, H.: Biologie. Berlin, Heidelberg, New York: Springer 1976
Czygan, F.-G.: Der Stickstoff-Kreislauf in der Natur. Biologie in unserer Zeit *1*, 101–110 (1971)

Encke, F., Buchheim, G., Seybold, S.: Zander, Handwörterbuch der Pflanzennamen, 11. Aufl. Stuttgart: Ulmer 1979

Engler's Syllabus der Pflanzenfamilien II, 12. Aufl. Berlin: Bornträger 1964
Esau, K.: Pflanzenanatomie, übersetzt von Eschrich, B. u. W. Stuttgart: Fischer 1969

Fellenberg, G.: Developmental Physiology. Fortschr. Botanik *38*, 167–186 (1976)
Fischer, R., Kartnig, Th.: Drogenanalyse. Makroskopische und mikroskopische Drogenuntersuchung. Wien, New York: Springer 1978
Fott, B.: Algenkunde, 2. Aufl. Jena: Fischer 1971
Frey-Wyssling, A., Mühlethaler, K.: Ultrastructural Plant Cytology. Amsterdam: Elsevier Publishing Company 1965
Frohne, D., Jensen, U.: Systematik des Pflanzenreichs. Stuttgart: Gustav Fischer 1973

Gäumann, E.: Die Pilze. Grundzüge ihrer Entwicklungsgeschichte und Morphologie. Basel: Birkhäuser 1949
Gathercoal and Wirth: Pharmacognosy, 3. ed. (E. P. Claus, Ed.). Philadelphia: Lea & Febiger 1956
Gilg, E., Brandt, W.: Lehrbuch der Pharmakognosie. Berlin: Springer 1922
Gilg, E., Schürhoff, P. N.: Aus dem Reiche der Drogen. Dresden: Schwarzeck 1926
Graf, J.: Tafelwerk zur Pflanzensystematik. München: J. F. Lehmanns 1975
Green, D. E., Goldberger, R. F.: Molekulare Prozesse des Lebens, übersetzt von Träger, L. und R. Berlin, Heidelberg, New York: Springer 1971

Harvey, W. H.: Phycologia britannica. London: Reeve and Benham 1846–1851
Hayne: Getreue Darstellung und Beschreibung der in der Arzneikunde gebräuchlichen Gewächse, wie auch solcher, welche mit ihnen verwechselt werden können, Bd. I–XII. Berlin: Selbstverlag 1805–1833
Huber, B.: Grundzüge der Pflanzenanatomie. Berlin, Göttingen, Heidelberg: Springer 1961

Karlson, P.: Kurzes Lehrbuch der Biochemie für Mediziner und Naturwissenschaftler. 4., überarb. u. erw. Aufl. Stuttgart: Thieme 1964
Kauss, H.: Plant Lectins (Phytohemagglutinins). Fortschr. Botanik *38*, 58–70 (1976)
Köhler's Medizinal-Pflanzen. Atlas zur Pharmacopoea germanica, austriaca, belgica, danica, helvetica, hungarica, rossica, suecica, neerlandica, British pharmacopoeia, zum Codex medicamentarius sowie zur Pharmacopoeia of the United States of America. Hrsg. v. G. Pabst. Gera-Untermhaus: Verlag von Fr. Eugen Köhler 1887
Kreutz, W.: Neue Untersuchungen zur molekularen Architektur der Thylakoide. Erste Hinweise für eine „Protonenpumpe". Ber. Dtsch. Bot. Ges. *82*, 459–474 (1969)
Kreutz, W.: Röntgenographische Strukturuntersuchungen in der Photosyntheseforschung. Umschau *66*, 806–813 (1966)
Kreutz, W., Menke, W.: Strukturuntersuchungen an Plastiden. Röntgenographische Untersuchungen an isolierten Chloroplasten und Chloroplasten lebender Zellen. Z. Naturf. *17b*, 675–683 (1962)
Kubitzki, K.: Systematics and Evolution of Seed Plants. Fortschr. Botanik *39*, 192–238 (1977)
Kull, U., Knodel, H.: Genetik und Molekularbiologie. Stuttgart: J. B. Metzler 1975/1976

Lehninger, A. L.: Bioenergetik. Stuttgart: Thieme 1970
Lehninger, A. L.: Biochemistry. 2. ed. New York: Worth Publishers, Inc. 1975

Lüers, H., Sperling, K., Wolf, B. E.: In: Evolution der Organismen, Bd. II/1. Heberer G. Stuttgart: Gustav Fischer 1974

Matile, Ph.: Enzymologie pflanzlicher Zellkompartimente. Ber. Dtsch. Bot. Ges. *82*, 397–405 (1969)
Metcalfe, C. R., Chalk, L.: Anatomy of the Dicotyledons. Oxford: At the Clarendon Press 1950
Mohr, H.: Pflanzenphysiologie. Berlin, Heidelberg, New York: Springer 1971
Mohr, H., Schopfer, P.: Lehrbuch der Pflanzenphysiologie. Berlin, Heidelberg, New York: Springer-Verlag 1978
Müller, E., Loeffler, W.: Mykologie, Grundriß der Pilzkunde, 2. Aufl. Stuttgart: Thieme 1971

Nagl, W.: Organisation and Replication of the Eukaryotic Chromosome. Fortschr. Botanik *39*, 132–152 (1977)
Nultsch, W.: Allgemeine Botanik. Stuttgart: Thieme 1977

Oehlkers, Fr.: Das Leben der Gewächse, 1. Bd. Die Pflanze als Individuum. Berlin, Göttingen, Heidelberg: Springer 1956

Poelt, J., Jahn, H.: Mitteleuropäische Pilze. Sammlung naturkundlicher Tafeln. Hrsg.: E. Cramer. Hamburg: Kronen-Verlag E. Cramer 1963

Quail, P. H.: Phytochrome. In: Plant Biochemistry. Bonner, J., Varner, J. E. (ed.) pp. 683–711. New York, San Francisco, London: Academic Press 1976

Rauh, W.: Morphologie der Nutzpflanzen. Heidelberg: Quelle und Meyer 1950
Rauschert, St.: Nomenklatorische Probleme in der Gattung Matricaria L. Folia Geobot. Phytotax. *9*, 240–260 (1974)
Rehm, H.-J.: Einführung in die industrielle Mikrobiologie. Berlin, Heidelberg, New York: Springer 1971
Reinhard, E.: Pharmazeutische Biologie 1. Cytologie, Genetik, Physiologie. Stuttgart: Wiss. Verlagsges. 1978
Rhaese, H.-I.: Mutation. Repair Processes in Mutation Induction. Fortschr. Botanik *38*, 187–195 (1976)

v. Sengbusch, P.: Einführung in die Allgemeine Biologie. Berlin, Heidelberg, New York: Springer 1974
Sitte, P.: Biomembranen: Struktur und Funktion. Ber. Dtsch. Bot. Ges. *82*, 329–383 (1969)
Schlegel, H. G.: Allgemeine Mikrobiologie. Stuttgart: Thieme 1976
Schnepf, E.: Membranfluß und Membrantransformation. Ber. Deutsch. Botan. Ges. *82*, 407–413 (1969)
Schumann, K., Gilg, E.: Das Pflanzenreich. In: Hausschatz des Wissens, Abtlg. V, Bd. 7. Neudamm: Verlag v. J. Neumann o. J. (etwa um 1900)
Stanley, R. G., Linskens, H. F.: Pollen. Berlin, Heidelberg, New York: Springer 1974
Strasburger, E.: Lehrbuch der Botanik. 31. Aufl. Stuttgart, New York: Gustav Fischer 1978
Stumpf, P. K.: Lipid Metabolism. In: Plant Biochemistry. Bonner, J., Varner, J. E. (ed.) pp. 427–461. New York, San Francisco, London: Academic Press 1976

Toman, J., Starý, F.: Matricaria chamomilla oder Matricaria recutita? Taxon *14*, 224–228 (1965)

Treiber, E.: Die Chemie der Pflanzenzellwand. Berlin, Göttingen, Heidelberg: Springer 1957
Troll, W.: Allgemeine Botanik. Stuttgart: Enke 1973
Turner, D.: Fuci, sive plantarum Fucorum generi a botanicis ascriptarum icones, descriptiones et historia. Fuci; or colored figures and descriptions of the Plants referred by botanists to the genus Fucus. London, Arch. 1808–1819

Watson, J. D.: Molekularbiologie des Gens, übersetzt von Schimpl, A. Amsterdam: Inter European Editions 1975
Weber, H.: Botanik. Stuttgart: Wissenschaftliche Verlagsgesellschaft 1962
Wehrmeyer, W.: Über Membranbildungsprozesse im Chloroplasten. II. Mitt.: Zur Entstehung der Grana durch Membranüberschiebung. Planta *63*, 13–30 (1964)
Witt, H. T.: Neuere Ergebnisse über die Primärvorgänge der Photosynthese. Umschau *66*, 589–596 (1966)
Witt, H. T.: Biophysikalische Primärvorgänge in der Photosynthesemembran. Naturwissensch. *63*, 23–27 (1976)

Zimmermann, M. H., Brown, C. L.: Trees, structure and function. Berlin, Heidelberg, New York: Springer 1971

Sachverzeichnis

Die **fett** gedruckten Zahlen verweisen auf die Seiten, auf denen das Stichwort primär behandelt wird.
Sternchen an Seitenzahlen verweisen auf Abbildungen.

abgeleitete Merkmale **245**, 286
Abies
– *alba* 282*, 283
– *balsamica* 283
Abschlußgewebe 157, **159**, 392
–, primäres **159**, 166, 392
–, sekundäres **163**, 393
Abscisin 91*, 92
Abscisinsäure 91
Absinthin 362, **364**
Absorptionsgewebe 157, **160**, 161*
Abstammungslehre 241, **242**
Abteilung 247, 248
Acacia 318
– *catechu* 318
– *senegal* 318, 425*
Acetobacter 124
Achäne 229, 231*, **233**, 331, 361, 362, 366*, 426*
Achillea millefolium 366*, 367
achlamydeisch 213
Aconitin 295
Aconitum 285, 292, 293, **295**
– *napellus* 295, 422*
Acorus calamus 65, 396
Acridin-Alkaloide 328
Actinomyces bovis 254
Actinomycetales 254
adaptive Fermente 97
Adenosin 7*
Adenosindiphosphat = ADP 5, **110**, 112, 122, 128, 129
Adenosinmonophosphat = AMP 5
–, cyclisches = cAMP 100
Adenosintriphosphat = ATP 5, **110**, 112, 122, 128, 129
adnat (Theken) 214, 319*
Adonis 285, 293, **294**
– *vernalis* 294*
– *aestivalis* 294

Adonisröschen 294*
adossiertes Vorblatt 223*
Ährchen (Poaceae) 377*
Ähre **221***, 223, 377, 422*
Ähren- und Rispengräser 378
Äquatorialplatte 70
äquifaciales Blatt **203**, 403
Aerenchym, Durchlüftungsgewebe 151, 393, 397
aerobe Organismen 124
Ätherische Öle 23, **34**, 42, 282, 284, 286, 289, 291, 315, 326, 327, 331, 338, 349, 356, 357, 358, 362, 364, 366, 376, 379, 381
Äthylen 92
Aflatoxine 269, 272*
Agar 259
Agaricales 274
Agaricus campester 275*
Agarobiose 259
Agaropectin 259
Agarose 259
Aggregationsverbände 154
Agropyron 381
Akkrusten 51*
Aktionspotential 17
Aktivierungsenergie 103, 104
Alaria esculenta 262*
Aleuron 237, 238
Aleuronkörner 26, **41***, 237
Aleuronschicht 100, 236*, **237**, 379
Algen 258
–, Braun- 260, 262*, 263*
–, Grün- 249
–, Kiesel- 260
–, Rot- 259
Alginsäure 260, 261
Alizarin 344
Alkaloide **33**
–, Acridin- 328

449

Alkaloide
–, Benzophenanthridin- 288, 297
–, Benzylisochinolin- 286, 288, 296
–, Chinolin- 328, 341
–, Chinolizidin- 321
–, Conium- 333
–, Ester- 293, 295
–, Glyko- 351
–, Histidin(gruppe) 328
–, Indol- 326, 341, 342, 344, 345
–, Isochinolin- 293, 295, 296, 328, 342
–, Lupinen- 321, 322
–, Lysin(gruppe) 33*, 321, 333
–, Ornithin(gruppe) (= Prolingruppe) 33*, 351
–, Phenylalanin(gruppe) 33*, 285, 286, 288*, 296, 328, 342
–, Piperidin- 333
–, Prolin(gruppe) 33*, 351
–, Pseudo- 295, 372
–, Purinbasen 7*, 344
–, Pyridin- 351
–, Solanum- 351
–, Steroid- 351, 371, 372
–, Terpen- 295
–, Tropan- 330, 351
–, Tryptophan(gruppe) 34*, 272, 322, 326, 341, 344
Alkoholische Gärung 121, **124**
alkylierende Agentien 88
Allel 58, **61**
Allergie 381
Allicin 374
Alliin 374
Alliinase 375
Allioideae 374
Allium 374
– *cepa* 374
– *porrum* 374
– *sativum* 374
– *schoenoprasum* 374
– *ursinum* 374
allorrhiz **196***, 197, 369
allosterische Hemmung 109
Almrausch 338
Aloe 373, 374*
– *barbadensis* 373
– *ferox* 373
– *succotrina* 373
Aloe-Emodin 299
– *hepatica* 373
– *lucida* 373

Aloin 373
Alpenveilchen 336
Alpinia officinarum 376
Alraun 353
Althaea 304, **308**, 309
– *officinalis* 308, 309*, 423*
– *rosea* 308
Amanita muscaria 274, 275*
– *phalloides* 274
Amanitin 274
Amarogentin 347
Amentiferae 300
Aminoglycosidantibiotika 256
Aminosäuren 8
–, nicht proteinogene 53
–, proteinogene 8, 84
Ammi 333
– *majus* 333
– *visnaga* 333
Ammoniak-Entgiftung 145
Ammoniak-Oxidation durch Bakterien **120**, 142
Ammoniumsalze als N-Quelle 142
Amygdalae 316, 317*
– *amarae* 316
– *dulces* 316
Amygdalin 316
Amygdalus communis → *Prunus dulcis*
Amylasen 269
α-Amylasen 37, 100, 132
β-Amylasen 132
Amylopectin 36
Amyloplasten 20
Amylose 36
Amylum 36
– Maidis 380
– Oryzae 379, 391
– Solani **39***, **352**, 391
– Tritici **379**, 391
anabole Reaktionswege 137*
Anabolismus → Assimilation
anaerob 251
anaerobe Organismen 121, 124
analog(e Organe) 244
Analogie 244
Ananas 233, **370**
Anaphase 66, 67, 70, 71
Anatomie **185**
–, physiologische 158
Androeceum **212, 213, 214,** 377
Andromedotoxin 337, 338
Androprogoneae 379, 381

Anemone 292, 293
Anemonin 293
Anethol 331, 333
Aneuploidie 86, 87
Angiospermae = Magnoliophytina 280, 281
Angiospermenholz 192
Anhalonium levinii → *Lophophora williamsii* 299
Anis 331, 332*
–, Stern- 290*
anisocytisch(e Spaltöffnung) 204
anomocytisch(e Spaltöffnung) 204
Anoxibionten 121
Antennenpigmente 113
Anthere 214, 215*
Antherenöffnung 214, 215*
Antheridium 209, 266
Anthochlore **31***, 362
Anthocyane 31*
Anthocyanidine 31*
Anthoxanthine 31*
Anthraglykoside [z. T. Glykosyl-Verbindungen. Alte Bezeichnung: „C-Glykoside"] **28***, 42, 299, 318, 333, 341, 371, 373
Antibiose 252
Antibiotika **252**, 256, 269
Antibiotikaresistenz 78
Antigene **54**, 381
Antikörper 54*, **55***
Antiserum 56
Anulus 214
Apfel 316
Apfelfrucht 316
Apfelsine 328
Apiaceae = Umbelliferae 170*, 199, **330**, 400, 406
Apikaldominanz 90
Apocynaceae 238, **344**
Apocynoideae 344
Apocynum 344
Apoenzym **105**
apokarp (Gynoeceum) 216, 217*
Apokarpie **216**, 217*, 286, 287*, 290*, 293, 313*, 424*
Aporphin-Typ (Alkaloide) 288*
Apposition 47
Appositionswachstum 47
Aprikose 316
Arabinose 44
Araceae 65

Arachis 321, **323**
– *hypogaea* 323, 420*
Arbeitskern 66
Arbeitsteilung 154
Arbutin 337
Archegonium 209, 282
Arctostaphylos 337
– *uva-ursi* 337, 427*
Areal 245
Arillus 236*, **290**, 291*
Armoracia rusticana 306*
Arnica 365
– *chamissonis* 366
– *montana* 365, 431*
Art 247
Artemisia 364
– *abrotanum* 365
– *absinthium* 364*
– *dracunculus* 365
– *pontica* 365
– *vulgaris* 364
Arzneipflanzen 240
–, Systematik der 240
Asclepiadaceae 169*, **346**, 417*
Ascogon 266
Ascomycetes 265, 266*, **268**
Ascosporen 265, 266
Ascus 265, 266
Asparagoideae 272
Asparagus officinalis 372
Aspergillus 269
– *flavus* 269
– *niger* 269
Asperulosid 341, 342
Asphodeloideae 373
Asphodelus 373
Aspidosperma 344
Assimilation → Photosynthese → Anabolismus 112
– des Kohlenstoffs, des CO_2 → Photosynthese 112
– des Stickstoffs 141, 142*
Assimilationsparenchym 165
Assimilationsprodukte → Photosynthese 117
Assimilationsquotient 116
Assimilationsstärke 117
Asteraceae 361
Asterales 360
Asteridae 286, **338**, **339**
Astragaleae 322
Astragalus 322

451

Astragalus gummifer 322, 323*
asymmetrische Blüte 348, 349*
Atavismen 243
Atmung 121
– oxibiontische 125
– anoxibiontische 121
Atmungskette 127
Atmungsketten-Phosphorylierung 127, 128*
Atmungsquotient 129
Atmungstheorie (WARBURG) 125, 127
– (WIELAND) 125
Atropa bella-donna 351, 429*
Atropin 352
Aubergine 353
Aucubin 354
„Aufhellen" mikroskopischer Objekte 396
Auflösungsvermögen des Mikroskops 260
– Überprüfung des 260
Aufnahme d. Nährsalze 148, 150, 160
– des Wassers 148, 150, 160
Aufspaltung (Mendeln) 57
Auron 31*
Ausläufer 190
Auslese 245
Autorname 248
autotrophe Organismen 117
Auxine **90,** 91*
auxotrophe Organismen 95
Avena sativa 379, 380*
Avena-Test 91, 92*
Avocadofrüchte 290
Azaleen 338
Azulen 367

Bachnelkenwurz 313*
Bacillariophyceae 260
Bacilli 254
Bacillus anthracis 254
– *mesentericus* 253*
– *subtilis* 254
Bacteriophyta 253
Bäckerhefe 268
Bärentraube 338, 427*
Bärentraubenblätter 338, 427*
Bärlapp (Keulen-) 278*
Bärlappgewächse 277
Bärlauch 374
Bakterien 250, **253**
–, aerobe 254

Bakterien, anaerobe (anoxibiontische) 121, 254
– – Atmung 143
– – Chlorophyll 111
–, denitrifizierende 142
– – DNA 76
– – Enzyme 97
–, gramnegative **53**, 254
–, grampositive **53**, 254
–, stickstoffbindende 143
Bakterienknöllchen 147*
Bakterienkolonien auf Agar 253*
Bakterienzelle 4*
–, peritrich begeißelt 253*
Bakterienzellwand 53*
Bakteriophage 76, 77*, **250**
Bakteroide 147*
Baldrian 349
Balg(frucht) 229, **230***, 232*, 290*, 293, 311, 316, 424*
Balsame **34,** 282, 318, 322
Balsamum peruvianum 322
– tolutanum 322
Basalzelle(n) 403
Basidie 266, 267
Basidiomycetes 266, 267*, **273**
Basidiosporen 266, 267
Bast → Phloem 181
Bastard 57
Bastfaser(n) → Phloemfasern 173
Bastfaserbündel 397, 418*
Bastparenchym, Weichbast → Phloem 181
Bastteil = Phloem 181
Baumwolle 309, 310*
Baumwollhaare 310*
Baumwollkapsel 310*
Baumwollsamen (Ölgehalt) 309
Baustoffwechsel (Schema) 137
Bedecktsamer → Angiospermae → Magnoliophytina 280, 285
Beeren(früchte) 229, 230*, 231*, **233**, 327, 337
–, Trockenbeeren 352
Beerenzapfen 284
Befruchtung 209
–, doppelte (der Angiospermen) 212
Beifuß 364
Belladonna-Alkaloide 351
Benzophenanthridin-Alkaloide 288, 297
Benzyl-(Tethrahydro)-isochinolin-Alkaloide 286, 288*

Berberin 295, 297, 298*
Berberis vulgaris 295
Berberitze 295
–, Blattdorn 243
Bergwohlverleih 365, 431*
Bernstein 283
Besenginster 322, 425*
Besenheide 338
Beta 297
Betacyane 297, 298
Betacyanidin 298*
Betalaïne 297
Betanine 297
Betaxanthine 297
β-Indolylessigsäure 91
β-Oxidation 141*
Betriebsstoffwechsel 137
Bewurzelung, allorrhize 196*
–, homorrhize 196*
Bibernelle 333
„Bicornes" 337
Biegungsfestigkeit 189
Bierhefe 268
bifaciale Blätter 202*, 203, 403
Bikollaterale Leitbündel 340, 344, 346, 351
Bildungsgewebe = Meristeme **156**, 176*, 184*, 186, 187*
Bilsenkraut 352, 429*
Bingelkraut 334
Binsen 370
Biochemische Reaktionen
–, Grundprinzipien 101
Biokatalysatoren → Enzyme → Fermente 104
Biologische Fachausdrücke 433
„Biologische Uhr" 95
Biomembranen **11**, 12*
–, Bau 11
–, Funktionen 14
–, innerhalb der Zelle 13
Biotin 104*, 107
Birke 301
Birkensaft („Blutungssaft") 151
Birne 316
Bisabolol 364
Bitterdistel 431*
Bitterdroge 347, 348, 364
Bittermittel 342
Bitterstoffe **29**, 305, 327, 338, 347, 356, 358, 361, 362
Bitterstoffglykoside **29**, 340

Bitterwert **29**, 347
Blasentang 261, 263*
Blätterpilze 274
Blatt 198
– äquifaciales 203, 403
– bifaciales 202*, 203, 403
– dorsiventrales → bifaciales 202*, 203, 403
Blattadern, Blattaderung s. Blattnervatur 202
Blattdornen 243
Blattepidermis 202*, 203
Blattfiedern 200
Blattgrün → Chlorophyll 111*
Blattgrund 199
Blattmesophyll 202*
Blattnervatur → Blattaderung, Blattrippen 202
Blattrand 201
– -Typen 201*
Blattscheide **199***, 331, 372, 373*, 377
Blattspindel = Rhachis 200
Blattspreite 199, **200**, 202*
–, geteilte 200
–, ungeteilte 200
–, zusammengesetzte 200
Blattstellung (auch im Blütenbereich) 246, 286, 287
–, schraubig 246, 287
–, wirtelig 246
Blattstiel 199, 200
Blaualgen = Cyanobakterien 250
Blaubeere **337**, 426*
Blausäureglykoside **30***, 311, 316
Block-Mutation 88
Blühhormon → Gibberelline
Blüte 207
–, epigyn 213*
–, hypogyn 213*
–, perigyn 213*
Blütenblätter = Blütenkronblätter = Petalen 214
Blütenboden **213**, 366
Blütendiagramm **219***, 377*
Blütenformel 219
Blütenglieder, schraubige Stellung 286, 287*
Blütengrundriß (Blütendiagramm) 219*
Blütenhülle = Perianth 213
Blütenkörbchen 361, 365

453

Blütenkronblätter 214
Blütenpflanzen 280
Blütenstand, Blütenstände 219, 221*, 224*, 226*, 227*
– cymös (sympodial) 222, 224*, 225
– geschlossen 225, 226*, 227, 228
– offen 225, 226, 227*, 228
– racemös (monopodial) 222
Blütenstandstypen 221*, 224*, 226*, 227*
Blütenstaub → Pollen 208
Blütensymmetrie 219*
Blumenkrone 214
Blutgelatine 388
Blutkörperchensuspension 385
Blutungssaft 151, **174**
Blutwurz 314*
Bockshornklee 325, 326*
Bodenbakterien 251
„Bodensaugspannung" 149
Bohne 321
Bohnenmehl *(Phaseolus vulgaris)* 409
Boraginaceae 50
Boletus edulis 274*
Borke **164***, 393
Botanische Terminologie 433
Boten-RNA = m-RNA 82
Botryoid (= traubenartig) 226*
Brandpilze 273
Brandsporen 273
Brassica 231*, 304, **306**
– *napus* 306
– *nigra* 306, 423*
– *oleracea* 306
– *rapa* 306
Brassicaceae 304, **305**, 234, 237, 238
Braunalgen 260, 262*, 263*
Brechnußbaum 341, 428*
Brechwurzel 342, 428*
Brenztraubensäure 121
Brom„beere" 315
Bromeliaceae 370
Bromeliales 370
Bruchfrucht **229**, 319, 320*, 323, 355
Brucin 341
Bryophyta 277
Buche 301
Buchengewächse 300
Buchweizen *(Fagopyrum esculentum)* 299
Bündelscheide 136

Bufadienolide 293, **295,** 371, 372
Bulbus Scillae 371, 432*
Buschwindröschen 292
Butenolidring **27,** 294

C_3-Pflanzen 136
C_4-Pflanzen 136
C_4-Carbonsäureweg 136
Cactaceae 299
Caesalpiniaceae 318
Calabarbohne **325,** 327*
Calciumcarbonat 50
Calciumoxalat → Kristalle
Calluna vulgaris 338
CALVIN-Cyklus = reduktiver Pentosephosphatcyclus 117, 118*, 119*
Cambium 176*, 189*, 195
– fascikulares 156, 184*, 186, 187*
– interfascikulares 156, 186, 187*
–, Kork- 163
Cambiumring 186, 187*
Camellia sinensis 306
Camphora 289
Candida albicans 268
Cannabaceae 50, 300, 301, **302**
Cannabis sativa 301, 302*
Cantharellus 274
Capparaceae 306
Capparales 304
Capparis spinosa 306
Caprifoliaceae 348
Capsaicin 351, 352
Capsicum 351, 352
– *annuum* 352, 353*
– *frutescens* 352
Cardenolide **27,** 28*, 293, 294, 338, 344, 346, 354, 371, 372
Carex 377
Carica 304
Caricaceae 304
Carnosol 358
Carotin(oide) 111*
Carrageen 258, **259**
Carrier 16
Carum carvi 231*, 331, 426*
Carvon 331
Caryophyllales 297
Caryophyllaceae 297, **298**
Caryophyllidae 285, **297**
Cascara sagrada 334, 427*
CASPARY'scher Streifen (Punkt) **162,** 393
Cassia 318

Cassia angustifolia 318, 319*
- auriculata 319
- senna 318
Catechin 318
Catechingerbstoffe 341
Catechu 318
-, Gambir- 341
Catharanthus roseus 345, 421*
Cauliflorie 309
Cayennepfeffer 352
Cellulose 43, 45*, 46
Cellulosefibrillen 46
Centaurium erythraea 347, 348*
„Centrospermae" 298
Cephaëlin 342
Cephaëlis 342
- *acuminata* 342
- *ipecacuanha* 342, 428*
Cephalosporine 269
Cephalosporium 269
Ceratonia siliqua 237, 319, **320**
Cerbera 344
Cerberoideae 344
Cetraria islandica 276*
Chalkon 31*
Chamomilla recutita 362, 363*
Champignon 274, 275*
Cheiranthus cheiri 304, **306**
Chelerythrin 297
Chelidonin 288, 297
Chelidonium majus 285, **296**, 396
Chelidonsäure 297
Chenopodiaceae 297
Chemosynthese 120
Chiasma, Chiasmata 69*
Chinarinde 342, 343*
Chinarindenbaum s. auch *Cinchona* 342, 343
Chinin 341, 342
Chinolin-Alkaloide 328, 341
Chinolizidin-Alkaloide 321
Chitin **52***, 264
Chloramphenicol 256*
Chlorophylle 111*
- und Assimilation 113, 114
Chloroplasten **20***, 21*, 113
- Stroma 16, **20**
- Thylakoide **20**, 113, 114
Chondrus crispus 259, 421*
chorikarp, Chorikarpie 216, 217*, 286, 287*, 290*, 293, 313*, 424*
-, sekundäre 344

Christrose 294
Chromatiden 66
Chromatin **18,** 19*
Chromomere 66
Chromonemen 66
Chromoplasten 20
Chromoproteide 93
Chromosomen 18, **62,** 63*, **64,** 67*
- -Anomalien 86
- -Brüche 87, 88
- -Feinbau 66
- -Mutation 87*, 88
- -Satz 62*
Chrysanthemum cinerariifolium 367*
Chrysophanol 299
Chrysophyta 260
Chymochrome 31
Cichoriaceae 360
Cichorium 361
- *endivia* 361
- *intybus* 361, 431*
Cicuta virosa 331
Cinchona 342
- *calysaya* 342
- *ledgeriana* 342
- *pubescens* 342, 343*
- *succirubra* 342, 343*
Cinchona-Alkaloide 341
Cinchonoideae 341
Cinnamomum 285, **289**
- *aromaticum* 289
- *burmannii* 289
- *camphora* 289
- *cassia* 289
- *zeylanicum* 289
Cistron → Struktur-Gen 97
Citrone 328
Citronellöl 357
Citronenmelisse 356
Citronensäurecyclus = Tricarbonsäurecyclus (= KREBS-MARTIUS-Cyklus) **125,** 126*
Citrus (s. a. Apfelsine, Citrone, Orange) 330, 327, **328,** 330*
- *aurantium* 329
- *limon* 329
Claviceps purpurea 270, 271, **272,** 432*
- Alkaloide 34*
Clavicipitaceae 272
Clavicipitales 272
Clematis 292

455

Clostridium   254
– *botulinium*   254
– *tetani*   254
Cnicus benedictus (Carduus benedictus)   431*
Cocablätter   330
Cocain   33, 330
Cocarcinogene   335
Code, genetischer   83
Codein   296
Coenobien   153
coenokarp   216, **217***, 371
Coenzym(e)   105, 106, 107
–, Vitamine als Bestandteile von –   106, 107
Coenzym A   105*, 124
–, Acetyl-   124
Co-Faktor   105
Coffea arabica   342, **344**
Coffein   341, **344**
Colchicin   86
Colchicine   371, 374
Colchicum autumnale   374, 432*
–, Sproßknolle   374
Collenchym   170
–, Ecken-   170, **171***, 355, 394
–, Platten-   170, **171***, 394
Colophonium   282
„Columniferae"   **308**, 423*
Commelinaceae   370
Commelinales   370
Commelinidae   370, 377
Compositae   360, 361
Compositendrüsenhaare   **168***, 362, 366, 406, 418*
Concauleszenz   223*
Conidien   265, 270, 271*
Conidienträger   266
Conidiospore   266
Coniferae   281, 282*
Coniferophytina   281
Coniin   333
Conium-Alkaloide   333
Conium maculatum   33, 333
Connektiv   208*, 214, 215*
„Contortae"   340
Convallaria majalis   372
Coremien   269
Cormobionta   **155**, 258
Cormophyta   155
Cormus   155
Corolle   213, **214**

Coronilleae   323
Cortex
– Chinae   342, 343*, 394
– Cinnamomi   289, 398
– Condurango   393, 394
– Frangulae   **333, 397,** 418*, 427*
– Gossypii radicis   309
– Quercus   391
– Quillajae   311, 424*
– Rhamni purshiani   334, 427*
– Ulmi   300
Cortex-Drogen   193*, 397
Corylus avellana   231*
Corynebacterium diphtheriae   254
Cosubstrate   109
Cotyledonen   **233**, 238, 239, 407
Crataegus   316
– *azarolus*   316
– *monogyna*   316
– *nigra*   316
– *oxyacantha*   316, 424*
– *pentagyna*   316
Cross-over (crossing-over)   69*, **72**
Croton tiglium   334, 335
Cruciferae   234, 237, 238, **305**
Cubebenpfeffer   292
Cubebin   292
Cucurbita pepo   395
Curcurbitaceae   50, 395
Curcurbitales   304
Cumarine   **30***, 322, 325, 331, 342
Cumarin-Vorstufen   29, 341, 342
Cupressaceae   283
Cupressus sempervirens   283
Curare   17, 33*, 34*
–, Menispermaceae (vgl. Tubocurarinii chloridum Ph. Eur. I)   [286, 288*]
–, Loganiaceae   34*, 341
Curcuma   376
– *longa*   376
– *zanthorrhiza*   376
– *zedoaria*   376
Cuticula   **160***, 161*, 392
Cuticularblase   **167***, 168*, 355, 418*
Cuticularfältelung   402
Cutin   42, **51**, 160, 161
Cyanogene Glykoside   30*, 311, 330
Cyathium   334
Cycadophytina   281, **284**
Cyclamen purpurascens   336
cyclisches Adenosin-3',5'-monophosphat (c-AMP)   100

Cyclite 344
Cydonia oblonga **315**, 316*, 394
cymös 222
Cymoid 221*, **223***, 307*, 348*, 424*, 426*
Cymbopogon nardus 357, **381**
Cynanchum → *Vincetoxicum* 346*
Cyperaceae 370, **377**
Cyperales 370
Cyperus papyrus 370, 377
Cystolith **50, 206,** 207*, 300, 302, 303*
Cytisus scoparius 322, 425*
Cytochrome 128
Cytokinine = Phytokinine 91*, 92
Cytologie 1
Cytoplasma 3, **5**
Cytoplasmamembran 2, **12**
Cytosin 7*

Dalmatischer Salbei 357
Darwin, Ch. 243
Darwinismus 243
Datura stramonium 351, 429*
Dauergewebe 156
Deckelkapsel 352
Deckhaare **205**, 206*, 365*, 404
Deckschuppen 282*
Deckspelzen 377*, 378, 380*
Dédoublement 305, 311
Defizienz 88
dekussiert (Blattstellung) 346, 355
Deletion 88
Delphinium 295
Desoxyribonucleinsäure = DNS = DNA 6
– autokatalytische Funktion 80, 81
–, heterokatalytische Funktion 84
– - Faden 18
– Reduplikation (Replikation) 66, 80*, 81*
– Struktur **78**, 79*
2-Desoxyribose 7*
Deszendenztheorie 243
Dextrane 252
diacytisch(e Spaltöffnung) **204**, 356, 360
Diakinese 70, 71
Dianthronglykoside 318
Diatomeen 260
Diatomeenerde 260
Dichasium 220, 221*, **223**, 229, 298, 307*, 348*, 424*

Dichocladium 220
dichotome Verzweigung **220**, 277
Dickenwachstum, sekundäres des Cormus **186**, 193, 195
Dicotyledoneae = Magnoliatae 196, 281, **285, 369**
–, mit sekundärem Dickenwachstum
–, –, Sproßachse 189*, 396
–, –, Wurzel 195*
–, –, –, Typen 198*, 399–401
Dictyosomen 2, **22,** 23*
Differenzierung 96
Differenzierungswachstum 97
Diffusion, erleichterte 16
Diffusionsbarriere 15
Digitalis 354
– *lanata* 354, 430*
– *lutea* 354
– *grandiflora* 354
– *purpurea* 354, 430*
Digitalis purpureae folium **354**, 403, 430*
Digitaloide 28*, 354
digitate Fiederblätter 201*
Dihybridenkreuzungsschema 61*
Dikaryonphase = Zweikernphase (bei Pilzen) 265, 266, 267
Dilleniales 304
Dilleniidae 285, **304, 305**
Diosgenin (Dioscorea, -ceae) 371
Diplo-Haploidie 75
diploid 74, 209
Diploidie **74,** 209
Diplonten 209
Diplotän 70, 71
Discomyceten 272
Diskus 217, 327, 331
Dissimilation 121
Diterpenalkaloide 295
Diterpene 295
Divergenz 245
Dolde 221*, 223, 226, 227, 228
– Doppel- 332*, 426*
– geschlossen 221*
– offen **221***, 427*
Doldenblütler 330
dominant-rezessive Vererbung 57
Dominanz, apikale 90
Doppelachäne 231*, **233,** 331
Doppelhelix 79
Doppeltraube 425*
Doppelte Befruchtung (der Angiospermen) 212

457

Dormin 91*
dorsiventrales Blatt 202*, **203**, 403
Drüsen 23, **167**, 419*
Drüsengewebe 167
Drüsenhaare **166**, 168, 205, 302, 303*, 356, 360, 362, 404, 405, 406, 418*, 419*
Drüsenschuppen 166, **167**, 355, 358, 404
Drüsenzellen 167
Drusen (Ca-Oxalat) → Kristalle 36
Dryopteris filix-mas **209**, 210*, **279**, 422*
Duboisia 351
Dunkelreaktion (Photosynthese) 116, 118*, 119*

Eberraute 365
Eckencollenchym 170, **171***, 394
Effektor(en) 97, 99
Eibisch 308, 423*
– (Frucht-Typ) 309*
Eibischwurzel 308, 423*
Eiche 301
Eichenrinde 391, 393
Eierfrucht 353
Einkeimblättrige Pflanzen 368
Eisenhut 295, 422*
Eiweiß 237
Eiweißkristalle 26, 41, 237
Eiweißkristalloide 26, 41
Eiweißvacuolen 26
Eizelle 209
Elektrolyte 11
Elektronentransport 113, 114, 128
Elementarmembran → Biomembran 11
Elettaria cardamomum 236*, **375***
Embryo 233, **239**
Embryosack 210, 212
Embryosackkern, sekundärer 212
Embryosackmutterzelle 211, 212
Emetin 342
Emulsin 316
Endemismen 245
endergonisch 102
Endiviensalat 361
Endocytose 16
Endodermis **162***, 185, 393
–, primäre **162***, 393
–, tertiäre **162***, 393

endodermoide Schicht **163**, 185
Endokarp **233**, 407
Endoplasmatisches Reticulum 2, **22**
Endosperm **236***, 237, 238, 406, 407
– primäres (der Gymnospermen) 212
– sekundäres (triploid) **212**, 234, 236, 379, 406, 407
endotherm 102
Endothezium **214**, 215*, 405
Endoxidation des Wasserstoffs (Atmungskette) 127, 128*
Endproduktrepression 100
Energetischer Zustand (eines Systems) 101
energiereiche Verbindungen **110**, 121, 125, 127
Energiestoffwechsel (Schema) 137*
Enterobakterien 254
Enthalpie (H) 101
Entropie (S) 101
Entwicklung 96
Enzian 347, 372, **428***
Enzianwurzel 347, **400**, 428*
Enzymaktivität, Regulation 97, 109
Enzyme 8*, **103**
–, adaptive 97
–, allosterische 97, 99
–, – Hemmung 109
–, Apo- 105
–, Co- **105**, 106, 107
–, Cosubstrate 109
–, Erniedrigung der Aktivierungsenergie 103*
–, Holo- 105
–, kompetitive (= isosterische) Hemmung 109
–, konstitutive 97
–, prosthetische Gruppe 109
–, Substratspezifität 109
–, Wirkungsspezifität 109
Ephedra 284*, 285, 417*
Ephedraceae 284
Ephedrin **33**, 285
Epicatechin 318
Epidermis **159**, 160*, 202*, 205*, 235*, 236*, 392
–, Blatt- 202*, 203
epigäische Keimung 239
epigyn 213
Episomen 4, **76**

458

Equisetum 278
– *arvense* 279
– *palustre* 279
Equisetaceae 278
Equisetatae 278
ER = Endoplasmatisches Reticulum 2, **22**
Erbanlagen 57
Erbgut 57
Erdbeere 231*, **314**, 424*
Erdnuß **323**, 420*
Erdnußöl 324
Erdsprosse → Rhizome 190
Ergastische Produkte 25
Ergometrin (= Ergobasin) 272
Ergotamin 272
Erica 338
– *herbacea* 338
– *tetralix* 338
Ericaceae 336
Erle 301
Erregung 17
Erregungsbildung 17
Erregungsleitung 17
Erysimum 304, **306**
Erythroxylaceae 330
Erythroxylon coca 330
Esche 349
Escherichia coli 254
Eserin 326
Essigsäure, aktivierte 125
Essigsäure„gärung" 124
Esteralkaloide 293, **295**
Estragon 365
Etiolement 94*
Euascomycetidae 270
Eubacteriales 253
Eucalyptus 326
– *globulus* 326
Eucheuma 259
Eukaryonta 258
Euphorbia 334
Euphorbiaceae 334
Evolution 242
Evolutionsforschung 241, **244**
exergonisch 102
Exine **214**, 405
Exkretbehälter **166**
–, schizogene **166**, 282, 362, 418*
–, lysigene 166
Exkretgänge **166**, 170*, 282, 331, 400, 406, 418*

Exkretionsgewebe 157, **165**, 166
Exkreträume **166**, 169*, 282, 326, 327, 362, 366
Exkretzellen **166**, 168*, 236*, 239, 286, 291, 349, 376, 397, 398, 407
Exocytose 16
Exodermis **160**, 161*, 392
Exokarp 407
exotherm 102

Fabaceae 320
Fabales 234, 311, **317**
Fachausdrücke 433
Fadenthallus 154
Fächel 224*, 225
Färberginster 322
Färberwurzel 344
Faex medicinalis 268
Fagaceae 300, 301
Fagales 300, 301
Fagopyrum esculentum 299
Faktorenaustausch 72
Faktorenkopplung 72
Familia, Familie 247
Farbtafeln 416
Farne, heterospore 210, 211
Farnesen 364
Farngewächse 279
Farnpflanzen 277
Farnprothallium 209, 210*, 279
Farnsporangium 209, 210*
Fascikularcambium 156
Faser → Sklerenchymfasern 172
Fasern, perivasculare **190**, 194, 350, 397
Faserschicht (Antherenwand) 214, 215*
Fasertracheiden 158*, **192***, 391
Faulbaum 333, 427*
Faulbaumrinde **333, 397**, 418*, 427*
Faulbaumrinde, amerikanische 334, 427
Feige 301
Fenchel 331
„Fenchelholz" **290**, 422*
Ferntransport 174
Festigungsgewebe 157, **170**
Festuca 381
Fette 138
–, Abbau 139
–, Aufbau 138
Fette Öle **42**, 237, 324
Fettsäure 139

459

Fettsäureabbau 140, 141
- β-Oxidation 140, 141*
Fettsäuren, Biosynthese 139
Fettsäuresynthetase 139*
Feuerbohne 231*
Feuerschwamm 274
F_1-Generation 57
F_2-Generation 57
F_1-Hybriden 57
Fichte 282
Fieberrindenbäume 342, 343*
Fiederblatt 201
- Typen 201*
- digitat 201*
- pedat 201*
- pinnat 201*
- - paarig **201***, 319*
- - unpaarig **201***, 328, 329*
- - unterbrochen (gefiedert) 201*
Filament 208*, 214, 215*
Filialgeneration 57
Fingerhut 354, 430*
-, Roter 354, 430*
-, Wolliger 354, 430*
Fingerkraut 313
Flachs 330, 426*
Flaschenkork 390
Flavin (FMN, FAD) 127, 128
Flavin-Coenzyme 127
Flavolignane 368
Flavonoide 364
Flavoproteide 127*, 128
Flechten 146
Flechtthallus 154
Flieder 349
Fliegenpilz 274
Fließgleichgewicht 101
Flores
- „Acaciae" 316
- Althaeae 308
- Arnicae 365*, **366**, 405, 431*
- Aurantii 329
- Callunae 338
- Caryophylli 326
- Chamomillae [Matricariae] 168*, **363**, 405, 418*
- Crataegi **316**, 405
- Ericae 338
- Hibisci 311
- Lavandulae 356, 430*
- Malvae **309**, 404
- Malvae arboreae 308

Flores Pruni spinosae **316**, 424*
- Pyrethri 367, 368
- Rosae 315
- Sambuci 348
- Tiliae 307, 308
- Verbasci 355
Flores-Drogen **207**, 404
Florideophyceae 259
Flugblatt (von *Tilia*) 308*
Föhre 283
Foeniculum vulgare 331
Folia 198
- Althaeae **308**, 423*
- Aurantii 329
- Belladonnae **351**, 403, 429*
- Convallariae 372
- Crataegi 316
- Digitalis **354**, 403, 430*
- Eucalypti 169*, **326**
- Farfarae 326, **367**, 402
- Fragariae **314**, 424*
- Hamamelidis **300**, 394
- Hyoscyami **352**, 403, 429*
- Jaborandi 328
- Juglandis 300
- Lauri 289
- Malvae 309
- Melissae 357, 358
- Menthae piperitae 167*, **356**, 403
- Myrtilli **337**, 426*
- Orthosiphonis 360
- Rosmarini 359, 430*
- Rubi fruticosi 315
- Rubi idaei 315
- Salviae 357, 358
- Sennae **319***, 403
- Stramonii **352**, 403, 429*
- Trifolii fibrini 393
- Uvae ursi **338**, 392, 427*
- Vitis idaeae 337
Folia-Drogen 198, 402
„Folliculi" Sennae 319*
Folsäure 108*
Fomes fomentarius 274
Forsythia 349
Fortpflanzung
-, geschlechtliche 57
-, sexuelle 57
-, vegetative 65
Fossilien 243
Fragaria vesca 314, 424*

Fraxinus 349
Frucht 229
Fruchtblatt 208, **216**, 287*
–, verlaubt 208*
Fruchtknoten 217
–, mittelständig **213***, 317*
–, oberständig **213***
–, unterständig **213***
Fruchtsäuren 311, 318
Fruchtstände 231*, **233**
Frucht-Typen **229**, 230*, 231*
– Öffnungsweise 232*
Fruchtwand **232**, 406, 407
Fructane 371
Fructangräser 381
Fructus
– Anisi **331**, 332*, 406
– Anisi stellati 290*
– Aurantii immaturi 329
– Capsici 352, 353*
– Cardamomi **236***, **375***, 408
– Cardui mariae 368
– Carvi **331**, 426*
– Ceratoniae 319
– Crataegi 424*
– Cubebae 292
– Cynosbati 313*, 314
– Foeniculi **331**, 332*, 406
– Juniperi 284
– Myrtilli **235**, 337, 426*
– Lauri 289
– Pimentae 327
– Piperis albi 292, 422*
– Piperis nigri **292**, 407, 422*
– Rhamni cathartici 334
Fructus-Drogen **229**, 406
Frühlingsadonisröschen 294
Fucales 261
Fucoxanthin 260
Fucus
– *serratus* 263*
– *spiralis* 263*
– *vesiculosus* 261, 263*
Fungi 264
– imperfecti 268
fusiform(es Holzparenchym) 184
Futterrübe 297

Gärung 121
–, alkoholische 121
–, Essigsäure,,gärung" 124
–, Milchsäure- 123

Gagelstrauch 301
Galacturonsäure 44
Galium odoratum 342, 428*
Gallae, Gallen 300
Gametangien 259
Gametangiogamie 266*, 268
Gameten 209
Gametophyt 209, 210*
Gartenraute 328*
Gattung 247
Gaultheria procumbens 338
Gaultheriaöl 338
Gefäßbündel (= Leitbündel) 182
Gefäßdurchbrechung (einfach, leiterförmig) 175*
Gefäße → Tracheen **174**, 188*
Gefleckter Schierling 333
Geißblatt 348
Geißblattgewächse 348
Geißeln 152, 251
,,Gekrösezellen" 235, 350
Gelbe Fermente 128
Gelber Enzian 197, **347**, 428*
Gelidium 259
,,Gemischter mechanischer Ring" 398
Gen 61
–, exponierte 100
–, Operator- 97, 99
–, Regulator- 97, 99
–, Struktur- 97, 99
Genaktivität, differentielle 97, 98*, 99
–, Regulation der 97, 99*
Generationswechsel **75***, 209, 243
–, heteromorpher 261
–, heteromorpher heterophasischer 277
Genetik 57
–, allgemeine Grundlagen 57
–, cytologische Grundlagen 65
–, molekulare Grundlagen 78
genetischer Code 83
genetische Information 83
Genista tinctoria 322, 425*
Genisteae 322
Genlokalisation 72
Gen-Mutationen 88
Genom 61
Genom-Mutationen 86, 87*
Genotyp 57, **61**
Gentiana 347
– *acaulis* 347

Gentiana clusii 347
— *kochiana* 347
— *lutea* 197, **347**, 428*
— *pannonica* 347
— *punctata* 347
— *purpurea* 347
— *verna* 347
Gentianose 347
Gentianaceae 346
Gentianales 34, **340**
Gentiopicrosid 347
Gentisin 346
Genus 247
geometrische Verdünnungsreihe 386*
Geophyten 151, 347, 371
Gerbstoffe **32***, 41, 50, 300, 311, 314, 315, 317, 318, 319, 320, 334, 337, 356
Germer 347, **372, 373***
Gerste 100, 379
geschlechtliche Vermehrung 57
Geschlechtszellen → Gameten
Gesetz der Unabhängigkeit der Gene 59
Getreide 379
Getreidehalm 199*
Getreidekorn 236*, 379
Getreide-Mehle 236*, 237
Geum silvaticum 313*
Gewebelehre → Histologie 156
Gewebethallus 155
Gewürznelken(baum) 326
Gibberella fujikuroi 270
Gibberellin(e) **92, 93***, 270
Gibberellinsäure 100
Gibbsenergie, freie (G) 101
Gießkannenschimmel 269
Giftpilze 274
Gigartina stellata 259, 421*
Ginster 322, 425*
Glandulae Lupuli 305, 419*
Gliederhülse 232*, 319, 320*, 323
Globoide 41, 42
Globuline 42
Glossar 433
Glucomannane 375
Gluconeogenese 133
Glucose, α- 27
—, β- 27
Glucosecarrier 16, 121
Glucosidase, β- 316
Glucosinolate **30***, 305

Glucuronsäure 42
Glycerin 9, 10
Glycyrrhetinsäure 323
Glycyrrhiza glabra 323, 324*
Glycyrrhizin 323
Glyko-Alkaloide 351
Glykogen 268
Glykolyse **121**, 122*, 123*
Glykoproteide 321
Glykoside **26**, 27*
—, Anthochlore 31*, 362
—, Anthocyane 31*
—, Anthoxanthine 31*
—, Anthra- (z. T. Glykosyl-Verbindungen; alte Bezeichnung: „C-Glykoside") **28***, 42, 299, 318, 333, 341, 371, 373
—, Bitterstoff- **29**, 340
—, Blausäure- **30***, 311, 316, 330
—, Bufadienolide 293, **295**, 371, 372
—, Cardenolide 27, **28***, 293, 294, 338, 344, 346, 354, 371, 372
—, Chymochrome 31
—, Cumarinvorstufen 29, **30***, 322, 325, 331, 341, 342
—, Cyanogene **30***, 311, 316, 330
—, Glucosinolate **30***, 305
—, Herzwirksame 27, **28***, 293, 294, **295**, 338, 344, 346, 354, 371, 372
—, Saponine **28***, 29*
— —, Steroid- **29***, 322, 325, 371
— —, Triterpen- **29***, 298, 311, 322, 336
—, Senfölglykoside **30***, 305
Glyoxylsäurecyclus (Glyoxylatcyclus) 134*, 135
Glyoxysomen 25, 134*
Goldlack 306
Goldregen 322
Golgi-Apparat 2, **23**
Golgi-Vesikel 68*
Gossypium 238, 304, **309**, 310*
— *depuratum* 309, 310
— *herbaceum* 309, 310*
— *hirsutum* 309
„Gottesurteilbohne" **325**, 327*
G_1-Phase 66
G_2-Phase 66
Gracilaria 259
Gräser
—, Ried- 370, **377**
—, Sauer- 370, **377**

Gräser, Süß- 370, **377**
—, Woll- 377
GRAM-Färbung 53
Gramineae 377
Gramineen-Ährchen 377*, 378*
Grana 20
Grannen 378*
Grasblüte 377*
Gratiola 354
Grenzplasmolyse 15, 149
Griechischer Salbei 357
Griffel 208*, **217**
Griseofulvin 269*
Grünalgen 249, 258
Grüner Knollenblätterpilz 275*
Grundgewebe 157, **165**, 393
— im engeren Sinn 165, 393
Grundlagenwissenschaft 240
Guanin 7*
Gummen s. Gummi **32**, 317, 322, 331
Gummi arabicum 318, 425*
Gummibaum 300
Gummosis 51, 318, 322
Guttation 151
Gymnospermae (Coniferophytina + Cycadophytina) 280, **281**, 284
Gymnospermenholz 47*, 158*, 192*, 281
Gynoeceum 212, **216**, 217*
—, apokarpes = chorikarpes 217*, 286, 287*
—, coenokarpes 217*
—, parakarpes 217*
—, synkarpes 217*, 286
Gypsophila 297, **298**

Haar-Typen 206*, 404
Hadrom 181
hadrozentrisch 182, 277
Hämolyse-Verfahren 382
— Mikro- 388
Hämolytischer Index 382
Hafer 379, 380*
Hagebutte 313*, 314
Hahnenfußgewächse 292
Hainbuche 301
„Hakenbildung" 265, 266
Hallucinogene 274
Halm 199*, 377
Halophyten 297
Hamamelidaceae 301
Hamamelidales 300, 301

Hamamelididae 285, **299**, **301**
Hamamelis 301
Hanf 302*
Hanfgewächse 302
haploid 74, 209
Haploidie **74**, 209
Haplonten 209
Haplostemonie 311, 333
Hartschicht (der Samenschale) **234**, 235*, 236*, 239, 408
Harze **34**, 282, 331
Haschisch 302
Hasel(strauch) 301
Haselnuß 231*
Hauhechel, dorniger 324*, 325
Hauptfloreszenz 227*
Hausschwamm 274
Hautgewebe (Haut- und Abschlußgewebe) 157, 392
Heckenkirsche 348
Heckenrose 314
Hefepilze **268**, 269*
Heide 338
Heidekrautgewächse 336
Heidelbeere 337, 426*
Heilsera 56
Helleborus niger 285, 292, 293, **294**
Hellebrin 295
Hellrot-Dunkelrot-System 93
Helvella 272
Hemicellulosen 43, **44**, 237*, 238
Herba Abrotani 365
— Absinthii 362, 364
— Artemisiae 365
— Adonidis 294
— Arnicae 366
— Asperulae 342, 428*
— Callunae 338
— Cardui benedicti 431*
— Centaurii 348
— Chelidonii 296
— Crataegi 316
— Meliloti **325**, 425*
— Millefolii 366, 367
— Rutae 328
— Thymi **358**, 431*
Herbstzeitlose 374, 432
Herniaria 298
Herzwirksame Glykoside **27**, 28*, **295**, 305, 306, 344, 346, 354, 371, 372
heterochlamydeisch 213
Heterophyllie 331, 332*

463

Heterotrophie 145
–, obligate 264
heterozygot 58
Hevea brasiliensis 335*, 336
Hibiscus sabdariffa 304, 310
„Hibiscusblüten" 310
Him„beere" 315
Himmelschlüssel 336, 427*
Hirse 381
Histidingruppe der Alkaloide 328
Histochemie **40***, 41*, 388, 391, 392, 397, 401, 402, 408
Histologie der Cormophyten 156
Histone **18**, 100
Hochblatt (von *Tilia*) 307*
Hoftüpfel **47***, 158*, 175*
Holobasidiomycetidae 273
Holocladium 220
Holoenzym 105
Hologenie 242
Holunder 348
Holunder„beere" 348
Holz → Xylem
Holzfaser **181**, 188*
Holzgewächse 286
Holzkörper 401
Holzparenchym **181**, 188*
Holzteil s. Xylem **181**, 188*
homoiochlamydeisch 213
homologe Chromosomen 70
Homologie 243
–, Beziehungen (Blüte) 209, 210, 211*
Homonyme 248
Homorrhizie
–, sekundäre 368
–, primäre 277
homozygot 58
Honigblätter s. Nektarblätter 214
Honigklee 325, 425*
Honigtau 272
Hopfen 303*, 305, 419*
Hordeum vulgare **379**, 381
Hormone und Genaktivität 100
Hüllblätter (s. auch Hüllkelch) 362
Hüllspelzen 377*, 378, 380*
Hülse 229, **230***, 231*, 317, 319*, 320*, 321, 326*
Hülsenfrüchtler 317
Huflattich 366
Humulus lupulus 301, 303*, **305**
Hundsgiftgewächse 344

Hutpilze 274
Hyazinthe 372
Hybride 57
Hybridisierung 57
Hydathoden 151
Hydrastin 295
Hydrastis canadensis 285, 293, **295**, 420*
Hydratation 148
Hydratur 148
Hydrolasen 109
Hymenium 267, 270, 271*
Hyoscyamin 351, 352
Hyoscyamus 351, 352
– *niger* 352, 429*
Hyphen 264*, 276*
– ascogene 266
–, dikaryontische 266, 267
Hypericum 225
Hypocotyl 233, 239
Hypodermis 160, 161*
hypogäische Keimung 239
hypogyn, Hypogynie 213

Idioblasten 206
Illiciaceae 290
Illicium verum 290*
Immergrün 344
Immunisierung
–, aktive 56
–, passive 56
Immunreaktion 54
Impfstoffe 56
Indischer Nierentee 360
Indol-Alkaloide 326, 341, 342, 344, 345
Indolbasen 341, 342, 344, 345
β-Indolylessigsäure = IES 91*
Inflorescenzen = Blütenstände 220
Ingwer 375, 420*
Ingwergewächse 375
Inhalationsantigene 381
Inkrusten der Zellwand 50
Inosithexaphosphorsäure s. Phytin 42
Insektizid
–, pflanzliches 368
Interfascikularcambium 156
interfibrilläre Räume 45
Interkinese 71
intermediäre Vererbung 57
Intermicellarräume 45

International Code of Botanical Nomenclature 247
Interpetiolarstipel 340
Interphase 66
interxyläres Phloem 191, 346
Interzellularen 159, 163, 167, 397
Interzellularschleime 258, 259, 260, 261
intraxyläres Phloem 189*, 191, 340, 346, 350*, 351
Intussuszeptionswachstum **47**
Inulin **40**, 41, 340*, 347, 361, 362, 402
Inversion 88
Ionen 5, 101
– -Antagonismus 148
Ipecacuanha-Alkaloide 342
Iridoide (Substanzen) 340, 344, 347, 354, 356
Iris 225
Irländisches Moos 259, 421*
Isländisches Moos 276*
Isochinolin-Alkaloide 293, 295, 296, 328, 342
Isoflavone 322
isolaterales Blatt 203, 403
Isolation 243, **245**
Isopren 34
isoprenoide Stoffe 356, 362
isosterische Hemmung 109

Japanische Minze 356
Jahresringe 192
Jochpilze 268
Jod in Meeresalgen 261
Jodreaktion der Stärke 37, 40
Johannisbrotbaum 319, 320
Johannisbrotkerne 319
Juglandaceae 301
Juglandales 300, 301
Juglans → Walnuß 301
Juncaceae 370
Juncales 370
Juniperus 284
– *communis* 283*, 284
– *sabina* 284

Kätzchenblüher 299
Kaffee 344
Kaffeebohne 237, 344
Kaffeekirsche 344
Kakao 309

Kakaobaum 309
Kalkalgen 50
Kallose 176
Kalmus 65, 396
Kamille 362, 363*
Kamillenblüten 363
Kampfer 289
Kampferbaum 289
Kanadabalsam 283
Kaneel 289
Kapern 306
Kapillarkräfte 148
Kapselbalg 230*
Kapsel(früchte) **229**, 230*, 231*, **232**, 336, 350, 353*, 373*, 375*, 423*
–, loculizide 232*, 310*
–, septizide 232*, 372*, 432*
– Poren- 231*, 232
– Deckel- 232
Kardamomen 375*
Karpell 216
Karpogon 259
Karposporophyt 259
Kartoffel 352, 429*
Kartoffelknolle 390
Karyogamie 265, 266, 267
Karyopse 229, 230*, **233**, 378*, 379
Kastanie 301
katabole Reaktionswege 137*
Katabolismus → Dissimilation → Atmung 121
Katalysatoren
–, Bio- 104
Kategorien, hierarchische 246
–, taxonomische 247
Katzenbart 360, 421*
Kautschuk 300, 334, 336, 344, 361, 417*
Kawa-Kawa 292
Kawain 292
Keimbahn 241, 242
Keimblätter **233**, 239, 407
Keimling 233
Keimpflanze 233, 239
Keimporen 214
Keimspalten 214
Keimung 239
–, epigäische 239
–, hypogäische 239
Kelch, Kelchblätter 213, **214**
Keratenchym 177*, 395
Kernäquivalente 76

465

Kernapfelfrucht 316
Kerngerüst 18
Kernholz 192
Kernkörperchen 19
Kernobst 316
Kernphasenwechsel 265
Kernsaft 19
Keulenbärlapp 278*
Khellin 333
Kiefer 283
–, Wald- 283
Kieselalgen 50, **260**
Kieselgur 260
Kieselkörper 379
Kieselsäure 50, 278, 379
Kinetin 91*
Kirsche 316
„Klammerautor" 248
Klasse 247
Klausen 355, 358*, 359*
Kleberschicht 236*, 237, 379
Km-Wert (MICHAELIS-Konstante) 109
Knallgas-Bakterien 120
Knallgasreaktion 129
Knoblauch 374
Knöllchenbakterien der Leguminosen 146
Knöterich (*Polygonum*) 419*
Knöterichgewächse 299
Knollen 190
Knollenblätterpilz 274, 275*
Königskerze 355
Köpfchen (Körbchen) 221*, **223**, 363*, 364*, **365***, 366*
Köpfchenschimmel 268
Kohäsionskräfte 151
Kohäsionsmechanismus 214
Kohl 306
Kohlendioxid-Assimilation 112
Kohlenhydrate 11, 237
–, Abbau 132
–, Aufbau 132
Kohlsorten 306
Kokken 254
Kolben 221*, **223**, 381*
Kompartimentierung 13, 14
kompetitive Hemmung 17, 109
komplementäre Basen 81
Konjugation 76
Konvergenz 244
Konversion 72, 73*, 74*
Konversion durch Phagen 76

Kopfsalat 361
Koppelungsbruch 72
Koppelungsgruppen 72
Korbblütler 360, 361
Kork 163, 393
Korkcambium 163
Kork(zellen) 163*
Krameria triandra 320, 426*
Krameriaceae 320
Krapp-Wurzel 344
KREBS-MARTIUS-Cyclus → Citronensäurecyclus → Tricarbonsäurecyclus 125
Kreuzblütler 305
Kreuzdorn 334
Kreuzdorn„beeren" 334
Kreuzdorngewächse 333
kreuzgegenständig 355
Kreuzungen 57
Kreuzungsbarrieren 242, 245
Kristalldrusen 35, **36**
Kristalle 35, **36***, 239
–, Einzel- 35, **36***, 333, 391, 404
–, Drusen 35, **36***, 299, 308, 311, 404
–, Raphiden 35, **36***, 341, 371
Kristallkammerfaser **159**, 391, 398
Kristallsand 35, **36***, 341, 350*, 404
Krötengifte 295
Kronblätter, Krone 213, **214**
kryoskopische Methode 383
Küchenzwiebel 374
Kümmel 231*, **331**, 426*
Künstliches System der Infloreszenzen 223
Kuhschelle 293*
Kultivierungsmöglichkeiten (von Mikroorganismen) 256
Kurztagpflanzen 95
Kutikula → Cuticula 160

Labiatae 355
Labiatendrüsenschuppe **166**, 167*, 355, 360, 404
Labiatenstengel 394
Laburnum 322
Lackmusfarbstoff 276
Lactuca sativa 361
Längenwachstum 92
Längsschnitt (durch die Achse), radial 188*
–, tangential 188*
Lärche 282

466

LAMARCK 243
Lamarckismus 243
Lamiaceae 350, **355**
Lamina (= Blattspreite) 200
laminal (Placentation) 217, 218*
Laminaria 261
- *cloustonii* 261, 262*
- *digitata* 262*
- *hyperborea* 261, 262*
Laminariales 261
Langtagpflanzen 95
Latex 361
Latschenkiefernöl 283
Laubblatt 198
Lauch 374
Lauchöle 371, 374
Lauraceae 285, **288**
Laurus nobilis 285, **289**
Lavandula 356
- *angustifolia* **356**, 430*
- *latifolia* 356
- *officinalis* 356
Lavendel **356**, 430*
Lavendelblüten **356**, 430*
Lavendelöl 356
Leberblümchen 292
Lecithin **9***, 321
Lectine 321*
Ledum palustre 338
Leguminosae **317**, 234, 238, 409
Lein 231*, **330**, 426*
Leingewächse 330
Leinsamen 235*
Leitbündel 182*, 396
–, bikollaterale 340, 344, 346, 351
–, kollaterale 182*
–, –, geschlossene 182*
–, –, offene 182*, 184
–, konzentrische 182*, 183*
–, radiale = radiäre 182*
–, –, oligoarch 182*, 183
–, –, polyarch 182*, 183
Leitbündelanordnung **188**, 189*, 396
- bei Dicotyledonen 188, 189*, 396
- bei Monocotyledonen 188, 189*, 391
Leitbündeltypen **182***, 396
Leitgewebe 157, **174**
Leitungsgewebe 157
Lentizellen 163
Leptotän 70, 71
leptozentrisch 182

Leucoplasten **20**
Levisticum 333
- *officinale* 333
L-Form (Bakterien) 54
Lichenes 275
Lichen islandicus 276*
Licht 93
Lichtreaktion (Photosynthese) 113*, 114*
Liebstöckel 333, 418*
Ligna-Drogen 188, **191**
Lignane **35***, 284, 292
Lignine 40, **50**
Lignum 188*
- Juniperi 192*, **284**, 391, 395
- Sassafras 188*, **289**, 395, 422*
Ligula 377
Liliaceae 370, **371**
Liliales 379
Liliatae = Monocotyledoneae 281, 286, **368, 369, 370**
Liliengewächse 371
Liliidae 370
Limongrasöl 357
Linaceae 238, **330**
Linde 307*
Lindengewächse 307
LINNÉ (Linnaeus) 247
Linum usitatissimum 231*, **330**, 426*
Lipide **9**, 10*, 11
–, Glycero- 10*
–, Glyco- 10*
–, Phospho- **9**, 10*
–, Sphingo- 10*
Liponsäure 108*
Lipoproteide 9
Lipoproteidmembran 12*
Lippenblütler 355
Liquidambar 301
Literatur 389, 414, 445
Lobelia-Alkaloide 33
Loculi 218
loculicid **232**, 309, 338
Lodiculae 377*, 378
Löwenzahn 361
Loganiaceae 340
Lokalanästhetika 17
Lophophora williamsii 299
Lorbeer 289
Lorbeerblätter 289
Lorchel 272
Lupine, *Lupinus* 322

467

Lupinen-Alkaloide 321, 322
Lycopersicon 231*, 351, **352**
Lycopodiaceae 277
Lycopodiatae 277
Lycopodium 278*
Lycopodium clavatum 278*
Lyse 76
Lysergsäure 272
- -diäthylamid = LSD 272
lysigene Interzellularen 166
- Ölbehälter bzw. Exkretbehälter 166
Lysin-Gruppe der Alkaloide **33***, 321
Lysosomen 24
- -Enzyme 25
Macchie 358
Maceration 44
Macis 238, 290, 291*
Macrocystis pyrifera 261
„Maggikraut" 333
Magniflorin 288*
Magnolia 287*
Magnoliablüte 287*
Magnoliales 33, 285
Magnolianae 285
Magnoliatae (= Dicotyledoneae) 281, **285**, **369**
Magnoliidae 285, **286**
Magnoliophytina (= Angiospermae) 281, **285**
Ma-huang 285
Maiblume 361
Mais 380, 381*
Maiskolben 381
Maisstärke 380
Makrogametangium, Makrogameten → Megagametangium, Megagameten 209ff.
Makrophyll = Megaphyll 209ff.
Makroprothallium s. Megaprothallium 209ff.
Makrosporangium, Makrospore → Megasporangium, Megaspore 209ff.
Makrosporophyll → Megasporophyll 209ff.
Maloideae 315
Maltose 36
Malus 316
Malva sylvestris 304, 309
Malvaceae 304, **308**
Malvaceen-Drüsenhaar 405
Malvales 304, **307**
Malvenblüten 309, 310

Malvengewächse 308
Malvenrost 273*, 309, 419*
Malventee 310
Malvidin 31*
Malz 379
Mandarine 328
Mandel 231*, **316**, 317*
Mandelbaum 317*
Mandragora vernalis 351, 353
Manihot → Euphorbiaceae 334
Mannane, Mannose 375
marginal (Placentation) 217, 218*
Mariendistel 368
Marihuana 302, 303*
Mark 188
Markstrahlen **186**, 187*, 188*, 192, 395
Markstrahlspindel **186, 188***, 395, 397
Marsdenia condurango 393
Massentransport 16
Matricaria chamomilla 362, 363*
Matricariae flos DAB 8, 168*, 363, 405, 418*
Matricin 362
Matrix 46
Maulbeerbaum 231*, 301
MÄULE-Reaktion 193
„mechanische Haare" → Deckhaare 205
Meconsäure 296
Meerrettich 306*
Meerzwiebel 371, 432*
Megagametangium 209ff.
Megasporophyll = Makrosporophyll 209ff.
Megaprothallium 209ff., 212
Megaspore 210
Megasporangium 209ff.
Megasporenmutterzelle 209ff.
Megasporophyll 209ff.
Mehle 237, 377
Mehrfachresistenz, bakterielle 78
Meiose **68, 70, 71***, 209, 266, 267
Meiosporangium 265, 266
meiotische Systeme 74
Melanthioideae 372
Melilotus officinalis 325, 425*
Melissa officinalis 356, 358*
Melisse 356, 358*
Melissenblätter 357
„Melissenöl" 381

Melonenbaum → *Carica papaya* 304
Membranfluß 13
Membranmodell 12
Membranpotential 114, 116
Membrantransformation 13, 14*
MENDEL 57
MENDELsche Vererbungsregeln **57**, 58*, 59*, 60*, 61*
Mentha 356
– *arvensis* var. *piperascens* 356
– × *piperita* 356, 357*, 394
– *spicata* 356
Menthol, D(–)- 356
Menyanthaceae 393
Menyanthes trifoliata 393
Mercurialis 334
Meristeme **156**, 176*, 184*, 186, 187*
–, primäre **156**, 176*, 184*, 186, 187*
–, sekundäre 156
Merkmale, abgeleitete **245**, 286
–, ursprüngliche **245**, 286
Merkmal
–, Wertigkeit eines 245
Merkmalskombination 245
Merkmalsphylogenie 246
Merkmalsreihen, gerichtete 245
Mesokarp 233, 237, 407
Mesophyll 202
Mesosomen 4
Mespilus 316
messenger-RNA = Boten-RNA 82, 84
Metaderm 160
Metamorphose = phylogenetische Umbildung 207
Metaphase 66, 70, 71
Metatopien **222***, 223, 351
Micellarstrang 45, 46
Micellen 45, 46
MICHAELIS-MENTEN-Konstante 109
Microbodies 25
Mikrobiologie, industrielle 252
Mikrofibrillen **45, 46***, 48
Mikroskopische Übungen 390
Mikrosporen 210, 212
Milchröhren **166**, 169*, 300, 334, 344, 361, 396, 417*
Milchsaft 300, 334, 336, 344, 361, 417*
Milchstern 372
Mimosa 317

Mimosaceae 317
Mimosengewächse 317
Mineralisierung der Zellwand 50
Mineralstoffwechsel 148, 150
missing links 243
Mistel → *Viscum*
Mitochondrien 2, 13, **21**, 22*
Mitochondrium 2, 13
Mitose (= Mitosis) 65, 66, 67*
– -Gift 293, 374
Mittellamelle **46**
mittelständiger Fruchtknoten 213
Modifikation 244
Mohn 231*, **296**, 423*
Mohngewächse 296
Mongolismus 86
Moniliales 269
Monochasium 220, 224*, **225**, 426*
monochlamydeisch 213
Monocotyledoneae = Liliatae 196, 281, 286, **368, 369**
Monocotylenwurzel 195
monopodiales Verzweigungssystem 220
Monopodium 220, 221*, 222
Monotelie 225, **226***, 227, 228
Monoterpene 34
Moosbeere 337
Moose = Bryophyta 277
Moospflanzen 277
Moraceae 50, 207*, **300**, 301
Morchel 272
Morchella 272
Morphin 288, **296**
Morphologie 152
Morphologische Organisationsstufen 152
Morus nigra 231*
Mucor, Mucoraceae 268
Mucorales 268
Multienzym(komplex) 123
Multinetzwachstum 47
Muraminsäure 52
Murein 52
– -Sacculus 52
– -Schicht 53
Muscarin 274, 275*
Muscimol 274
Muskat„blüte" 290, 291*
Muskat„nuß" 290, 291*
Muskat„nuß"baum 291*
Mutagene 86

469

Mutation 62, 243
–, Block- 88
–, Chromosomen- 87*, 88
–, Gen- 88
–, generative 86
–, Genom- 86, 87*
–, induzierte 86
–, Punkt- 88
–, somatische 86
–, spontane 86
Mutationsrate 86
Mutationstypen
Mutterkorn 270, 271*, 272, 432*
Mutterkraut 363, 364
Mycel 264, 270, 271*
–, dikaryontisches 267
–, haploides 266, 267
Mycobacterium 255*
– *leprae* 254
– *tuberculosis* 254
Mycophyta → Mycota 264
Mycorrhiza 146, 336
–, ektotrophe 146
–, endotrophe 146
Mycota 264
Mycotrophie 336
Myricaceae 301
Myricales 300, 301
Myristica fragrans 290, 291*
Myristicaceae 290
Myrosin-Idioblasten 305
Myroxylon 322
– *balsamum* 322, 420*
Myrtaceae 169*, 326
Myrtengewächse 326

Nachtschattengewächse 350
Nacktsamer 281
Nadelblätter 281
Nadelhölzer 281
Nährgewebe des Samens 234, 236
Narbe 208*, **217**
Narbenschenkel 363*, 364*, 366*
Narcotin → Noscapin 288, 296
Natriumpumpe 17
Natürliches System 246
– der Infloreszenzen 225
Nebenblätter (= Stipeln) 199, 201*, 428*
Nebenzellen der Spaltöffnungen 204, 205
Nelkengewächse 298

Nerium oleander 344, 346
Neurospora crassa 270
Neurotransmitter 17
Nichtcyklische Photophosphorylierung 114
Nicotinamid-adenin-dinucleotid 106, 111, 127*, 128, 129
Nicotinamid-adenindinucleotid-phosphat 106, 113, 127*
Nicotinsäureamid
[Vitamin B_2-Komplex] 106, 127*
Nieswurz, schwarze 294
Nitratatmung 143
Nitratreduktion 141
Nitrifizierende Bakterien 120
Nitritreduktion 141
Nitrobacter 120
Nitrosomonas 120
Nomenklatur 247
–, binäre 247
Nomenklaturregeln, Internationale 247
Noscapin 288, 296
Nucellus 234
Nucleinsäuren **5**, 11, 18
Nucleoproteide 9, 18
Nucleoside 5
Nucleosomen **18**, 19*
Nucleotide 5
Nucleus = Zellkern 18
Nuß 229, 230*, 231*, 233, 313*
–, Sammelnußfrüchte 313*

obdiplostemon 298, 333, 337
Oberblatt 198, 199*
Oberflächenkultur 256
oberständiger Fruchtknoten 213
Obliteration 176
Ochrea 200, 299, 419*
Ökologische Faktoren der Entwicklung 93
Ölbaum 237, 349
Ölbaumgewächse 349
Ölbehälter 166
–, lysigene 166
–, schizogene **166**, 282, 362, 418*
Öldrüsen → Drüsen
Öle, Ätherische → Ätherische Öle
–, Fette 237
Ölgänge **166**, 170*, 282, 331, 400, 406, 418*
Ölraum **166**, 169*, 282, 326, 327, 362, 366

Ölstriemen 170*, **331**, 400, 406
Ölvacuolen 26
Ölzellen 161*, **166**, 168*, 188*, 235, 236*, 239, 286, 291, 376, 392, 394, 397, 398, 408
Oleaceae 349
Olea europaea 237, **349**
Oleander 346
Oleandrin 346
Oleum
– Anisi 333
– Amygdalarum 316
– Arachidis 324
– Aurantii flores 329
– Bergamottae 329
– Carvi 331
– Citri 329, 357
– Citronellae 381
– Crotonis 335
– Foeniculi 331
– Gaultheriae 338
– Lauri 289
– Lavandulae 356
– Lini 330
– Melissae citratum 357
– Menthae piperitae 356
– Olivarum 349
– Pini pumilionis 283
– Rapae 306
– Ricini 334
– Rosae aethereum 315
– Rosmarini 359
– Thymi 358
oligoarch 183
Olive 237, **349**
Olivenöl 237, **349**
Ononideae 324
Ononis spinosa 324, 325*
Ontogenie 242
Operator 97, 99
Operatorgene 97, 99
Operon 97
Opium **296**, 423*
Orange 328
Orchidaceae 370
Orchidales 370
Orchideen 375
Ornithin-Gruppe der Alkaloide (= Prolingruppe) 33*, 351
Orthosiphon aristatus 360, 421*
Oryza sativa 379
Osmose 148, 149

osmotischer Druck 149
– Wert 15, 149
Ovar 217
Oxalatdrusen 299
Oxalatkristalle s. Ca-Oxalat 299
β-Oxidation 141*

Paarkernstadium s. Dikaryonphase 265, 266, 267
Pachytän 70, 71
Paeonia 304
Paeoniaceae 304
Paläobotanik 243
Palisaden-Epidermis der Samenschale **234**, 409
Palisadenparenchym 202*
Palisadenzellen der Samenschale 234, 305, 321, 409
Pampelmuse 328
Panamarinde 311, 318
paniculate Form (Rispe) 226*
Panicum 381
Pantothensäure [Vitamin B_2-Komplex] 105*
Papaveraceen-Alkaloide 296
Papaver somniferum 231*, 285, 296, 423*
Papaveraceae 33, 285, **296**
Papaverales 285
Papaverin 296
Papier 377
Papilionaceae 320
Pappus 214, 361, 362, 365*
Pappushaar 365*, 405
Paprika 352, 353*
Papyrus-Staude 377
Paracladien **225**, 226*, 227*
parakarp 217*
Paralleltextur 48, 49
parameiotische Systeme 76
Parasiten 145
–, fakultative 146
–, obligate **146**, 270
–, Halb- 145
–, Voll- **145**, 270
parazytisch **204**, 341
Parenchym 159
–, Assimilations- **165**, 393
–, Speicher- 163*, **165**, 393
– Zelle 157, **158**, 159, 391
Parentalgeneration 57

471

parietal (Placentation) 217*
Partialinfloreszenzen 222
Pasteur-Effekt 124
Pectine, Pectinstoffe 43
pedate Fiederblätter 201*, 294
Penicilline 269*
Penicillium 269
– *camemberti* 269
– *chrysogenum* 269
– *griseofulvum* 269
– *notatum* 269
– *roquefortii* 269
Pentosen 7, 117
Pentosephosphatcyclus
–, oxidativer 130, 131*
–, reduktiver 117, 118*, 119*
Peptidalkaloide 272
Peptidbindungen 8, 53
Perianth 213
Pericarpium Aurantii 329
Periderm 163, 393
Perigon 213, 377
perigyn 213
Perikarp 229, 233, 407
Perisperm 234, 236*, 238, 291, 298
Perithecien 270, 271
peritrich 253
perivasculare Fasern 172*, 350*, 397, 418*
Perizykel 185, 189*
Permeabilität, selektive 15
Persea americana 290
Perubalsam 322
Pestwurz 367
Petalen 213, 214
Petiolus, s. Blattstiel 202
„Peyotl" 299
Pfeffer 292, 422
–, Schwarzer 292, 422*
–, Weißer 292, 422*
Pfeffergewächse 291
Pfefferminzblätter 356
Pfefferminze 356, 357*
Pfefferminzöl 356
Pfifferling 274
Pfingstrose 304
Pfirsich 316
Pflanzenstoffe, Sekundäre 26
Pflaume 316
Phaenotyp 57, 62
Phaeophyta 260, 262*, 263*

Phagen 76, 77*
–, temperente 76
–, virulente 76
Phagengenom 77
Phagenkonversion 76
Phagosomen 25
Phagozytose 56
Phalloidin 274
Phaseoleae 325
Phaseolus multiflorus 231*
Phaseolus vulgaris 409
Phellem → Kork 163, 393
Phellinus igniarius 274
Phelloderm 163, 393
Phellogen 163
Phenolglycoside 337
Phenylalaningruppe der Alkaloide 33*, 285, 286, 288*, 296, 328, 342, 371, 374
Phlobaphene 314
Phloem = Siebteil 181, 189*
– -Faserbündel 173, 397, 418*
–, interxyläres 347*
–, intraxyläres 189*, 350*
Phloroglucin-Salzsäure-Reaktion 40
Phorbol 335
Phosphatide 9
Phosphorgluconatweg = oxidativer Pentosephosphatcyclus 130, 131*
Phospho-Lipide 9, 10
Phosphorylierung, oxidative 127, 128
Photolyse des Wassers 112, 113
Photomorphogenetischer Effekt 93
Photo-Phosphorylierung 113, 114
–, nichtcyklische 113, 114
–, cyklische 114
Photosynthese 112
–, Dunkelreaktion 112, 116
–, Energieausbeute 116
–, Lichtreaktionen 112
–, ohne Sauerstoff 121
–, Pigmente 111*
Photosystem I 114
Photosystem II 114
Phragmobasidiomycetidae 273
Phragmoplast 68
Phycobiline 93
Phycobilinproteide 259
Phycoerythrobilin 111*
Phycophyta → Algen
Phyllocladien 372
Phyllodien 318

Phylogenetik 241, **246**
Phylogenie (s.a. Deszendenztheorie) 243
−, Merkmals- 246
−, Sippen- 246
Physcion 299
Physiologie 89
Physiologische Scheiden 392
Physostigma venenosum 325, 327*
Physostigmin 322, 326
Phythämagglutinine → Lectine 321
Phytomelane 340
Phytin 42
Phytochromsystem 93
Phytohormone **90**, 91*
Phytokinine = Cytokinine **91***, 92
Phytol 111*
Phytomelane 340, 362
Picea abies 282
Pigmentschicht (der Samenschale) 235*, 239, 408
Pilocarpin 328, 329
Pilocarpus 328
− *jaborandi* 328
− *pennatifolius* 328, 329*
Pilze 264
Pilzhyphen 264*
Piment 327
Pimenta dioica 327
Pimpinella 331
− *anisum* 331, 332*
− *major* 333
− *saxifraga* 333
Pinaceae 281
Pinatae 281
Pinidae 281
pinnate Fiederblätter 201, 348
Pinocytose 16
Pinosomen 16
Pinselschimmel 266*, 269
Pinus 283
− *baltica* 283
− *mugo ssp. pumilio* 283
− *sylvestris* 283
Piper 285, 291
− *auritum* 168*
− *cubeba* 292
− *methysticum* 292
− *nigrum* 236*, 291, 407, 422*
Piperaceae 168*, 234, 238, 285, **291**
Pistill 216
Placenta 217

Placentation 217, 218*
−, laminale 217, 218*
−, marginale 217, 218*
−, parietale 217*
−, zentrale 27*
−, zentralwinkelständige 217*
Plantago 234
Plasma → Protoplasma 4
Plasmagrenzschichten 12
Plasmalemma 2, **12**
Plasmamembran 2, **12**
Plasmide 4
Plasmodesmen 22
Plasmodium 153
Plasmogamie 265, 266, 267
Plasmolyse 15, 149
Plastiden 2, 13, **20**
Plastochinon 115
Plattencollenchym 170, **171***, 394
Pleiochasium 220
Plumierid 344
Plumerioideae 344
Pneumococcus 254
Poaceae 199, 370, **377**
Poales 370
Polarität 96*
Pollen 212, **214, 216**, 365*, 405, 406
Pollenkorn 212, **214, 216**, 365*, 405, 406
Pollensack 214, 215*
Pollen-Typen 216*
Polyandrie, primäre 286, 287*
−, sekundäre 305, 311
polyarch 183
,,Polycarpicae" 285, 286, 290*
Polygenie 62
Polygonaceae 200, 297, **299**, 419*
Polygonales 297
Polyine 331, 340
Polykarpie 286
Polymerie 286
Polyphänie 62
Polyploidie 86
Polypodiaceae 279
Polysomen 84
Polytelie 225, **226**, 227*, 228
Pomeranze 329
Population 242
Poriales 274
Porphyrine 93, 111, 125
Porree 374
Potentialdifferenz 114

473

Potentilla erecta 313, 314*
Preiselbeere 337
Primärstruktur, Nucleinsäuren 6
–, Proteine 8
Primärwand **46**, 49
Primelallergien 336
Primelgewächse 336
Primelwurzel **336**, 385, 427*
Primin 336
Primula 336
– elatior 336
– veris 336, 427*
Proanthocyanidine 316
Proazulene 364
Progressionen 241, **245**, 353
Progymnospermae 243, 281
Prokaryonta 250
Prolingruppe der Alkaloide 33*, 351
(= Ornithingruppe)
Prophagen 76
Prophase 66, 70
Proplastiden 20
Prosenchym
– -Zelle 157
prosthetische Gruppe(n) 109
Protascomycetidae 268
Proteasen 269
Proteide 9
Proteinbiosynthese 84
Protein(e) **8**, 11
–, allosterische 97, 99
–, Primärstruktur 8
–, Quartärstruktur 8
–, Sekundärstruktur 8
–, Tertiärstruktur 8
Prothallium (Farn-) 209
Protoanemonin 293
Protobionta 258
Protophyta 152
Protopin 297
Protopin-Typ (Alkaloide) 288*
Protoplasma 4
protoplasmatische Anatomie 5
Protoplast 4
Prototrophie 95
Protoverin-Ester 372
Prunoideae 316
Prunus 316
– armeniaca 316
– avium 316
– cerasus 316
– dulcis 231*, **316**, 317*

Prunus domestica 316
– persica 316
– spinosa 316, 424*
Pseudanthien 334, 361
Pseudoalkaloide 295, 372
Pseudoparenchym 270, 271*, 272
Pseudoperigon 422*
Pseudosaponine 311
Psilocybe mexicana 274, 275*
Psilocybin 274
Pteridophyta 277
Puccinia graminis 273
Puccinia malvacearum 273*, 419*
Puffs 97, 98
Pulsatilla 285, 292, **293***
– pratensis 293
– vulgaris 293
Punktmutation 88
„Purgierbaum" 334
Purinbasen 6, **7***, 344
Pusteblume 361
Pyrenomyceten 270
Pyridinalkaloide 351
Pyridoxalphosphat 104
Pyridoxin [Vitamin B_6] 104*, 106, 268
Pyrimidinbasen 6, **7***
Pyrus 316
Pyruvat 123

Quantenbedarf 116
Quartärstruktur, Proteine 8
Quellung 148
Quercus 391
– petraea 391
– robur 391
Quillaja 311
– saponaria 311, 424*
Quitte 315*

racemös 222
Rachenblütler 353
Radieschen 306
Radix
– Althaeae 308, 394, 400, 423*
– Belladonnae 351, 429*
– Cichorii 431*
– Gentianae 197, 347, 395, 400, 428*
– Ipecacuanhae 198, 342, 401, 428*
– Levistici 333, 399, 418*
– Liquiritiae 323, 324, 395

Radix Ononidis 324, 325
- Pimpinellae 333
- Primulae 336, 398, 427*
- Ratanhiae 320, 394, 426*
- Rauwolfiae 345
- Rhei 299, **300***, 392
- Saponariae 298
- - albae 298
- - rubrae 298, 423*
- Sarsaparillae 393, 399
- Taraxaci cum Herba 169*, 361
- Valerianae 161*, 349, 392, 393
Radix-Drogen 194
Randblüte 365*
Ranunculaceae 285, **292**
Ranunculales 33, **285**
Ranunculanae 285, **292**
Ranunculus 292, 293
Raphanus sativus 306
Raphiden 371
Raps 306
Rauschbeere 337
Raute 328*
Rautengewächse 327
Rauvolfia serpentina 344, 345*
Reaktionswege, anabolische, katabolische (Schema) 137*
Recauleszenz 222*, 223
Receptaculum 213
Redoxpotential 111
Reduktionsteilung = Meiose **68, 70, 71**, 209
Regulator-Gen 97, 99
Reihe 247
reinerbig 57
Reis 379
Reisstärke 379
Reizaufnahme 17
Reizleitung 17
Reizstoffe (Haut-) 293
Reparaturenzym 88
Replikation 66, 80, 81
Repressor(en) 97, 99
Reservecellulose 237*, 238, 344, 371
Reservestärke 36, 352, 379
Reservestoffe 233, 238
Reservestoff-Speicherung
- - in Samen 233, 236*, 238
Resistenzfaktoren 78*
Resistenz gegen Antibiotika 78
Restitutionsphase 66
Rettich 306

Rhabarber 300*
Rhachis 200
Rhamnaceae 333
Rhamnus 333
- *catharticus* 334
- *frangula* 333, 427*
- *purshianus* 334, 427*
Rhaponticin 299
Rhein 299
Rheum 297, **299**
- *palmatum* 299, 300*
- *officinale* 299
Rheumemodin 299
Rhizobium leguminosarum 147*
Rhizodermis **160**, 161*, 392
Rhizoid 261, 262
Rhizom = Erdsproß 190
Rhizoma
- Arnicae 366, 431*
- Calami 396
- Curcumae 376*
- - zanthorrhizae 376*
- Filicis **279**, 422*
- Galangae 376
- Hellebori 294
- Kawa-Kawa 292
- Tormentillae 314*
- Veratri 372, 373
- Zedoariae 376
- Zingiberis **375**, 394
Rhizopus 268
Rhizothamnien 254
Rhododendron 338
- *ferrugineum* 338
- *hirsutum* 338
Rhodophyta 259
Riboflavin (Vitamin B_2) 127*
Ribonucleinsäuren = RNS = RNA 6
-, Struktur 82
-, Typen 82*
Ribose 7*
Ribosomen 2, 4, **24***
Ricin 335
Ricinolsäure 335
Ricinus communis 334
Rickettsien 250
Riedgräser 370, **377**
Riesenchromosomen 98, 99, 100
Riesentange 260
Rinde 185, 189*, 193*, 194
- Außen- 193*
-, Innen- 193*

475

Rinde, primäre 193*
–, sekundäre 193*
Ringelungsverfahren 178*
Rispe 221*, 223, 226*, 227, 380*
Rispengräser 378, 379, 380*
Rittersporn 295
Roccella tinctoria 276
Röhrenblüte 362
Röhrenpilze 274
Rötegewächse 341
Roggen 378*, 379
Roggenähre 270, 271*, 432*
Rohrzucker → Saccharose 380
Rosa 313*, 314
– *canina* 314
– *gallica* 315
Rosaceae 199, **311**
Rosaceen-Haare 405
Rosales 311
Rosengewächse 311
Rosenöl 315
Rosenwasser 315
Rosidae 285, **311, 312**
Rosmarin 359
Rosmarinus officinalis 359, 430*
Rosoideae 313
Rostpilze 273
Rotalgen 259
Rote Beete 297
„Rotenoide" 322
Roter Fingerhut 354
Rubia tinctorum 344
Rubiaceae 341
Rubioideae 341
Rubus 315
– *fruticosus* 315
– *idaeus* 315
Ruderalpflanze 296, 351, 364
Rudiment 243
Rübengeophyt 347
Rübenrote 297
Rübsen 306
Ruhepotential 17
Rutaceae 327
Ruta graveolens 328*
Rutin 299

Sabadill 372
Saccharomyces cerevisiae 268, 269*
Saccharomycetaceae 268
Saccharose 380
Saccharum officinarum 380

Sadebaum 284
Safrol 290
Salbei 357, 358, 359*
Salicales 304
Salmonella typhi 254
salpetrige Säure 86
Salvia 357
– *officinalis* 357, 358, 359*
– *triloba* 358
Sambucus nigra 348
Samen 233
Samenpflanzen 280*
Samenproteine, giftige 334
Samenschale 233, **234**, 235*, 236*, 239, 407
Samenschuppe 282*
Sammelfrucht **216**, 231*, 290*, 311, 313*, 314, 315, 316, 424*
Sanquinarin 297
Santonin 362
Saponaria 297, **298**
– *officinalis* 298, 423*
Saponin-Standard 298
Saponine **28**, 29*, 382
–, Steroid- 322, 325, 371
–, Triterpen- 298, 311, 322, 336
Saponinum album 298
Saprophyten 145
Sassafras 285, **289**
– *albidum* 289, 422*
Sauergräser 370, **377**
Saugkraft 149
Saugspannung 149
Schachtelhalmgewächse 278
Schafgarbe 366*, 367
Scharfstoffe 291, 376
Scheibenblüte 365*
Scheinfrucht 313*, 316
Scheinstamm 372
Schierling 333
–, gefleckter 333
–, Wasser- 331
Schimmelpilze 268
Schirmrispe 348
schizogene
– Ölbehälter **166**, 282, 362, 418*
Schizophyta 250
Schlafmohn 231*, **296**, 423*
Schlauchpilze 265, **268**
Schlehe 316, 424*
Schleim **32**, 42, 51
Schleimdrogen 234, 258, 259, 260,

261, 307, 308, 309, 316, 322, 330, 375, 401, 407, 418*, 421*, 423*, 426*
Schleimendosperm **237**, 318, 321, 325
Schleimepidermis **234**, 235*, 239, 305, 330, 407, 418
Schleimvacuolen 371, 375
Schleimzellen 234, 237, 239, 300, 306, 307, 308*, 309, 405, 406
Schleime
–, Gemische von neutralen und sauren 42, 234, 306, 316, 330
–, neutrale **42**, 318, 320, 321, 325, 375
–, saure **42**, 259, 260, 261, 300, 307, 308, 309, 322
–, Interzellular- **33**, 258, 259, 260, 261
–, Zellinhalts- **32**, 371, 375
–, Zellwand- **33**, 51, 234, 258, 259, 300, 307, 308, 309
Schließfrüchte 229
Schlüsselblume 336
Schmetterlingsblüte 323*, 324*, 325*, 326*
Schmetterlingsblütler 320
„Schnallenbildung" 267
Schneeball 348
Schneebeere 348
Schneerose 294
Schnittlauch 374
Schöllkraut 296
Schoenocaulon officinale 372
Schötchen 230*
Schote 229, **230***, 231*, 232*, 305*
Schraubel 224*, 225
Schraubige Stellung von Blütengliedern 286, 287*
Schuppenborke 164*
Schutzimpfung 56
Schwalbenwurz 346*
Schwammparenchym **202***, 203, 393
Schwämme 274
Schwarzbeere 337, 426*
Schwarzer Senf 306, 423*
Schwarzwurzel 361
Schwefel„bakterien" 121
Schwefelhaltige Lauchöle 371, 374
Sciadioid (= doldenartig) 226
Scilloideae 371
Scopolamin 351, 352

Scopolia 351
Scorzonera hispanica 361
Scrophulariaceae 350, **353**
Secale cereale 378*, **379**, 381
Secale cornutum 34, 270, **271***, 432*
Seco-Iridoide 340, 347
Sedimentationskonstante (S) 24
Seggen 377
Seifenrinde 311, 424*
Seifenwurzel 298, 423*
Sekundäre Homorrhizie 368
– Pflanzenstoffe, Prototypen 26
Sekundäres Abschlußgewebe 163, 393
– Dickenwachstum des Cormus **186**, 193, 195
Sekundärstruktur (Eiweiß) 8
– der DNA 80
Sekundärwand **47**, 49
Selektion 243, **245**
Semen
– Calabar 325, 327*
– Carobae 319, 320
– Ceratoniae 237, **319**, 320
– Colchici 237*, 371, **374**, 432*
– Cydoniae 315, 316
– Erucae 306
– Foenugraeci 237, **325**, 326*
– Lini 234, **235***, 237, 330, 407, 418*, 426
– Papaveris 423*
– Physostigmatis 326
– Ricini 334
– Sabadillae 372
– Sinapis 235, **306**, 423*
– Stramonii 352
– Strophanthi 235, **345**, 421*
– Strychni 235, **341**, 428*
Semina-Drogen **233**, 407
semipermeabel 15
Senf, Schwarzer 306, 423*
–, Weißer 306
Senfölglykoside **30***, 305
Sennesblätter 318, 319
Sennesgewächse 318
Sepalen 213, **214**
septizid **232**, 338, 346, 351
Sera (Heil-) 56
serologische Merkmale 252
Serpula lacrymans 274
Sesquiterpene 361, 362, 364
Shigella dysenteriae **254**

477

Sichel (Blütenstand) 224*, 225
Siebparenchym (= Phloemparenchym) 181
Siebplatten **176***, 177*, 395
Siebröhren 176, 177*, 395
—, physiologische Funktion 178*, 179*, 180*, 181*
Siebteil 181
Siebzellen 176
Silberlinde 308
Silikate 377, 379
Silybum marianum 368
Simsen 370, 377
—, Hain- 370
Sinapis 304, **306**
— *alba* 306
Sippe 240
Sippenphylogenie 246
Sklereiden **173**, 395
Sklerenchym 170
Sklerenchymfaser 158*, **172***, 173, 391, 394
Sklerotium → Pseudoparenchym 264, 270, 271*, 432*
Smilax-Arten 393
Sojabohne 321
Solanaceae 33, **350**
Solanaceen-Samenschale 235
Solandra 351
Solanum 351, **352**
— *dulcamara* 351, 353
— lycopersicum → *Lycopersicon* 352
— *melongena* 353
— *nigrum* 353
— *tuberosum* 352, 429*
Solanumalkaloide 351
Somatogamie 267
Sommerlinde 307
Sonnenenergie 93, 112, 142
Soor 268
Sophoreae 322
Spaltfrucht **229**, 231*, 309*, 341, 355
Spaltöffnungen 202*, **203**
— anisocytisch 204, 205*
— anomocytisch 204, 205*
— diacytisch 204, 205*
— paracytisch 204, 205*
Spaltöffnungstypen 204, 205*
Spaltungsgesetz 57
Spanischer Pfeffer 352
Spargel 372
Species 247

Speicherorgane 190, 196, 233, 236
Speicherparenchym **163***, 165, 393
Speicherung von Reservestoffen 197, 236
Speisepilze 274
Spermatophyta 280
Spermatozoid 209
Sphärokristalle (Stärke, Inulin) 38*, 340*
Sphingosin 10*
Spinacia oleracea 297
Spiköl 356
Spinat 297
S-Phase 66
Spindelapparat 67*
Spindelfasern 67*
Spiraeoideae 311
Splintholz 192
Spontanmutation 86
Sporangien 209
Sporen 209
Sporenmutterzelle 209
Sporophyll 209
Sporophyt 209
Spreublatt 362
Spreuhaare 362
Sproß 185
Sproßachse 186
— Dicotylen- 186
— — (jung) **189***, 396
— — (sek. Dickenwachstum) **189***, 396
— Monocotylen- **189***, 397
Sprossung 268, 269*
Stachyose 356
Ständerpilze 266, **273**
Stärke **36***, 38*, **39***, 40, 237, 238, 379, 391
—, Assimilations- 117
—, Kartoffel- 391
—, Mais- 380
—, Reis- 379, 391
—, Reserve- 36, 38, 39, 391, 352, 379
—, transitorische 117
—, Weizen- 379, 391
Stärkekorn 39
—, Hüllen- 39*
—, Hüllen-Lagen- 39*
—, Lagen- 39*
—, im polarisierten Licht 38*
Stamen 208*, 214, 215*, 286, 287*
Staminodien **214**, 354

478

Stammbaum (Schema) 242*
stammesgeschichtliche Zusammenhänge (Samenpflanzen) 248, 249*, 280*
Staphylococcus 254
Staubbeutel = Anthere 214
Staubblatt 208*, **214**, 215*, 286, 287*
–, Verlaubungen 208*
Staubfaden 208*, 214, 215
Stech„apfel" 351, 429*
Steinapfelfrucht 316
Stein-Endosperm 237
Steinfrucht 229, 230*, 231*, **233**
Steinklee 325
Steinobst 316
Steinpilz 274*
Steinzelle 158*, 172*, 391
Stempel 216
Stengel (Sproßachse) 190
Sterculiaceae 309
Stern-Anis 290*
Steroid-Alkaloide 351, 371, 372
– -Saponine 371
Stickstoff-bindende Organismen 143, 147*
Stickstoffkreislauf 142*
Stickstoff-Stoffwechsel 144
Stigmata Maydis 380, 381*
Stilbene 299
Stipel 199
Stipites Dulcamarae 350*, 353, 396
– Laminariae 261
Stipularröhre 299, 419*
„Stockrosen" 308
Stoffaustausch durch Biomembranen 15
Stoffleitung 197
Stofftransport 16
– durch die Siebröhren 178*, 179*, 180*
Stoffwechselmutanten 95
Stoffwechselphysiologie 101
Stomata → Spaltöffnungen 203
Strahlenblüte → Zungenblüte 361, 362, 365*
Strahlen„pilze" 254, 255
Strahlung 86
Stranggewebe 157, **174**, 395
Streckungswachstum 90
Streptococcus 254
Streptomyces 255*, **256**
– *griseus* 256
– *venezuelae* 256
Streptomyceten 255

–, Kolonieformen 255*
–, Luftmycel 255*
–, Substratmycel 255*
–, Wuchsformen 255*
Streptomycin 256*
Streufrüchte → Kapselfrüchte 229
Streutextur 48, 49
Strobili Lupuli 305, 419*
Stroma **20**
Strophanthin 345
Strophanthus 344, **345**
– *gratus* 345
– *hispidus* 345, 421*
– *kombé* 345
Struktur-Gene 97, 99
Strychnin 341
Strychnosgewächse 340
Strychnos nux-vomica 341, 428*
Stützgewebe 157, 170
Suberin 42, **51**
Submerskultur 256
Substratinduktion 97
Substratkettenphosphorylierung 124
Substratspezifität 109
Succulenten **151**, 297, 371, 373
Succulenz 373
Sudanglycerin 42
Süßgräser 370, **377**
Süß„holz" 323, 324*
Sumpfdotterblume 292
Sumpfporst 338
Suppline 95
Svedbergeinheit (S) 24
Symbiose 146, 147*, 275, 276*
„Sympetalae" 338
Sympetalie 336, 337
Sympodium **220**, 222, 223, 224*
„Synandrae" 363*, 366*
Synapsis 70, 71
Synfloreszenz(en) **220**, 225, 226, 227, 228
–, monotele 225, **226***, 227, 228
–, polytele 225, **226**, 227*, 228
synkarp 217*
Synonyme 248
Synthesephase 66
Syringa 349
System, Natürliches 246
Systematik 240, 241
–, numerische 246
–, Prinzipien der botanischen 240
Syzygium aromaticum 326

Tabak 351
Tageslänge 95
—, kritische 95
Tange 260
Tanne 282*
—, Edel- 282*, 283
—, Weiß- 282*, 283
Taraxacum 361
— bicorne 361
— officinale 361
Tausendgüldenkraut 347, 348*
Taxon (mehrzahl: Taxa) 246, **247**
Taxonomie 242, **246**
Tee 306
Teichonsäuren 53
Teilungswachstum 90
Teleutosporen 273*, 419*
Telophase 66, 67
Temperatur 95
Temu Lawak 376*
Tepalen 213
Terminalblüte 225, 226*
Terminologie 246, 433
Terpenalkaloide 295
Terpene 34*
—, Hemi- 34
—, Mono- 34
—, Poly- 34
—, Sesqui- 34
—, Tetra- 34
—, Tri– 34
Terpenoide 341
Terpentine 282, 283
Terpentinöl 282
Terra silicea 260
Tertiärstruktur, Proteine 8
Tertiärwand 48
Testa 233
Test-Antigene 381
Tetracycline 256*
Tetraden → Pollen, Sporen
Tetrahydrocannabinole 302
Tetrahydrofolsäure 106, 108
Tetrapyrrolfarbstoffe (Porphyrine) 93, 111, 125
Tetrasporophyt 259
Textur der Zellwand 49*
—, Parallel- 49
—, Streuungs- 49
Thallophyta 153
Thallus 154
—, Faden- 154

Thallus, Flecht- 154
—, Gewebe- 155
Thea → Camellia 306
Theaceae 306
Theales 304
Theken 208*, 214, 215*
Theobroma cacao 309
Theobromin 344
Theophyllin 344
Thermomikromethoden 409
Thevetia 344
Thiamin (Aneurin) [Vitamin B_1] 104*
Thujon 364
Thylakoide 20
—, bei Bakterien 4
Thylakoidstapel 20
Thyllen 174
Thymian **358**, 431*
Thymin 7*
Thymol 358
Thymus 358
— vulgaris **358**, 431*
— zygis 358
Thyrsus 221*, 223, 226*, 227, 229
—, Doppel- 348*
—, geschlossener 221*, 226*, 426*
—, offener 221*
Tilia 307
— cordata 307*
— platyphyllos 307
— tomentosa 308
Tiliaceae 307
Toll„kirsche" **351**, 429*
Tolubalsam 322
Tomate 231*, 351, **352**
Tonoplast 3, **12**
Torf 277
Totipotenz 65, 97
Toxalbumine 335
Tracheen **174**, 175*, **184**, 188*, 392, 395
Tracheiden **174**, 175*, **184**
—, Faser- **158***, 391
Tradescantia 370
Trägertransport 16
Tragacantha 322
Tragant 322, 323*
Tragblatt 222*, 223
Transaminierung 144
Transduktion 76
transfer-RNA = t-RNA 84, 85
Transformation 76

Transkription 84, 85
Translation 84*, 85
Translokation 88
Transpeptidase → Mureinsacculus 52
Transpiration 150
–, cuticuläre 150
–, stomatäre 150
Transpirationsstrom 150
Transport, aktiver 16
–, passiver 16
– Massen- 16
Transportmöglichkeit für Nährsalze 150
transversal 223
Traube **221**, 223, 226, 227, 354
–, Doppel- 425*
–, geschlossen 221*
–, offen 221*, 231*, 430*
Tribus 322
Tricarbonsäurecyclus 125
Trichogyne 259, 266
Trichophyton 269
„Tricoccae" 334, 335*
Trifolieae 324
Triglyceride 10
Trigonella foenum-graecum 325, 326*
Triterpene 342, 361
Triterpensaponine 298, 311, 322, 336
Triticum aestivum **379**, 381, 432*
Tropan-Alkaloide 33*, 330, 351
Tropophyten 151
Trüffel 272
Trugdolde 348*, 349*
Tryptophangruppe der Alkaloide **34***, 272, 322, 326, 341, 344
Tuber 272
Tubera 190
– Aconiti **295**, 422*
– Colchici **374**, 432*
– Salep 371, 375
Tubiflorae 350
Tubocurarinii chloridum Ph. Eur. I → Menispermaceen-Curare, Bis-Benzylisochinolin-Alkaloide 286, 288*
Tubuli 66
Tüpfel, Hof- 47
Tüpfelschließhaut 47
Turgeszens 15, 149
Turgor 149
Tussilago farfara 366
Tute → Ochrea 200

Ulmaceae 300, 301
Ulme 301
Umbelliferae 170*, **330**
Umbelliferen-Endosperm **237**, 406
Uncaria gambir 341
Uniflorie 226
Uniformitätsgesetz 57
Unterblatt 199*
unterständiger Fruchtknoten 213
Uracil 7*
Uredinales 273
Urginea maritima **371**, 432*
ursprüngliche Merkmale 286
ursprungsgleich → homolog 243
Urticaceae 50
Urticales 300, 301
Usninsäure 276
Ustilaginales 273

Vaccinium 337
– *myrtillus* **337**, 426*
– *oxycoccus* 337
– *uliginosum* 337
– *vitis-idaea* 337
Vacuole 25
Vacuolenfarbstoffe 31
Vakzine 56
Valepotriate 349
Valerensäure 349
Valeriana 349
– *officinalis* 349*
Valerianaceae 348
Vanilla planifolia 375
Vanille-„Schoten" 375
Vanillin 375
Veratrum 347, **372**, 373*
– *album* 372
Verbandwatte 309
Verbascum 354, **355**
– *densiflorum* 355
– *phlomoides* 355
Vererbung, dominante 57
–, extrachromosomale 64
–, extrakaryontische 64
–, intermediäre 57
–, rezessive 57
Verholzung 40, **50**
Verkorkung 51*
Vermehrung, sexuelle 57
–, vegetative 65
Veronica 354

versatil 214
Verzweigung, monopodiale 220
–, sympodiale 220
Vesikel 13
Vibrio cholerae 254
Vielzeller, echte 154
Vinblastin 345
Vinca minor 344
Vincetoxicum hirundinaria 346*
Vincristin 345
Violales 304
Viren 250
Virulenz 26
Virus 251*
Vitamine 95, 105, 106, 107
Vitamin B_1 104*, 106, 268
– B_2-Komplex 105*, 106, 127*, 268
– B_6 104*, 106, 268
– B_{12} 107, 108*
– C 107, 108*
– H 104*, 107, 108
Vorblatt 226*, 227*
Vorblattstellung, adossiert 223*
–, transversal 223*
Vorspelze 377*, 378

Wacholder 283*, **284**
Wacholderbeeren 283*, 284
Wacholderholz 192*, **391**
Wachs(e) 51
Wachsausscheidungen 161*
Wachstum 89
–, Differenzierungs- 90, 97
–, Plasma- 90
–, Streckungs- 90
–, Teilungs- 90
Wachstumsfaktoren
–, Endogene 90
–, Exogene (ökologische Faktoren der Entwicklung) **93**, 94*
Wachstumskurve 89*
–, Mikroorganismen 95*
Wachstumsphase(n) 89*
–, logarithmische 89*
Walderdbeere 314
Waldmeister **341**, 428*
Waldrebe 292
Walnuß 301
Wanddruck 149
Wandschleime → Zellwandschleime
Wandverdickung, zentrifugale 158
–, zentripetale 158

WARBURGsche Atmungstheorie 127
Wasser 11
Wasserabgabe 150
Wasseraufnahme **148**, 149, 160
Wasserhaushalt **148,** 151
Wasserleitung 148
Wasserleitungszellen 175*
Wasserschierling 331
Wasserstofftransportmetabolite 109, 125, 127*, 128
Wassertransport 150
–, vasculärer 150
–, extravasculärer = extrafasciculärer 148, 149
Wasserzustand der Zelle 148
Watte 309
Wegwarte **361**, 431*
Weinraute 328*
Weißdorn 424*
Weißer Germer 372, 373*
Weißer Senf 306
Weißtanne 282*
Weizen **379**, 432*
Weizenstärke 379
Wermut 364*
–, Römischer 365
Wickel 221*, **224***, 225, 228, 229, 349*, 350, 426*
WIELANDsche Atmungstheorie 125
Wiesen-Champignon 275*
Wintergrünöl 338
Winterlinde 307
Wirkstoffe 26
Wohlverleih → Arnica 365
Wolfsmilchgewächse 334
Wollblumen 355
Wollgras 377
Wolliger Fingerhut 354
Wuchsstoffe → Phytohormone 90
Würzelchen 233
Wundhormone 92
Wurmbaeoideae 374
Wurmfarn **279**, 422*
Wurzel **194**, 398
–, Dicotylen-, jung **195***, 398
–, –, m. sek. Dickenwachstum **196***, 198*, 399–401
–, Monocotylen- **196***, 399
Wurzelhaare 160, 161*
Wurzelknöllchen der Leguminosen **146**, 147*, 317, 321
Wurzelstock → Rhizom 190

Xanthin 341
Xanthone 347
Xerophyten **151**, 205, 359
Xylem **181**, 188*, 189*
Xylose 44

Yohimbé-Alkaloide 341

Zahnstocherkraut 333
Zapfen 281, 282
Zapfenträger 281
Zaubernuß → Hamamelis 301
Zea mays 380, 381*
Zeatin 91*, 92
Zelle 1
–, differenzierte 3
–, Eukaryonten- 2
–, Form und Struktureigentümlichkeiten 390
–, meristematische 3
–, pflanzliche 3
–, Prokaryonten- 3
–, tierische 3
Zelleinschlüsse, tote 159
Zellenlehre = Cytologie 1
Zellgrößen 1
Zellinhaltsschleime **32**, 371, 375
Zellkern 2, 13, **18**
Zellkolonie 154
Zell-Leib = Protoplast 1
Zellorganellen 13, **18**
Zellplatte 68*
Zellplattenbildung 68*
Zellsaftpigmente 31
Zellsaftvacuole 25
Zellsprossung 269*
Zellteilung 65
–, meiotische 68, 70, 71
–, mitotische 65
Zelltypen 2
Zellvermehrung 65

Zellwand 1, 3, **43**, 68
– der Bakterien **52**, 53*
– der Höheren Pflanze **43**, 46*, 48*
– der Pilze 52
–, geschichtete 172*
Zellwandschleime **33**, 51, 234, 258, 259, 300, 307, 308, 309
Zentralplacenta **217***, 298, 336
zentralwinkelständig(e Placentation) **217***, 337, 353*, 371, 375*
Zentralzylinder **185**, 194
Zerfallfrüchte 229
Zichorienkaffee 361
Zimt 289
–, chinesischer 289
–, Padang- 289
Zingiberales 370
Zingiber, officinale 375, 420*
Zingiberaceae 234, 238, 370, **375**
Zinnkraut 279
Zuckergräser 381
Zuckerrohr 380
Zuckerrübe 297
Zugfestigkeit 196
Zunderschwamm 274
Zungenblüte 361, 362, 365*
Zweikeimblättrige Pflanzen 285
Zwetschge → *Prunus domestica* 316
Zwiebel 374
–, Küchen- 374
Zwiebelgeophyten **374**, 432*
Zwiebelgewächse 374
Zwiebeln 368, 371
Zwiebelschuppe **199**, 368, 371
Zwitterblütigkeit 213
zygomorph → dorsivendral 219*
Zygomycetes 268
Zygotän 70, 71
Zygote 210
Zypresse 283
Zypressengewächse 283

483

Zuordnungstabelle

Lernziel-nummer	Seite	Lernziel-nummer	Seite	Lernziel-nummer	Seite
1.	1	2.	57	2.4.2	86
				2.4.3	86
1.1	1	2.1	57	2.4.4	86
1.1.1	1	2.1.1	57	2.4.5	86
1.1.2	1	2.1.2	61	2.4.6	88
		2.1.3	62	2.4.7	88
1.2	2	2.1.4	72		
1.2.1	3	2.1.5	72		
1.2.2	2	2.1.6	64	3.	89
1.3	43	2.2	65	3.1	89
1.3.1	43, 50, 52	2.2.1	65	3.1.1	89
		2.2.2	66	3.1.2	93, 96
1.4	11	2.2.3	68		
1.4.1	11	2.2.4	68	3.2	101
1.4.2	12	2.2.5	68	3.2.1	101
1.4.3	13	2.2.6	70	3.2.2	101, 103, 110
1.4.4	14, 16, 17	2.2.7	72	3.2.3	112, 113, 116, 120, 121, 125, 127, 130, 132, 133, 134, 136, 138, 139, 141, 144
		2.2.8	74		
1.5	4	2.2.9	76		
1.5.1	4	2.2.10	78		
1.5.2	5				
1.5.3	11	2.3	78		
		2.3.1	78	3.2.4	148
1.6	18	2.3.2	82	3.2.5	145
1.6.1	18	2.3.3	83		
1.6.2	22	2.3.4	83	4.	152
1.6.3	22	2.3.5	83		
1.6.4	20	2.3.6	84	4.1	152
1.6.5	21			4.2	153
1.6.6	24	2.4	86	4.3	155
1.6.7	25	2.4.1	86	4.3.1	239

Lernziel-nummer	Seite	Lernziel-nummer	Seite	Lernziel-nummer	Seite
4.3.2	185, 207, 219, 220	6.3	198, 402	7.4	258
4.3.3	186, 191, 193, 194, 198, 207, 229, 233	6.4	207, 404	7.4.1	258
		6.5	229, 406	7.4.2	259, 260, 261
		6.6	233, 407	7.5	264
		6.7	35, 391, 395, 396, 398, 404	7.5.1	264
5.	156, 390	6.8	36, 391	7.5.2	268, 270, 272
		6.9	40, 391, 392, 397, 398, 401, 402	7.6	277
5.1	156, 184, 187			7.6.1	277
5.2	165, 173, 393			7.6.2	277, 278, 279
5.3	159, 164, 392			7.7	280
5.4	170, 173, 174, 182, 188, 395, 396	7.	240	7.7.1	281, 282
		7.1	240, 241	7.7.2	285
5.5	165	7.1.1	240, 241, 242, 244	7.7.2.1	285, 288, 291, 292, 296, 298, 299, 302, 305, 307, 308, 311, 317, 318, 320, 327, 330, 333, 334, 336, 340, 346, 344, 341, 348, 350, 353, 355, 361, 360
5.5.1	166, 167, 168, 169, 170, 396, 397, 398, 400, 407, 408	7.1.2	241, 246		
		7.1.3	246		
		7.1.4	243, 244		
5.5.2	166, 167, 168, 404, 406	7.2	246		
		7.2.1	246		
		7.2.2	247		
6.	185	7.2.3	247, 433		
6.1	194, 398, 399	7.3	250	7.7.2.2	368, 371, 377
6.2	186, 191, 193, 397	7.3.1	250		
		7.3.2	253		

485

Heidelberger Taschenbücher

Band 166
E. Habermann, H. Löffler
Spezielle Pharmakologie und Arzneitherapie
Basistext Medizin
3., verbesserte und erweiterte Auflage.
1979. 37 Abbildungen, 54 Tabellen.
XII, 375 Seiten
DM 26,80; approx. US $ 14.80
ISBN 3-540-09341-9

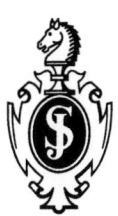

Springer-Verlag
Berlin
Heidelberg
New York

Band 169
H.-H. Wellhöner
Allgemeine und systematische Pharmakologie und Toxikologie
Begleittext zum Gegenstandskatalog
Basistext Medizin
2., überarbeitete Auflage. 1976. 33 Abbildungen, 18 Tabellen. XXXII, 467 Seiten
DM 24,80; approx. US $ 13.70
ISBN 3-540-07826-6

Band 183
H. P. Latscha, H. A. Klein, R. Mosebach
Chemie für Pharmazeuten
Begleittext zum Gegenstandskatalog
GKP 1
Basistext Pharmazie
2., überarbeitete und erweiterte Auflage.
1979. 134 Abbildungen, 41 Tabellen.
VIII, 521 Seiten
DM 24,80; approx. US $ 13.70
ISBN 3-540-08989-6

Dieses Buch dient als Lernhilfe für Pharmaziestudenten wie auch zur Information und Studienerfolgskontrolle von wissenschaftlich-pharmazeutischen Assistenzberufen. Es enthält in enger Anlehnung an den Gegenstandskatalog GKP 1 das geforderte chemische Grundwissen. Die logische Reihenfolge der Lehrinhalte (Lernziele) macht in einigen Fällen eine Änderung der im Gegenstandskatalog angegebenen Reihenfolge notwendig, doch ist die Koordination mit dem Katalog durch Stichworthinweise und Zuordnungstabellen stets gewährleistet. Lesern, die sich über den Rahmen des Buches hinaus informieren wollen, wird ein Verzeichnis der verwendeten Literatur geboten.

H. P. Latscha, H. A. Klein, J. Kessel

Pharmazeutische Analytik

Begleittext zum Gegenstandskatalog GKP 1
Basistext Pharmazie

1979. 119 Abbildungen, 33 Tabellen.
XI, 500 Seiten
(Heidelberger Taschenbücher, Band 198)
DM 27,80; approx. US $ 15.30

Dieses Buch behandelt die Grundlagen der Analytischen Chemie. In Stoffauswahl und Anordnung lehnt es sich eng an den Gegenstandskatalog GKP 1 an.

Es dient als Lernhilfe für Pharmaziestudenten zur Vorbereitung auf die Vorprüfung. Verwendet werden kann es auch für Praktika in analytischer Chemie und Trennmethodenkurse. Ausführlicher behandelt werden die Qualitative und Quantitative Analyse (einschließlich der Arzneibuchmethoden), elektro-chemische, optische sowie chromatographische Verfahren.

„Chemie für Pharmazeuten" ein Begleittext zum Gegenstandskatalog vermittelt. Die meisten Fragen sind so ausgewählt, daß sie in der vorgesehenen Zeit von 90 Sekunden ohne Hilfsmittel wie z. B. Rechenschieber beantwortet werden können. Ebenso wie in der Prüfung sind auch hier schwierige Fragen vorhanden. Dies gilt besonders für die Fragentypen C und D. Zu den meisten Lernzielen ist wenigstens eine Frage gestellt. Die Fragen sind wie bei den im Examen verwendeten Aufgabenheften nach Fragentypen geordnet. Ihre Reihenfolge ist dabei zufällig. Aus drucktechnischen Gründen wurden die Kapitel „Allgemeine Chemie" und „Anorganische Chemie" getrennt von dem Kapitel „Organische Chemie" behandelt. Am Schluß der Fragensammlung befindet sich die Lösungstabelle.

Examens-Fragen Chemie für Pharmazeuten

Bearbeitet von H. P. Latscha, G. Schilling, H. A. Klein

1977. VIII, 215 Seiten
DM 18,–; approx. US $ 9.90
ISBN 3-540-08021-X

In der vorliegenden Fragensammlung wird das im „Gegenstandskatalog für den ersten Abschnitt der Pharmazeutischen Prüfung" (GKP 1) geforderte chemische Grundwissen vorausgesetzt, wie es z. B. das Buch Latscha/Klein/Mosebach

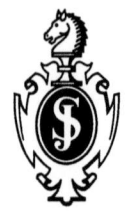

Springer-Verlag
Berlin
Heidelberg
New York

	MIX
FSC www.fsc.org	Papier aus verantwortungsvollen Quellen Paper from responsible sources **FSC® C105338**

If you have any concerns about our products,
you can contact us on
ProductSafety@springernature.com

In case Publisher is established outside the EU,
the EU authorized representative is:
**Springer Nature Customer Service Center GmbH
Europaplatz 3, 69115 Heidelberg, Germany**

Printed by Libri Plureos GmbH
in Hamburg, Germany